경추 통증의 진단과 치료

: 교통사고 상해 및 목 통증 치료의 최신지견

WHIPLASH, HEADACHE, AND NECK PAIN

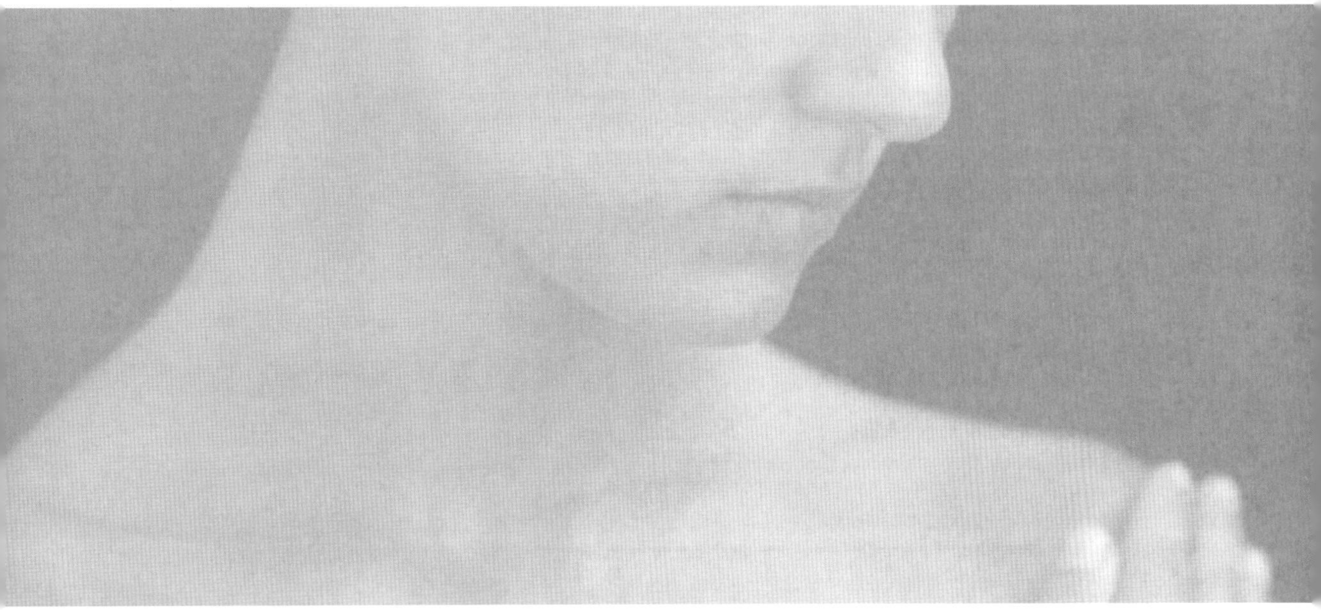

군자출판사

경추 통증의 진단과 치료 : 교통사고 상해 및 목 통증 치료의 최신지견
WHIPLASH, HEADACHE, AND NECK PAIN

첫째판 1쇄 인쇄 | 2011년 6월 20일
첫째판 1쇄 발행 | 2011년 6월 30일

지 은 이 Gwendolen Jull, Michele Sterling, Deborah Falla, Julia Treleaven, Shaun O' Leary
옮 긴 이 정석희, 이준환, 신동재, 조재홍
발 행 인 장주연
편집 • 표지 박미나
발 행 처 군자출판사
등 록 제 4-139호(1991. 6. 24)

본 사 (110-717) 서울특별시 종로구 인의동 112-1 동원회관 BD 6층
Tel. (02) 762-9194/5 Fax. (02) 764-0209
대 구 지 점 Tel. (053) 428-2748 Fax. (053) 428-2749
광 주 지 점 Tel. (062) 228-0252 Fax. (062) 228-0251
부 산 지 점 Tel. (051) 893-8989 Fax. (051) 893-8986

This edition of ***WHIPLASH, HEADACHE, AND NECK PAIN*** by **Gwendolen Jull, Michele Sterling, Deborah Falla, Julia Treleaven and Shaun O' Leary** is published by arrangement with Elsevier Limited.

Original Edition ISBN : 978-0-443-10047-5
Translated Edition ISBN : 978-89-6278-441-1
Publication Date in Korea : 2011.06.30

Translated by KoonJa Publishing Inc. Printed in Korea

www.koonja.co.kr

* 파본은 교환하여 드립니다.
* 검인은 저자와의 합의로 생략합니다.

ISBN 978-89-6278-441-1

정가 30,000원

| 역자 약력 |

| 정석희 |

1956년 홍성에서 태어나 경희대학교 한의과대학을 졸업하고 같은 대학에서 박사학위를 받았다. 미국 미시간대학 연구교수, 중국 산동중의약대학 파견교수를 거쳐 현재 경희의료원 한방병원 연구부장이자 경희대학교 한방재활의학과 주임교수로 재직하고 있다. 저서로는 〈한방재활의학〉이 있으며 역서로는 〈척추질환의 이해〉가 있다.

| 이준환 |

1974년 서울에서 태어나 경희대학교 한의과대학을 졸업하고 같은 대학에서 박사학위를 받았다. 현재 강동경희대병원 척추센터 한방재활의학과 임상교수이자 대한민국 배구 국가대표팀 의무위원으로 있다. 저서로는 〈한방재활의학〉, 〈스포츠 손상치료-배구 편〉이 있으며 역서로는 〈바디워크-수기치료에 대한 새로운 관점〉이 있다.

| 조재흥 |

1976년 서울에서 태어나 경희대학교 한의과대학을 졸업하고 같은 대학에서 박사과정 중에 있다. 현재 강동경희대병원 한방재활의학과 임상교수로 재직하고 있다. 역서로는 〈바디워크-수기치료에 대한 새로운 관점〉이 있다.

| 신동재 |

1977년 서울에서 태어나 경희대학교 한의과대학을 졸업하고 같은 대학에서 박사과정 중에 있다. 현재 부천자생한방병원에서 근무하고 있다.

| 역자 서문 |

척추질환으로 내원하는 환자들 대부분은 목과 허리에 문제를 안고 진료실에 찾아오지만 특히 목의 통증은 경추 부위의 복잡한 해부학적인 특성과 복합적으로 나타나는 다양한 증상들로 인해 실제 임상에서 치료하는데 적지 않은 어려움을 겪게 된다. 특히 현대인의 컴퓨터 사용 증가와 급증하고 있는 교통사고로 인해 목의 통증을 치료하기 위해서는 자세나 통증과 관련된 구조적인 문제 뿐 만이 아니라 통증과 동반된 심리적, 사회적인 문제까지도 치료 과정에 포함하는 새로운 접근과 시도가 필요하게 되었다.

이러한 관심하에 접하게 된 [경추 통증의 진단과 치료(Whiplash, headache, and neck pain)]는 경추의 해부학적 구조와 기능 및 목의 통증에서 나타나는 신경, 근육, 감각, 자세 안정성, 정신적인 변화를 폭넓게 서술하고 있으며 이를 토대로 목 통증의 임상적 평가와 치료 원칙, 그리고 목과 관련된 운동 치료까지 자세하게 소개하고 있다. 특히 목 통증과 관련되어 임상에서 많이 발생하고 있는 교통사고 상해 증후군과 경추성 두통, 경상완통에 초점을 두고 이에 적합한 치료 전략에 대한 다각적인 접근 방법을 설명하고 있다.

무엇보다도 이 책은 대표 저자인 Gwen Jull을 비롯한 다섯 명의 저자들이 목 통증 분야에서 수십 년 동안 축적해 온 다양한 임상 경험과 수준 높은 임상 연구를 집대성하고 이를 바탕으로 접근 방법을 서술하고 있어 이 책을 읽고 있으면 마치 여러 편의 체계적 문헌 고찰(systematic review) 논문을 읽고 있는 것 같은 생각이 들게 될 것이다.

이 책에서 소개되고 있는 목의 통증에 대한 다양한 접근 방법을 통해 단순히 증상에 따른 보존적인 치료법을 나열하는 수준을 넘어 경추의 신경생리학적인 기전과 기존 치료 방법의 장단점을 명확하게 구분하고 구체적인 테크닉 그리고 목 통증 환자의 심리사회적인 면까지 포괄하는 심도 깊은 이해와 통찰이 가능할 것이라 믿으며, 교통사고 상해 증후군을 포함한 경추 질환을 치료하는데 있어 인체를 바라보는 시야를 넓히고 단편적인 통증 치료가 아닌 환자의 마음까지 어루만질 수 있는 소중한 계기가 되기를 바란다.

고된 번역 작업을 열심히 함께 해 준 이준환, 신동재, 조재흥 선생께 감사드리며, 이 책이 발간될 수 있도록 처음부터 끝까지 물심양면으로 지원해 주신 군자출판사 직원 여러분들께도 진심으로 감사드린다.

2011년 5월

회기동에서 정석희

Contents

20세기의 대부분의 시간 동안 경추 질환에 대한 연구는 요통에 비해 덜 중요한 위치를 차지하였다. 그러나 특히 최근 20여년 동안 경추의 근골격계 질환에 관한 관심과 타당성 있는 연구가 급속히 증가하였다.

목 통증은 그 발생빈도에 있어서 요통에 필적할 만큼이 되어가고 있으며 목 통증의 경제적, 사회적인 비용도 21세기로 접어들면서 증가하고 있다. 이러한 목 통증 발생율의 증가는 여러 요소와 관련된 것으로 보이는데, 여기에는 작업장에서의 기술 발달과 이로 인한 작업 특성의 변화, 전세계적으로 자동차 사용의 증가, 정보 기술과 컴퓨터의 급격한 성장으로 인해 장시간 동안 앉아서 일정한 자세를 유지하게 된 것이 포함된다.

이제 목 통증은 급격히 과학적인 체계를 갖춰나가고 있다. 1980년대와 1990년대의 논문에서는 요통에서 얻은 지식을 경추의 근골격계 질환의 진단과 치료 방면에 단순하게 추론하여 적용한 예가 많았다. 이후의 연구에서 밝혀지고 있듯이 이는 매우 합당하지 않은 일이었다. 경추는 요추에 비해 해부학적으로나 생역학적으로 매우 다르며 따라서 기능적인 역할도 다르다. 비록 이 두 부위의 근육계가 유사점이 많더라도 역시 많은 차이점이 존재하며 기능도 다를 것이라고 생각된다. 더욱이 경추 구조는 전정계, 동안신경계와 독특한 신경생리학적 연결 관계를 가지고 있다. 경추는 외상에 취약한데 예를 들면 자동차 충돌 사고 시 요추에서는 나타나지 않는 일들이 발생한다. 목 통증에 동반되는 심리학적 반응도 종종 만성 요통에서의 그것과는 매우 다르다. 결론적으로 목 통증 질환은 몇 가지 독특한 문제를 나타낸다고 할 수 있다. 다행스럽게도, 요추에서 얻어진 지식을 목 통증에 억지로 적용하려고 하던 시대는 점점 저물어가고 있다.

경추부 근골격계 질환의 진단 및 치료는 새로운 방향으로 나아가고 있는 듯하다. 병리해부학적 진단에 초점을 맞추던 것이 점차적으로 과정 혹은 병태생리학적 접근방법으로 이동하고 있는데 이는 대부분의 목 질환에서 명확한 병리해부학적인 원인이 쉽사리 구별되기 어려운 경우가 80%에 달한다는 것을 인식하게 되면서부터이다. 이러한 초점의 이동은 또한 크게 진보한 지식과 기술에서 많은 도움을 받은 결과이기도 하다. 최근 10여년 동안 통증 기전에 관한 지식의 획기적인 진보가 있었다. 기술력은 동물 실험과 인간에서의 통증 발현 사이의 간극을 메우는데 도움이 되었다. 근전도 기술의 진보는 경추 근육계 및 운동 조절에 대한 더욱 포괄적인 탐색을 가능하게 만들었다. 우리가 목 통증을 완전히 이해하기 위해서는 그 전에 모든 분야에서 탐색하고 배워야 할 것이 더 많다. 그럼에도 불구하고 최근 20여년 동안의 급격한 진보로 인해 목 통증 환자와 임상의에게 모두 도움이 될, 경추 질환에 대한 이해 및 치료에서의 질적 향상을 위한 토대가 마련되었다.이 책은 특히 최근 10여년 동안 저자들의 연구와 임상적인 관심에서 비롯되었다.

그 동안 우리는 특히 교통사고 상해 증후군, 경추성 두통, 경상완통, 특발성 목 통증에 관심을 가져왔다.

서문

물리치료사로서 우리는 목 통증에 대한 특수 재활 및 예방 전략의 토대를 개발하는 것을 물론 목 질환에 대한 임상적 진단을 향상시키는 방향으로 연구를 해왔다. 이 연구는 응용 임상학적인 관점에서 발달되었다. 우리의 철학은 이렇다. 만약 우리가 병태생리학적인 관점에서 광대한 다중체계에서 목 질환에 포함된 비정상적인 측면을 이해하고, 구별하고, 정량화할 수 있다면 이로 인해 더욱 향상된 감별진단 및 재활의 토대를 마련할 수 있을 것이다. 우리의 의도는 이렇다. 경추 질환의 전기간에 걸친 발전과정 뿐만 아니라 그 기저에 놓인 과정을 이해하는 것은 목 질환에서 임상적으로 의미 있는 하위 범주를 개발하는데 도움이 될 것이고, 가장 중요한 것은 특수한 그리고 연관성 있는 재활 및 예방 전략을 개발하도록 방향을 제시한다는 점이다. 우리는 목 질환에 대한 새로운 재활 전략을 개발하고 시험해왔으며 이러한 과정은 모든 연구에서처럼 지금도 진행 중이다.

이 책은 경추 질환에 대한 응용 과학, 평가 및 재활 프로토콜을 제시한다. 책을 저술하는 동안 우리는 널리 알려진 지식을 이용하였다. 그러나 이 책의 저술은 주로 우리의 연구 결과 및 이의 임상 활용을 가지고 진행되었다. 연구는 계속되고 있고 우리는 다음 10년 동안 이 분야에서 새로운 발달이 있기를 기대한다.

저자 일동

2008

[경추 통증의 진단과 치료]는 경추 및 목에 관련된 특정 질환의 검진, 해석, 보존적인 치료에 대하여 소개한 독창적인 책이다. 이 책에서 언급되는 질환에는 급만성 교통사고 상해 증후군, 경추성 두통, 경상완통이 포함된다. 이러한 특정 질환은 골치아플 수 있으며 결과적으로 치료하기 어려울 수도 있다. 그러나 저자들은 이 책에서 밝히는 방법으로 질환들을 치료하고 있다. 저자들은 임상적으로 세밀한 부분까지 이해하여 결과적으로 더욱 적절한 치료 전략이 포함된 임상적인 처방을 제시할 수 있는 능력을 가지게 한다. 이러한 임상적인 이해를 하게 되면 환자를 대하는데 있어 증상, 감각, 근육, 관절계를 고려하게 된다. 치료는 다양한 접근방법(multimodal approach)으로 세분화된다. 그러므로 저자들은 경추와 목의 질환과 관련된 임상 검사 및 치료의 복잡성을 더 잘 이해하기 위해 체계적인 접근방법을 제시한다.

[경추 통증의 진단과 치료]는 다양한 임상 경험에 의거한 광범위한 연구를 반영한다. 이 책은 5명의 저자들의 수십 년 동안 노력한 통합 작업의 정점이다. 특히, 대표 저자인 Gwen Jull은 임상경험과 광범위한 연구에 기반하여 경추와 목의 특정 질환의 이해를 높이는데 많은 시간을 헌신해왔다. 연구에 대한 그녀의 열정은 오스트레일리아 Queensland 대학에서 대학원생을 대상으로 한 물리치료 프로그램에서 잘 드러난다. Queensland 대학의 물리치료학과 교수인 그녀는 많은 대학원생들의 연구에 영향을 미쳤다. 이러한 점은 다른 저자들의 학술적인 발달에서도 드러난다. 그러나 이 책의 저술에 참가한 모든 저자는 자신만의 연구 주제를 가지고 있다는 것을 밝혀야만 할 것 같다. 각 저자마다의 특정한 학술적 혹은 임상적인 작업은 이 책의 시작부터 완성까지에 기여하였다. 여러 가지 학술상의 자격, 연구에서의 위치, 교육에서의 위치를 가진 각 저자들은 [경추 통증의 진단과 치료]의 저술에 참가할 능력이나 자격을 충분히 갖춘 분들이다.

[경추 통증의 진단과 치료]의 뼈대를 만들어 낸 연구를 지원함에 있어 상당한 양의 연구비 수혜가 있었다. 수많은 다른 연구비 지원과 함께 오스트레일리아의 국립보건의학연구센터(National Health and Medical Research Center), 호주연구협의회(The Australian Research Council), 자동차사고연구협의회(the Motor Accident' s Research Council)에서 연구비 수혜가 있었다. 이러한 상급 기관에서의 연구비 수혜는 연구비 지원 기관에 저자들이 뛰어나면서도 경쟁력 있는 연구 계획을 제시하였음을 증명하는 것이다. 연구비 뿐만 아니라 책의 학술적인 수준의 인도자로서, 저자들은 유사한 연구 분야에 종사하는 분들의 주의를 끌었다. 이러한 점으로 인해 책의 내용 중에서 서로 다른 관점이 조화되어 나타나게 되었다.

수십년동안 목 통증 및 연관 질환에 대한 근골격계 물리치료와 보존적 치료는 징후와 증상의 해석에 초점을 맞추어 왔다. 이러한 징후와 증상은 관절계에 특이성을 가지는 것으로 생각되었다. 더욱이 고의적

추천의 글

으로 진단이 회피되었다. 결과적으로 척추 분절 위의 해부학적 통증 부위에 간헐적인 압력을 가하는 수동적인 '테크닉' 을 적용하는 것이 관절의 수동적인 가동화를 야기한다고 하는 가정에 근거하여 치료를 시행하였다. 인지할 수 있는 운동성의 증가가 있었다면 그 '테크닉' 은 질환의 해결에 유익하다고 여겨졌을 것이다. 이러한 접근방법이 1960년대와 1970년대의 근골격계 물리치료의 초기 발전에서 긍정적인 역할을 했지만 궁극적으로는 이를 맹목적으로 수용함으로 인해 이 분야의 과학적인 발전을 지연시켰다. 결과적으로 경추와 목의 질환에 대하여 더욱 적절한 보존적 치료가 발전하지 못하였다.

[경추 통증의 진단과 치료]의 저자들은 마침내 이러한 접근방법에 대해 이의를 제기하였다. 이들은 관절계 뿐만 아니라 광범위한 장애 증상을 야기하는 경추와 목의 몇몇 질환을 심도 있게 연구해왔다. 자연스럽게 이러한 질환과 연관된 광범위한 장애를 점차적으로 서술하게 되면서 이들은 또한 경추와 목의 질환의 성격에 더욱 적합한 다양한 체계의 치료방법을 서술하게 되었다. 이러한 다양한 접근방법에는 물리치료 뿐만이 아니라 질환의 심리적, 심리사회적인 효과를 고려하는 것도 포함된다.

[경추 통증의 진단과 치료]의 저자들은 경추 및 목의 특정 질환에 대한 근골격계 물리치료와 보존적인 치료에서 명성과 신뢰성을 얻어왔다. 이들이 그러한 질환에 대한 연구 및 치료에 대한 이해를 더욱 심화시킬 책을 발간하는 것에 대해 진심으로 축하한다. 또한 이들이 앞으로의 근골격계 물리치료의 발달을 증진시키는 것에 대해서도 진심으로 축하하는 바이다.

밥 엘비

던스보로, 서부 오스트레일리아

2008

감사의 글

목 통증은 다면적인 질환이며 이 분야에서 연구에 필요한 기술과 지식은 퀸슬랜드 대학의 경추 및 교통사고 연구팀과의 공동연구를 진행하면서 자신들의 전문 지식을 공유한 많은 이들의 조력과 협동의 도움을 받았다.

특히, 우리는 우선 퀸슬랜드 대학의 분들에게 감사를 표하고 싶다. Justin Kenardy 교수는 심리적인 특성에 대한 연구에 있어 도움을 주셨고, 물리치료 학부의 Bill Vicenzino 교수, Paul Hodges 교수, Tina Souvlis 박사와 Nancy LowChoy, 그리고 조교수인 Luke Connelly는 건강 경제학에 관한 전문 지식에 관해 도움을 주셨다.

또 우리는 이탈리아 Politecnico di Torino의 신경근육계 공학 및 운동 재활 연구소의 Roberto Merletti 교수와 Alberto Rainoldi 박사, 덴마크의 Aalborg 대학의 Dario Farina 교수, Thomas Graven-Nielsen 교수, Lars Arendt-Nielsen 교수, 뉴저지의 의치과대학의 조교수인 Eli Eliav, 스위스 Bern 대학의 Michele Curatolo 교수, 워싱턴 퍼스의 류마티스학 및 통증의학 진료의인 John Quinter 박사의 협조에 감사드리고 싶다.

우리의 박사들과 고급반 학생들도 이 책에 소개된 팀의 연구에 모두 기여하였으며 감사를 드린다. 마찬가지로 연구는 재정적인 지원 없이는 진행될 수 없다. 국립보건의학연구협의회(National Health and Medical Research Council), 호주연구협의회(The Australian Research Council), 물리치료연구재단(The Physiotherapy Research Foundation), 자동차사고보험위원회(the Motor Accidents Insurance Commission(Qld)) 선코프보험회사(Suncorp General Insurance), 국립장애재활의학연구센터(the Center of National Research on Disability and Rehabilitation Medicine(CONROD))에 감사를 드린다.

또 우리의 임상적인 추론과 기술에 몸을 맡긴 환자들에게도 감사를 드리고 싶다. 특히 우리의 연구 프로젝트에 자원하여 참가한 목 통증 환자들에게 감사를 드린다. 그들의 헌신이 없었다면 연구 프로그램은 존재하지 않았을 것이다.

마지막으로 사진을 담당한, 퀸슬랜드 대학에서 마케팅과 통신을 담당하는 Chris Stacey, 사진의 모델이 되어준 Karina O' Leary와 Sabine Giesbrecht에게 감사하다는 말을 전하고 싶다.

CHAPTER

1

Introduction

들어가기

목 통증은 비교적 흔한 증상으로 70%의 사람들에게서 일생 중 몇번은 나타나게 된다. 국제적인 역학 자료에 의하면 10-20%의 시점 유병율과 함께 일년 동안 전 인구의 40%가 목 통증을 경험하게 된다.[1] 목 통증에 의해 영향을 받지 않는 연령 집단이나 직업은 없으며 매년 근로자들의 보상비에 있어 목 통증이 요통에 이어 2위를 차지하고 있다.[2] 더욱이 목 통증은 지속되고 재발되는 경향이 있으며 처음 나타난 이후에 수 년 동안 어느 정도의 통증이 계속하여 나타나는 사람이 60%에 이른다.[3] 이는 본질적으로 삶의 질에 영향을 미친다. 이러한 통계적인 내용으로 인해 여러 분야의 임상 전문가들은 경추부 질환에 대한 예방, 재활 프로그램이 중요하다고 생각한다.

목 통증은 류마토이드 관절염, 강직성 척추염과 같은 염증성 관절병증에서 나타날 수 있으나 가장 흔한 목 통증의 원인은 양성(benign)이며 경추의 근골격계에서 기원한 질환과 연관성이 있다. 이러한 경우의 해부학적 원인은 몇몇 사례에 있어 방사선학적 영상검사에서 명확히 나타날 수 있다. 그럼에도 불구하고 확진에 관해서 대부분의 목 통증의 증상은 통증의 병리해부학적인 원인을 절대적으로 확신할 수 없다는 점에 있어 요통과 유사하다.

결과적으로 목 통증은 특발성(즉, 명확한 통증의 원인이 없는) 또는 교통사고 상해로 인한 목 통증과 같이 외상에 의해 야기된 경우로 나눌 수 있을 뿐이다.[4] 이러한 포괄적인 분류의 가장 큰 문제점은 목 통증이 각각의 분류 내에서 어느 정도 동질성이 있는 것으로 잘못 상정되고 있다는 것이다. 이러한 분류 방법은 목 통증을 겪고 있는 개개인에게 어떠한 조언이나 지침도 제공하지 못한다.

목 통증에 대해 매우 많은 치료방법들이 소개되고, 시도되었다. 이러한 방법들은 매우 다양하며 어떤 접근 방식은 다른 방식과 정반대인 것처럼 보일 수도 있다. 이는 명확한 진단이나 치료 지침이 부재한 증후론적인 면 때문일 것이다. 최신 의학적인 관점에서 목 통증에 대한 보존적 물리 치료의 중요성은 다소 불분명하지만 근거가 점차 늘어나고 있다. 체계적 문헌고찰에서는 어떤 치료 조합이든지 운동이 가장 주요 요소가 되며, 동작, 수기치료, 운동을 포함한 다중접근방식(multimodal approaches)이 유용하다는 근거가 제시되고 있다.[5-7]

그럼에도 불구하고 목 통증 환자의 임상시험에서는 시험 중인 치료법에 대한 반응에 있어 어떤 사람은 뛰어난 결과를 보이는 동시에 다른 사람은 어떠한 이득도 얻지 못하는 등 개인차가 존재한다는 것이 분명하다.[8-10] 임상에서 명확히 나타나는, 증상이나 치료에 대한 반응에서의 이질성은 목 통증 환자에 있어서 현실적인 문제이다.

목 통증의 이러한 불분명한 상황으로 인해 목 통증 환자를 진단하고 치료하는데 있어서 새로운 방향으로 나아가는 것이 중요하게 되었다. 목은 해부학적으로, 신경생리학적으로, 생역학적으로 복잡한 구조로 이루어져 있다. 목 통증 환자는 심리적인 측면이나 반응의 유무와는 관계없이 무수히 많은 증상을 호소할 수 있다. 우리는 이른바 병태생리학에 근거한 접근방법을 사용하여 목 통증 및 다른 증상과 연관된 심리학적인 측면은 물론 감각계와 운동계 그리고 감각운동 기능 상의 과정들을 더 잘 구분할 수 있게 되었다. 목 통증과 함께 사람에게, 그리고 감각, 관절, 근육계에 나타나는 것들을 이해하고 정량화하게 됨으로써 정확한 치료를 위한 명확한 방향 설정이 가능하게 되었다. 우리는 특히 경추성 두통과 교통사고 상해로 인한 목 통증의 급성 및 만성 상태에 관심을 기울이면서 목 통증에 대한 연구를 수행하였다.

이 책의 목적은 목 통증과 이에 대한 치료를 장애/병태생리학적인 관점에서 더 잘 이해하도록 하는 것이다. 이것이 경추부 질환에 대해 보존적인 치료를 제공하는 물리치료사를 비롯한 다른 치료 전문가에게 생소하지는 않을 것이다. 이들의 평가 방법은 환자의 심리사회학적인 맥락에서 치료방법을 제시하고 치료의 목표를 세우기 위하여 관절, 근육, 신경계의 현재 증상과 징후에 대해 해석학적으로 분석하는 것에 근거한다. 우리가 이 책에서 제시하려고 하는 것은 장애의 정량화를 통해 검진 및 치료 계획에 대한 연구의 기초를 견고하게 하는 것이다. 이러한 접근 방법을 통해 경추의 이상이 있는 사람에서 장애의 측정, 기능적인 제한, 통증 및 장애 사이에 비교적 밀접한 관계가 존재하게 된다.[11] 여러 체계에서 나타나는 문제들을 연구를 통해 정확하게 이해하게 됨으로써 치료 방법론에 대한 지침 및 근거를 제시할 수 있게 된다.

이 책의 구조

이 책은 우리의 목 통증 분야에서의 연구과 임상적인 관심에서부터 직접 비롯되었으며 경추 근골격계 질환에 대한 포괄적인 논문을 목표로 하지는 않는다. 오히려 처음의 섹션에서는 다른 사람들이 목 통증 이상에 대해 수행한 기초 및 응용 임상 연구를 소개한다. 통증의 기전과 감각 장애의 측정을 강조하고, 목 통증을 평가하고 관리하는데 있어 통찰력을 제공할 것이다. 전체 본문에 걸쳐서 교통사고 상해 증후군과 특발성 목 통증을 비교할 것이다. 목 통증의 이러한 범주들 사이에서는 기본적인 과정에서 많은 유사성이 있지만 차이점이 존재하며 특히 통증 및 감각운동 조절을 비롯한 감각계에서의 변화에서 그러하다.

목 통증 환자의 재활에 운동이 중요한 역할을 한다는 근거가 존재한다. 이 영역은 우리가 특히 관심을 가지고 있는 분야이며 경추부 질환 환자의 관리에서 강조될 예정이다. 치료 편에 앞서 목과 축견갑 근육의 해부 및 관련 생역학과 병리역학을 소개할 것이고 관절계의 응용해부와 목 및 축견갑 부위의 지지와 운동에서 근육이 하는 역할을 강조할 것이다. 목 통증과 관련되어 근육계에서 나타나는 장애의 성격에 대해 우리가 연구한 바에 따라 근력과 지구력의 소실은 물론이고 (가장 중요한) 근육간의 협응의 변화, 근육의 피로를 포함한 근육 장애의 속성을 강조하여 제시하려고 한다. 우리는 심부 척추의 앞뒤 근육에서 나타나는 일반적인 장애인 근육 조절 패턴 장애에 대하여 독창적인 근거를 제시하려고 한다. 이 연구에서는 본문에서 소개될 치료적 운동의 디자인에 대한 기초를 제공할 것이다.

감각운동 조절 장애의 다른 요소들에 대해서도 탐색하려고 한다. 경추 관절 위치 감각 장애, 안구 운동 조절 장애, 균형 장애를 비롯하여 감각운동계로 향하는 경추의 체성감각 정보의 장애가 나타나는 사례를 전정계 같은 다른 요소와 관련지어 제시하려고 한다. 특히 만성 교통사고 상해 증후군에서 흔히 동반되는 육체적인 장애를 비롯하여 현기증, 어찔어찔함, 휘청거림과 같은 목 통증과 연관된 증상의 신경생리학적인 기초를 탐색하려고 한다. 임상에서 증상을 기록하기 위하여 사용되는 평가 도구에 대해서도 서술하려고 한다. 이는 치료에서 사용할 수도 있으며 치료를 위한 운동의 디자인을 위한 연구의 기초로 사용할 수도 있다.

목 통증, 특히 교통사고로 야기된 통증에 있어 심리사회적인 요소의 역할에 대한 최근의 지식에 대해서도 탐색하려고 한다. 목 통증에 관계된 심리사회적인 요소는 요통에서의 그것과는 다소 다른 듯하기 때문에 진단과 치료를 위해 만성 요통 자료를 가지고 단순히 목 통증을 추론하는 것은 문제가 된다.

이 책의 다음 주요 섹션에서는 연구에서 우리가 특히 관심을 가졌던 세 가지 상태를 제시할 것이다. 이는 교통사고 상해 증후군, 경추성 두통, 경상완통이다. 교통사고 상해 증후군은 치료에 관계하는 모든 이들에게 지속적으로 흥미를 던져주는 주제이다. 가능성 있는 손상의 후유증과 연관 지어 손상 기전을 재검토하려고 한다. 교통사고 상해 증후군은 발현 양상이 다양하기 때문에 예후를 나타내는 지표는 물론, 나타날 수 있는 다양한 장애를 이해하는 것이 중요하다. 손상 즉시 나타나는 개별적인 물리적, 심리적 장애에 기초한 교통사고 상해 증후군의 분류 체계를 소개하려고 한다. 이는 교통사고 손상의 초기 진단 및 치료에서 방향을 제공한다. 경추성 두통에 관한 장에서는 흔히 보는 다른 간헐적인 두통, 특히, 전조증상을 동반하지 않는 편두통과 긴장성 두통과의 감별진단에 초점을 맞출 것이다. 여기에서는 경추성 두통을 나타내는 경추부의 근골격계 장애를 포괄적으로 서술함은 물론 흔히 보는 간헐적 두통에서의 근골격계 장애의 역할에 대해 조사한 연구를 소개하려고 한다. 경상완통을 서술하는 부분에서는 체성 연관통 및 신경통과 관련된 과정들을 소개할 것이다. 팔과 목 통증의 감별진단 및 최신 치료 전략의 유효성이 소개될 것이다.

이 책의 마지막 주요 섹션에서는 기초 과학과 응용 과학을 모두 끌어낸다. 이는 경추 질환 환자의 검진과 치료에 응용된다. 체계적 문헌고찰에서 제시하는 근거에 따라 다중접근방식(multimodal approaches)이 소개될 것이다. 여기서는 다체계적 모델이라는 맥락에 따라 치료를 강조할 것이고, 병태생리적 또는 과정에 기초한(processes-based) 접근방법을 역설할 것이다. 특히 치료적 운동을 강조할 것이며 우리가 수행한 연구에서 개발된 운동법을 자세히 서술하려고 한다.

결론에서는 이 책의 주제를 정리할 것이다. 경추 질환에 대한 지식은 지난 20여년 동안 매우 증가했음에도 불구하고 불완전하며 경추 질환의 보존적인 치료에 있어 중요한 연구 및 임상의 향후 나아갈 바를 토의할 것이다.

참고문헌

1. *Fejer R, Kyvik K, Hartvigsen J*. The prevalence of neck pain in the world population: a systematic critical review of the literature. Eur Spine J 2006;15:834-848.
2. *Wright A, Mayer T, Gatchel R*. Outcomes of disabling cervical spine disorders in compensation injuries. A prospective comparison to tertiary rehabilitation response for chronic lumbar spinal disorders. Spine 1999;24:178-183.
3. *Gore D, Sepic S, Gardner G, et al*. Neck pain: a long-term follow-up of 205 patients. Spine 1987;12:1-5.
4. *Australian Acute Musculoskeletal Pain Guidelines Group*. Evidence Based Management of Acute Musculoskeletal Pain. Brisbane: Australian Academic Press, 2004.
5. *Gross A, Hoving J, Haines T, et al*. A Cochrane review of manipulation and mobilization for mechanical neck disorders. Spine 2004;29:1541-1548.
6. *Kjellman GV, Skargren EI, Oberg BE*. A critical analysis of randomised clinical trials on neck pain

and treatment efficacy. A review of the literature. Scand J Rehabil Med 1999;31:139-152.

7. *Verhagen A, Peeters G, de Bie R, et al.* Conservative treatments for whiplash. Cochrane Database Syst Rev 2004;1:CD003338.

8. *Bronfort G, Evans R, Nelson B, et al.* A randomised clinical trial of exercise and spinal manipulation for patients with chronic neck pain. Spine 2001;26:788-797.

9. *Hoving JL, Koes BW, deVet HC, et al.* Manual therapy, physical therapy or continued care by a general practitioner for patients with neck pain. Ann Intern Med 2002;136:713-722.

10. *Jull G, Trott P, Potter H, et al.* A randomized controlled trial of exercise and manipulative therapy for cervicogenic headache. Spine 2002;27:1835-1843.

11. *Hermann K, Reese C.* Relationships among selected measures of impairment, functional limitation, and disability in patients with cervical spine disorders. Phys Ther 2001;81:903-914

CHAPTER

2

Sensory Manifestations of Neck Pain

목 통증의 감각 징후들

서론

목 통증을 가지고 있는 사람들이 호소하는 통증과 장애는 약한 정도부터 일상생활에 뚜렷한 영향을 미치는 심각한 수준까지 다양한 분포를 보인다. 이렇게 다양한 양상이 나타나는 이유는 각각 다른 기전을 통해 다양한 목 통증이 유발되기 때문인 것으로 보인다. 과거 대부분의 연구와 목 통증에 대한 임상적 진단은 환자가 호소하는 증상의 병리해부학적인 원인을 발견하는데 초점이 맞추어져 있었다. 그러나 목 통증 환자의 대다수에서는 병리해부학적인 진단이 유용하지 않기 때문에 이러한 접근 방법은 제한적일 수 밖에 없었다. 그 결과, 최근 몇 년 동안, 환자가 호소하는 통증 증후군의 기전이나 형성 과정을 찾는 쪽에 점차 중점을 두게 되었다.[1,2] 이처럼 근골격계의 통증 증후군을 더욱 명확하게 진단하고 분류하고자 하는 것은 특히 완고한 몇몇의 목 통증 질환들에 대한 치료 성공률을 향상시키고자 하는 임상의들의 노력에 도움을 주기 위해서이다.

교통사고 손상 같은 드러난 손상(frank injury)이나 드러나지 않은 미세손상(insidious-onset microtrauma) 때문에 발생한 손상과 염증은 말초성과 중추성 통증 발생 기전(pain-processing mechanism)에 막대한 영향을 끼치는 것으로 알려져있다. 동물 모델을 이용한 연구로 인해 통증과 유해수용성 기전(nociceptive mechanism)에 대한 이해가 급격히 늘어났다. 직접 사람을 대상으로 할 경우 주의해서 측정해야 하지만, 다양한 자극을 이용하는 정량적 감각 검사를 사용하여 감각 기능의 변화를 감지함으로써 통증 형성으로 인해 발생된 장애들을 평가할 수 있게 되었다.[3] 이러한 방법들을 사용함으로써 섬유근육통(fibromyalgia), 골관절염(osteoarthritis), 외측상과통(lateral epicondylalgia) 같은 질환에서 통증 형성 기전으로 인해 발생된 장애들을 이해하는데 많은 발전이 이루어졌다.[4-6] 최근에는 목 통증의 연구에도 이러한 방법을 도입해서 질병에 대한 이해를 향상시키고 있다.

손상과 염증이 발생하면 유해수용과정의 상향조절을 야기하여 말초신경, 척수, 상위척수중추(supraspinal center)로 이어지는 연쇄반응이 일어난다.(자세한 설명은 Wright의 연구[7]를 참고) 이러한 변화는 환자의 통증을 증가시킬 수 있을 뿐만 아니라 운동, 감각-운동, 자율신경계까지 영향을 미칠 수 있다. 본 장에서는 목 통증을 가진 환자들에게서 나타나는 감각 변화에 대한 연구결과들을 제시할 것이다. 또한, 이러한 감각 현상들을 설명할 수 있는 가능한 기전들을 추론하고자 시도할 것이다. 명료한 설명을 위해 경추에 국한된 소견과 더 광범위한 부위 및 신경병증성 증상을 암시하는 소견을 구분할 것이다. 그러나 신경계의 신경가소적 현상(neuroplastic nature)이 국소와 원위 감각 장애(sensory disturbance) 사이에 밀접한 연관성이 있음을 가리키고 있으며 둘을 항상 명확하게 구분할 수 있는 것은 아니라는 점은 인식하고 있어야 할 것이다.

경추의 국소성 통각과민 - 통증의 말초성 유해수용성 원인인가?

경추의 국소성 통각과민은 특발성 목 통증(idiopathic neck pain)과 교통사고 손상에 수반되는 목 통증, 양쪽 모두에서 입증되어 왔다. Sheather-Reid와 Cohen[8]은 대개 특발성인 만성 목 통증을 가지고 있는 환자의 경추에서 통각과민 반응(hyperalgesic response)(경피적 전기 자극에 대하여 감소된 통증 역치와 통증 내성)의 존재를 최초로 입증했다. Scott 등[9]은 만성 특발성 목 통증과 만성 교통사고 상해 증후군(whiplash-associated disorder : WAD) 모두에서 국소성 기계적 통각과민(local mechanical hyperalgesia)(감소된 압통 역치)이 특징적으로 나타남을 보여주었다. 경추성 두통(cervicogenic headache)에서는 머리와 목의 여러 군데에서 압통 역치가 낮아진 것이 입증되었다.[10]

국소성 기계적 통각과민은 목 통증의 만성기 뿐만 아니라 교통사고 손상으로 인한 급성기에서도 환자가 호소하는 증상 강도 및 장애 정도와 관계 없이 나타난다.[11,12] 증상이 없거나 경미한 증상이 지속되는 환자들에게서 나타나는 국소성 기계적 통각과민은 2~3개월 정도 지나면 호전되는 것으로 나타났다. 그러나 수상 후 6개월과 2년이 지난 시점에서도 중등도 내지는 심각한 증상을 지속적으로 호소하는 교통사고 손상 환자들에서는 국소성 기계적 통각과민이 변함없이 지속되었다(그림 2.1)[13].

국소성 기계적 통각과민은 손상된 경추 구조물 속에 포함되어 있는 말초 유해수용기가 감작

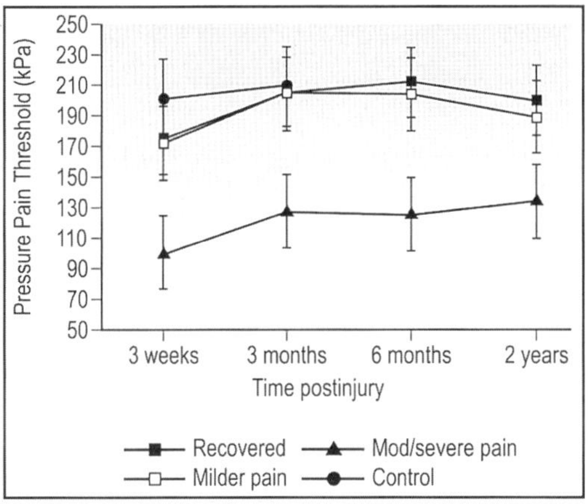

그림 2.1 | 교통사고 손상 3주, 3개월, 6개월, 2년 후의 경추(C5-6)의 압통 역치 평균값(SEM). 대상자들은 손상 2년 후 분류되었다; 회복, NDI <8;미약한 통증, NDI 10-28; 중등도/심각, NDI>30. NDI : 목 장애 지수(Neck Disability Index)

(sensitization)되어 발생한 일차적 통각과민의 대표적인 현상일 수 있다. 임상에서 경추에서 나타나는 기계적 통각과민은 보통 도수 검사(manual examination)를 통해 발견하며 적어도 특발성 목 통증에 있어서는 알고메트리(algometry) 같은 정량화가 가능한 도구를 사용하는 것이 적합하다.[14]

국소성 기계적 통각과민이 말초 유해수용기들이 감작된 결과라고 주장하는 것과는 다른 가설이 있다. Sheather-Reid와 Cohen[8]은 국소성 통각과민 반응들은 유해수용경로(nociceptive pathway)의 중추성 감작(central sensitization) 때문에 발생한 이차적 통각과민의 예라고 주장한다. 그들은 목 통증 환자들이 일반적으로 방사선 검사나 다른 기술로서 명확하게 발견할 수 있는 근골격계나 신경계의 특정 질환으로 진단받지 않는다는 관찰결과에 주장의 근거를 둔다. 상당히 많은 연구들이 적어도 교통사고 손상의 경우에는 말초 경추 구조물들에 손상이 일어나며 더욱이 만성기까지 낫지 않고 지속된다고 주장함으로써 이러한 주장들을 부인한다. 사체연구들을 통해 경추 구조물 손상의 많은 경우가 방사선 사진 기술로 확인되지 않음을 입증되었다.[15-17] 후관절 신경차단술 위약 대조군 실험(placebo-controlled zygapophyseal joint block)에서는 후관절(zygapophyseal joint)이 만성 교통사고 손상 환자들의 일부에서 지속적 통증을 일으키는 원인이 된다는 것을 입증했다.[18] MRI를 이용한 최근 연구들은 교통사고 손상을 입고 오랜 기간 지속된 통증과 장애를 가진 환자들의 익상인대(alar ligament)와 덮개막(tectorial membrane)에 치유되지 않은 병변이 있음을 보여주었다.[19,20] 이러한 연구결과들은 교통사고 상해 증후군 환자들의 지속되는 통증과 장애에 대하여 손상된 경추 구조물들의 잠재적 기여도를 간과하지 않는 것이 중요함을 총체적으로 지적하고 있다.

목 통증을 가지고 있는 환자들의 경추 구조물들에 대한 기능장애나 병리에 대한 연구들이 연관된 관절과 신경에 대한 방사선 영상이나 침습적인 마취 차단술(invasive anesthetic block)에 초점을 맞춰온 반면, 경추 분절에 대한 도수 검사의 잠재적 유용성은 간과되어 왔다. 다양한 집단에서 통증이 있는 경추 분절성 기능장애(cervical segmental dysfunction)의 유무를 알아내기 위하여 도수 검사를 사용했을 때, 신뢰도 뿐만 아니라 민감도와 특이도에서도 우수한 것으로 입증되었다.[21-25] 목 통증의 진단에 도수 검사를 사용하는 사람들은 이러한 연구결과들에 의해 입증된 검사만을 사용해야 하며 그들의 기술이 증상을 지속시킬 수 있는 말초성(경추) 원인이 존재하는지 아닌지를 결정할 수 있다는 확신이 있어야 한다.

연관통(referred pain)

후관절, 디스크, 인대, 근육 같은 경부 구조물의 기능장애는 머리와 연관된 상부경추분절(C0-3)과 상지와 연관된 하부경추분절(C5-T1)에 연관통[26]을 일으킬수 있다.[27,28]

체성연관통(somatic referred pain)의 기전은 잘 알려져 있지 않으나 중추성 기전이 작용하고 있음이 인정되고 있으며 몇개의 모델이 제안되었다. 같은 분절의 신경분포를 가지고 있으면서 후각(dorsal horn)에 있는 동일한 이차신경세포(second-order neuron)에 수렴되는 부위에 통증이 연관되어 나타날 수 있다.[29] 예를 들어 경추성 두통의 경우 삼차신경(trigeminal)과 경추구심신경들(cervical afferents)은 동일한 이차신경세포에 수렴되어 경부 구조물로부터 야기되는 통증을 머리에서 인식하게 한다.[30] 수렴모델은 연관통을 완전하게 설명할 수 없으며, 유해자극에 의한 후각신경세포들의 새로운 인식 영역 확장 및 발달 같은 중추성 감작 과정들이 포함되어 있다는 점에서 논쟁의 대상이 되고 있다.[31] 상위척수기전들 또한 작용하고 있을 수도 있으나 만약 상위척수기전이 작용하고 있다면 척수나 뇌간 기전도 역시 유사하게 작용하고 있을 것이다.[31]

경부통을 가진 많은 환자들이 또한 머리, 어깨, 또는 팔에 연관통을 호소할 것이다. 이러한 상태는 아마도 감작된 말초 유해수용기와 연관되어 있겠지만, 중추성 통증 발생 기전 역시 환자의 통증 표현에 일조하고 있음을 알아야 할 것이다.

전신성 감각 과민 - 증가된 중추성 통증 발생 기전의 증거

비록 환자가 원위 신체 부위에 증상을 호소하지 않더라도 국소 부위의 통각과민과 더불어 감각 장애 역시 상지와 하지를 포함한 광범위한 신체 부위에서 발생할 수 있다. 이러한 현상들은 목 통증과 연관되어 상지나 머리에 통증을 나타내는 연관통과 혼돈되어서는 안된다. 몇몇의 목 통증 환자에게서 발견된 광범위한 감각 과민은 언급한 대로, 환자가 자발적인 통증을 호소하지 않는 부위에서 나타난다. 목에서의 국소성 기계적 통각과민은 말초 구조물의 기능장애로 인한 결과로서 나타나는 말초성 유해수용성 감작(peripheral nociceptive sensitization)을 가리킬지도 모른다. 그러나 이런 전신적인 반응들은 중추신경계

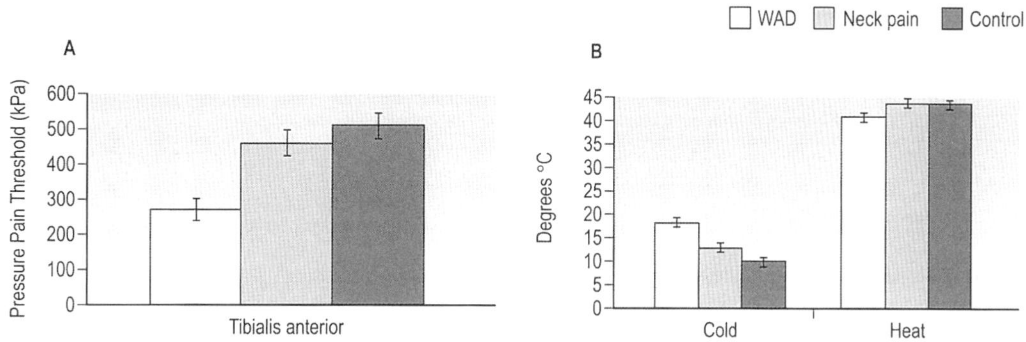

그림 2.2 | 평균(SEM). (A) 원위부에서의 압통 역치 - 전경골근(tibialis anterior) (B) 만성 교통사고 상해 증후군(WAD : whiplash-associated disorder), 특발성 목 통증, 대조군의 경추에서의 열자극 및 냉자극 통증 역치.

내 유해수용기의 신경생체학적 과정에서 나타나는 변화를 가리킨다고 믿어진다.[13,32]

경추에서 국소적으로 나타나는 기계적 통각과민은 특발성 목 통증과 교통사고 손상 양측에서 특징적으로 나타난다. 감각 장애의 존재나 더욱 광범위하게 확장된 감각장애는 교통사고 손상과 그보다는 덜 심각한 목 통증 상태를 구분하는 특징이 될 수도 있다. Scott 등[9]은 만성 교통사고 상해 증후군 환자들은 경추로부터 멀리 떨어진 부위에 압박, 열자극, 냉자극에 대한 통증 역치가 감소되는 것을 포함하여 좀 더 복합적인 특징을 가짐을 보여주었는데 특발성 목 통증을 가진 사람들에게는 이러한 특징이 나타나지 않았다(그림 2.2). 조건에 따라 차이가 나타나는 이유는 명확하지 않으나 통증이 심하고 광범위할수록 감각 과민도(sensory hypersensitivity)도 더 커진다는 것은 입증되어 있다.[33] 교통사고 상해 증후군 환자들은 일반적으로 심한 통증과 장애를 호소하며,[9,34] 적어도 임상적으로는 더욱 광범위한 통증을 호소하는 경향이 있다. 흥미롭게도 최근 만성 교통사고 상해 증후군 환자와 만성 경추 신경근병 환자들이 유사한 감각 표현을 공유하고 있으며 양쪽 모두 심한 통증 및 장애와 연관된 감각 과민의 특징을 보인다는 것이 밝혀졌다.[35] 이것은 이러한 경추 질환들이 유사한 근본 기전을 가지고 있을 수 있다는 것을 제시한다. 교통사고 상해 증후군과 경추 신경근병 모두 중추신경계에서 벌어지는 것과 아주 유사한 통증의 신경생체학적 과정의 복잡한 변화를 포함하고 있는 질환인 것 같다.

만성 교통사고 상해 증후군에서 감각 과민이 존재한다는 증거는 상당히 많다. Koelbaek-Johansen 등[36]은 만성 교통사고 상해 증후군 환자에게 통증이 있는 국소부위(극하근 : infraspinatus)와 원위부위(전경골근 : tibialis anterior) 양쪽에 근육내 생리식염수를 주사한 후 근육성 통각과민(muscle hyperalgesia)과 더 큰 영역의 연관통이 나타남을 증명했다. 통각과민성 반응(hyperalgesic response)은 또한 경피와 근육내 양쪽에 전기적 자극을 가했을 때도 나타났다.[37] 감각 과민을 조절하고자 했던 저자들은 긴장된 목 근육을 국소 마취한 후에도 과민성은 감소하지 않음을 입증했으며, 이 결과를 감각 과민에 대하여 중추신경계의 역할이 크게 작용한다는 쪽으로 해석하였다.[37,38] 그러나 관절 구조물 같은 더 깊은 조직에는 마취를 하지 않았으므로 그런 조직으로부터 발생된 지속적인 유해수용성 자극(nociceptive input)이 과민성에 기여하고 있을 가능성을 배제할 수 없다는 것을 주의해야 한다. 심부 구조물들로부터 발생된 유해수용성 자극의 차단(예를 들어, 후관절(zygapophyseal joint)로부터 발생한 통증을 차단하기 위해 등쪽 가지(dorsal ramus)의 중앙 분지(median branch)에 고주파신경절개술(radiofrequency neurotomy)을 시행한 것)이 중추성 과민증(central hypersensitivity)을 조절할 수 있는 능력이 있는지는 알려지지 않았다. 그러나 그것이 고정적인 것은 아니며 말초 자극(peripheral input)을 통해 잠재적으로 약화되어질 수도 있는 것으로 보인다.

더 큰 연구에서 Sterling 등[39]은 150명의 만성 교통사고 상해 증후군 환자에게 압력측정기(pressure algometry)를 사용한 결과, 기계적 자극에 대해 낮아진 통증 역치를 가지고 있는 광범위한 영역을 발견했다. 과민성은 후부 경추 부위(posterior cervical region), 상지의 신경 조직, 하지의 원위 부위(전경골근의 근복)에서 발견되었다. 연구대상자 중 아무도 하지에 손상이나 통증을 경험한 적이 없었다. 게다가 대상자의 50%가 팔의 통증을 호소하였으나, 팔의 증상이 있는 사람과 팔의 증상이 없는 사람간의 압통 역치는 차이가 없었다. 이로써 다시금 감각 변화는 사실상 전신적으로 나타나며 반응의 특수한 패턴임을 입증하였다.

무해자극통증(allodynia)은 정상적으로 통증이 없는 자극(가벼운 접촉이나 붓질같은)에 대한 통증으로 정의된다. 무해자극통증은 저역치 기계수용체(low-threshold mechanoreceptor)를 가지고 통증을 전달하는 Aβ섬유에서 나타나는 표현형변화(phenotypic change)에 의해 조정되는 것으로 알려져 있다.[40] 비록 무해자극통증이 교통사고 손상을 입은 환자들에게 존재한다고 일화적으로 보고되고는 있으나 아직도 광범위하게 연구되어야 할 필요가 있다. 무해자극통증이 존재한다는 선행 증거가 Moog 등[41]의 연구에서 나왔다. 그는 만성 교통사고 손상을 가진 43명의 환자중 28명의 통증이 무통성 자극인 진동에서 발생한 것을 입증했다. 최근 Chien 등[35]은 전기 자극을 사용하여 Aβ섬유의 잠재적인 기능장애가 교통사고 손상 환자의 통증을 지속시키는데 기여한다는 것을 입증했다.

이렇게 기계적 통각과민과 무해자극통증이 광범위하고 전신적으로 나타나는 것은 아마도 척수가 감작되거나[36] 내인성 통증 조절 기전(endogenous pain control mechanism)의 결손[42,43]으로 인해 발생한 중추신경계의 과흥분성(hyperexcitability)을 반영하는 것으로 보인다. Treede와 동료들[43]은 중추성 감작이 기계적 수용 영역(mechanical receptive field)의 확장을 유발하며, 이를 통해 긴장의 국소적 확산을 설명할 수는 있으나, 광범위한 기계적 과민성(mechanical hypersensitivity)은 뇌간으로부터 내려오는 하행경로의 변화에 더욱 원인이 있는 것 같다고 주장했다.

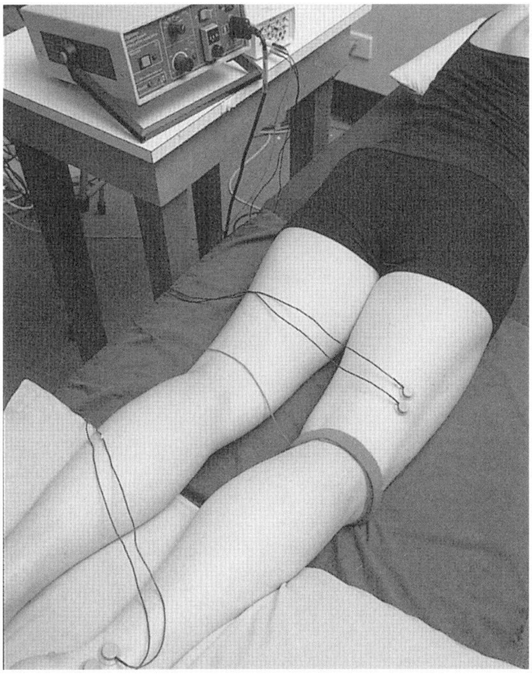

그림 2.3 | 유해수용체 회피 반사 검사(Nociceptor withdrawal reflex test). 유해수용성 굴곡 반사는 척수 반사로서, 장딴지 신경(sural nerve)에 전기 자극을 가하는 동안 발목에서 역치 근육의 반사 활성도를 측정한다.(Digitimer DS&A, Hertfordshire, UK) 전류의 강도는 대퇴 이두근에서 반사 근육 활성이 나타날 때까지 점차적으로 증가한다.

유해수용성 경로 가운데 중추신경계의 변화를 나타내는 감각 장애에 더하여, 이러한 현상과 상관관계가 있는 운동 역시 제기되었다. Banic 등[44]과 Sterling 등[45]은 만성 교통사고 상해 증후군 환자들의 하지의 장딴지 신경(sural nerve)에 전기적 자극을 가하여 항진된 유해수용체 회피 반사(nociceptor withdrawal reflex)(이두근의 근전도를 사용하여)를 입증했다(그림 2.3). 유해수용체 회피 반사를 이용하는 것의 장점은 환자에게서 인지 반응과 상관없이 나타나는 척수 과흥분성을 측정할 수 있다는 것이지만,[44] 이것은 통증 역치 검사가 필요하다. 이러한 연구결과들은 과거 우리가 만성 교통사고 손상 환자들에게 상완신경총 유발검사(brachial plexus provocation test : BPPT)을 실시하여 얻어낸 전신성 과민 반응(generalized hypersensitive response)(통증 역치에서 감소된 주관절 신전)에 대한 연구결과를 지지한다. 이것은 기계적 자극에 대하여 운동 반응이 항진된 상태를 나타낸다.[46] BPPT는 유해수용성 굴곡 회피 반응(nociceptive flexor withdrawal response)과 임상적인 연관관계가 있는 것으로 알려져있다.[4] 모든 교통사고 손상 환자들이 대조군보다 유의하게 주관절 신전이 감소된 반면, 기계적 민감성(mechanosensitive)을 띈 신경조직으로 인한 임상적 징후를 보인 만성 교통사고 손상 환자들(모집단의 25%)은 통증 역치에서 주관절 신전이 훨씬 더 감소하였다. 더욱이 이러한 반응들은 양쪽 집단에서 쌍방으로 나타났다(그림 2.4). BPPT에 대한 이러한 전신성 과민 운동 반응은 중추성 감작과 연관된 운동의 또다른 표현일 수도 있다.[46]

몇몇 연구들은 경추성 두통에서 광범위 감각 과민 현상을 조사했다. Becser 등[47]은 경추성 두통 환자의

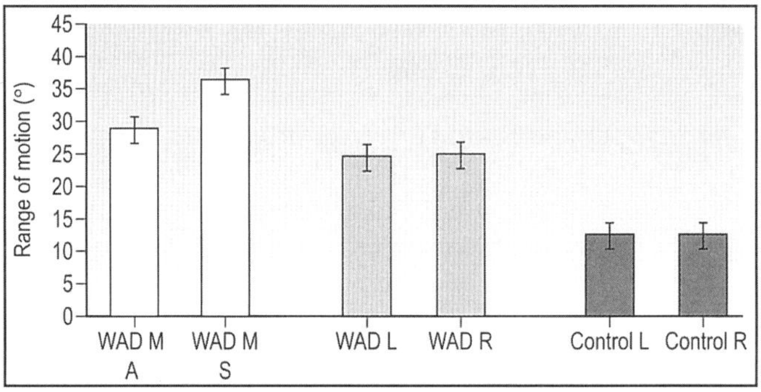

그림 2.4 | 두 개의 교통사고 군과 대조군에서 상완신경총 유발 검사(brachial plexus provocation test)를 시행하는 동안 운동 범위(range of movement)의 측정된 평균값(SEM). WAD M, 기계적과민성을 띈 신경 조직을 가진 교통사고 상해 증후군 환자군; A, 증상이 없는 쪽; S, 증상이 있는 쪽; WAD, 기계적 과민성을 띈 신경 조직을 가지고 있지 않은 교통사고 상해 증후군 환자군; L, 좌측; R, 우측.

얼굴, 목, 손에서 온도 감지 역치(thermal detection threshold)가 저하된 것을 발견했다. 이것은 일반적으로 교통사고 상해 증후군의 연구에 사용되던 방법과는 다른 방법(통증 역치가 아닌 온도가 측정되었다.)이긴 하지만, 이러한 전신적 반응은 저자들로 하여금 비정상적인 중추성 과정이 작용하고 있음을 주장하게 했다. 그러나 이 연구에서 참가자들의 경추성 두통이 외상성인지 비외상성인지는 명확하지 않다. 교통사고 손상과 특발성 목 통증 환자들의 감각 표현이 다르게 나타나는 연구결과를 보면 경추성 두통 역시 유사한 분류가 필요할 것 같다.

교통사고 손상에 수반되는 감각 장애의 발전

목 통증 환자의 감각 장애에 대한 대부분의 연구는 질환의 만성기에 초점을 맞춰왔다. 그러나 최근 자료들은 만성 교통사고 상해 증후군에서 관찰되는 감각 장애들이 실제로는 손상 후 바로 나타난다는 것을 증명하고 있다. 교통사고 손상의 급성기에는 증상의 강도와 관계없이 국소성 기계적 통각과민(저하된 압통 역치)이 경추에 존재한다.[11,12,48] 이러한 국소성 기계적 통각과민은 증상이 없거나 경미한 증상이 지속되는 환자들에게는 2~3개월 정도 지나면 사라지나, 중등도나 심각한 증상을 지속적으로(수상후 6개월~2년) 호소하는 교통사고 손상 환자들에게는 변함없이 지속된다(그림 2.1).[13,49]

기계적 통각과민은 또한 경추외의 다른 곳에 급성 손상을 입었을 때에도 나타난다.[11,13] 통증과 장애의 정도와 관계없이 나타나는 국소성 통각과민에 비해, 급성기에 나타나는 전신성 통각과민은 심한 통증과 장애를 호소하는 환자들에게서만 나타난다.[13] Kasch 등[11]은 전신적 감각 변화가 만성기에서도 나타난다고 반박했다. 그러나 이러한 저자들은 교통사고 손상 환자들을 소그룹화하지 않았다. 통증과 장애 정도를 기준으로 교통사고 손상을 분류했을 때, BPPT에 대한 반응성의 증가와 더불어 광범위한 기계적 통각과민과 온도(온각과 냉각) 과민(thermal hyperalgesia)을 나타내는 감각 과민성은 이후 중등도 내지는 심각한 증상을 지속적으로 호소하게 되는 교통사고 손상 환자에게서 수상 후 바로 나타난다는 것이 입증되었다.[13] 게다가 이러한 감각 장애는 만성기까지 변함없이 지속되었다(그림 2.5). 손상에서 완전히 회복되거나 경미한 증상이 지속되는 환자들에서는 어느 단계에서든지 전신성 감각 과민성이 특징적으로 나타나지는 않는 것 같다.[13]

심리적인 스트레스나 분노는 근골격계 환자들의 통증 역치 반응에 영향을 미칠 수 있다.[50] 특히 교통사고 손상 환자들은 분명히 급성기와 만성기 모두 심리적으로 스트레스를 받고 있으며 심한 통증과 장애를 가진 사람들일수록 더 큰 스트레스를 받고 있다.[51,52] 교통사고 손상 환자들에게서 보여지는 복합적 감각 변화가 환자에 의해 표현되는 통증 반응들에 대하여 단독적인 영향을 미치는지는 논란의 대상이 되고 있다.[53] 그러나 이러한 논란은 근거가 없다. 교통사고 손상 환자군과 무증상의 대조군 사이에 표현되는 감각의 차이가 교통사고 손상 환자군의 스트레스 정도와 관련이 없다는 사실이 밝혀져 있다.[13] 흥미롭게도 섬유근육통에서도 비슷한 연구결과가 존재한다. 통증의 증가가 심리적 인자로 인한 반응 편견(response bias)의 오류는 아니지만, 중추성 감작과는 연관성이 있을 수 있음이 밝혀져 있다.[54] 이런 결과들이 교통사고 손상 환자들과 다른 목 통증을 가진 환자들이 겪는 통증과 장애에 심리적인 스트레스가 영향을 미치지 않는다고 말하는 것은 아니다. 추가적으로 심리적 인자(인식, 감정) 같은 상위척수과정(supraspinal process)이 중추성 감작을 항진시키고[55] 중추성 통증 발생을 촉진시키는 복합적 심리 기전에 영향을 끼치고 있음을 주목해야 한다. 비록 이러한 관계가 모순점이 있더라도, 확실히 어떤 감각 측정, 특히 통증부위로부터 멀리 떨어진 곳(예를 들어 다리)의 통각과민 반응은 스트레스 정도와 연관성을 보이는 것 같다.[45]

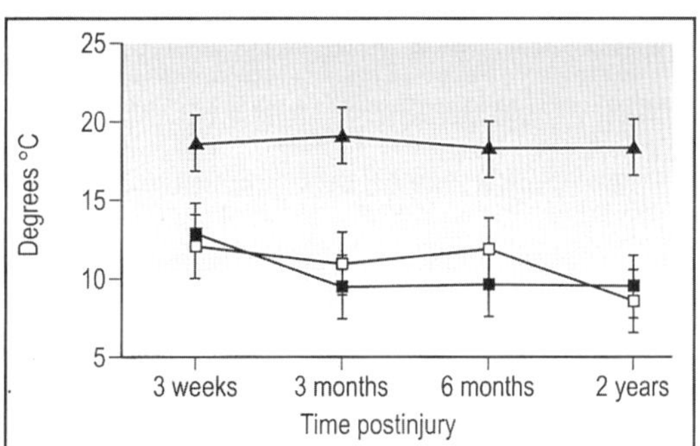

그림 2.5 | 교통사고 3주, 3개월, 6개월, 2년 후 측정한 냉각 통증 역치의 평균값(SEM). 대상자들은 손상 2년 후 분류되었다; 회복, NDI〈8;미약한 통증, NDI 10-28; 중등도/심각, NDI〉30. NDI : 목 장애 지수(Neck Disability Index)

반대로 유해수용성 회피 반사로 측정되는 척수 과흥분성은 이러한 심리적 기질과는 아무런 관계도 없었다. 비록 신체와 심리 인자 사이의 관계가 매우 복잡할지라도, 교통사고 손상 환자들에게 나타나는 감각 장애 및 통증과 장애에 심리적 인자만 단독적으로 영향을 미칠 것 같지는 않아 보인다.

목 통증의 신경병증성 특징

국소성 및 전신성 기계적 통각과민뿐만 아니라 냉각과민(cold hyperalgesia)과 교감신경계의 활동성 변화도 교통사고 상해 증후군 환자에게 나타나는 것으로 밝혀져있다. Sterling 등[13]에 의한 추적연구에서 중등도 및 심각한 증상을 지속적으로 호소하는 교통사고 손상 환자의 소그룹(모집단의 약 20~25%)에서 감각 기능의 추가적 변화를 보였으며, 여기에는 냉각과민과 교감신경계의 장애를 시사하는 말초 혈관수축 반응(peripheral vasoconstrictor response)의 변화가 포함되어 있다. 이러한 변화들은 손상직후에 나타나 연구기간(6개월) 내내 변함없이 지속되었다. 냉각과민은 말초신경손상으로 인한 신경병증성 통증(neuropathic pain)의 일반적 특징이며[56,57] 교감신경계 장애 역시 신경병증성 통증과 연관되어 발생한다.[58] 교통사고 손상 이후 불량한 회복을 보이는 환자들에게서 나타나는 이러한 특징들은 교통사고 상해 증후군 환자에게 신경조직 자극(nerve tissue irritation)과 기계적 과민성(mechanosensitivity)이 존재한다는 임상 연구 결과와 함께[46,59], 신경 손상이 교통사고 상해 증후군 환자의 증상이 지속되는 것에 기여하고 있다는 것을 나타내고 있다. 이러한 주장은 교통사고 후에 신경근(nerve root)과 후근신경절(dorsal root ganglia) 같은 신경 조직이 손상되었음을 입증한 사체연구에 의해 지지된다.[17]

특발성 목 통증에 있어서 신경병증양 감각 변화(neuropathic-like sensory change)가 존재하는지에 대한 연구는 거의 없다. 경추성 두통을 가진 환자의 일부에서 신경 조직의 자극이나 압박이 존재한다는 것이 입증되었고[60] 신경조직 유발검사(nerve tissue provocation test)의 임상 실험 역시 이러한 환자들의 일부에서 신경조직병리가 연관되어 있음을 제시하고 있다.[25,61] 경상완통(cervicobrachial pain)은 물론 사실상 특발성일지도 모른다. 이에 대한 임상적 실체는 10장에서 논의될 것이다. 그러나 지금까지 단 하나의 연구에서만 팔의 통증이 없는 특발성 목 통증 환자에게서 냉각과민(cold hyperalgesia)의 존재를 밝혀내기 위해 정신신체학적 방법들(psychophysical methods)을 사용했을 뿐이다. Scott 등[9]은 냉각과민이 만성 교통사고 상해 증후군 환자의 특징이지만, 대조군의 반응과 비교했을 때 특발성 목 통증을 가진 환자들에게서는 냉각과민이 나타나지 않는다는 것을 알아냈다. 이와는 대조적으로, 냉각과민은 경추 신경근병의 특징이며(다른 감각적 특징 외에도)[35] 이는 경추 신경근병과 교통사고 손상이 유사한 기전(아마도 신경병증)을 가지고 있다는 것을 시사한다. 경추신경근병과 교통사고 손상 모두에서 진동, 전기, 온도 등 다양한 자극에 대한 저감각 변화(hypoesthetic change)(감각 소실이나 증가된 인식 역치)가 나타났으며 이는 Aβ와 C섬유의 기능장애를 시사한다.[35] 이러한 연구결과들은 신경 전도가 손실된 임상적 징후(저하된 건반사와 근력)가 분명하게 나타나는 경추 신경근병증에서는 예상치 못한 것이 아닐 수도 있지만, 명확한 전도 손실이 없는 것으로 정의되는 교통사고 상해 증후군 II 손상을 가진 환자들에게서는 부신경 손상(minor nerve injury), 다른 말로 하면 말초 신경병증성 통증 상태(peripheral neuropathic pain condition)를 가리킬지도 모른다. 예비 연구들은 특발성 목 통증이 저감각 변화에서 자유로울 수도 있다는 것을 지적하면서, 교통사고 손상이 임상적으로 특발성 목 통증과는 뚜렷이 다른 실체라는 주장을 뒷받침하고 있다.

이러한 연구결과들은 통증발생 기전에 있어 교통사고 손상으로 인한 목 통증과 특발성 목 통증간에 차이점들이 있으며, 반면에 교통사고 손상과 경추 신경근병의 기전에는 유사점들이 있음을 지적하고 있다. 특발성 목 통증 환자에서 변화된 교감신경성 혈관수축반응(altered sympathetic vasoconstrictive response)에 대한 연구는 아직도 진행중이며 특히 외측상과염과 동결견(frozen shoulder) 같은 다른 일반적인 근골격계 통증 질환들에서 나타나는 교감신경성 장애(sympathetic disturbance)는 더 많은 연구가 요구되는 분야이다.[62,63]

감각 변화가 환자의 예후에 미치는 영향

이번 장을 통틀어 감각 장애에 대한 인식은 여러가지 이유에서 중요하다. 감각 장애는 환자의 평가와 처치에 영향을 미칠 뿐만 아니라, 교통사고 손상에 수반되는 예후를 예측하기 위한 수단으로 알려져 있다. 심한 통증과 장애, 많은 나이, ROM의 소실, 외상후 스트레스 증상과 더불어 냉각과민 및 말초혈관수축 장애의 조기 출현은 교통사고 후 6개월에서 불량한 예후를 암시하는 것으로 알려져 있다.[64] 교감신경계 변화는 예외로 하더라도, 이러한 특징들은 사고후 2년에서도 중요한 예후 지표로서 작용한다.[49] 또한 Kasch 등[65]은 냉각 통증 내성(cold pain tolerance)의 저하가 사고 후 12개월의 예후를 예측할수 있는 지표가 된다는 것을 발견했다. 이러한 감각 장애의 명확한 처치법은 아직 확립되지 않았으나 감각 장애의 예후 예측 능력은 교통사고 손상의 조기 평가에 감각 기능의 평가를 포함시켜야 한다는 것을 가리킨다.

목 통증 환자들의 평가

지금까지 살펴본 대로 , 교통사고 손상과 특발성 목 통증에서 나타나는 감각 반응에는 큰 차이가 있으며 이는 각 조건에 따라 유해수용성 과정(nociceptive processing)과 연관된 전반적인 생리적 과정에서 차

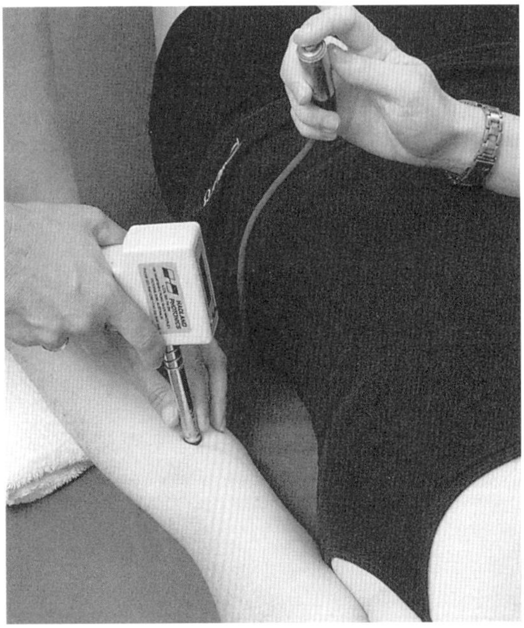

그림 2.6 | 압력측정기(pressure algometer)로 정중신경 부위의 압통 역치를 측정하는 모습.

이가 있기 때문인 것으로 보인다. 교통사고 손상 하나만 고려하더라도, 급성기와 만성기 모두에서 다양한 감각 변화가 분명히 존재하며 이는 교통사고 상해 증후군의 이질적인 현상(manifestation of the heterogeneity)이라고 볼 수 있다. 목 통증을 가지고 있는 환자 각각에 대하여 이러한 감각 변화를 전체적으로 자세하게 평가하는 것이 분명하게 요구된다.

최근의 연구들은 환자의 통증 증후군과 연관된 과정들을 인식하고 식별하는 쪽으로 임상 검사의 방향을 잡아가고 있다.[1,43] 위에서 언급된 다양한 감각 장애를 발견하기 위해 필요한 감각 검사들은 거의 시행되어지지 않고 있고, 시행되더라도 보통 근력, 심부건반사, 가벼운 촉각 검사 등 기본적인 평가로 제한되어 있다. 목 통증 환자에게는 더욱 세밀한 감각 변화 검사가 필요하다. 감각 평가의 첫번째 단계는 통증 상태를 포함한 환자 증상의 전반적인 사항을 살피는 것이다. 비록 통증 기전을 명확히 하기 위한 방법으로서 증상 분류의 유용성에 대하여는 논란의 여지가 있더라도 증상 분류는 환자 평가의 한 부분으로서 필요하다.[3] 최근에는 신경병증양 통증을 분명하게 확인하기 위한 설문지가 발달해왔다.[66] 최근 Sterling[68]은 자가설문지인 Leeds Assessment of Neuropathic Symptoms and Signs (S-LANSS)[67]을 사용하여 급성 교통사고 손상 환자의 30% 이상이 심한 통증 및 장애와 관련된 몇몇 항목에서 신경병증과 유사한 상태를 보인다는 것을 입증하였다. 이 항목들은 목에서 나타나는 터지는 것 같고 타는 듯한 "전기 충격(electric shock)"-타입의 통증과 수기 압박에 대한 통각과민이었다. 이런 항목들을 특별히 주목하여 급성 교통사고 손상의 임상 평가에 이 설문지를 포함시켜야 한다.

감각의 정량적 검사 역시 유용하게 사용될 수 있다. 여기에는 압력측정기(pressure algometry)를 이용해 기계적 통증 역치를 측정하는 방법과(그림 2.6) 가벼운 접촉 자극을 이용해 무해자극통증의 존재를 검사하는 방법 등이 있다. 냉각과민은 예후 예측[49]과 치료 반응 평가[69]에 중요한 인자로 알려져 있다. 냉각과민의 임상적인 측정은 어려운 일이지만, 예상 온도를 설정할 수 있는 더모롤러(thermoroller)의 사용을 고려해볼 수는 있다.[3] 최근 우리는 S-LANSS 설문지의 4가지 항목(터지는 듯한 "전기 충격"-타입의 통증)이 급성 교통사고 손상 환자의 냉각과민과 강하게 연관되어 있다는 것을 알아냈으며 이를 환자 검사에 포함하는 것은 유용할 수도 있을 것이다.[68]

그러나 이러한 감각 평가가 유용한 정보를 제공할 수 있는 반면, 현재 사용가능한 가장 적합한 방법에 대한 결론이 없으며 비교할 만한 연구결과도 없는 실정이다.[3] 교통사고 손상 환자들에게 적합한 감각 검사의 발전양상은 초기단계이다. 임상적으로 유효하며 유용한 방법들을 더욱 발전시키는 방향으로 나아가는 것이 매우 중요하다고 할 수 있다.

우리가 임상적으로 감각 장애를 정량화하고자 하는 여러가지 방법들을 논의했지만 임상의들은 또한 필수적으로 환자의 전반적 검사로부터 나오는 정보들을 통합해야 한다. 예를 들어 목에 무해자극통증을 가지고 있어서 도수 검사를 시행하지 못하는 환자는 확실히 중추성 과흥분의 증상들을 보여준다. 환자들이 매우 "과민하다(irritable)"(이것은 통증이 쉽게 유발되고 쉽게 가라앉지 않는 것이다.)라고 호소하는 목 통증은 이러한 움직임으로 유발된 기계적 자극에 과민성을 보이고 있는 것이다. 이것은 중추성 통증 발생 기전(central pain-processing mechanism)이 항진되었음을 시사하는 것으로 보인다. BPPT의 주의깊은 활용은 또한 중추성 과흥분성에 대한 유용한 임상적 검사가 될 수 있다. Sterling[68]은 최근 교통사고 손상 환자들의 S-LANSS 점수가 양측 주관절 신전의 제한(150도 이하)과 강한 연관성이 있음을 밝혀냈다. 이러한 목적으로 BPPT를 시행한다면, 증상을 고려해 BPPT를 부드럽게 시행하는 것이 중요하다. 주관절은 처음 통증이 나타나는 시점(통증 역치)까지만 신전되어야 한다. 임상의는 종종 팔의 통증을 호소하지 않거나 다른 사지 증상이 없는 환자에게도 양측 주관절 신전 제한을 찾아야 한다. 즉, 전신적 과민 반응이 예상되지 않는 경우에도 이 검사를 통해 전신적인 과민 반응을 발견할 수도 있다는 것이다.

목 통증의 치료

목 통증 환자에게서 감각 장애의 존재 유무는 목 통증의 치료에 중요한 영향을 미친다. 다른 전신성의 광범위한 통각과민이나 무해자극통증이나 냉각과민을 가지고 있지 않으며 목에만 국한된 국소성 기계적 통각과민이 나타나는 것은 손상된 경추 구조물들로부터 야기된 말초성 과민 현상(manifestation of peripheral sensitization)일지도 모른다. 목에 대한 도수 치료는 장기적으로 통증과 장애에 영향을 미칠 뿐만 아니라[71] 단기간에 목의 기계적 통각 과민을 감소시키는 것으로 밝혀져 있다.[14,70] 이는 목 통증의 치료에 도수 치료가 유용하다는 것을 의미한다. 목 근육의 점증양상(recruitment pattern)을 회복하는 것을 목적으로 하는 특수한 운동 등은 목 통증의 치료에 효과적인 것으로 알려져 있으며[61,71] 운동이 기계적 통각과민에 영향을 줄 수 있다는 몇몇의 유용한 증거들이 있다.[72]

광범위한 감각과민성, 무해자극통증, 냉각과민 등을 추가적으로 가지고 있는 환자들은 주의깊게 치료되어야 할 필요가 있다. 통증을 유발하거나 악화시킬 수 있는 어떠한 치료도 과민성 감각 장애를 유발시킬 수 있는 것으로 보인다. 도수 치료나 운동을 신중하지 못하게 적용할 경우 지속적인 말초 유해수용성 구심성 자극(peripheral nociceptive afferent input)을 일으켜 중심성 과민증(central sensitization)을 지속시키는 것으로 생각된다.[73,74] 부드러운 도수치료 기술은 교감신경계 변화, 기계적 통각감퇴(mechanical hypoalgesia), 운동 반응 같은 효과가 있는 것으로 알려져 있고, 이는 하행 통증 억제 조절 기전(descending pain inhibitory control mechanism)의 작용이 개입되어 있는 것으로 생각된다. 광범위한 기계적 과민성은 적어도 부분적으로는 내인성 통증 조절 기전의 소실에 원인이 있을 수 있는 것으로 알려져 있기 때문에[43] 부드러운 도수 치료는 이러한 감각 변화를 가지고 있는 환자들에게 어느 정도 유효할 것으로 가정할 수 있다. 광범위한 감각 과민에 대하여 도수 치료의 단독적 효과는 알려져 있지 않은 반면, 전신성 기계적 통각과민을 가지고 있는 교통사고 손상 환자들에게 도수치료, 특수 운동 같은 물리치료적 접근은 효과가 있는 것으로 알려져 있다.[69] 흥미롭게도, 냉각과민을 추가적으로 가지고 있는 환자들에서는 이러한 유형의 치료들이 실패로 돌아갔다. 이러한 환자들에게는 물리치료 뿐만 아니라 적절한 약물치료가 필요할 수 있다고 제안되고 있다.[69] 이러한 환자들을 효과적으로 치료하기 위해서는 근골격계 전문의와 약사 사이의 소통이 필요할 것이다.

신경조직이 감작된 것으로 여겨지는 감각 반응을 가진 환자들 역시 주의깊은 치료가 요구된다. 이러한 환자는 BPPT에 대한 반응, 교감신경계 장애를 연상시키는 증상들, 냉각 자극에 대한 통각과민성, 무해자극통증 등에 의해 발견될 수 있다. 이러한 양상의 환자들은 상당히 심각한 통증과 장애를 호소하며,[13] 종종 타는 듯하고 발작적인 양상의 통증을 묘사하는 경향이 있다.[3] 이러한 특징을 가진 환자들을 치료하는 최선의 방법은 명확하지 않다. 기저 병리나 질병 과정을 고려하지 않는다면, 신경병증성 통증을 호소하는 환자들의 단 1/3에서만 약물 개입이 도움이 된다.[75] 부드러운 외측 활강 기법(lateral glide technique) 같은 도수 치료가 경상완통증 증후군(cervicobrachial pain syndrome)같은 특수한 진단을 받은 환자들의 통증을 줄이고 기능을 개선시키는 것으로 알려져 있으나[76] 더욱 다양한 감각 증상을 호소하는 교통사고 손상 환자들에게는 이런 기술의 효과가 알려져 있지 않다. 통증이 신경병증성 요소와 연관되어 있다고 생각되는 환자들은 상태가 악화되는 것을 피하기 위해서 통증을 유발하지 않는 치료(non pain-provocative treatment)가 필수적이다.

교통사고 손상 환자들에게선 손상 직후에 감각 변화가 나타난다는 것을 인식하는 것이 중요하다. 우리가 시행한 추적연구에서는 경추에 국한되든, 더 광범위하게 나타나든, 자극의 종류와는 상관 없이 모든 감각 변화는 손상 몇 주 내로 나타났으며 더 일찍 나타나는 경우도 있었다.[13] 이러한 연구결과는 손상 초기 단계에 적절한 치료적 개입이 도입되어야 하며 수상 후 가능한한 빨리 치료하는 것이 가장 적합한 것임을 입증한다. 이러한 접근은 치료가 지연되었을 때보다 교통사고 손상 환자들이 만성으로 이행할 수 있는 위험을 막아주는 것으로 보인다.[77]

결론

경추의 기계적 통각과민은 특발성 목 통증과 교통사고로 유발된 목 통증 환자 양쪽에서 보여지는 양상이며 경추 구조물의 손상에 의한 말초성 감작을 시사하는 것으로 생각된다. 몇몇의 교통사고 손상 환자들은 추가적인 감각 변화를 보이며, 여기에는 다양한 자극에 대한 광범위한 감각 과민, 냉각과민, 중추성 감작과 내인성 조절 기전의 상실 등 통증의 신경생체학적 과정 가운데 나타나는 변화의 산물이라 여겨지는 교감신경계 장애 등이 포함되어 있다. 신경병증양 통증으로 여겨지는 감각 반응들 역시 교통사고 손상 환자들의 특징 중 하나이다. 이러한 감각 변화들을 발견하기 위하여 목 통증을 가진 환자들에 대한 이학적 접근은 더욱 세밀한 감각 검사들을 포함하는 쪽으로 확장되어야 한다. 경추에 국한된 감각 변화와 기계적 통각과민을 가진 환자들은 도수 치료와 특수운동 같은 물리치료만 시행해도 잘 반응하는 경향이 있다. 대조적으로 더 복잡한 감각 장애를 가지고 있는 환자들은 물리 치료만으로 다루기는 힘들며 추가적인 약물 요법이 필요할 수 있다. 이러한 감각 변화를 가진 환자들은 주의깊게 치료되어야 하며 치료 역시 통증이 유발되지 않는 정도로 시행하는 것이 대단히 중요하다.

참고문헌

1. *Max M*. Is mechanism-based pain treatment attainable? Clinical trial issues. J Pain 2000;1: 2-9.
2. *Baron R*. Mechanisms of disease: neuropathic pain - a clinical perspective. Nat Clin Pract Neurol 2006;2:95-107.
3. *Jensen T, Baron R*. Translation of symptoms and signs into mechanisms in neuropathic pain. Pain 2003;102:1-8.

4. *Wright A, Thurnwald P, O'Callaghan J, et al.* Hyperalgesia in tennis elbow patients. J Musculoskel Pain 1994;2:83-97.

5. *Kosek E, Ekholm J, Hansson P.* Sensory dysfunction in fibromyalgia patients with implications for pathogenic mechanisms. Pain 1996;68:375-383.

6. *Farrell M, Gibson S, McMeeken J, et al.* Pain and hyperalgesia in osteoarthritis of the hands. J Rheum 2000;27:441-447.

7. *Wright A.* Neurophysiology of pain and pain modulation. In: Strong J, Unruh A, Wright A, et al. (eds) Pain: A Textbook for Therapists. London: Elsevier, 2002:43-64.

8. *Sheather-Reid R, Cohen M.* Psychophysical evidence for a neuropathic component of chronic neck pain. Pain 1998;75:341-347.

9. *Scott D, Jull G, Sterling M.* Sensory hypersensitivity is a feature of chronic whiplash-associated disorders but not chronic idiopathic neck pain. Clin J Pain 2005;21:175-181.

10. *Bovim G.* Cervicogenic headache, migraine and tension-type headace. Pressure pain threshold measurements. Pain 1992;51:169-173.

11. *Kasch H, Stengaard-Pedersen K, Arendt-Nielsen L, et al.* Pain thresholds and tenderness in neck and head following acute whiplash injury: a prospective study. Cephalalgia 2001;21:189-197.

12. *Sterling M, Jull G, Vicenzino B, et al.* Characterisation of acute whiplash-associated disorders. Spine 2004;29:182-188.

13. *Sterling M, Jull G, Vicenzino B, et al.* Sensory hypersensitivity occurs soon after whiplash injury and is associated with poor recovery. Pain 2003;104:509-517.

14. *Sterling M, Jull G, Wright A.* Cervical mobilisation: concurrent effects on pain, sympathetic nervous system activity and motor activity. Man Ther 2001;6:72-81.

15. *Jonsson H, Bring G, Rauschning W, et al.* Hidden cervical spine injuries in traffic accident victims with skull fractures. J Spinal Disord 1991;4:251-263.

16. *Jonsson H, Cesarini K, Sahlstedt B, et al.* Findings and outcome in whiplash-type neck distortions. Spine 1994;19:2733-2743.

17. *Taylor J, Taylor M.* Cervical spinal injuries: an autopsy study of 109 blunt injuries. J Musculoskel Pain 1996;4:61-79.

18. *Lord S, Barnsley L, Wallis B, et al.* Chronic cervical zygapophysial joint pain after whiplash: a placebo-controlled prevalence study. Spine 1996;21:1737-1745.

19. *Krakenes J, Kaale B, Moen G, et al.* MRI assessment of the alar ligaments in the late stage of whiplash injury - a study of structural abnormalities and observer agreement. Neuroradiol 2002;44:617-624.

20. *Krakenes J, Kaale B, Moen G, et al.* MRI of the tectorial and posterior atlanto-occipital membranes in the late stage of whiplash injury. Neuroradiol 2003;44:637-644.

21. *Jull GA, Bogduk N, Marsland A.* The accuracy of manual diagnosis for cervical zygapophysial joint pain syndromes. Med J Aust 1988;148:233-236.

22. *Jull G, Zito G, Trott PH, et al.* Inter-examiner reliability to detect painful upper cervical joint

dysfunction. Aust J Physiother 1997;32:125-129.

23. *Gijsberts T, Duquet W, Stoekart R, et al.* Impaired mobility of the cervical spine as a tool in the diagnosis of cervicogenic headache. Cephalalgia 1999;19:436.

24. *Sandmark H, Nisell R.* Validity of five common manual neck pain provoking tests. Scand J Rehabil Med 1995;27:131-136.

25. *Zito G, Jull G, Story I.* Clinical tests of musculoskeletal dysfunction in the diagnosis of cervicogenic headache. Man Ther 2006;11:118-129.

26. *Bogduk N, Aprill C.* On the nature of neck pain, discography and cervical zygapophyseal joint blocks. Pain 1993;54:213-217.

27. *Bogduk N.* The anatomical basis for spinal pain syndromes. J Manipul Physiol Ther 1995;18:603-605.

28. *Fukui S, Ohseto K, Shiotani M, et al.* Referred pain distribution of the cervical zygapophyseal joints and cervical dorsal rami. Pain 1996;68:79-83.

29. *Hoheisel U, Mense S, Simons D, et al.* Appearance of new receptive fields in rat dorsal horn neurons following noxius stimulation of skeletal muscle - a model for referral of muscle pain. Neurosci Lett 1993;153:9-12.

30. *Bogduk N.* Anatomy and physiology of headache. Biomed Pharmacother 1995;49:435-445.

31. *Graven-Nielsen T.* Fundamentals of muscle pain, referred pain and deep tissue hyperalgesia. Scand J Rheumatol 2006;35:1-43.

32. *Curatolo M, Arendt-Nielsen L, Petersen-Felix S.* Evidence, mechanisms and clinical implications of central hypersensitivity in chronic pain after whiplash injury. Clin J Pain 2004;20:469-476.

33. *Carli G, Suman A, Biasi G, et al.* Reactivity to superficial and deep stimuli in patients with chronic musculoskeletal pain. Pain 2002;100:259-269.

34. *Jull G, Kristjansson E, Dall'Alba P.* Impairment in the cervical flexors: a comparison of whiplash and insidious onset neck pain patients. Man Ther 2004;9:89-94.

35. *Chien A, Eliav E, Sterling M.* Hypoaesthesia occurs with sensory hypersensitivity in chronic whiplash: indication of a minor peripheral neuropathy? 2008; Man Ther in press.

36. *Koelbaek-Johansen M, Graven-Nielsen T, Schou-Olesen A, et al.* Muscular hyperalgesia and referred pain in chronic whiplash syndrome. Pain 1999;83:229-234.

37. *Curatolo M, Petersen-Felix S, Arendt-Nielsen L,et al.* Central hypersensitivity in chronic pain after whiplash injury. Clin J Pain 2001;17:306-315.

38. *Herren-Gerber R, Weiss D, Arendt-Nielsen L, et al.* Modulation of central hypersensitivity by nociceptive input in chronic neck pain after whiplash injury. Pain Med 2004;5:366-376.

39. *Sterling M, Treleaven J, Edwards S, et al.* Pressure pain thresholds in chronic whiplash-associated disorder: further evidence of altered central pain processing. J Musculoskel Pain 2002;10:69-81.

40. *Koltzenburg M, Torebjork H, Wahren L.* Nociceptor modulated central sensitization causes mechanical hyperalgesia in acute chemogenic and chronic neuropathic pain. Brain 1994;117:579-591.

41. *Moog M, Quintner J, Hall T, et al.* The late whiplash syndrome: a psychophysical study. Eur J Pain 2002;6:283-294.

42. *Ren K, Zhuo M, Willis W.* Multiplicity and plasticity of descending modulation of nociception: implications for persistent pain. In: Devor M, Rowbotham M, Wiesnfeld-Hallin Z (eds) IXth World Congress on Pain. Vienna: IASP, 2000.

43. *Treede R-D, Rolke R, Andrews K, et al.* Pain elicited by blunt pressure: neurobiological basis and clinical relevance. Pain 2002;98:235-240.

44. *Banic B, Petersen-Felix S, Andersen O, et al.* Evidence for spinal cord hypersensitivity in chronic pain after whiplash injury and in fibromyalgia. Pain 2004;107:7-15.

45. *Sterling M, Pettiford C, Hodkinson E, et al.* Psychological factors are related to some sensory pain thresholds but not nociceptive flexion reflex threshold in chronic whiplash. 2008; Clin J Pain in press.

46. *Sterling M, Treleaven J, Jull G.* Responses to a clinical test of mechanical provocation of nerve tissue in whiplash-associated disorders. Man Ther 2002;7:89-94.

47. *Becser N, Sand T, Pareja J, et al.* Thermal sensitivity in unilateral headaches. Cephalalgia 1998;18:675-683.

48. *Sterner Y, Toolanen G, Knibestol M, et al.* Prospective study of trigeminal sensibility after whiplash trauma. J Spinal Disord 2001;14:479-486.

49. *Sterling M, Jull G, Kenardy J.* Physical and psychological predictors of outcome following whiplash injury maintain predictive capacity at long term follow-up. Pain 2006;122:102-108.

50. *Rhudy J, Meagher M.* Fear and anxiety: divergent effects on human pain thresholds. Pain 2000;84:65-75.

51. *Radanov B, Begre S, Sturzenegger M, et al.* Course of psychological variables in whiplash injury - a 2-year follow-up with age, gender and education pair-matched patients. Pain 1996;64:429-434.

52. *Sterling M, Kenardy J, Jull G, et al.* The development of psychological changes following whiplash injury. Pain 2003;106:481-489.

53. *Ferrari R.* The clinical relevance of symptom amplification. Pain 2004;107:276.

54. *Petzke F, Gracely R, Park K, et al.* What do tender points measure? Influence of distress on four measures of tenderness. J Rheumatol 2003;30:567-574.

55. *Zusman M.* Forebrain mediated sensitisation of central pain pathways: 'non-specific' pain and a new image for MT. Man Ther 2002;7:80-88.

56. *Hatem S, Attal N, Willer J-C, et al.* Psychophysical study of the effects of topical application of menthol in healthy volunteers. Pain 2006;122:190-196.

57. *Bennett G.* Can we distinguish between inflammatory and neuropathic pain? Pain Res Manage 2006;11(Suppl. A):11-15.

58. *Baron R.* Peripheral Neuropathic Pain: From mechanisms to symptoms. Clin J Pain 2000; 16:512-520.

59. *Ide M, Ide J, Yamaga M, et al.* Symptoms and signs of irritation of the brachial plexus in whiplash injuries. J Bone Joint Surg (Br) 2001;83:226-229.

60. *Pikus H, Phillips J.* Characteristics of patients successfully treated for cervicogenic headache by surgical decompression of the second cervical root. Headache 1995;35:621-629.

61. *Jull G, Trott P, Potter H, et al.* A randomised controlled trial of physiotherapy management for cervicogenic headache. Spine 2002;27:1835-1843.

62. *Mani R, Cooper C, Kidd B, et al.* Use of laser Doppler flowmetry and transcutaneous oxygen tension electrodes to assess local autonomic dysfunction in patients with frozen shoulder. J R Soc Med 1989;82:536-538.

63. *Smith R, Papadopolous E, Mani R, et al.* Abnormal microvascular responses in lateral epicondylitis. Br J Rheumatol 1994;33:1166-1168.

64. *Sterling M, Jull G, Vicenzino B, et al.* Physical and psychological factors predict outcome following whiplash injury. Pain 2005;114:141-148.

65. *Kasch H, Qerama E, Bach F, et al.* Reduced cold pressor pain tolerance in non-recovered whiplash patients: a 1 year prospective study. Eur J Pain 2005;9:561-569.

66. *Bennett M, Attal N, Backonja M, et al.* Using screening tools to identify neuropathic pain. Pain 2007;127:199-203.

67. *Bennett M, Smith B, Torrance N, et al.* The S-LANSS score for identifying pain of predominantly neuropathic origin: validation for use in clinical and postal research. J Pain 2005;6:149-158.

68. *Sterling M, Pedlar A.* A neuropathic component is common in acute whiplash and associated with a more complex clinical presentation; submitted.

69. *Jull G, Sterling M, Kenardy J, et al.* Does the presence of sensory hypersensitivity influence outcomes of physical rehabilitation for chronic whiplash? A preliminary RCT. Pain 2007;129:28-34.

70. *Vicenzino B, Collins D, Benson H, et al.* An investigation of the interrelationship between manipulative therapy induced hypoalgesia and sympathoexcitation. J Manipul Physiol Ther 1998;21:448-453.

71. *Hoving J, Koes B, de Vet H, et al.* Manual therapy, physical therapy or continued care by a general practitioner for patients with neck pain. Ann Intern Med 2002;136:713-722.

72. *Ylinen J, Takala E, Kautianen H, et al.* Effect of long-term neck muscle training on pressure pain threshold: a randomised controlled trial. Eur J Pain 2005;9:673-681.

73. *Gracely R, Lynch S, Bennett G.* Painful neuropathy: altered central processing maintained dynamically by peripheral input. Pain 1992;51:175-194.

74. *Devor M.* Central versus peripheral substrates of persistent pain: which contributes more? Behav Brain Sci 1997;20:446-447.

75. *Sindrup S, Jensen T.* Efficacy of pharmacological treatments of neuropathic pain: an update and effect related to mechanism of drug action. Pain 1999;83:389-400.

76. *Allison G, Nagy B, Hall T.* A randomised clinical trial of manual therapy for cervicobrachial pain. Man Ther 2002;7:95-102.

77. *Siddall P, Cousins M.* Persistent pain as a disease entity: implications for clinical management. Anesth Analg 2004;510-520.

3

Structure and function of the Cervical Region

경부의 구조와 기능

서론

경추는 머리를 지지하고 흉곽(thorax)을 기준으로 머리를 공간으로 향하게 하여 감각계(sensory systems)를 지원한다. 이를 위해선 정교한 움직임과 안정성이 경추의 근골격계에 요구된다. 이런 것을 가능하게 하는 기전들과 장애로 나타나는 결과들은 경추의 이상을 치료하는 사람들에게 흥미로운 것이다. 이 장에서는 적절하게 응용할 수 있는 경추의 임상 해부학에 대해 살펴보려고 한다.

경추의 구조와 기능

경추에는 C2-3 운동 분절(motion segment)에서 이행(transition)이 나타남에 따라 두경부(craniocervical region)와 일반 경부(typical cervical region) 간의 해부학적, 기능적 구분이 존재한다. 이러한 부위들은 운동 분절과 근육 해부학에 있어 뚜렷한 차이가 있으며 약간의 기능적 자율성을 가진다. 경추의 기능은 또한 가슴, 견갑대, 턱관절 부위의 작용들과 직접적인 관련이 있다.

두경부(craniocervical region)

두경부는 환추-후두 관절(atlanto-occipital articulation)과 환추-축추 관절

(atlantoaxial articulation)로 구성되어 있다. 환추-후두 관절(C0-1)의 배열은 시상면(sagittal plane)에서는 어느 정도 자유로운 운동이 가능하나 전두면(frontal plane)과 횡단면(transverse plane)에서는 환추 소켓(atlas sockets) 외측벽의 경사와 관절낭의 장력 때문에 최소한의 운동을 보인다.[1] 환추축추관절(C1-2)의 구조는 비교적 이완된 관절낭인대로 구성되어 있어 특히 횡단면에서 큰 운동 범위를 가진다. 두경부 전체적으로는 대략 경추 관상면 운동의 3분의 1정도, 횡단면 운동의 2분의 1정도를 담당하고 있다. 이렇게 큰 운동 범위를 가지는 것은 머리의 감각 기능에 있어 중대한 의미를 가진다. 이러한 동작 분절들은 방향 유지를 전담하는 특수한 근육들과[2,3] 안정성을 강화시켜주는 특수한 두개척추인대들(craniovertebral ligaments)을 가지고 있다.[1,4]

C2-3 운동 분절은 두경부와 일반 경부 간의 접합부(junction)의 역할을 담당한다. 이 운동 분절의 배열은 다소 독특하면서 Bogduk와 Mercer가 닻과 같은 기관으로 묘사한 것 같이 일반 경추 위에서 머리를 움직이고 잡아주는 기능을 제공한다. C3 척추뼈의 상부는 큰 구상돌기(uncinate process)와[5] 상관절돌기(superior articular process)로 구성되어 있어 후상방을 향하고 있을 뿐만 아니라 가운데로 기울어져 있다.[6] 또한, C3의 위쪽을 보면 뼈의 모양이 C2와 관절을 이루기 위해 깊은 소켓 모양을 하고 있다.[1] 특히 축추 뒤쪽에 부착하는 근육이 많은 것을 고려할 때 이렇듯 골격 안정성이 강화되는 것은 당연한 것으로 보인다. 축추는 일반 경부와 두경부의 심부 후부 근육들이 각각 위아래로 붙어 접합부를 형성하고 있다(그림 3.1). 이와 같이 일반 경부의 심부 근육들은 환추를 더욱 고정시켜 두경부 근육의 기능에 안정적 발판을 제공하고 있는 것으로 보인다.

일반 경부

일반 경추 운동 분절들은 다른 척추 부위와는 다른 독특한 특징이 있다. 성인의 일반 경추 운동 분절은 구상관절(uncovertebral joint) 및 추간판(intervertebral disk)의 후면을 나누는 가로줄무늬(transverse fissure)가 존재하는 것이 특징이다.[7-9] 추간판에 줄무늬(fissure)가 생기는 것은 구상돌기의 형성과 일상적인 움직임 가운데 이들 운동 분절에 반복적으로 가해지는 병진 및 회선 긴장(translational and torsional strain)으로 인한 정상적인 반응으로 여겨진다. 성숙한 추간판의 섬유륜(annulus)은 초승달 모양(crescent-shaped)을 하고 있으며 얇은 수직 방향 층을 제외하고는 후방으로 비교적 빈 공간(섬유연골 구조(fibrocartilage structure)로 대치되어 있다)을 이루고 있다.[8] 전방으로 섬유륜은 회선방향의 힘(torsional demands)에 대항하기 위해 수평 방향으로 엇갈려 있으며 고농도의 콜라겐(collagen)을 함유하고 있다.[8,10,11]

더욱 경사진 C3와 C7의 후관절을 제외하고 일반 경추의 후관절은 수직면에 40도 정도 경사져 있다. 줄

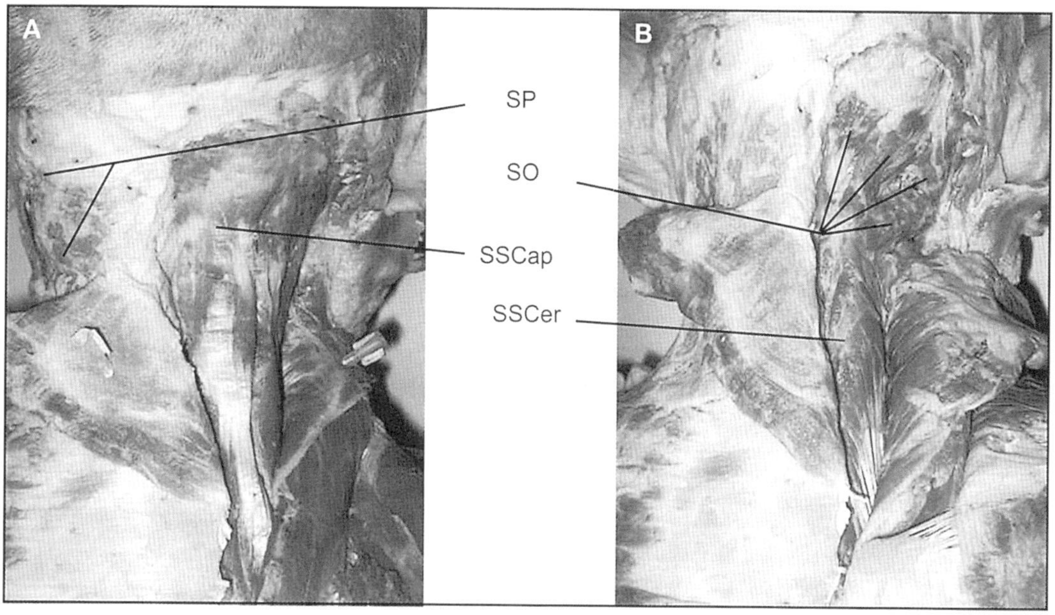

그림 3.1 | 경추의 천층(A)과 심층(B) 후부 근육들. 목의 천층 후부 근육인 두판상근 및 경판상근(SP)과 두반극근(SSCap)은 두경부와 일반 경부 운동 분절 모두에 걸쳐 있다. 반대로, 심층 근육들은 좀 더 두경부(후두하 근육(SO))나 일반 경부(두반극근(SSCer), 경부 다열근)에 편중되게 존재하는 경향이 있다.

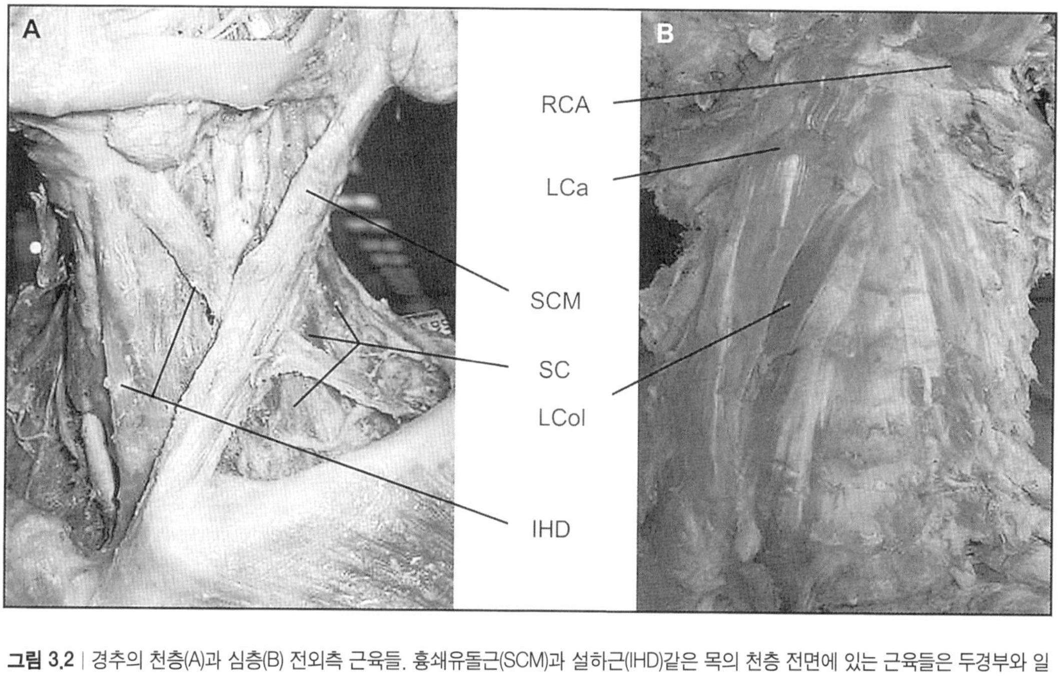

그림 3.2 | 경추의 천층(A)과 심층(B) 전외측 근육들. 흉쇄유돌근(SCM)과 설하근(IHD)같은 목의 천층 전면에 있는 근육들은 두경부와 일반 경부 운동 분절 모두에 걸쳐 있다. 반대로, 심층에 있는 근육들은 좀 더 두경부(두장근(LCa), 전두직근(RCA))나 일반 경부(경장근(LCol), 사각근(SC))에 편중되게 존재하는 경향이 있다.

무늬가 있는 추간판과 구상관절의 구조로 인해 일반 경추 운동 분절은 경추 후관절면에서 보면 타원관절(ellipsoid joint)의 구조를 띠고 있다.[1,5,13] 동측과 대측 짝운동(coupled motion)이 모두 관찰되는 C2-3 운동 분절을 제외하고, 이러한 관절 구조는 굴곡-신전 및 축추 회전과 측굴 운동의 강력한 동측 짝운동을 가능하게 한다.[1,5,14]

경추의 근육들

경추의 근육계(cervical muscle system)는 주로 두경부에 속해 있는 근육들, 일반 경부에 속해 있는 근육들, 양쪽 모두에 속해 있는 근육들로 나눌 수 있다. 두경부와 일반 경부에 있는 근육들의 구별은 심부 근육층(deeper muscle layers)에서 가장 명확하게 나타난다(그림 3.1과 3.2). 승모근과 견갑거근 또한 두개골과 경추에 부착되지만 주로 견갑대의 근육들로 여겨지고 있다.

두경부의 근육들

뒤쪽에서 두경부 근육들은 대, 소후두직근(rectus capitis posterior major and minor), 상, 하두사근(obliquus capitis inferior and superior muscle)을 포함하는 심부 후두하 근육군(deep suboccipital group)으로 이루어져 있다. 이 근육들은 전정계(vestibular system) 및 시각계(visual system)와 연결되어 있어 고유수용성감각 유지(proprioceptive monitor)에 중요하다(5장).[15,16] 두장근(longus capitis), 전두직근(rectus capitis anterior), 측두직근(rectus capitis lateralis)은 두경부 근육군의 전측면(anterolateral)을 형성한다. 두장근은 아래쪽이 멀리 C6에 부착되어 있지만 근섬유들은 두경부에 속해있다.[17]

일반 경부의 근육들

뒤쪽에서 경부 근육들은 두반극근(semispinalis cervicis)과 경추 다열근들(cervical multifidus muscles)로 이루어져 있다. 이 근육들은 축추에 부착되어 일반 경부 근육들과 두경부의 심층 후부 목 근육들(craniocervical deep posterior neck muscles)간의 접합부가 된다. 앞쪽으로는 경장근(longus colli muscle)이 일반 경부 전체에 걸쳐 길게 부착되어 있으며 위쪽으로 C1에 부착되어 있다. 바깥쪽으로는 사각근(scalene muscle)의 세 부분이 일반 경부를 덮고 있다.

두경부와 일반 경부 양쪽에 모두 속해있는 근육들

두, 경판상근(splenius capitis and cervicis), 두반극근(semispinalis capitis), 두장근(longissimus capitis) 같은 천층(superficial)에 있는 목의 근육들은 두경부와 일반 경부의 후방으로 양쪽 모두에 속해있다. 전측방으로는 설상근(suprahyoid), 설하근(infrahyoid) 근육군들과 흉쇄유돌근(sternocleidomastoid)이 양쪽으로 속해 있다.

경추의 자세와 운동의 조절

경추의 자세와 운동을 조절하는데 있어서 목의 근육들 각각의 역할은 척추 전체에 대하여 경추(두경부와 일반 경부)의 근육들이 담당하는 역할과 전체 척추와 비교해서 경추의 근육이 위치하는 상대적인 깊이 등을 고려해서 논의되어야 한다. 논의의 초점은 심층과 천층 근육군(deep and superficial muscle groups)간의 상호 작용에 있다. 일반적으로 천층의 근육들은 심층 근육들(deeper counterparts)보다 큰 지렛대(lever arms)와 근육단면(cross-sectional areas)을 가지고 있기 때문에 더 큰 토크(torque)를 가할 수 있다.[2,18,19] 반대로, 심층 근육들은 두경부나 일반 경부에 더욱 국소적으로 편재되어 있다. 심층 근육들의 분절 부착, 큰 근방추 밀도(spindle density), 근섬유구성(muscle fiber composition) 등의 특성은 심층 근육들로 하여금 척추 운동 분절들을 조절하고 지지할 수 있도록 해 준다.[20-22]

이어지는 내용은 단지 주로 육안해부학적 관찰결과(gross anatomical observations)에 기초한 것으로서, 그 중 일부는 아직도 해부학적 용어로는 잘 정의할 수 없다. 그 외에, 경부 근육계의 복잡성(redundancy)에 관해서는 잘 기록되어 있다. 보통 일상적인 기능에서 머리의 방향이 가운데 범위를 유지할 수 있는 것은 주로 시작 위치와 움직임 패턴에 따라 다르게 나타나는 몇몇 경추관절의 운동 특징들[13,23,24] 을 이용한 움직임 전략(movement strategies)의 복합적인 조합으로 인해 가능하다고 알려져 있다.[23,24]

정자세로 유지하는 일

비록 "중립적"인 자세가 아직 정의되지는 않았지만, 재활의 목적은 종종 환자들에게 똑바로 "중립적인" 경추의 자세를 취하도록 교육하는데 있다. 어떤 때던지 흉곽에 대한 환자 머리의 위치와 경추 전만의 각도는 주로 경흉추연접부(cervicothoracic junction)의 방향과 시야 요구(requirements of vision)에 의해 좌우되는 머리의 방향에 달려 있다. 경추를 바르게 하는 것은 또한 근육계에 의해 좌우된다. 근육이 없는 것을 가정했을 때 가동성이 있는 경추는 머리 무게의 5분의 1보다 작은 무게에도 찌그러질 수 있다. 심층의 근육들은 두경부와 일반 경부 양쪽 모두를 덮고 있다(그림 3.3). 이 근육들은 분절 운동을 조절하는데

적합한 외양과 구성을 가지고 있다.[21,22,26]

뒤쪽으로 일반 경부의 심층에 위치한 경부 신전근들(경반극근과 다열근)은 전만을 지지하기 적합한 해부학적 구조를 가진다. 경반극근은 경추에 신전 모멘트를 형성하고 있는 수직 띠들(longitudinal bands)과 더불어 축추의 극돌기에 강하게 부착되어 있다. 수술 과정에서 경반극근이 C2극돌기로부터 떨어지는 것은 수술후 환자에게서 경추 만곡이 없어지는 것과 연관되어 있다.[29-31] 경반극근은 멀리 흉곽에 부착되어 일반 경추가 흉곽 위에서 똑바른 방향을 유지하도록 도와준다. 이 경우, 이 신전근들은 두경부의 굴곡근들과 함께 자세 협력근(postural synergists)으로서 머리가 앞으로 나가는 것을 막아준다. 깊숙히 존재하는 경추 다열근들은 제한된 회전 능력(torque capasity)을 가지고 있으나 경추 운동 분절과 후관절에 근위부 부착을 하여 분절을 안정시키는 역할을 담당한다. 육안해부학적인 관점에서 보면, 일반 경부에 있는 심부 신전근들은 후두하 근육들의 기능을 위해 안정된 닻을 제공한다(그림 3.3). 이 후두하 근육들은 두경부 만곡을 유지하고 조절하는데 적합하도록 위치해 있으며 일상적인 기능에서 요구되는 작은 머리-목 운동(head-on-neck movement)을 수행한다.

앞쪽에서 경추 만곡은 경추의 심부 굴곡근들(두장근, 경장근, 전두직근)에 의해 지지된다. 이 근육들은 신전근 및 다른 외부적 힘에 의해 전만각이 증가되는 것을 저지한다.[33,34] 경장근의 세 분지는 전만의 끝 부근에서 교차하며, 이로 인해 경추 전만의 정도와 경장근의 단면적 사이에는 음의 상관관계가 존재한다.[26] 두장근은 경장근의 상부를 덮고 있으며 두개골까지 뻗어 있다. 머리 위에 전만을 가중시킬 수 있는 부하가 가해지거나 자세 재정렬 과정에서 전만이 능동적으로 펴질 때, 이러한 경추의 심부 굴곡근에서 근전도(EMG) 활성의 증가가 분명하게 나타난다.[35,36]

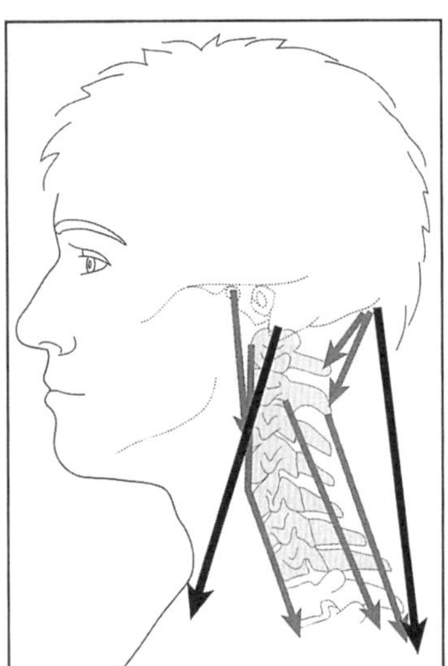

그림 3.3 | 머리의 무게와 경추 전만은 경추의 심층에 있는 근육들에 의해 지지되며(회색 화살표) 머리에서 발생하는 힘(torque)는 커다란 천층 근육들에 의해 지지된다(검정 화살표)

목 통증은 종종 경추를 과도한 기계적 부하에 노출시키는 것으로 생각되는 특정한 자세와 연관되어 있다. 경부 구조물들에 걸리는 부하는 경추 전만의 방향 및 각도와 특정한 연관성이 있는 것으로 알려져 있다.[37] 전방에서는 추체와 추간판이, 후방에서는 관절돌기와 후관절이 무게를 견뎌낸다.[38-40] 이상적인 전만의 형태는 전방 척추 요소와 후방 척추 요소 사이에 부하를 적절하게 분배한다. 경추 전만이 평평해지는 것은 전방 척추 요소에 압박력을 증가시키고 후방 척추 요소에 장력(tensile force)을 증가시킨다. 경추 전만이 증가한 자세에서는 반대의 현상이 벌어진다.[41] 이론상 변화된 부하의 분포는 통증-민감성 구조들(pain-sensitive structures)을 자극한다. 어떤 앉은 자세는 역 하중(adverse load)을 받을 수 있는 방향의 한계점에 운동 분절들을 위치시키는 것으로 알려져 있다.[42]

정위(upright position)에서 정적인 경추 자세(static cervical posture)와 목 통증 사이의 관계에 대한 관심은 오래 지속되어 왔다. 앞으로 치우친 경추의 자세는 줄어든 경추 전만과 연관되어 있다.[43] 정위 자세를 외부에서 측정한 몇몇 임상 연구들은 정적 자세 각도의 변화와 목 통증 간에 연관성을 이끌어냈으나 반면에 다른 연구들은 그러지 않았다.[44-46] 수많은 일화적인 임상적 증거에도 불구하고, 정적 자세 각도와 통증이 있는 경추 질환들(cervical disorders)간의 연관성에 대한 직접적인 과학적 증거는 결론짓지 못한 채로 남아 있다. 해부학적 정렬에 대한 방사선학적 측정과 머리 및 목 자세의 표면적 측정(surface measurement) 사이의 연관성은 거의 없는 것으로 알려져 있다.[47,48] 전만각은 개인에 따라 변이차가 크기 때문에 전만각의 임상적 유의성을 해석하는 데에는 논란의 여지가 있다.[26] 게다가 전만각도와 목 통증 사이의 연관성을 연구한 방사선 연구들도 결과에 차이가 있다.[49-52]

자세를 외부에서 측정하거나 정적 기립 자세에서 전만각을 방사선적으로 측정하는 것은 중요한 점이 아닐 수 있다. 목 통증을 가지고 있는 사람들은 컴퓨터 작업을 하는 동안 머리의 자세가 더 전방으로 이동하는 것으로 알려져 있다.[53,54] 목 통증을 가진 환자들이 이런 작업을 수행하는 동안 경추 굴곡근과 신전근 활동성의 변화가 측정되었다.[55-57] 기능적으로 환자가 취한 자세와 경부 근육들이 그것을 유지하고자 하는 상태가 더욱 중요한 것으로 보인다.

관상면에서의 운동

운동 분절 운동학(motion segment kinematics)

방사선학적인 기술을 사용해서 해부학적 평면(anatomical planes)에서 능동 운동을 하는 동안 경추 운동 분절 각각의 역동학(dynamics)(운동 진폭 및 시간)을 분석하고자 하는 시도가 있었다.[1,58] 머리와 목을 동시에 굴곡, 신전하는 것은 다소 일관된 움직임이 있는 것으로 밝혀졌다. 굴곡하는 동안 움직임은 대부분 하부 경추(C4-7)에서 시작되고 끝났다. 두경부(C0-2)와 중부 경추(C2-4)는 대부분 운동의 중기 동안 작용했으나, 말기에서 C0-2 운동 분절들은 보통 신전되는 쪽으로 움직였다. C0-2가 신전 동작의 말기 동안 최대 신전에 도달한 것을 제외하고, 이와 유사한 운동 패턴이 경추를 신전하는 동안에도 관찰되었다. 만일 고개를 끄덕이는 것 같은 다른 운동 작업을 수행할 것을 요구 받았다면 관상면 운동에서 시간의 순서가 바뀌는 변화를 기대할 수 있을지도 모른다. 머리와 목이 일제히 관상면에서 운동할 때 나타나는 것과는 반대로, 어떤 사람은 이러한 명령을 수행할 때 두경부 운동 분절이 더 빠르게 움직이는 것을 기대할 수도 있다. 경추가 일제히 관상면에서 움직일 때 나타나는 두경부와 일반 경부의 비정형화된 운동에 대한 연구결과들은 일반 경부와 두경부의 운동을 각각 검사하는 임상적인 관행을 뒷받침하고 있다.

시상면에서 머리를 전인/후인(protraction/retraction) 하는 것은 경추의 반대편 끝에서 서로 대립되는 운동을 유발한다. 전인은 하부 운동 분절들을 굴곡 범위의 끝에 가깝게 굴곡시키고, 상부 운동 분절들은 C0-1과 C1-2에서 다다를 수 있는 신전 범위의 끝까지 점차적으로 신전시킨다. 반대로, 경추의 후인은 하부 운동 분절들을 중간 신전 범위에 위치시키고, 상위 레벨로 갈수록 점점 굴곡되어 C0-1과 C1-2에 이르러서는 최대 굴곡 범위에 다다르게 된다.

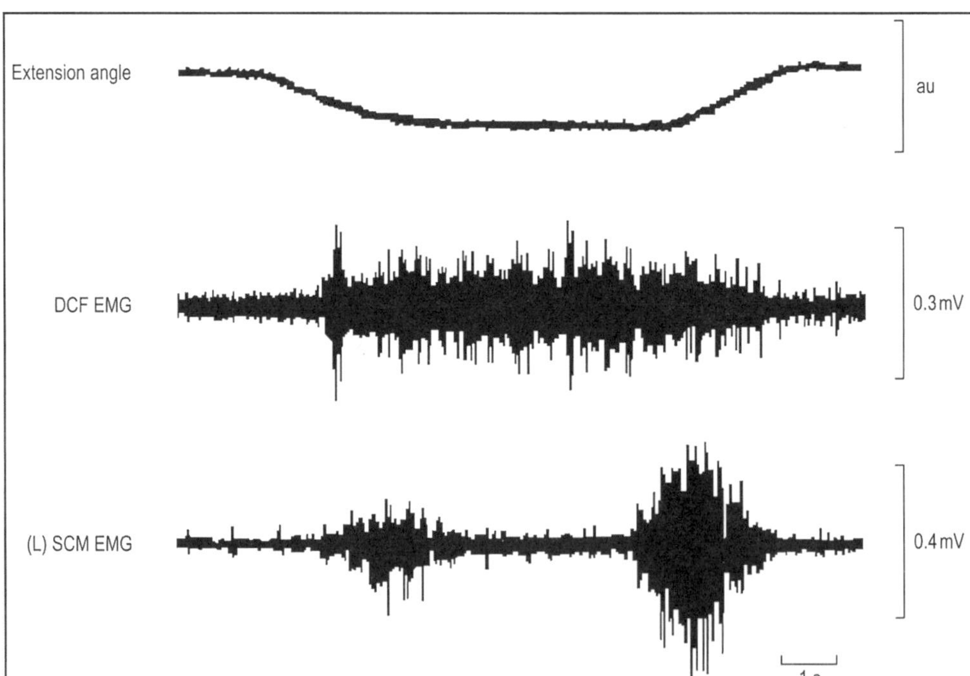

그림 3.4 | 기립자세에서 경추 신전을 수행하는 동안 심층 경부 굴곡근들(DCF : 경장근, 두장근)과 좌측(L) 흉쇄유돌근(SCM)에서 발생한 근전도(EMG) 수치와 신전 각도(au, 임의 단위). EMG 기록은 운동의 원심성 구간 내내 DCF 근육들이 지속적으로 활동하고 있음을 나타내고 있으며, 이에 비해, SCM은 신전의 시작 및 신전에서 되돌아오는 시점에서 우세적인 구간 활동성을 나타내고 있다.(Falla, O' Leary, Jull, 발표되지 않은 자료)

근육의 기능

정위(upright position)에서부터 경추를 신전하는 것은 경추 굴곡근의 구심성 조절과 더불어 원심성 조절이 요구된다. 처음에는 운동을 시작하기 위해 신전근의 활동성이 약간 증가한다. 머리/목의 무게 중심이 운동축의 후방으로 이동해감에 따라 유효한 운동 범위의 끝에 다다를 때까지 신전근은 활동하지 않는다. 신전근은 경추 신전의 최대 범위에 다다르고자 애쓸 때만 활동한다.[33] 흉곽 위에서 일반 경추의 원심성 조절은 경장근, 흉쇄유돌근, 전사각근, 설골근들을 통해 이루어진다. 신전이 진행됨에 따라 흉쇄유돌근과 사각근의 굴곡 모멘트 암(flexor moment arm)은 감소하며, 최대 신전에서는 중립 자세 때보다 25% 이하로 감소하는 것으로 밝혀졌다.[2] 결론적으로, 신전이 진행됨에 따라 심부 근육들은 중력 토크(gravitational torque)를 조절하는데 더 큰 역할을 담당한다(그림 3.4). 두장근과 전두직근은 설골근의 도움을 받아 머리의 무게 때문에 두경부 운동 분절들에 부과되는 중력 토크를 억제한다. 흉쇄유돌근은 일반 경부에서는 큰 굴곡 모멘트로 작용함에도 불구하고 두경부에서는 굴곡 모멘트에 기여하지 않는다.[2] 흉쇄유돌근의 쇄골부(cleido-occipital portion)는 두경부에서 신전 자세에서 증가하는 신전 모멘트 암을 가지고 있으며 유양돌기에 부착하는 부분은 0에 가까운 모멘트 암을 가지고 있다.[2] 경추의 굴곡 토크를 생산하는데 있어 설골근의 역할은 알려져 있지 않다. 설상근(suprahyoid)은 하악골에서 설골까지 연결되어 있으며 설하근(infrahyoid)을 통해 흉곽에 연결된다. 입을 닫을 때 나타나는 근육들의 연결 동작은 두경부와 일반 경부 양쪽에 굴곡 모멘트를 유발시키면서 하악골을 흉골(sternum)쪽으로 당길것이다. 이 근육들의 근전도 활성은 두경부를 굴곡하는 작업과 경부를 굴곡하는 작업을 수행하는 동안 양쪽 모두에서 나타난다.[60,61] 설하근은 목을 굴곡하는 동안 큰 모멘트 암을 가지지만 경추 굴곡에 대한 설하근의 전체적인 기여도는 알려져 있지 않다.

경추의 굴곡과 정위(upright position)로의 복귀는 경추 신전근들의 구심성 조절에 수반되는 원심성 조절이 요구된다. 두반극근, 두판상근, 경반극근, 다열근은 운동의 원심성 및 구심성 단계마다 모두 활성을 나타내었다.[33] 오직 경추 굴곡 범위의 끝에서만 경추 신전근들의 EMG 활성이 나타나지 않았으며,[33,62] 이 자세에서 항인대(nuchal ligament)를 포함하는 수동적 제약으로 인해 부하 모멘트(load moment)의 균형이 유지된다는 것을 암시한다.[42,63]

횡단면과 전두면에서의 운동

운동 분절 운동학

수평면(horizontal plane)과 전두면에서의 경추의 운동은 짝지어져(coupled) 있다. 다양한 짝운동을 보이는 C2-3 운동 분절을 제외하고 일반 경부 운동 분절의 축회전과 측굴은 강한 동측 짝운동(ipsilateral coupling)을 나타낸다. 이것은 대측 짝운동(contralateral coupling)을 나타내는 두경부와는 반대되는 것이다.[1,14] 그러므로 경추의 축회전이 일어나는 동안 상부 경추는 회전 방향의 반대측으로 기울어지는 반면, 일반 경부의 추체는 회전 방향으로 측굴이 일어난다. 이러한 기전은 C1-2 복합체와 머리가 축회전 동안 수직 정렬을 유지할 수 있도록 해주며, 일반 경부의 짝 측굴(coupled lateral flexion)시 나타나는 측면 이동 효과를 막아준다.[65]

근육의 기능

사선방향을 가지는 경추 근육들은 대부분 축회전과 측굴 운동에 관여한다. 이러한 움직임을 관찰한 연구들은 많은 근육들이 관련된 복합적 근육 패턴은 근육의 수축 강도에 좌우된다는 것을 보여주었다.[18,24,33] 흉쇄유돌근과 두판상근은 대측과 동측 축회전에서 각각 강하게 활성화되었다. 경추의 심부 근육들(다열근, 후두하근육들, 두장근과 경장근)은 횡단면과 관상면에서 이루어지는 운동에 적합하도록 사선 방향으

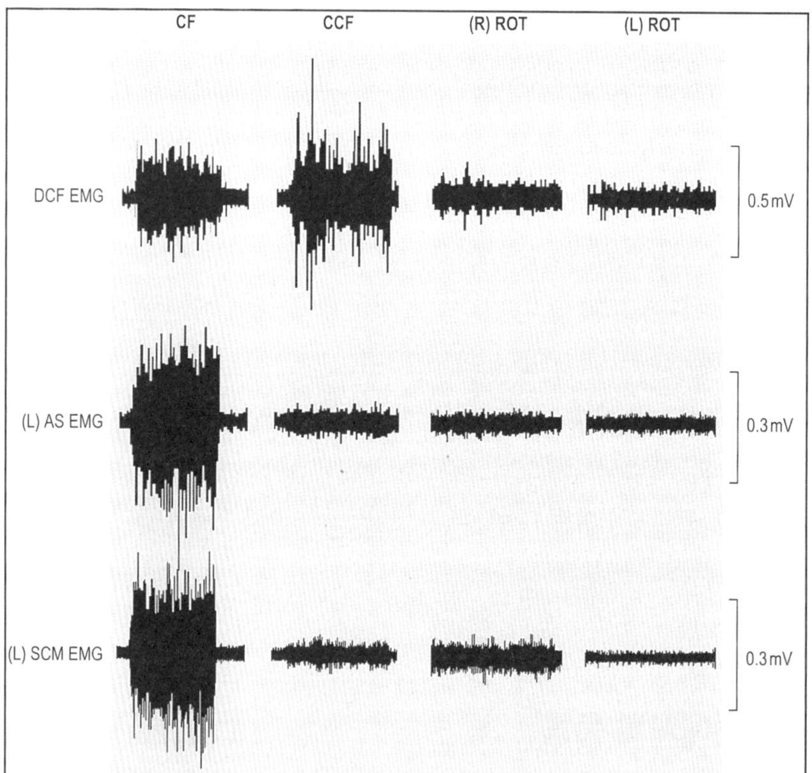

그림 3.5 | 일반 경부를 굴곡하거나(CF), 두경부만 굴곡하거나(CCF), 동측(ipsilateral) 및 대측(contralateral) 축회전을 수행하는 동안(ROT), 심층 경부 굴곡근들(DCF : 두장근, 경장근), 좌측(L) 전사각근(AS), 흉쇄유돌근(SCM)의 활성도. DCF 근육들은 목의 양쪽 부위를 굴곡하는 동안, 그리고 대측 및 동측 회전을 수행하는 동안 활성을 나타냈다. 반대로, SCM과 AS는 일반 경부를 굴곡하는 동안과 대측 축회전을 하는 동안 우세하게 활성을 보였다. EMG, 근전도(electromyogram)(Falla 등[68]에게는 허가를 득함.)

로 되어 있다. 그러나 모멘트 암이 작기 때문에 이 근육들은 토크 생산 능력이 별로 없다. 이러한 근육들은 주된 운동근으로서의 역할보다는 분절의 회전 안정성에 더 적합하도록 되어 있는 것 같다.[32] 동측과 대측으로 경추의 등척성 회전과 측굴을 시행하는 동안 두장근과 경장근에서 기록된 근전도 활성은 심부 근육들이 이러한 운동을 시행하는 동안 주된 운동근으로서의 역할보다는 분절 안정성을 유지하는 역할을 수행한다는 주장을 지지하고 있다(그림 3.5).[36,38]

생체공학적 모델(biomechanical model)은 두경부의 심부 근육들의 치밀한 회전 조절이 다른 해부학적 평면에서 운동이 일어나는 동안 더 큰 다분절 근육들의 비대칭적인 수축으로 인해 C1-2에서 원치않은 회전이 발생하지 않도록 조절하는데 필요하다고 주장한다.[23] 이는 한쪽의 축회전 작업을 수행하는 동안 하두사근의 양쪽에서 근전도 활성이 관찰되는 것을 설명할 수 있을지도 모른다.[69] 추가적으로, 머리가 한쪽으로 축회전함에 따라 반대측 경부 근육들이 활성되어 운동학 연구들에서 관찰되는 두경부의 대측 측굴 반응이 가능하게 되는 것으로 예상된다. 이와 같이, 흉쇄유돌근은 축회전에서 머리에 대한 양쪽 대측 축회전과 한쪽 측굴 모멘트를 유발하는 역할에 이상적으로 적합하다.

운동과 목 통증

경추의 질환에는 두경부와 일반 경추의 부위 및 분절 수준에서 나타나는 운동의 변화가 동반된다. 경추 질환을 가진 사람들은 건강한 사람들과는 달리 부위 운동(regional motion)이 감소하는 것으로 알려져 있다.[70,71] 부위 운동의 일련의 과정 중에서 분절 수준의 운동은 감소될 수도 있다.[72] 반대로 생리적인 척추간 전위(intervertebral translation)나 "중립 영역(neutral zone)" 에서의 운동은 증가될 수도 있다.[72-74] 두경부와 일반 경부 모두 안정성과 관련된 골인대 구조의 특징을 가지고 있다.

두경부에 손상을 받았을 때 익상 인대(alar ligament)가 손상을 받으면 C0-1과 C1-2 모두 여러 방향의 운동에서 안정성에 영향을 받으며 특히 회전 안정성이 영향을 받는다.[75,76] 횡인대(transverse ligament)가 손상을 받으면 시상면에서 운동이 일어나는 동안 환추(atlas)가 치돌기(dens)로부터 전방으로 이동할 수도 있다.[77] 일반 경부에는 추간판의 줄무늬가 있어 안정성을 위해 더 많은 수동적, 능동적 경추 저항력이 요구되는 생리적인 운동 도중에 더 큰 척추간 전위가 가능하다. 또한 퇴행성 변화는 더욱 과도한 척추간 전위와 "중립 영역" 에서의 운동을 지속시킬 수도 있다.[73] 전방전위(anterolisthesis)나 후방전위(retrolisthesis)는 디스크 높이의 감소와 퇴행성 변화로 인해 진행될 수도 있다.[78] 운동 분절의 불안정성을 진단하기 위한 감별방법들이 있다. 방사선 검사는 운동 분절의 과도한 가동성을 발견하기 위해 사용될 수 있으나 과가동성/아탈구의 정도와 현재 나타나는 임상적 징후와 증상 사이에는 거의 관계가 없다. 또

한 임상에서 가벼운 불안정성을 발견하고자 하는 시도들이 있다(12장).[80,81]

퇴행성 변화는 일반적으로 하부 경추 운동 분절에 나타나는 것으로 알려져 있으며, 디스크 질환도 일반적으로 동일한 부위에 나타나는 것으로 보이나,[82-85] 퇴행성 변화와 통증 사이에 연관성이 있다고 가정하는 것은 주의가 필요하다. 경추의 퇴행성 변화는 증상이 없는 사람에게서도 일반적으로 발견되며,[86] 통증이 있거나 통증이 심한 것은 구조적 변화의 존재나 정도와는 관계가 없는 것으로 보인다.[87]

경추의 신경혈관 구조

목에는 신경혈관 구조의 복합적 체계(complex system)가 존재한다. 신경혈관 구조들의 기본적인 내용은 여기서 소개할테지만, 이 거대한 체계에 대하여 더 자세한 내용을 알고 싶다면 문헌들을 참고하는 것이 좋다.[3,88-90]

경부의 척수는 척수 전체중에서 가장 두꺼운 부분이며 이에 따라 척추관도 크다. 척추관은 위쪽이 가장 넓고 아래쪽으로 갈수록 좁아진다. 가장 위에 있는 두 경추 신경을 제외한 모든 경추 신경들은 추간공(intervertebral foramen)을 통해서 척추관에서부터 빠져나간다. C1 척수 신경은 환추-후두막(atlanto-occipital membrane)의 뒷부분을 통해 척추관에서 빠져나가고, C2 척수신경은 환추의 추궁(arch)와 축추의 추궁판(lamina)가 이루는 구멍을 통해 빠져나간다. 경추의 추간공은 위아래로는 척추경(pedicle)에 의해, 후방으로는 후관절과 관절낭에 의해, 전방으로는 디스크의 후외측, 구추관절(uncovertebral joint), 추골 동맥(vertebral artery)에 의해 경계지어진다. 추간공은 C2-3에서 가장 크며, C6-7까지 점점 작아진다. 반대로 경추 척수 신경의 횡단면은 하부 경추로 갈수록 크기가 커지므로, 신경이 통과할 수 있는 여유 공간이 줄어들게 된다. 경추 신경근은 척추증(spondylosis), 후관절 또는 구추관절의 퇴행, 디스크 탈출, 신경근 섬유화(nerve root sleeve fibrosis) 등에 의해 신경근이 빠져나오는 추간공이 침식당하는 것에 취약하여 잠재적으로는 신경근 증상(radicular symptoms)을 일으키는 원인이 된다.[83,91] 하부 경추 신경(C6, C7)이 가장 취약한 것으로 보이는데, 이는 일반적인 퇴행성 변화가 C5-6와 C6-7 운동 분절에서 각각 일어나기 때문이라고 생각된다.[82-84]

상완신경총(brachial plexus)은 사각근과 직접적으로 연관되어 있다. 전사각근과 중사각근은 제1늑골과 함께 상완신경총과 쇄골하동맥(subclavian artery)이 지나가는 사각근 삼각(scalene triangle)을 형성한다. 보통 C5와 C6의 전지(ventral rami)는 전사각근을 관통하는 것으로 생각하지만[92] 대부분의 전지는 견갑배신경(dorsal scapular nerve)을 따라 중사각근을 관통한다.[93] 소사각근(scalenus minimus)이 부가적으로 존재하거나 위축(atrophy), 연축(spasm)되더라도 사각근 삼각을 통해 신경혈관 구조들이 통과하는 것은 지장이 없는 것으로 생각된다.[92,94,95]

추골동맥은 경추와 경부 척수(cervical spinal cord)의 근골격 구조물에 혈액을 공급하는 주요한 원천이다. 양측 추골 동맥들은 쇄골하동맥에서 나와 C6부터 C1까지 횡돌기공(foramen transversarium)을 통해 들어간다. 추골동맥은 환추의 측괴(lateral mass)의 뒤쪽으로 구부려져 측괴 바로 뒤에 있는 C1의 후궁(posterior arch)을 지나 대후두공(foramen magnum)을 통과하여 합쳐진다. 추골동맥은 경추를 지나가는 구부러진 경로 때문에 기계적 부하에 취약하므로 도수 치료 기술(manual therapy techniques)을 시행할 때는 이를 중요하게 고려해야 한다.[90]

경추와 흉곽과의 관계

경추와 흉곽은 생체역학적으로 강하게 연관되어 있으며 특히 경추의 전만과 목 운동의 최대 운동 범위에 있어서 더욱 그러하다. 시상면에서 경흉추 연접부(cervicothoracic junction)의 방향은 경추 전만각에 크게 영향을 끼친다.[96,97] 나이에 따라 흉추 후만각(thoracic kyphosis)이 변하는 것은 경추 전만의 굴절 포인트가 상방이동하는 것과 연관되어 있다고 주장하는 여러 근거가 있다.[98] 결론적으로 흉추는 경추의 부하 기전에 잠재적으로 영향을 끼친다.

경추의 최대 범위 운동과 견갑대 운동은 특히 경흉추 접합부와 상부 흉추 운동 분절에서의 흉추의 가동성(mobility)을 요구한다.[99,100] 가동성 있는 경추가 좀 더 경직된 흉추로 이행하는 것은 경흉추 접합부에서 일어난다. 가동성은 상부 흉추 운동 분절들과 여기에 해당하는 늑골과의 관절부에서 요구된다.[101] 경추에 걸린 비정상적인 부하와 경추의 운동이 제한되는 상태들은 결과적으로 상부 흉곽의 가동성이 비정상적으로 제한되어 있는 것과 연관되어 있다.[100]

경추와 견갑대의 연관성

견갑대는 축견갑 근육들(axioscapular muscles)의 형태로 경추에 근육 부착을 하며 추간공에서 빠져 나온 상완신경총의 줄기(trunk)를 상지로 운반한다. 특히 견갑골에서 견갑대의 역학은 신경혈관 구조물들을 보호하는 능력뿐만 아니라, 축견갑 근육의 길이-장력 관계(length-tension relationship)와 연관되어 이차적 기계적 힘(subsequent mechanical force)을 경추에 작용한다는 점에서 흥미롭다. 견갑대의 종합적인 분석에는 또한 축상완 근육들(axiohumeral muscles)과 견갑상완근육들(scapulohumeral muscles)도 포함되어야 한다. 그러나 이 근육들을 포함하는 것은 이 장에서는 제외 한다.

견갑골의 운동학

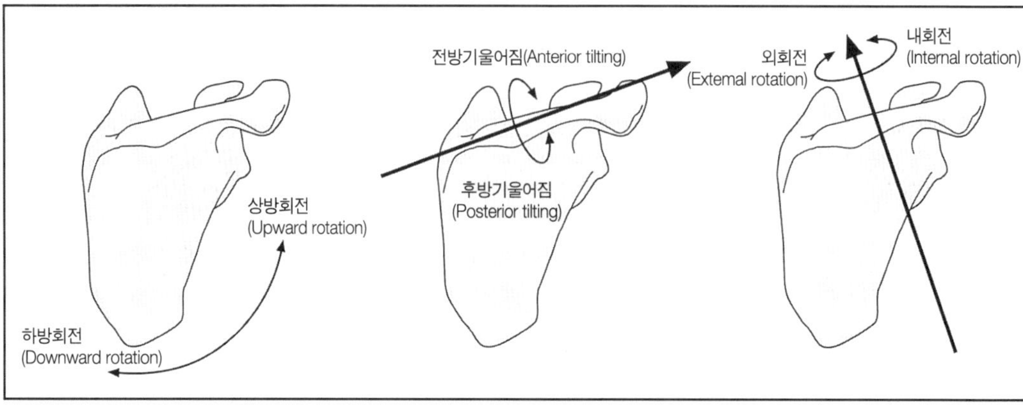

그림 3.6 | 상지를 거상하는 동안 견갑골은 상방으로 회전하며, 후방으로 기울어지고, 외방으로 회전한다. 이러한 동작들은 축견갑근육들에 의해 조절된다.(Tsai 등[106]에게는 허가를 득함.)

상지의 기능적인 작업을 수행하는 동안 전자기기를 사용하여 기록된 일관된 "정상" 견갑골 운동 패턴이 있지만, 이 운동은 개인간에 다양하게 변이가 나타나는 것이 일반적이다. 휴식자세(resting position)로부터 상지가 거상됨에 따라 초기에는 최소한의 견갑골 운동이 일어난다.(초기 30-40도의 상지 거상) 이후 점점 상방 회전, 후방 경사, 그리고 흉곽에 대한 견갑골의 외회전이 증가한다(그림 3.6).[102-104] 후방 견갑 경사와 회전은 상지가 90도 이상 거상되었을 때 유의하게 증가한다. 이러한 견갑골의 회전은 견갑골의 거상 및 후인 뿐만 아니라 쇄골의 거상, 후방 회전, 후인과도 연관되어 있다.[103,105]

목 통증 환자의 일부는 예를 들어 컴퓨터를 사용하는 동안 지속적이고 잠재적인 피로를 느끼게 되며, 이러한 목 통증 환자들이 상지를 사용하는 많은 일상적인 작업을 수행하기 위해 요구되는 견갑골의 기능을 반복하는 동안 상지를 거상하는 개시기(initial phase)에 견갑골의 방향에서 작은 변화가 나타난다는 사실은 흥미롭다. 흥미롭게도, Tsai 등[106]은 견갑대 근육들의 피로가 상지 거상의 개시기 동안 견갑골 운동역학(scapular kinematics)에 가장 큰 영향을 미친다는 것을 발견했다. 견갑골의 안정성은 주로 축견갑 근육들에 의해 이루어진다.

축견갑 근육들의 역할

휴식 상태와 거상 중에 견갑골을 조절하는 축견갑 근육들 각각의 기능을 설명하고자 한다. 견갑골의 회전축이 운동범위에서 이동함에 따라 여러 근육들이 견갑골에 가하는 모멘트도 변화된다. 견갑대의 근육 활성의 정도 또한 상지 작업의 정밀도 같은 요소들에 의해 좌우되는 것으로 보인다.[107]

휴식 상태에서 승모근(trapezius muscle)이 견갑골의 방향에 어떤 작용을 하는가는 부신경 손상

(accessory nerve injury) 후 나타나는 승모근 마비(trapezius paralysis)가 있을 때 휴식 상태에서 견갑골이 아래쪽으로 회전되고, 전인되고, 외측으로 이동되는 것에서 명확하게 나타난다.[108-110] 환자는 종종 으쓱할 수 없으며 거상 운동이 제한을 받는다. 팔을 거상하는 동안 승모근의 세 부위 모두 근전도 활성이 나타나는 것으로 입증되었으며[111-114] 팔을 올리는 작업을 수행하는 동안 세 부위가 하나의 단위로 작용한다는 것이 밝혀졌다.[115,116] 세 부위를 움직이는 순서는 작업에 따라 다를 수도 있다.[117] 상부 승모근은 흉쇄관절(sternoclavicular joint)을 축으로하여 쇄골의 외측 끝을 거상하고 후인하며,[118] 이로써 견봉쇄골 관절(acromioclavicular joint)을 통해 견봉을 거상함으로써 견갑골의 상방 회전을 도와주는 작용을 한다. 승모근의 항 섬유(nuchal fiber), 중부 섬유(middle fiber), 하부 섬유(lower fiber)들의 방향은 그들이 쇄골과 견갑골을 후방과 가운데로 잡아당기는 것을 도와준다는 것을 가리킨다.[118] 이는 견갑골을 후인하고 외회전하는 것을 도와줄 것이다. 하부 승모근 또한 견갑골이 뒤로 기울어지고 외회전하는데 기여한다.[111] 승모근의 흉부 섬유들(thoracic fibers)은 전거근(serratus anterior)의 외측 전위와 견갑거근(levator scapulae)의 상방 운동에 대응하면서 순수한 토크(net torque)를 만들어내는 것보다는 수평과 수직의 평형을 유지하는 역할을 담당한다.[118]

팔을 거상하는 동안 전거근의 역할은 장흉신경(long thoracic nerve)의 마비로 인해 발생한 전거근 마비로 나타나는 증상에 의해 명확하게 나타난다. 거상, 특히 굴곡하는 동안 흉곽(ribcage)에 견갑골이 부적절하게 고정되며(특히 굴곡하는 동안 상지의 무게로 인해 가해지는 강력한 견갑골 전방 경사 토크에 의해 견갑골의 하각(inferior angle)이 고정된다) 상당한 거상 범위의 손실이 존재하게 된다.[93,119] 이러한 기형들은 견갑골의 하각에 부착되어 있는 근섬유가 강하게 수축함으로써 견갑골의 상방회전과 후방경사를 유발하는 전거근의 주된 역할을 반영한다.[120,121] 견갑골의 내측연(medial border) 역시 비효율적인 견갑골의 외회전으로 인해 돌출되며(prominent)[93] 어깨를 거상하는 동안 견갑골의 전인에 제한이 있게된다.[122] 전거근의 활성은 상지를 거상하는 동안 점점 증가한다.[113] 전거근의 근섬유, 특히 하부 섬유들은 거상의 시작과 후기(later phase) 동안에 견갑골의 척추와 견쇄관절 모두에 모멘트를 가하는 쪽으로 맞추어져 있다.[123] 쇄골은 전거근이 견갑골을 흉쇄관절과 견쇄관절 주위에 모멘트를 가하기 위한 지렛대로서 사용할 수 있도록 지지점을 제공한다.

근육내 미세-철선 근전도 기술(Intramuscular fine-wire EMG techniques)은 견갑거근의 기능을 연구하기 위해 사용되어 왔다. 견갑거근은 상지 거상에 강력하게 활동하며,[33,11,124,125] 특히 외전시에 더욱 그러하다. 견갑거근은 외전의 초기 절반 동안 구심성으로 수축하면서 견갑골의 거상을 도우며, 외전의 후기 절반 동안은 원심성으로 수축하면서 견갑골이 상방으로 회전할 수 있도록 한다.[124]

축견갑근육들이 경추에 미치는 기계적인 영향에 대하여는 여러 추측이 있다. 상부 승모근과 견갑거근

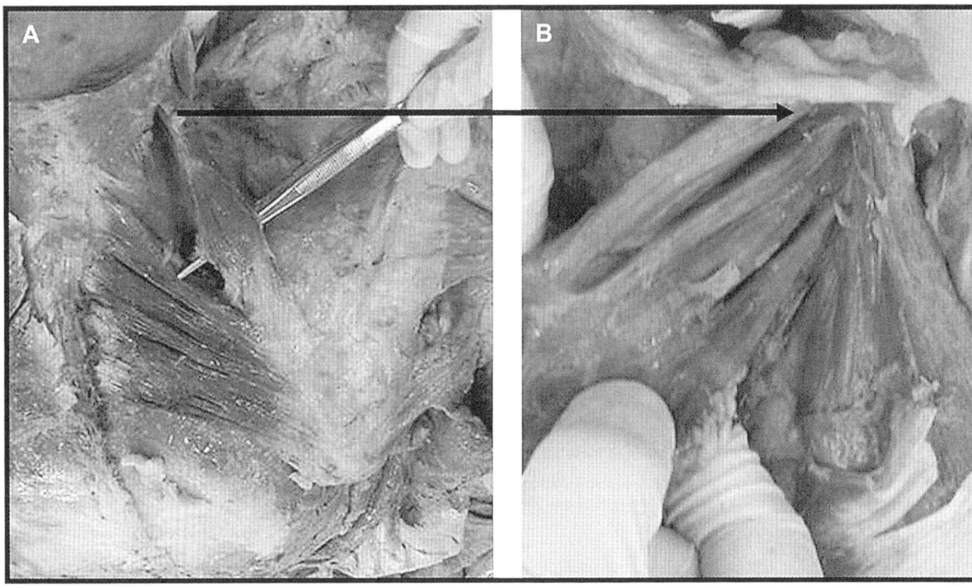

그림 3.7 | 견갑거근은 수직 방향성을 띄며 근위부는 상위 경추 4개에 부착하여 경추에 수직적 압박력을 가할 수 있다.

은 상부에 부착하기 때문에 경추 운동 분절에 직접적인 압박을 가할 수도 있다. 상부 승모근의 기계적 영향은 상부 승모근의 횡단면이 작으며 상부 승모근이 일차적으로 항인대(ligamentum nuchae)에 부착하기 때문에 무시해도 될지도 모른다.[24,33,114,118] 그러나 견갑거근의 근섬유는 수직 방향으로 되어 있고 위쪽의 네 개의 경추에 부착하기 때문에(그림 3.7) 견갑거근은 경추에 압박력을 가할 수도 있다.[124] 이러한 수직적인 힘은 경추 시상 운동 축의 뒷부분에 작용해서 양측으로 수축할 때는 경추를 신전시키고,[18] 편측으로 수축할 때는 동측 경추의 회전을 돕는다.[124]

견갑대의 기능이 장애를 받거나 근육이 피로해져 있는 상태에서는, 축견갑근육의 부착부에서부터 경추에 가해지는 힘으로 인해 잠재적으로 손상이 있을 수 있으며[124] 정적인 작업 자세를 취하거나 반복적인 팔 운동을 하고 있는 동안 목과 어깨 통증을 유발시킬 수도 있다.[126,127] 또한, 견갑대의 장애는 경추의 신경혈관 구조들에 해로운 부하를 가할 수도 있다. 견갑골의 하강(depression)과 하방 회전으로 인해 견갑골을 조절하는 근육에 변화가 생기면 신경과 혈관 구조물 양쪽에 해로운 기계적 부하를 가하게 되어 잠재적으로는 흉곽출구 증후군(thoracic outlet syndrome) 같은 질환을 유발하게 되는 것으로 생각된다.[108,109]

경추와 턱관절(temporomandibular region)의 관계

경추의 자세 및 운동과 턱관절 사이에는 관계가 있다. 하악골의 방향은 두경부에서 취한 자세에 의해 영향을 받는다.[128-131] 휴식 시 정자세(upright posture)에서 머리가 앞으로 나가면 두경부는 신전상태가 되며, 이 때 하악골은 개구시 더 뒤로 빠지려는 것으로 밝혀져 있다.[130] 이는 아마도 설골근의 안정시 길이(resting length)가 변화되기 때문인 것으로 생각된다. 반대로 교합 관계(interocclusal relationship)에 변화가 있을 때 두경부 각(craniovertebral angle)에도 변화가 나타났다.[132] 머리와 하악골은 또한 입을 벌리고 닫을 때 동시에 나타나는 잘 협조된 움직임을 보이며, 이에 따라 턱이 열리고 닫히는 것은 각각 두경부의 신전 및 굴곡과 함께 나타난다.[131,133-135] 이러한 협조적인 움직임 패턴은 교통사고 상해 증후군의 경우에서처럼 목의 통증과 손상에 의해 지장을 받을 수 있다.[136,137] 경추와 악관절 부위를 포함하는 장애가 있을 때 하악골과 머리를 조절하는 근육의 협응 작용(coordinated action)에도 변화가 생길 수 있다. 이는 경추의 질환과 악관절의 질환이 일반적으로 동시에 나타나는 이유에 대한 하나의 설명이 될 수 있다.[138-141]

결론

경추의 구조는 경추에 정교한 동작과 기능을 제공한다. 경추의 근육계는 수많은 근육들로 구성되어 있으며 모두 다양한 기능들을 가지고 있어 기능을 다 설명하기 어려울 정도이다. 조금 간단히 얘기하자면 근육의 기능을 심층근육군과 천층근육군으로 나눌 수 있으며, 두경부와 일반 경부에 대한 작용으로 근육들의 기능을 설명할 수 있다. 이 장(chapter)은 근전도 연구에서 얻은 증거들과 함께 육안 해부학적 관찰을 통해 경추 근육계의 기능을 추론하였다. 이러한 근육들의 기능에 대한 설명은 두개하악부위(craniomandibular region)와 견갑흉추부위(scapulothoracic region)의 기능까지 고려했을 때 더욱 복잡해진다. 이러한 부위들은 경추에 근접(juxtaposition)해 있으며 경부와의 기계적이고 신경생리학적인 연관성이 명확하기 때문에 이들의 기능은 경추 검사(cervical spine examination)의 관점(scope)에서 접근해야 할 필요성이 있다.

참고문헌

1. *Bogduk N, Mercer S*. Biomechanics of the cervical spine. I: Normal kinematics. Clin Biomech 2000;15:633-648.
2. *Vasavada AN, Li S, Delp SL*. Influence of muscle morphometry and moment arms on the moment-generating capacity of human neck muscles. Spine 1998;23:412-422.
3. *Moore KL, Dalley AF*. Clinically Orientated Anatomy, 4th edn. Philadelphia: Lippincott/Williams and Wilkins, 1999.
4. *Dvorak J, Panjabi MM*. Functional anatomy of the alar ligaments. Spine 1987;12:183-189.

5. *Penning L*. Differences in anatomy, motion, development and aging of the upper and lower cervical disk segments. Clin Biomech 1988;3:37-47.

6. *Mestdagh H*. Morphological aspects and biomechanical properties of the vertebro-axial joint (C2-3). Acta Morphol Neerl-Scand 1976;14:19-30.

7. *Mercer S*. Comparative anatomy of the spinal disc. In: Boyling JD, Jull G (eds). Grieve' s Modern Manual Therapy. The Vertebral Column, 3rd edn. Edinburgh: Elsevier, Churchill Livingstone, 2004:9-16.

8. *Mercer S, Bogduk N*. The ligaments and annulus fibrosus of human adult cervical intervertebral discs. Spine 1999;24:619-626.

9. *Tondury G*. The behaviour of the cervical discs during life. In: Hirsch C, Zotterman Y (eds) Cervical Pain. Oxford: Pergamon Press, 1972:59-66.

10. *Pooni J, Hukins D, Harris P, et al*. Comparison of the structure of human intervertebral discs in the cervical, thoracic, and lumbar regions of the spine. Surg Radiol Anat 1986;8:175-182.

11. *Scott JE, Bosworth TR, Cribb AM, et al*. The chemical morphology of age-related changes in human intervertebral disc glycosaminoglycans from cervical, thoracic and lumbar nucleus pulposus and annulus fibrosus. J Anat 1994;184:73-82.

12. *Nowitzke A, Westaway M, Bogduk N*. Cervical zygapophyseal joints: geometrical parameters and relationship to cervical kinematics. Clin Biomech 1994;9:342-348.

13. *Mercer SR, Bogduk N*. Joints of the cervical vertebral column. J Orthop Sports Phys Ther 2001;31:174-182.

14. *Mimura M, Moriya H, Watanabe T, et al*. Three-dimensional motion analysis of the cervical spine with special reference to the axial rotation. Spine 1989;14:1135-1139.

15. *Dutia MB*. The muscles and joints of the neck: their specialisation and role in head movement. Prog Neurobiol 1991;37:165-178.

16. *Richmond FJR, Bakker DA, Stacey MJ*. The sensorium: receptors of neck muscles and joints. In: Peterson BW, Richmond FJ (eds) Control of Head Movement. Oxford: Oxford University Press, 1988:49-62.

17. *Kamibayashi LK, Richmond FJR*. Morphometry of human neck muscles. Spine 1998;23:1314-1323.

18. *Conley MS, Meyer RA, Bloomberg JJ, et al*. Noninvasive analysis of human neck muscle function. Spine 1995;20:2505-2512.

19. *Roy RR, Ishihara A*. Overview: functional implications of the design of skeletal muscles. Acta Anat 1997;159:75-77.

20. *Peck D, Buxton DF, Nitz A*. A comparison of spindle concentrations in large and small muscles acting in parallel combinations. J Morphol 1984;180:243-252.

21. *Boyd-Clark LC, Briggs CA, Galea MP*. Comparative histochemical composition of muscle fibers in a pre- and a postvertebral muscle of the cervical spine. J Anat 2001;199:709-716.

22. *Boyd-Clark LC, Briggs CA, Galea MP*. Muscle spindle distribution, morphology, and density in longus colli and multifidus muscles of the cervical spine. Spine 2002;27:694-701.

23. *Winters JM, Peles JD*. Neck muscle activity and 3-D head kinematics during quasi-static and

dynamic tracking movements. In: Winters JM, Woo SLY (eds) Multiple Muscle Systems: Biomechanics and Movement Organisation. New York: Springer-Verlag, 1990:461-480.

24. *Vasavada AN, Peterson BW, Delp SL.* Three-dimensional spatial tuning of neck muscle activation in humans. Exp Brain Res 2002;147:437-448.

25. *Panjabi MM, Cholewicki J, Nibu K, et al.* Critical load of the human cervical spine: an in vitro experimental study. Clin Biomech 1998;13:11-17.

26. *Mayoux Benhamou M, Revel M, Vallee C, et al.* Longus colli has a postural function on cervical curvature. Surg Radiol Anat 1994;16:367-371

27. *Nolan JP, Sherk HH.* Biomechanical evaluation of the extensor musculature of the cervical spine. Spine 1988;13:9-11.

28. *Sherk HH.* Stability of the lower cervical spine. In: Kehr P, Weidner A (eds) Cervical Spine. New York: Springer Verlag, 1987:59-64.

29. *Sasai K, Saito T, Akagi S, et al.* Cervical curvature after laminoplasty for spondylotic myelopathy involvement of yellow ligament, semispinalis cervicis muscle, and nuchal ligament. J Spinal Disord 2000;13:26-30.

30. *Takeuchi K, Yokoyama T, Aburakawa S, et al.* Anatomic study of the semispinalis cervicis for reattachment during laminoplasty. Clin Orthop Rel Res 2005;436:126-131.

31. *Iizuka H, Shimizu T, Tateno K, et al.* Extensor musculature of the cervical spine after laminoplasty: morphologic evaluation by coronal view of the magnetic resonance image. Spine 2001;26:2220-2226.

32. *Anderson JS, Hsu AW, Vasavada AN.* Morphology, architecture, and biomechanics of human cervical multifidus. Spine 2005;30:E86-E91.

33. *Mayoux Benhamou MA, Revel M, Vallee C.* Selective electromyography of dorsal neck muscles in humans. Exp Brain Res 1997;113:353-360.

34. *Oatis CA.* Kinesiology: The Mechanics and Pathomechanics of Human Movement. Philadelphia: Lippincott, Williams and Wilkins, 2004.

35. *Falla D, O'Leary S, Fagan A, et al.* Recruitment of the deep cervical flexor muscles during a postural-correction exercise performed in sitting. Man Ther 2007;12:139-143.

36. *Vitti M, Fujiwara M, Basmanjian JM, et al.* The integrated roles of longus colli and sternocleidomastoid muscles: an electromyographic study. Anat Rec 1973;177:471-484.

37. *Keller TS, Colloca CJ, Harrison DE, et al.* Influence of spine morphology on intervertebral disc loads and stresses in asymptomatic adults: implications for the ideal spine. Spine J 2005;5:297-309.

38. *Kumaresan S, Yoganandan N, Pintar FA.* Posterior complex contribution to the axial compressive and distractive behaviour of the cervical spine. J Musculoskel Res 1998;2:257-265.

39. *Pal GP, Routal RV.* A study of weight transmission through the cervical and upper thoracic regions of the vertebral column in man. J Anat 1986;148:245-261.

40. *Pal GP, Sherk HH.* The vertical stability of the cervical spine. Spine 1988;13:447-449.

41. *Harrison DE, Harrison DD, Janik TJ, et al.* Comparison of axial and flexural stresses in lordosis and three buckled configurations of the cervical spine. Clin Biomech 2001;16:276-284.

42. *Harms-Ringdahl K, Ekholm J, Schuldt K, et al.* Load moments and myoelectric activity when the cervical spine is held in full flexion and extension. Ergonomics 1986;29:1539-1552.

43. *Visscher CM, de Boer W, Naeije M.* The relationship between posture and curvature of the cervical spine. J Manipul Physiol Ther 1998;21:388-391.

44. *Zito G, Jull G, Story I.* Clinical tests of musculoskeletal dysfunction in the diagnosis of cervicogenic headache. Man Ther 2006;11:118-129.

45. *Griegel-Morris P, Larson K, Mueller-Klaus K, et al.* Incidence of common postural abnormalities in the cervical, shoulder, and thoracic regions and their association with pain in two age groups of healthy subjects. Phys Ther 1992;72:425-431.

46. *Watson DH, Trott PH.* Cervical headache: an investigation of natural head posture and upper cervical flexor muscle performance. Cephalalgia 1993;13:272-284.

47. *Refshauge KM, Goodsell M, Lee M.* The relationship between surface contour and vertebral body measures of upper spine curvature. Spine 1994;19:2180-2185.

48. *Johnson GM.* The correlation between surface measurement of head and neck posture and the anatomic position of the upper cervical vertebrae. Spine 1998;23:921-927.

49. *Harrison DD, Harrison DE, Janik TJ, et al.* Modeling of the sagittal cervical spine as a method to discriminate hypolordosis: results of elliptical and circular modeling in 72 asymptomatic subjects, 52 acute neck pain subjects, and 70 chronic neck pain subjects. Spine 2004;29:2485-2492.

50. *Kristjansson E, Jonsson H, Jr.* Is the sagittal configuration of the cervical spine changed in women with chronic whiplash syndrome? Acomparative computer-assisted radiographic assessment. J Manipul Physiol Ther 2002;25:550-555.

51. *Matsumoto M, Fujimura Y, Suzuki N, et al.* Cervical curvature in acute whiplash injuries: prospective comparative study with asymptomatic subjects. Injury 1998;29:775-778.

52. *Grob D.* The association between cervical spine curvature and neck pain. Eur Spine J 2007; 16:669-678.

53. *Szeto G, Straker L, Raine A.* A field comparison of neck and shoulder postures in symptomatic and asymptomatic office workers. Appl Ergon 2002;33:75-84.

54. *Falla D, Jull G, Russell T, et al.* Effect of neck exercise on sitting posture in patients with chronic neck pain. Phys Ther 2007;87:408-417.

55. *Szeto G, Straker L, O'Sullivan P.* A comparison of symptomatic and asymptomatic office workers performing monotonous keyboard work 1: Neck and shoulder muscle recruitment patterns. Man Ther 2005;10:270-280.

56. *Johnston V, Jull G, Souvlis T.* Alterations in cervical muscle activity in functional and stressful tasks in female office workers with neck pain. 2007; submitted for publication.

57. *Falla D, Bilenkij G, Jull G.* Patients with chronic neck pain demonstrate altered patterns of muscle activation during performance of a functional upper limb task. Spine 2004;29:1436-1440.

58. *van Mameren H.* Motion patterns in the cervical spine. Thesis. University of Limburg, 1988.

59. *Ordway NR, Seymour RJ, Donelson RG, et al.* Cervical flexion, extension, protrusion, and retraction: a radiographic segmental analysis. Spine 1999;24:240-247.

60. *Ferdjallah M, Wertsch JJ, Shaker R*. Spectral analysis of surface electromyography (EMG) of upper esophageal sphincter-opening muscles during head lift exercise. J Rehabil Res Dev 2000;37:335-340.

61. *O'Leary S, Falla D, Jull G, et al*. Muscle specificity in tests of cervical flexor muscle performance. J Electromyogr Kinesiol 2007;17:35-40.

62. *Meyer JJ, Berk RJ, Anderson AV*. Recruitment patterns in the cervical paraspinal muscles during cervical forward flexion: evidence of cervical flexion-relaxation. Electromyogr Clin Neurophysiol 1993;33:217-223.

63. *Takeshita K, Peterson ET, Bylski-Austrow D, et al*. The nuchal ligament restrains cervical spine flexion.Spine 2004;29:E388-E393.

64. *Winters JM, Peles JD, Osterbauer PJ, et al*. Three dimensional head axis of rotation during tracking movements. A tool for assessing neck neuromechanical function. Spine 1993;18:1178-1185.

65. *White AA, Panjabi MM*. Clinical Biomechanics of the Spine, 2nd edn. Philadelphia: J.B. Lippincott, 1990.

66. *Takebe K, Vitti M, Basmajian J*. The functions of semispinalis capitis and splenius capitis muscles: an electromyographic study. Anat Rec 1974;179:477-480.

67. *Mayoux Benhamou MA, Revel M, Vallee C*. Surface electrodes are not appropriate to record selective myoelectric activity of splenius capitis muscle in humans. Exp Brain Res 1995;105:432-438.

68. *Falla D, Dall' Alba P, O' Leary S, et al*. Further evaluation of an EMG technique for assessment of the deep cervical flexor muscles. J Electromyogr Kinesiol 2006;16:621-628.

69. *Bexander CS, Mellor R, Hodges PW*. Effect of gaze direction on neck muscle activity during cervical rotation. Exp Brain Res 2005;167:422-432.

70. *Dall' Alba P, Sterling M, Treleavan J, et al*. Cervical range of motion discriminates between asymptomatic and whiplash subjects. Spine 2001;26:2090-2094.

71. *Zwart JA*. Neck mobility in different headache disorders. Headache 1997;37:6-11.

72. *Dvorak J, Froehlich D, Penning L, et al*. Functional radiographic diagnosis of the cervical spine: flexion/extension. Spine 1988;13:748-755.

73. *Panjabi MM*. The stabilizing system of the spine. Part II. Neutral zone and instability hypothesis. J Spinal Disord 1992;5:390-396.

74. *Panjabi MM, Lydon C, Vasavada A, et al*. On the understanding of clinical instability. Spine 1994;19:2642-2650.

75. *Dvorak J, Panjabi M, Gerber M, et al*. CT-functional diagnostics of the rotatory instability of upper cervical spine. 1. An experimental study on cadavers. Spine 1987;12:197-205.

76. *Panjabi M, Dvorak J, Crisco JJ, et al*. Effects of alar ligament transection on upper cervical spine rotation. J Orthop Res 1991;9:584-593.

77. *Fielding J, Cochran G, Lawsing J, et al*. Tears of the transverse ligament of the axis. J Bone Joint Surg Am 1974;56A:1683-1691.

78. *Pellengahr C, Pfahler M, Kuhr M, et al*. Influence of facet joint angles and asymmetric disk collapse on degenerative olisthesis of the cervical spine. Orthopedics 2000;23:697-701.

79. *Swinkels RA, Oostendorp RA.* Upper cervical instability: fact or fiction? J Manipul Physiol Ther 1996;19:185-194.

80. *Niere KR, Torney SK.* Clinicians' perceptions of minor cervical instability. Manual Ther 2004;9: 144-150.

81. *Swinkels R, Beeton K, Alltree J.* Pathogenesis of upper cervical instability. Manual Ther 1996;1: 127-132.

82. *Osborn A.* Diagnostic Neuroradiology. St. Louis: CV Mosby, 1994.

83. *Shedid D, Benzel EC.* Cervical spondylosis anatomy: pathophysiology and biomechanics. Neurosurgery 2007;60:S7-S13.

84. *Harrop JS, Hanna A, Silva MT, et al.* Neurological manifestations of cervical spondylosis: an overview of signs, symptoms, and pathophysiology. Neurosurgery 2007;60:S14-S20.

85. *Scoville WB.* Types of cervical disc lesions and their surgical approaches. JAMA 1966;196:479-481.

86. *Gore DR, Sepic SB, Gardner GM.* Roentgenographic findings of the cervical spine in asymptomatic people. Spine 1986;11:521-524.

87. *Gore DR, Sepic SB, Gardner GM, et al.* Neck pain: a long-term follow-up of 205 patients. Spine 1987;12:1-5.

88. *Bogduk N.* Anatomy and physiology of headache. Biomed Pharmacother 1995;49:435-445.

89. *Bogduk N.* The anatomy and pathophysiology of neck pain. Phys Med Rehabil Clin North Am 2003;14:455-472.

90. *Rivett DA.* The vertebral artery and vertebrobasilar insufficiency. In: Boyling JD, Jull G (eds) Grieve' s Modern Manual Therapy. The Vertebral Column, 3rd edn. Edinburgh: Elsevier Churchill Livingstone, 2004:257-273.

91. *Epstein J, Epstein B, Lavine L, et al.* Cervical myelo-radiculopathy caused by arthrotic hypertrophy of the posterior facets and laminae. J Neurosurg 1978;49:387-392.

92. *Harry WG, Bennett JD, Guha SC.* Scalene muscles and the brachial plexus: anatomical variations and their clinical significance. Clin Anat 1997;10:250-252.

93. *Wiater JM, Flatow EL.* Long thoracic nerve injury. Clin Orthop 1999;368:17-27.

94. *Rusnak-Smith S, Moffat M, Rosen E.* Anatomical variations of the scalene triangle: dissection of 10 cadavers. J Orthop Sports Phys Ther 2001;31:70-80.

95. *Makhoul RG, Machleder HI.* Developmental anomalies at the thoracic outlet: an analysis of 200 consecutive cases. J Vasc Surg 1992;16:534-542.

96. *Loder RT.* The sagittal profile of the cervical and lumbosacral spine in Scheuermann thoracic kyphosis. J Spinal Disord 2001;14:226-231.

97. *Hardacker JW, Shuford RF, Capicotto PN, et al.* Radiographic standing cervical segmental alignment in adult volunteers without neck symptoms. Spine 1997;22:1472-1480.

98. *Boyle JJ, Milne N, Singer KP.* Influence of age on cervicothoracic spinal curvature: an ex vivo radiographic survey. Clin Biomech 2002;17:361-367.

99. *Sobel JS, Kremer I, Winters JC, et al.* The influence of the mobility in the cervicothoracic spine and the upper ribs (shoulder girdle) on the mobility of the scapulohumeral joint. J Manipul Physiol

Ther 1996;19:469-474.

100. *Edmondston S*. Clinical biomechanics of the thoracic spine including the ribcage. In: Boyling JD, Jull G (eds) Grieve' s Modern Manual Therapy. The Vertebral Column, 3rd edn. Edinburgh: Elsevier, Churchill Livingstone, 2004:55-65.

101. *Lee D*. The Thorax: An Integrated Approach. White Rock, British Columbia: Distributed by OPTP, 2003.

102. *Ludewig PM, Cook TM*. Alterations in shoulder kinematics and associated muscle activity in people with symptoms of shoulder impingement. Phys Ther 2000;80:276-291.

103. *McClure PW, Michener LA, Sennett BJ, et al*. Direct 3-dimensional measurement of scapular kinematics during dynamic movements in vivo. J Shoulder Elbow Surg 2001;10:269-277.

104. *Lukasiewicz AC, McClure P, Michener L, et al*. Comparison of 3-dimensional scapular position and orientation between subjects with and without shoulder impingement. J Orthop Sports Phys Ther 1999;29:574-583.

105. *Ludewig PM, Behrens SA, Meyer SM, et al*. Three-dimensional clavicular motion during arm elevation: reliability and descriptive data. J Orthop Sports Phys Ther 2004;34:140-149.

106. *Tsai NT, McClure PW, Karduna AR*. Effects of muscle fatigue on 3-dimensional scapular kinematics. Arch Phys Med Rehabil 2003;84:1000-1005.

107. *Sporrong H, Palmerud G, Kadefors R, et al*. The effect of light manual precision work on shoulder muscles - an EMG analysis. J Electromyogr Kinesiol 1998;8:177-184.

108. *Al-Shekhlee A, Katirji B*. Spinal accessory neuropathy, droopy shoulder, and thoracic outlet syndrome. Muscle Nerve 2003;28:383-385.

109. *Novak CB, Mackinnon SE*. Patient outcome after surgical management of an accessory nerve injury. Otolaryngol Head Neck Surg 2002;127:221-224.

110. *Nori S, Soo KC, Green RF, et al*. Utilization of intraoperative electroneurography to understand the innervation of the trapezius muscle. Muscle Nerve 1997;20:279-285.

111. *Ludewig PM, Cook TM, Nawoczenski DA*. Three-dimensional scapular orientation and muscle activity at selected positions of humeral elevation. J Orthop Sports Phys Ther 1996;24:57-65.

112. *Filho JG, Furlani J, de Freitas V*. Electromyographic study of the trapezius muscle in free movements of the arm. Electromyogr Clin Neurophysiol 1991;31:93-98.

113. *Bagg SD, Forrest WJ*. Electromyographic study of the scapular rotators during arm abduction in the scapular plane. Am J Phys Med 1986;65:111-124.

114. *Bull ML, Vitti M, De Freitas V*. Electromyographic study of the trapezius (pars superior) and serratus anterior (pars inferior) muscles in free movements of the shoulder. Electromyogr Clin Neurophysiol 1989;29:119-125.

115. *Cools AM, Witvrouw EE, De Clercq GA, et al*. Scapular muscle recruitment pattern: electromyographic response of the trapezius muscle to sudden shoulder movement before and after a fatiguing exercise. J Orthop Sports Phys Ther 2002;32:221-229.

116. *Piacentini SC, Berzin F*. Electromyographic study of the upper, middle and lower portion of the trapezius muscle in the circumduction movement of the arm on a shoulder wheel apparatus.

Electromyogr Clin Neurophysiol 1989;29:315-319.

117. *Wadsworth DJ, Bullock-Saxton JE.* Recruitment patterns of the scapular rotator muscles in freestyle swimmers with subacromial impingement. Int J Sports Med 1997;18:618-624.

118. *Johnson G, Bogduk N, Nowitzke A, et al.* Anatomy and actions of the trapezius muscle. Clin Biomech 1994;9:44-50.

119. *Truong XT, Rippel DV.* Orthotic devices for serratus anterior palsy: some biomechanical considerations. Arch Phys Med Rehabil 1979;60:66-69.

120. *Perry J.* Muscle control of the shoulder. In: Rowe CR (ed) The Shoulder. New York: Churchill Livingstone, 1988:1-17.

121. *Williams GR Jr, Shakil M, Klimkiewicz J, et al.* Anatomy of the scapulothoracic articulation. Clin Orthop 1999;359:237-246.

122. *Warner JJ, Navarro RA.* Serratus anterior dysfunction. Recognition and treatment. Clin Orthop Rel Res 1998;349:139-148.

123. *Dvir Z, Berme N.* The shoulder complex in elevation of the arm: a mechanism approach. J Biomech 1978;11:219-225.

124. *Behrsin JF, Maguire K.* Levator scapulae action during shoulder movement. A possible mechanism of shoulder pain of cervical origin. Aust J Physiother 1986;32:101-106.

125. *de Freitas V, Vitti M, Furlani J.* Electromyographic study of levator scapulae and rhomboideous: major muscles in movements of the shoulder and arm. Electromyogr Clin Neurophysiol 1980;20:205-216.

126. *Sundelin G, Hagberg M.* Electromyographic signs of shoulder muscle fatigue in repetitive arm work paced by the methods-time measurement system. Scand J Work Environ Health 1992;18:262-268.

127. *Sundelin G.* Patterns of electromyographic shoulder muscle fatigue during MTM-paced repetitive arm work with and without pauses. Int Arch Occup Environ Health 1993;64:485-493.

128. *Goldstein DF, Kraus SL, Williams WB, et al.* Influence of cervical posture on mandibular movement. J Prosthet Dent 1984;52:421.

129. *Makofsky HW, Sexton TR.* The effect of craniovertebral fusion on occlusion. Cranio 1994;12:38-46.

130. *Visscher CM, Huddleston Slater JJ, Lobbezoo F, et al.* Kinematics of the human mandible for different head postures. J Oral Rehabil 2000;27:299-305.

131. *Zafar H.* Integrated jaw and neck function in man. Studies of mandibular and head-neck movements during jaw opening-closing tasks. Swed Dent J Suppl 2000;143:1-41.

132. *Moya H, Miralles R, Zuniga C, et al.* Influence of stabilization occlusal splint on craniocervical relationships. Part I; Cephalometric analysis. J Craniomandibular Pract 1994;12:47.

133. *Eriksson PO, Haggman-Henrikson B, Nordh E, et al.* Co-ordinated mandibular and head-neck movements during rhythmic jaw activities in man. J Dent Res 2000;79:1378-1384.

134. *Eriksson PO, Zafar H, Nordh E.* Concomitant mandibular and head-neck movements during jaw opening-closing in man. J Oral Rehabil 1998;25:859-870.

135. *Zafar H, Nordh E, Eriksson PO.* Temporal coordination between mandibular and head-neck movements during jaw opening-closing tasks in man. Arch Oral Biol 2000;45:675-682.

136. *Eriksson PO, Zafar H, Haggman-Henrikson B.* Deranged jaw-neck motor control in whiplash-associated disorders. Eur J Oral Sci 2004;112:25-32.

137. *Haggman-Henrikson B, Zafar H, Eriksson PO.* Disturbed jaw behavior in whiplash-associated disorders during rhythmic jaw movements. J Dent Res 2002;81:747-751.

138. *Stiesch-Scholz M, Fink M, Tschernitschek H.* Comorbidity of internal derangement of the temporomandibular joint and silent dysfunction of the cervical spine. J Oral Rehabil 2003;30:386-391.

139. *De Laat A, Meuleman H, Stevens A, et al.* Correlation between cervical spine and temporomandibular disorders. Clin Oral Invest 1998;2:54-57.

140. *Fink M, Tschernitschek H, Stiesch-Scholz M.* Asymptomatic cervical spine dysfunction (CSD) in patients with internal derangement of the temporomandibular joint. Cranio 2002;20:192-197.

141. *de Wijer A, Steenks MH, de Leeuw JR, et al.* Symptoms of the cervical spine in temporomandibular and cervical spine disorders. J Oral Rehabil 1996;23:742-750.

4

Alterations in Cervical Muscle Function in Neck Pain
목 통증 환자에서의 경추 근육 기능의 변화

서론

경추에서 작용하는 수많은 근육들은 다양한 기능(capacity)과 자유도(degrees of freedom)를 가지고 있기 때문에[1] 이러한 근육들의 조합은 매우 복잡하다(3장). 그렇기 때문에 근육 작용의 여러 조합에 의해 특별한 힘(force)이 생성될 수 있다.[2] 경추의 복잡성을 고려하면, 목 통증이 운동 조절 전략(motor control strategies)의 재편성(reorganization)을 이끌어내는 것도 놀라운 일은 아니다.

근전도, 자기공명영상, 초음파, 근생검, 레이저 도플러 유속측정법(laser Doppler flowmetry), 경추 동력측정법(cervical dynamometry) 등 많은 기술들이 목 통증이 있는 환자들에게서 신경근육학적 적응(neuromuscular adaptation)의 다양한 범위를 밝혀내기 위해 사용되었다.[3-9] 실험적 목 통증 모델(experimental neck pain model)을 이용한 연구들 또한 이러한 변화의 기전에 초점을 맞춰왔다.[10] 경추 근육에 대한 연구를 통해 얻어진 지식들은 경추 근육 기능의 평가와 재활에 대한 우리의 특수한 접근법을 뒷받침하고 있다. 이 연구는 치료적 운동요법(therapeutic exercise regimes)의 발달에까지 확대되어 임상에 적용했을 때 긍정적인 치료 효과를 보여주고 있다.[11-15]

이 장에서는 목의 통증과 연관되어 경추와 축견갑 근육들의 기능이 어떻게 변하는지 설명한 연구결과들을 살펴보고 이러한 결과들이 나오게 된 생리적인 기전을 탐구하며, 14장에서 다루게 될 치료적 운동의 접근에 대한 기초를 제공할 것이다.

근력 및 지구력의 변화

전통적으로 임상 연구들은 목 통증이 있는 환자들의 근육 기능을 평가하는데 있어서 동력측정기구(dynamometry device)를 이용하여 경추 근육의 근력과 지구력의 변화를 측정하는 기계적인 측정방법(mechanical measures)에 초점을 맞춰왔다. 점진적인 발병이든 외상성 발병이든 경추성 두통과 목 통증을 포함하는 경추 질환에서 경추 굴곡근,[16,17] 두경부 굴곡근,[9,18] 경추 신전근[19,20]의 등척성 근력과 지구력이 저하되는 것은 여러 방면에서 지속적으로 언급되어 왔다. 또한, 수축강도(최대자발수축(MVC : maximal voluntary contraction)의 50%와 20%) 이상의 범위에서 두경부 굴곡근의 지구력이 저하되는 것이 관찰되었다.[9,18] 이것은 특히 낮은 수축 강도(MVC의 25%)에서 목 굴곡근의 신경근육 효율(neuromuscular efficiency)이 감소한다는 연구결과와 맥락을 같이 한다.[21] 흥미롭게도, 목 통증 환자들은 대조군에 비해 낮은 부하(MVC의 20%)에서 수축을 유지하는 것 또한 어려워하며,[9] 근경련 같은 다른 근피로 현상들이 나타나기도 한다.[22] 목 통증 환자에게서 관찰되는 이러한 경추 굴곡근들의 저강도 수축력의 저하는 경추 안정성에 불리할 수 있으며, 특히 많은 직업에서 일반적으로 요구되는 비교적 지속적인 정적 업무(static tasks)를 수행할 경우 더욱 불리하게 작용한다.

비록 기계적인 측정법을 통해 재활 과정을 계획하는데 필요한 근육 수행(muscle performance)의 변화를 알 수 있다고는 해도 여기에는 제한점이 있다. 경추가 일상 기능을 수행하는데 있어 목 근육의 최대 근력을 자주 사용하는 것은 아니므로 근력의 즉각적인 감소 반응이 목 통증을 가진 환자들에게서 항상 명확하게 나타나지는 않는다는 것이다. 또한, 기계적 측정법이 근육군(muscle groups)의 전체적인 기능에 대한 정보를 제공하는데는 뛰어난 반면, 개별적인 근육들이 통증에 의해 어떠한 영향을 받는지에 대한 정보를 제공하지는 못한다. 이 때문에 최근의 연구들은 목 통증을 가진 환자들에게서 더욱 특이적인 신경근육학적 변화를 발견하는데 초점을 맞춰왔다. 그 결과로, 목 통증이 있을 때 나타나는 운동 조절의 변화에 대한 우리의 지식이 폭발적으로 증가하였다.

경추의 운동 조절에서 나타나는 변화

경추 질환과 관련하여 경추 근육이 활성(activation)되는 정도(amplitude)와 순서(timing)에서 나타나는 변화들을 입증한 최근 연구가 있다.

근육 활성의 공간적 특징

근전도를 이용한 연구들은 목 통증이 경추 관절과 전만을 지지하는 핵심 자세근(key postural muscles)

인[23-28] 경장근(longus colli)과 두장근(longus capitis) 같은 심부 경추 굴곡근들의 장애와 연관되어 있다는 것을 입증했다.[7] 심부 경추 굴곡근 활성의 감소는 목 통증 환자에게 두경부 굴곡 검사(이 검사에 대해 더 자세히 알고 싶다면 12장을 보시오)를 시행할 때 직접적으로나[7] 간접적으로[5,15,29-34] 관찰된다. 심부 경추 굴곡근의 활성이 감소되는 것은 흉쇄유돌근(sternocleidomastoid), 전사각근(anterior scalene) 같은 천층 근육들의 활성이 증가되는 것과 같이 나타나며, 이는 작업을 수행하는데 있어 운동 전략(motor strategy)이 재편성됨을 가리킨다(그림 4.1).

이러한 결과와 마찬가지로, 추가적인 연구들은 목 통증을 가진 환자들이 경추를 등척성 굴곡 수축하거나[21] 상지의 역동적 움직임(dynamic movement)을 포함하는 작업을 수행하는 동안[35,36] 천층 경추 굴곡근들

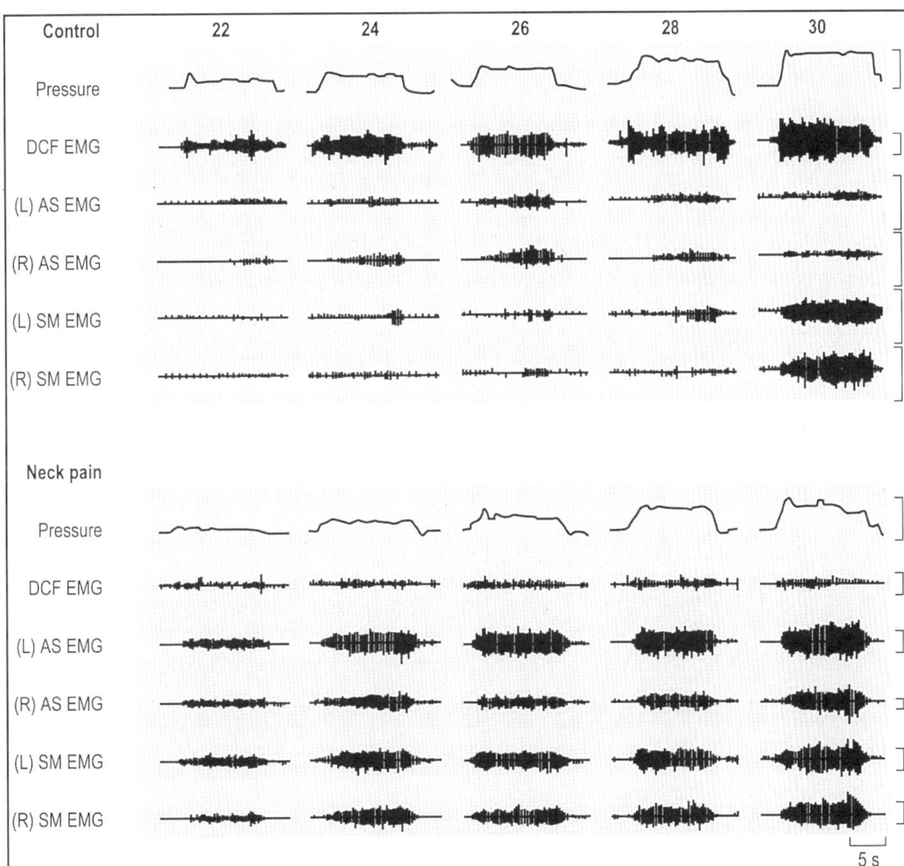

그림 4.1 | 두경부가 굴곡하는 동안 경추 굴곡근 활성도의 재편성 : 위의 원본 EMG 자료는 대조군과 목 통증 군이 두경부를 굴곡하는 작업을 수행하는 동안 관찰된 것이다. 위 자료는 심부 경추 굴곡근(DCF)과 좌(L), 우(R) 전사각근(AS)과 흉쇄유돌근(SM)의 근전도 결과이다. 목 통증 환자에게서 두경부의 굴곡이 증가함(경추에 있는 압력 센서에서 압력이 증가하는 것으로 기록됨)과 더불어 모든 근육들의 EMG 활성도가 점진적으로 증가하지만, 경추의 심부 굴곡근에서는 더 낮은 활성을 보이고 천층 근육들에서는 더 큰 활성을 보인다는 사실을 주목하라. EMG 단위는 0.5mV이다.(Falla 등[7]에게서 허가를 득하고 재인쇄함.)

의 활성이 증가되는 것을 증명했다. 이와 유사하게 만성 두통을 가지고 있는 환자가 등척성 운동을 수행하는 동안이나[37] 목 통증을 가지고 있는 사무직 근로자가 척추에 압박 부하를 증가시킬 수 있는 타이핑 작업을 수행하는 동안[38] 천층 경추 굴곡근과 신전근의 협동 작용(co-activation)이 증가하는 것이 관찰되었다.

목 통증 환자에서 경추 신전근과 축견갑 근육의 활성이 재편성되는 것도 역시 관찰되고 있다. 목 통증을 가지고 있는 사무직 근로자가 5분간 타이핑 작업을 수행했을 때 경추 신전근의 활성이 증가되는 것이 보였다.[38] 그러나 지속적으로 컴퓨터 작업을 수행하는 동안 상부 승모근(upper trapezius) 활성이 증가되는 것과 더불어 경추 신전근 활성이 감소되는 것도 관찰되었다.[40] 또한 작업을 수행하는 동안 가장 불편감을 호소하는 환자에게서 상부 승모근/경추 신전근 활성 비율이 유의하게 높게 나타났다.

경추의 통증을 호소하는 환자에게서 축견갑 근육 기능의 변화는 임상에서 일반적으로 관찰되고 있다. 그러나 기능 변화의 발생률(prevalence)과 경추 질환을 유발하는 병인(etiology)으로서의 역할은 아직 명확하게 밝혀지지 않았다. 충돌 증후군(impingement syndrome) 같은 일차적인 견갑대의 질환을 가지고 있는 환자들에게선 견갑골의 운동학적 변화와 축견갑근육의 활성도 변화가 명백하게 입증되어 있다.[41-44] 그러나 경추 질환에 있어서는 축견갑근육들이 갖는 특별한 견갑대의 조건 때문에 축견갑근육의 기능은 아직 과학적 주목을 많이 받지 못하고 있다. 그럼에도 불구하고, 견갑골 방향과 운동의 변화, 축견갑근육 기능의 분명한 장애(impairment), 축견갑근육의 긴장(tenderness) 등은 임상에서 일반적으로 발견되고 있다. 또한 외상성[45] 또는 비외상성으로[35,46] 목 통증을 호소하는 환자들에게서 상지의 반복적인 움직임 가운데 상부 승모근 활성도의 변화가 관찰되고 있다. 축견갑근육 기능의 변화와 축견갑근육군간의 길이-장력(length-tension) 관계의 변화는 경추 안정성을 위협할 수 있다. 특히 견갑거근(levator scapulae)과 승모근처럼 경추에 부착되어 있는 근육들은 움직이는 가운데 기계적으로 경추 운동 분절(cervical motion segments)에 부하를 가하여, 잠재적으로는 머리와 목을 안정시키기 위한 경부 협력근(synergistic neck muscle)의 더 큰 활성을 요구하게 된다.[49] 축견갑근육의 협동(coordination)에서 나타나는 변화는 경추 구조물들에 비정상적인 부하를 가할 뿐만 아니라 축견갑근육들을 피로하게 해서 통증 상태를 지속시킨다.

근육 활성도의 변화뿐만 아니라 목 통증을 호소하는 환자들에서 전거근과 흉쇄유돌근의 활동 후 이완 능력이 감소되었음이 입증되었으며,[17,35] 이것은 감각계(sensory system)의 결손이나 운동 신경 세포 집단(motor neuron pool)으로 가는 하행경로에서 나타나는 변화를 가리키고 있다.[50] 상부 승모근 또한 반복적인 팔 운동 중과[51] 운동 후에[35,46] 이완 능력이 감소되며, 반복적 작업을 수행하는 동안 근육 휴식기(muscle rest period)가 줄어들고,[52,53] 정신적으로 신경써야 하는(mental demand) 작업을 수행하는 동안 활성도가 일반적으로 쉽게 증가하는 것으로 나타났다.[54-56]

근육 활성의 시간적 특징

경부 근육들의 시간상의 변화 또한 목 통증을 호소하는 환자들에게서 관찰되며, 이는 경추의 운동 조절에 생긴 변화에 대한 더 많은 증거를 제공한다. 예를 들어, 통증이 없는 사람이 빠르게 팔을 움직이고 있는 동안 척추에서 작은 변화가 일어나면 경추의 근육들은 앞먹임 방식(feedforward manner)으로 협동하게 된다.[6,57-59] 삼각근의 50ms 내에서 일어나는 경추 근육들의 반응시간은 반응이 반사로 조절되기에는 너무 빠르다는 것을 가리키고 있다. 대신에 이러한 반응들은 움직임을 시작하기 앞서 신경계에 의해 미리 계획되어진다(preplanned). 반대로, 목 통증이 있는 사람이 팔을 빠르게 움직이면, 심부와 천층 경부 근육들의 반응시간은 지연된다.[6] 목 근육들의 반응시간이 지연되면 움직이는 동안 앞먹임 수축(feedforward contraction)이 적용되는 기준을 벗어나게 되며 이는 경추의 자동 앞먹임 조절(automatic feedforward control)에 중요한 문제가 있음을 가리킨다(그림 4.2). 경추심부 근육들의 기능을 고려하면(3장), 이것은 경추의 조절에 있어 더 큰 긴장(strain)에 대하여 경추를 취약하게 만들 수 있는 타협(compromise)과 같다.[6] 경추 모델은 심부 근육들의 활성이 없는 상태에서 목의 큰 천층 근육들이 움직임

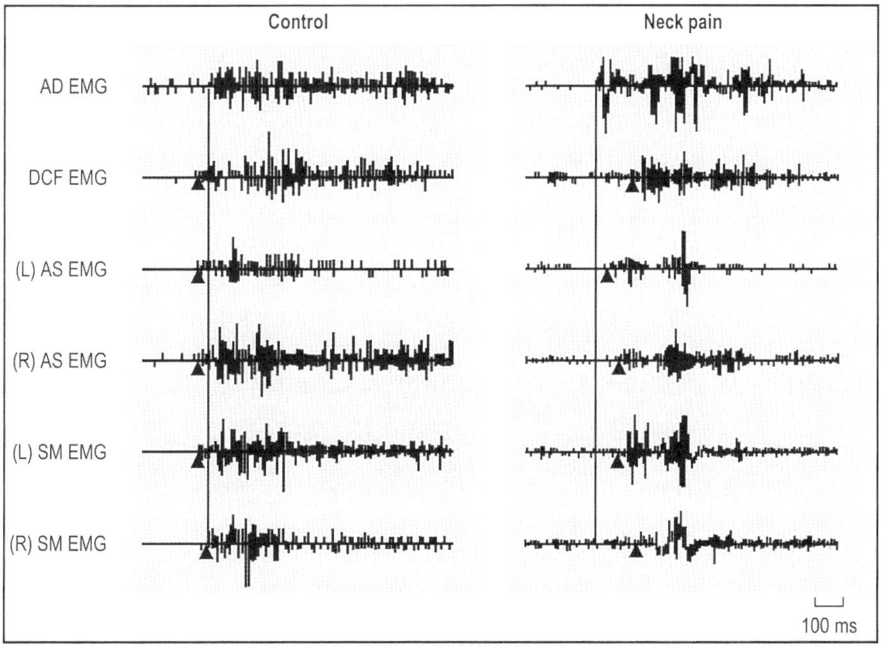

그림 4-2 | 빠른 움직임(perturbation)을 수행하는 동안 경추 굴곡근들의 지연된 활성 : 위의 원본 EMG 자료는 대조군과 목 통증을 가진 사람들이 빠른 상지 굴곡을 수행하는 동안 전사각근(AD), 경추의 심부 굴곡근(DCF), 좌(L), 우(R) 흉쇄유돌근(SM), 전사각근(AS) 근육들에게서 관찰된 것이다. 선(line)은 전사각근이 수축하는 시점을 가리키며, 검은 삼각형은 목 근육이 활성화되는 시점을 표시하고 있다. 목 통증 환자들에게서 목 근육의 활성화가 지연되는 것을 주목하라.(Falla 등[6]에게서 허가를 득하고 재인쇄함)

을 만들어내는 것을 모의실험 했을 때, 국소적으로 발생한 분절 불안정 부위를 보여주었다.[28] 목 통증을 호소하는 사람들을 관찰한 다른 실험에서는 경추의 심부 굴곡근들의 활성이 건강한 사람들에게서 나타나는 것과는 반대로 방향-특이 반응(direction-specific response)을 보이는 것으로 나타났다.[6] 이것은 이러한 변화가 운동 신경 흥분성(motor neuron excitability)의 저하 같은 요소에 의해 설명될 수 있는 단순한 지연(delay)이 아니라 경추를 조절하기 위해 중추신경계에서 사용되는 전략(strategy)에서 생긴 변화라는 것을 가리킨다.

요약하면, 목 통증을 가지고 있는 사람에게서 공통적으로 발견되는 것은 경추 심부 근육들의 활성에 장애가 발생되며(시간과 공간의 양쪽에서), 이에 수반하여 천층 근육들의 활성이 증가되는 것이며, 이는 종종 움직임이나 근육 수축의 형태로 나타나기도 한다. 이것은 주로 낮은 생역학적 부하(biomechanical load)가 걸리는 작업을 수행할 때 관찰된다.[7,31,35,40] 그러나 목 통증을 가지고 있는 사람에게서 종종 큰 표준편차를 보이는 근전도가 보고되기 때문에 개인에 따라 근육 활성의 변화는 상당히 다양하게 나타날 수 있다는 것을 주의해야 한다.[35] 이것이 통증과 장애의 정도와 연관되어 있을 수 있다는 여러 근거들이 있으며,[35,36,38] 이로써 개인차가 존재한다고 생각된다. 이는 또한 이미 언급한 경추 근육계의 복잡성(redundancy)과도 부합된다.

경추 근육들의 말초성 적응

통증이 경추의 심층과 천층 근육들의 조절에 각기 다른 영향을 끼친다는 개념과 더불어, 목 통증을 가지고 있는 사람들의 경추 근육들에서 나타나는 말초성 특성들을 관찰하여 얻어낸 위의 가설을 지지할 수 있는 보완적인 증거가 존재한다.

목 통증을 가지고 있는 사람들의 복측(ventral) 경추 근육들(흉쇄유돌근(sternocleidomastoid), 견갑설골근(omohyoid), 경장근(longus colli))과 배측(dorsal) 경추 근육들(대후두직근(rectus capitis posterior major), 하두사근(obliquus capitis inferior), 두판상근(splenius capitis))의 근육 생검(muscle biopsy)을 실시한 결과, 대조군에 비해 IIC형 섬유(type IIC fibers)의 비율이 유의하게 증가되어 있는 것을 발견했으며, 이러한 증가소견은 환자의 진단이나 신경학적 증상의 존재유무와는 관련이 없었다.[60] IIC형 이행섬유(type IIC transitional fibers)의 증가가 관찰되는 것은 저속-연축 산화 I형 섬유(slow-twitch oxidative type I fibers)가 고속-연축 해당 IIB형 섬유(fast-twitch glycolytic type IIB fiber)로 변환되었다는 것을 의미한다. 이것은 경추 근육들의 긴장성 수축력(tonic contractile capacity)이 감소되었다는 것을 의미하며 목 통증을 가지고 있는 환자들의 경추 근육들의 지구력이 감소되었다는 것과 같은데,[18,20,61] 특히 두경부 굴곡근에서 증명된 바와 같이,[9] 작은 힘의 수축에 대한 지구력이 감소되었다는 것을 의미한다.

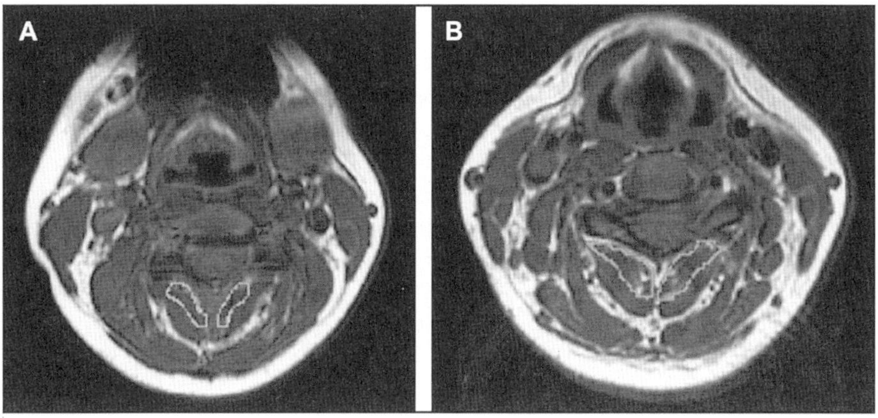

그림 4.3 | 경추 다열근의 지방 조직 침윤(infiltration) : 경추 3번 레벨에서 촬영한 경추 다열근 분절의 양측 축상면(axial) 자기공명영상으로 (A) 정상 대조군 (B) 교통사고 상해 증후군 환자 (Elliott 등[8]에게서 허가를 득하고 재인쇄함)

심부 후두하 근육들(deep suboccipital muscles)의 위축(atrophy)과 결합 조직 침윤(connective tissue infiltration) 역시 만성 목 통증을 가지고 있는 사람들에게서 나타났다.[8,62-64] 최근 연구에 따르면, 심층과 천층의 경추 신전근의 지방 침윤(fatty infiltrate)은 교통사고 상해 증후군(whiplash-associated disorder) 환자들에게서 특징적으로 나타난다.[8] 지방 침윤이 일반적으로 환자군의 모든 근육들에서 높게 나타나지만, 3번 경추 레벨에 있는 심부 근육들 - 대소후두직근(rectus capitis minor/major), 다열근(multifidi)에서 가장 높게 나타났다(그림 4.3). 이러한 관찰결과와 같이, 만성 교통사고 환자들의 심부 다열근에서도 감소된 횡단면(cross-sectional area : CSA)이 증명되었으며,[65] 만성 경추성 두통(chronic cervicogenic headache)을 가지고 있는 사람들의 C2 레벨에서 측정한 중간 두반극근(intermediate semispinalis capitis)에서도 감소된 횡단면이 증명되었다.[32] 그러나 만성 교통사고 환자들을 대상으로 MRI를 이용한 최근 연구에서는 다열근에서 CSA가 커져 있었으며, 경반극근(semispinalis cervicis)과 두반극근에서도 다양한 CSA의 감소를 보였다. CSA는 지방 침윤 정도를 반영하므로 이는 목 통증에서 근육의 변화를 정의할 때 양쪽 방법을 다 고려해보는 것이 필요하다는 것을 가리킨다.[66]

근생검과 레이저 도플러 유속측정법 또한 승모근 통증을 호소하는 사람들에게서 상부 승모근의 형태학적, 조직학적 변화를 보여주며, 여기에는 미토콘드리아 기능(mitochondrial function)의 장애를 나타내는 형태학적 징후(불균일 적색 근섬유(ragged red fiber)와 사이토크롬-c 산화제 음성 근섬유(cytochrome-c oxidase negative fiber)),[67,68] 감소된 아데노신 삼인산(adenosine triphosphate),[3,69] 낮은 모세혈관 대 섬유 영역비(capillary-to-fiber-area ratio)에도 불구하고 증가된 I형 근섬유의 CSA가 포함되어 있다.[3,67,68] 이러한 변화는 저역치 운동 단위(low-threshold motor units)의 과부하와 연관되어 있을 수 있으며[70] 이를 통해 낮은 강도의 작업을 반복 수행할 때 개인에게 나타나는 통증의 발전양상을 설명할 수 있다.[71,72]

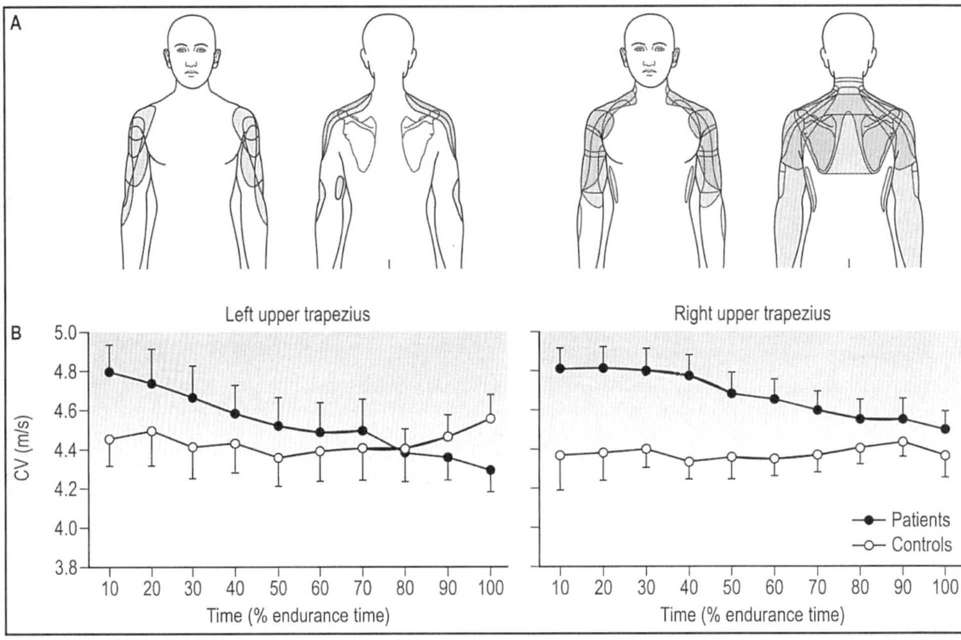

그림 4.4 | 반복적인 상지 거상을 수행하는 동안 근피로를 측정하는 주관적 및 객관적 방법 : (A) 5분 동안 상지를 반복적으로 거상하는 작업을 수행한 후 대조군(좌측)과 목 통증 환자군(우측)이 호소하는 피로 영역. 목 통증 환자군에게서 더 광범위한 피로 영역이 나타나는 것을 주목하라. (B) 반복적인 상지 거상 작업을 수행하는 동안 계산된 승모근 섬유 전도 속도(CV)의 평균 및 표준오차. 환자군이 작업을 수행하는 동안 초기값이 더 높고 CV 감소도 더 크게 나타나는 것을 주목하라. (Falla 및 Farina[75]에게서 허가를 득하고 재인쇄함)

또한 목 통증 환자의 근육에서 IIC형 근섬유의 비율이 증가되고 모세혈관 대 섬유 영역이 감소되는 것이 관찰되었으며 이는 근수축을 유지하는 동안 경추 근육의 피로를 나타내는 근전도 소견이 더 크게 나타나는 연구결과와 간접적으로 일치한다.[73,74] 만성 목 통증을 가지고 있는 사람의 흉쇄유돌근과 전사각근에서 등척성 수축을 유지하는 동안 EMG를 측정했을 때, EMG 신호의 평균 주파수는 더 크게 감소된 것으로 나타났다.[74] 게다가 만성 목 통증을 가지고 있는 사람들은 반복적인 어깨 거상을 실시하는 동안 상부 승모근섬유의 전도 속도(conduction velocity)가 더욱 감소된 것으로 밝혀졌다(그림 4.4).[75]

통증이 운동 조절과 경부 근육들의 말초적 변화를 유발할 수 있다는 관찰 결과를 고려해볼 때, 이러한 영향이 나타나는 가능한 기전들을 생각해볼 필요가 있다.

목 통증의 신경근육학적 적응에 대한 기전

목 통증 환자의 근육 기능 변화에 대한 지식이 많아지고 있음에도 불구하고, 이러한 관찰 결과들에 대한 기전의 해석은 제한되어 있으며, 어느 정도 추측할 뿐이다. 이는 경추의 신경근육학적 기능에 나타나는 특이적 변화를 유발하는 잠재적인 생리학적 기전을 구별해내기가 종종 어렵기 때문이다. 게다가 목 통증 질환의 범위를 고려해볼 때, 환자에게서 관찰되는 모든 신경근육학적 변화들이 단순히 말초성 유해수용체(peripheral nociceptor)의 자극 때문이라고 생각하는 것은 너무나도 순진한 발상이다. 차라리 통증 경험(pain experience)의 생리적, 심리적, 사회적 요소들 사이의 상호작용과 각 요소들이 경추의 신경근육학적 기능에 미칠 수 있는 영향을 고려해보는 것이 필요하다. 이 장(chapter)에서 모든 측면을 다루는 것은 불가능하므로 독자들은 목 통증 질환의 심리사회적 측면에 대해 논의하는 7장을 참고하기 바란다. 이 장에서는 통증이 근육 기능에 직접적으로 미치는 영향에 대해 논의할 것이다.

경추의 운동 조절 변화에 대한 가능한 기전들

통증이 운동 조절 변화를 가져오는 것인지, 아니면 운동 조절에 생긴 변화가 통증을 유발하는 것인지에 대하여 문헌을 통한 논쟁은 끊임없이 계속되어 왔다. 예를 들어, 운동 조절에 생긴 결손이 불량한 관절 움직임 조절을 유발하며, 이로 인한 미세손상이 반복되어 결국 통증이 유발된다는 주장이 있다.[76] 이러한 가설이 완전히 배제될 수 없는 한편, 목 통증을 가지고 있는 사람들에게서 특징적으로 나타나는 운동 조절에 생긴 일단의 변화들이 건강한 사람들에게 실험적으로 통증을 유발시킨 후에도 관찰되었으며, 이는 통증이 운동 조절의 변화가 시작되는 방아쇠를 제공할 수도 있다는 것을 의미한다.

경추의 유해수용체를 실험적으로 흥분시키기 위해 가장 자주 사용되는 방법은 고장성 식염수(hypertonic saline)의 근육내 주사(intramuscular injection)이다.[77-79] 고장성 식염수는 근육내에서 근섬유막 형질(muscle fiber membrane properties)의 변형을 일으키지 않고 중심성 억제(central inhibition)를 유발할 수 있다.[80] 그러므로 실험적으로 유발시킨 근육 통증은 임상적으로 목 통증 질환들에서 언급되는 것 같은 근육 형질의 변화를 일으키지 않으면서 통증이 경추의 운동 조절에 미치는 영향에 대해 평가할 수 있는 수단을 제공한다.[60]

실험적 통증 연구들을 통해 목 근육의 통증이 작용제(agonist)로서 작용할 때는 경추 근육들에 즉각적 억제(immediate inhibition)를 유발하는 것으로 알려져 있다.[78,81-83] 예를 들어, 경추 굴곡근의 수축을 점차적으로 증가시키는 동안 흉쇄유돌근에서 나타나는 통증은 동측(ipsilateral) 흉쇄유돌근의 근전도 진폭(EMG amplitude)을 힘-의존적으로(force-dependent) 감소시킨다(그림 4.5).[78] 이와 유사하게 두판상근의 통증도 등척성 경추 신전을 하는 동안 두판상근의 근전도 진폭을 감소시켰고,[78] 상부 승모근의 통증도 등척성 운동과[81,82] 동적 상지 작업(dynamic upper-limb tasks)[83,84]을 하는 동안 상부 승모근의 활성을 감소시켰다.

통증이 있는 근육에서 나타나는 활성의 변화와 더불어 실험적으로 유발시킨 목 근육의 통증은 협력근(synergist)과 길항근(antagonist)간 협조작용(coordination)의 동적 재편성(dynamic reorganization)을 유발한다. 예를 들어, 경추 굴곡근이 등척성 수축을 하는 동안 통증에 의해 흉쇄유돌근의 근전도 활성이 감소되는 것은 이에 수반되어 두판상근(그림 4.5)과 승모근 양쪽에서 활성이 감소되는 것과 관련이 있다.[78] 또한 고장성 식염수로 두판상근에 통증을 유발시킨 후 경추를 회전시키는 동안 흉쇄유돌근의 활성이 감소했다는 보고가 있으며,[85] 상지를 동적 수축(dynamic contraction)시키는 동안 고장성 식염수로 한쪽 상부 승모근의 통증을 유발시켰더니 승모근 세 분지의 협동 작용이 양쪽으로 재편성되었다는 보고도 있다.[83]

요약하면, 실험적 통증 연구들을 통해 근육의 통증(nociception)은 운동 전략(motor strategy)의 즉각적

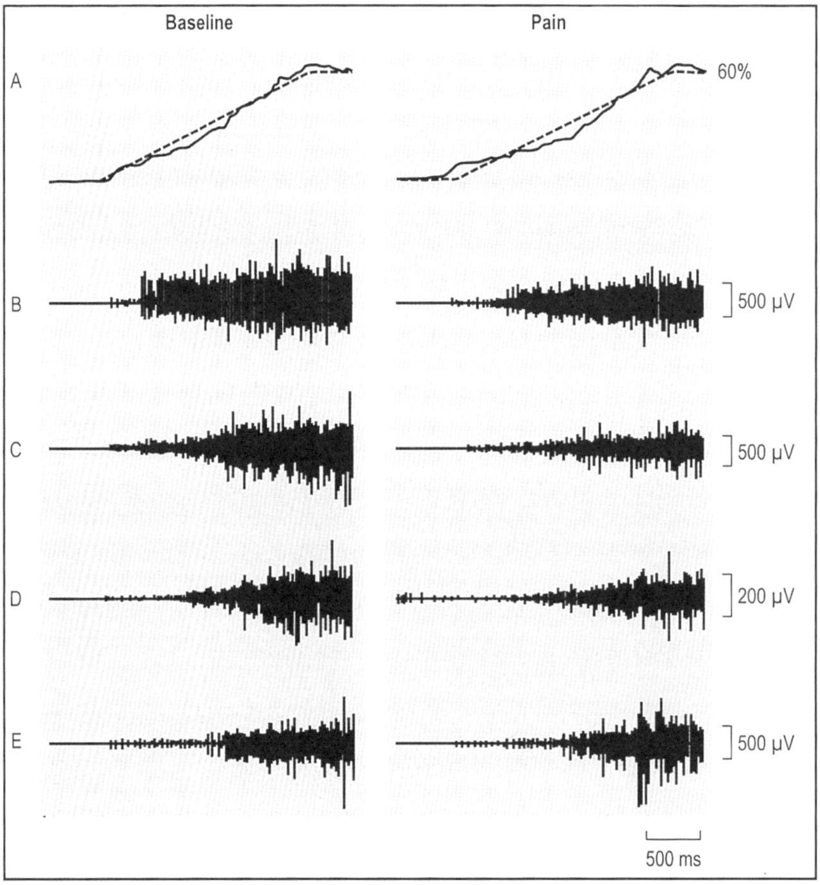

그림 4.5 | 등척성 수축 동안 통증으로 유발된 경추 근육 활성도의 재편성 : 위의 힘과 근전도(EMG) 자료는 한 대상자가 최대 자발성 수축의 0에서 60%까지 경추를 굴곡하는 수축력을 계속 증가시키는 동안 나타난 것이다. 자료들은 시술 전(baseline)과 고장성 식염수로 흉쇄유돌근 통증을 유발시키는 동안(pain)으로 나누어 표현되었다. A, 힘(force); B, 일측(ipsilateral) 주사시 흉쇄유돌근 EMG; C, 대측(contralateral) 주사시 흉쇄유돌근 EMG; D, 일측 주사시 두판상근 EMG; E, 대측 주사시 두판상근 EMG. 흉쇄유돌근 통증이 있은 후 흉쇄유돌근과 두판상근 양쪽 모두 진폭이 감소했음을 주목하라. (Falla 등[78]에게서 허가를 득하고 재인쇄함)

인 재편성을 유발한다는 것이 입증되었으며 이는 통증이 있는 근육의 사용을 최소화하고 작업 수행의 장애를 최소화하기 위해 적응하는 것이라고 볼 수 있다. 경추 운동 전략의 재편성은 또한 만성 목 통증 질환을 가지고 있는 사람들의 특징이기도 하다.[7,40] 그러므로 비록 통증이 이차적으로 운동 조절을 불량하게 만든 몇몇 예가 있다고 할지라도 통증이 경추의 운동 조절의 변화를 유발한다는 확실한 증거가 있어야 한다. 비록 아직 인정받지는 못했지만, 후관절(zygapophyseal joint) 같은 심부 구조물들에 실험적으로 통증을 유발시킨 후에도 운동 조절의 변화가 나타났다.

만약 통증이 경추 운동 조절의 변화를 유발한다면 이러한 영향을 일으키는 기전은 무엇일까? 유해수용체들(nociceptors)은 척수의 운동신경세포(spinal motor neurons)와 감각운동피질(sensorimotor cortex)에 연결되어 있다. 그러므로 통증이 변화된 시냅스 입력(synaptic input)을 통해 운동신경세포 출력(motor neuron output)에 직접적인 영향을 미치고, 피질 수준(cortical level)에서 운동 계획(motor planning)과 근육 조절에 직접적 영향을 미칠 것임은 분명하다.

실험적 통증 연구에서 경추 근육의 협력작용이 통증으로 인해 재조합되고 이것이 작업 의존성 상태(task-dependent nature)가 되는 것이 관찰되었는데, 이는 단순히 운동 신경의 흥분성에 변화가 생긴 것이 아니라 중추성 전략에 변화가 생긴 것이라는 주장[78]을 지지하고 있다. 게다가 실험적으로 경추의 유해수용체들을 흥분시켰을 때 경추를 굴곡하는 동안 양쪽 흉쇄유돌근이 억제되는 것이 증명되었으며, 반면에 경추를 신전하는 동안 작용근(agonist : 두판상근)이 한쪽으로 억제되는 것이 증명되었다.[78] 이러한 연구결과는 유해수용성 자극(nociceptive input)에 대한 반응으로 피질 수준에서 억제적 영향이 나타난다는 것을 더욱 뒷받침한다.[86]

또한 임상적인 목 통증 질환에서 근육 활성의 변화가 단순히 흥분성의 변화나 운동 명령의 전송이 지연된 것이 아니라고 주장하는 연구결과들이 있다. 앞에서 설명한 바와 같이, 사람들이 팔을 빠르게 움직일 때 경추의 심부 굴곡근들이 활성화되는 시점은 팔의 운동 방향과는 무관하다.[6] 만약 목 통증이 나타나는 동안 관찰된 반응 지연이 흥분성의 변화 때문에 생긴 것이라면, 사람들이 통증을 느낄 때 반응이 지연된다고 할지라도, 운동 방향이 바뀌는 동안 반응은 지속된 채로 남아있어야 한다는 것을 예상할 수 있다. 그러나 실제로는 그렇지 않으며, 오히려 목 통증에서 나타나는 방향 특이적 반응(direction-specific response)은 운동 계획에 변화가 생겼다는 것을 제시하고 있다. 일단의 연구들은 실험적으로 유발시킨 통증이 운동 계획과 실행을 관장하는 뇌 영역의 활성도를 변화시켰다고 보고하여 이러한 가설과 일치하는 소견을 보여주었다.[87]

경추의 변형된 구심성 자극(afferent input) 또한 운동의 조절에 영향을 미칠 수 있다. 몇몇 연구들이 목 통증 질환을 가지고 있는 사람들에게서 고유수용성 감각(proprioceptive acuity)의 저하,[88-90] 안구 운동 조절과[91,92] 균형(balance)의 장애[93-95]를 보고했으며, 이는 경추의 구심신경(afferent)로부터 들어오는 비정상적인 자극(input)을 반영하는 것으로 보여진다.(5장) 또한 목 근육의 피로가 중추신경계에 비정상적인 감각 신호(sensory input)를 보내고 지속적인 불안정 감각을 생산하여 자세 조절 기전에 영향을 미칠 수 있다는 주장도 있다.[96] 더불어 교감신경구동(sympathetic drive)을 증강(enhancement)시킬 수 있는 심리적 스트레스와 불안도 근섬유의 수축성에 영향을 미치면서 근방추 수용체(muscle spindle receptor)로부터 나오는 고유수용성 감각 정보(proprioceptive information)를 변형시켜 경추 근육의 운동 조절에 영향을 미칠 가능성이 있다.[97] 이러한 사실들은 우리로 하여금 경추 근육의 말초적 성상(peripheral properties)에서 나타나는 변화의 기전 및 목 통증 환자들의 근육의 변화와 신경의 변화 사이의 연관성에 관하여 탐구할 수 있게 해준다.

경추 근육의 말초적 성상에서 나타나는 변화에 대한 가능한 기전들

통증과 신경근육학적 변화 사이의 인과 관계에 대해 논란이 많은 한편, 운동 조절의 변화와 경추 근육의 말초적 성상의 변화 사이의 연관성 또한 완전하게 밝혀지지 않았다. 몇몇 연구결과들은 통증이 목 통증 환자에게서 관찰되는 모든 전기생리학적 현상들(electrophysiological observations)을 설명해주지는 않는다고 주장한다. 예를 들어, 목 통증 환자들이 반복적인 어깨 거상을 하는 동안 관찰되는 상부 승모근 근섬유 수축 속도의 큰 변화가[75] 정상군에게 실험적으로 유해수용체 자극을 가했을 때는 나타나지 않는다.[83] 이와 유사하게, 목 통증 환자들이 경추 굴곡을 유지하는 동안 관찰되는 근전도의 피로현상의 증가가[74] 정상군에게 실험적 목 통증을 유발시켰을 때는 나타나지 않는다.[98] 그러므로 목 통증 환자에게 관찰되는 경추 근육들의 피로의 증가는[74] 통증에 대한 만성적인 적응(chronic adaptation) 즉, 근육 구성(muscle composition)의 변화를 반영하는 것으로 여겨진다.[60,67,68] 또한 교감신경 유출(sympathetic outflow)의 증가로 인한 혈관수축(vasoconstriction)을 통해 승모근통(trapezius myalgia)을 호소하는 사람들에게서 관찰되는 근육 미세순환(muscle microcirculation)의 변화를 설명할 수 있다는 주장도 있다.[97] 결국 근육세포내 간질(intercellular muscle interstitium)의 대사물 농도(metabolite concentration)가 변한 것은 척수 신경 세포에 복합적 반응 작용(complex reflex action)을 가하는 것으로 알려져 있는 화학감수적인(chemosensitive) III과 IV군의 근육 구심 섬유들(group III and IV muscle afferents)을 활성화시킬 수 있으며, 이렇게 해서 운동 조절 전략을 변화시킨다는 것이다.[97]

비록 목 근육들의 지방 침윤(fatty infiltration)이 부신경 손상(minor nerve injury)으로 인한 결과이던지, 또는 신경 조직이 급성 염증 과정으로 인해 과민해지게 되고, 그 후에 탈수초된(demyelinated) 결과라고 할지라도,[99] 이는 또한 운동 전략의 변화에 의해서도 지속될 수 있다. 경추 신전근의 결합조직 침윤이 확장되면서도 분리되지 않는다는 것을 보면, 퇴행(degeneration)은 전반적인 미사용(disuse)의 결과일 수도 있다.[8] 근육에서 나타나는 위축성 변화들이 단일형태(uniform)는 아니며 저속-연축 근섬유(slow-twitch muscle fiber)에 더욱 영향을 미치는 것 같다라는 주장에 대하여는 논란이 지속되고 있다.[100,101] 예를 들어, I형 섬유들의 빠른 위축은 무릎 손상 후 관찰되며[100] 장딴지신경(sural nerve)의 통증 자극은 I형 근섬유의 선택적 억제를 가져온다.[102] 이러한 가설과 마찬가지로, 목 통증 환자들에게서 보이는 가장 큰 변화는 다열근과 후두하근육들에서 특징적으로 나타난다.[8] 마찬가지로, 천층 근육들일수록 지방 침윤이 더욱 적게 나타나는 것은 II형 섬유의 비율이 크다는 것을 반영하고,[69] 이는 경추의 기능장애가 있는 환자들에게서 섬유 변환(fiber transformation)이 더욱 어렵다는 것을 보여준다.[60]

요약하면, 최근의 증거들은 통증으로 인해 조절 전략이 변화되어 지속되는 것이 근육의 과부하나 미사용을 유발할 수 있으며 이것이 근육 수준에서 추가적인 적응을 불러일으킨다고 주장한다. 그러므로 통증으로 인해 재편성된 운동 조절 전략(motor control strategy)은 짧게는 통증이 있는 근육의 사용을 최소화하거나 현 수준을 유지하고, 길게는 근육 수준에서 추가적인 적응을 불러일으키는 효과가 있다(그림 4.6).[103] 마찬가지로, 근육 성상의 변화는 운동 조절이 변화된 상태를 더욱 지속시킬 수 있다. 이는 목통증 환자의 재활을 위한 치료 운동을 선택할 때 지침이 된다.

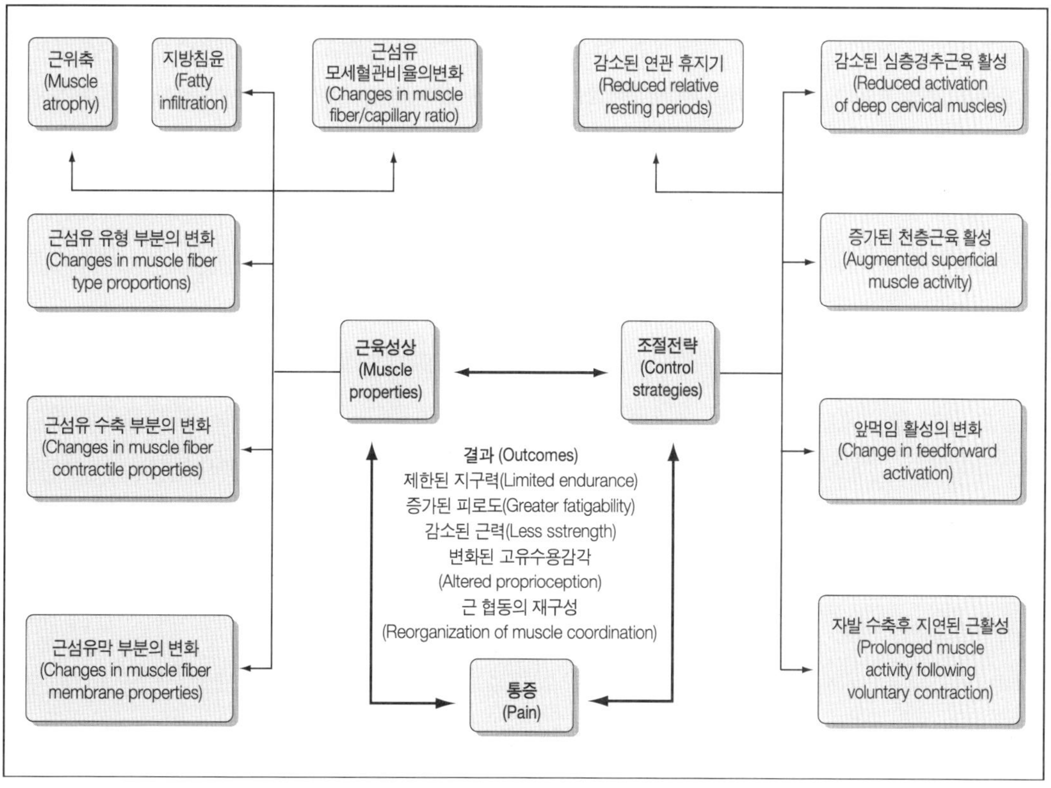

그림 4.6 | 통증, 변화된 조절 전략, 경추 근육들의 말초성 변화 사이의 상관관계.(Falla와 Farina[103]에게서 허가를 득하고 재인쇄함)

목 통증 환자의 재활을 위한 지침

목 통증을 가진 사람들은 경추의 신경근육학적 기능에 있어 일련의 복합적인 변화를 보여준다. 여기에는 경추 분절을 지지하는데 중요한 경추의 심부 근육들에서 나타나는 변화들,[6-8,31,63,64] 지지력을 약하게 만들어 경추 구조물들에 잠재적 부하를 가하게 하는 운동 조절 전략의 변화들,[31,35,45] 경추 근육들의 사전프로그램된(preprogrammed) 활동성의 부족,[6] 근피로도(fatigability)의 증가,[73-75] 근력과 지구력의 감소,[9,17,18,20,32,61] 경추 근육 내에서 나타나는 형태와 조직학적인 변화들[60,68] 등이 포함되어 있다. 이번 단락에서는 목 통증을 가진 사람들의 근육기능 재활을 위한 치료 운동의 선택에 도움이 되는 핵심 원리들(key principles)에 대해 살펴볼 것이다. 이 재활 프로그램의 실제적인 면은 14장에서 자세하게 다룰 것이다.

운동의 선택성과 특이성

만성 목 통증을 가지고 있는 사람들에게서 나타나는 근육 활성도의 변화는 근육에 대한 신경 자극(neural input)의 변화와 근육 성상의 변화가 복합되어 나타나는 것으로 보인다.[10] 결과적으로, 목 통증을 가진 사람들의 재활을 위한 치료적 운동의 접근은 이런 환자들에게 특징적으로 나타나는 말초적이고 중추적인 신경학적 적응에 대하여 다루어져야 한다. 이러한 접근은 경추 근육 기능의 재활을 위한 특별한 치료적 운동 (therapeutic exercise intervention)의 효과에 대해 연구한 임상적 연구들에 의해 지지되고 있다.[12-14] 예를 들어, 두경부의 심부 굴곡근인 경장근과 두장근에[104] 실시한 저부하 운동 요법(low-load exercise)은 경추의 심부굴곡근의 활성도를 증가시키고, 자세의 변화에 대처하기 위한 근육 활성 속도를 증강시키며,[12] 좌위(sitting)를 유지하는 동안 경추를 정위치(upright posture)에 있도록 유지하는 능력을 증진시키는 효과가 있다.[14] 경추 근육의 근력 및 지구력 훈련을 고부하로 6개월간 시행했을 때는 유사한 효과를 얻을 수 없었다.[12,14] 그러나 목 통증이 있는 사람들은 흉쇄유돌근과 전사각근의 피로도를 줄이기 위하여 목 굴곡 근육들이 받을 부하에 대비하는 것이 필요하다(그림 4.7).[13] 마찬가지로, 고부하 근력 훈련은 경 추 근육들의 근력을 증진시키기 위해 필요하며, 이는 저부하 근육 재훈련에서는 얻을 수 없는 것이다. 이러한 연구결과는 요통에 대한 문헌에서 말하고 있는 것처럼, 다열근의 저수준 활성이 만성 요통이 있는 사람들의 다열근 위축을 되돌리기에는 부족하다는 주장과 동일하다.[105]

치료적 운동을 선택하는데 있어 특이성의 필요 또한 통증에 대한 반응으로 근육 군(group)과 부위(region)에 있어 선택적인 변화들이 나타난다고 증명한 연구들에 의해 주목받고 있다. 예를 들어, 실험적으로 유발시킨 슬관절 삼출(effusion)은 대퇴사두근군 중 중간광근을 우선적으로 억제한다.[106,107] 경추에서 대소후두직근과 다열근의 지방침윤은 특별한 분절에서 가장 명확하게 나타난다.[8] 신경근육학적 변화의 측면특이성(side specificity) 역시 한쪽의 통증을 호소하는 환자들에게서 입증되었다. 예를 들어, 경반극근의 위축은 경추성 두통을 앓고 있는 사람들의 동측(ipsilateral)에서 발생하며[32], 한쪽으로 목 통증이 있는 사람은 통증이 있는 쪽에서 흉쇄유돌근의 피로가 더 크게 나타났다.[108] 실험적 통증 연구 또한 통증 자극에 대한 반응으로 동일 근육내에서 활성도의 재편성이 있을 수 있다는 것을 보여주었다.[81] 이러한 연구들은 신경근육학적 변화들에 대한 조심스럽고 정밀한 평가를 기준으로 운동을 선택해야 한다는 것과 운동이 현재 환자들이 겪고 있는 장애에 대해 특이적이어야 한다는 것을 입증했다.

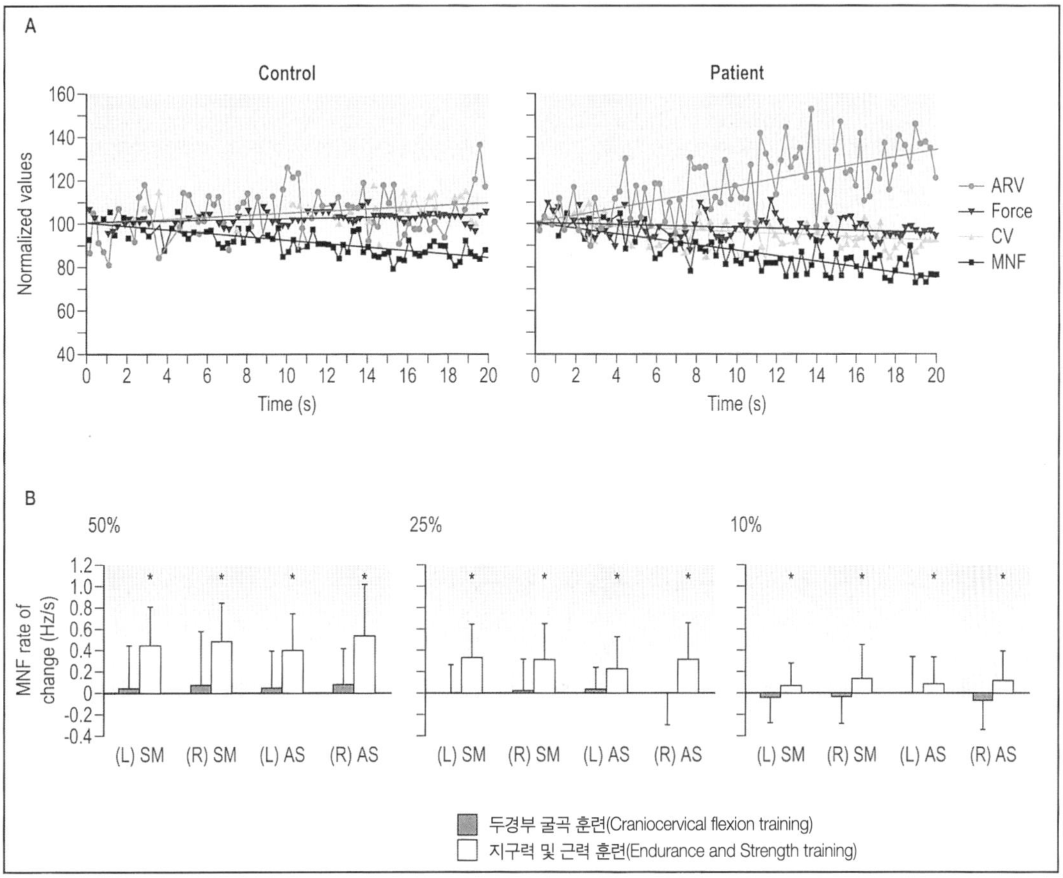

그림 4.7 | 특수 운동 도입 후 경추 근육들의 피로도가 감소되었다. (A) 대조군 및 목 통증 환자들이 최대 힘의 50%로 흉쇄유돌근을 수축한 후 보이는 피로도를 표시하였다. 자료는 근전도(EMG) 평균 수정값(ARV), 전도 속도(CV), 회귀선(regression line)에 대하여 표준화된 평균 속도(MNF)로 표시되었다. 목 통증 환자는 시간이 지나는 동안 MNF의 변화율이 더 빠르게 나타나는 특징을 보였으며, 이는 흉쇄유돌근의 피로가 더 크다는 근거가 된다.(Falla 등[13]에게서 허가를 득하고 재인쇄함) (B) 운동 도입 후 근육 피로의 변화 : 자료(평균과 표준편차)는 좌측(L)과 우측(R)의 흉쇄유돌근(SM)과 전사각근(AS)를 최대 자발 수축의 50%, 25%, 10%로 수축시켰을 때 나타나는 MNF 변화율의 변화양상(도입 전과 도입 후)을 나타내고 있다. 만성 목 통증을 가진 환자들은 경추 굴곡근의 지구력 및 근력 훈련군과 저부하 두경부 굴곡 재훈련군의 두 개의 군(group)으로 임의분류되었다. 운동 도입 6주 후, 근력 및 지구력 강화 훈련 프로그램에 참가한 환자들만이 경추 근육의 피로가 감소된 것으로 나타났다. *군(group)간 $P < 0.05$인 경우 (Falla 등[74]에게서 허가를 득하고 재인쇄함)

초기 재활

경추의 운동 조절에서의 변화는 목 통증이 발생하는 즉시 나타나는 것으로 알려져 있다.[109] 실험적 통증 연구들 역시 통증이 즉각적인 근육 활성의 복합적 재편성을 유발한다고 말하고 있다.[78,83] 변형된 운동 조절을 재활하는데 실패한다면 만성 목 통증 환자들에게서 나타나는 것으로 알려진 선택적 근섬유의 위축[60] 같은 경추 근육 성상의 장기적인 변화들이 유발될 수 있다. 이러한 사실들은 변화된 경추 신경운동 조절에 대한 조기 치료의 필요성을 주장하고 있다.

비통증성(painfree) 재활

통증은 근육 활성의 변화를 유발하기 때문에,[78,83] 목 통증을 유발할 수 있는 운동을 시행하는 것은 경추의 정상적인 운동 조절을 강화하는데 있어서 도움이 되지 않는다. 그러므로 운동의 종류, 부하, 빈도 등은 환자에게 적합하도록 맞추어져야 한다. 통증을 해소하도록 도와주는 다른 치료법들 또한 운동 조절 기능 장애를 치료하는데 있어 중요한 역할을 담당할 수 있다.

재발 방지를 위한 재활

목 통증을 가지고 있는 사람들의 경추 운동 조절에서 관찰되는 변화들은 종종 검사 당시 증상이 호전된 사람들에게서도 발견된다.[74] 또한, 증상이 완전히 사라졌다고 말하는 교통사고 환자들에게서도 경추 근육 활성의 변화들이 존재하는 것으로 밝혀졌다.[109,110] 비록 증상이 없어져서 정상 생활로 복귀할지라도 요통 환자의 다열근과[111] 무릎 수술후의 사두근에서[112] 지속적인 근육 억제가 나타난다는 유사한 연구결과들이 보고되고 있다. 비록 확실한 것은 아니지만, 지속적인 근육 기능의 변화가 목 통증 증상들의 높은 재발률을 설명할 수 있을 것 같다.[113] 게다가 활동성 통증이 존재하는 것이 운동 조절의 변화가 발생하는데 꼭 필요한 것 같지는 않다. 통증에 대한 공포 같은 요소들도 유사한 영향을 미칠 수 있으며 근골격계 통증을 가진 환자의 통증이 감소할 때 운동 조절의 변화가 나타나는 것도 이러한 요소들로 설명할 수 있을 것이다.[50] 이러한 모든 것들을 함께 고려해볼 때, 이러한 관찰결과들은 변화된 경추 근육의 기능을 위한 효과적인 조기 재활의 필요성을 더욱 강조하고 있다.

결론

통증은 경추 근육 기능의 즉각적인 변화를 유발한다. 그리하여 목 통증을 가지고 있는 사람들에게서 경추 신경근육성 적응의 복잡한 양상이 나타난다고 보고되고 있다. 여기에는 경추 운동 조절의 변화뿐만 아니라 특수한 근섬유의 위축과 근육 미세 순환에서 나타나는 변화를 포함하는 말초적 변화들까지 포함되어 있다. 목 통증을 가지고 있는 사람들의 경추 근육 기능에서 나타나는 변화들에 대한 우리의 지식이 증가됨에 따라 더욱 특수한 치료 운동 요법들을 포함한 재활 프로그램이 다중적인 치료 방법의 부분으로서 제시되고 있다. 또한, 임상 연구들은 운동 프로그램들이 장애(impairment)에 맞게 이루어져야하며 이러한 변화들을 감지할 수 있는 세밀하고 특수한 평가에 기초해서 이루어져야 한다고 주장하고 있다. 근거 중심의 자세한 임상적 평가와 재활적 접근에 관해서는 12장과 14장에서 다룰 것이다.

참고문헌

1. *Keshner EA*. Motor control of the cervical spine. In: Boyling JD, Jull G (eds) Grieve' s Modern Manual Therapy: The Vertebral Column, 3rd ed. Edinburgh: Elsevier, 2004:105-117.

2. *Peterson BW, Pellionisz AJ, Baker JF, et al*. Functional morphology and neural control of neck muscles in mammals. Am Zool 1989;29:139-149.

3. *Larsson R, Cai H, Zhang Q, et al*. Visualization of chronic neck-shoulder pain: impaired microcirculation in the upper trapezius muscle in chronic cervico-brachial pain. Occup Med 1998;48:189-194.

4. *Larsson B, Bjork J, Elert J, et al*. Fibre type proportion and Fibre size in trapezius muscle biopsies from cleaners with and without myalgia and its correlation with ragged red fibres, cytochrome-c-oxidase-negative fibres, biomechanical output, perception of fatigue, and surface electromyography during repetitive forward flexions. Eur J Appl Physiol 2001;84:492-502.

5. *Jull G, Kristjansson E, Dall' Alba P*. Impairment in the cervical flexors: a comparison of whiplash and insidious onset neck pain patients. Man Ther 2004;9:89-94.

6. *Falla D, Jull G, Hodges PW*. Feedforward activity of the cervical flexor muscles during voluntary arm movements is delayed in chronic neck pain. Exp Brain Res 2004;157:43-48.

7. *Falla D, Jull G, Hodges PW*. Patients with neck pain demonstrate reduced electromyographic activity of the deep cervical flexor muscles during performance of the craniocervical flexion test. Spine 2004;29:2108-2114.

8. *Elliott J, Jull G, Noteboom JT, et al*. Fatty infiltration in the cervical extensor muscles in persistent whiplash-associated disorders: a magnetic resonance imaging analysis. Spine 2006;31:847-855.

9. *O' Leary S, Jull G, Kim M, et al*. Craniocervical flexor muscle impairment at maximal, moderate, and low loads is a feature of neck pain. Man Ther 2007;12:34-39.

10. *Falla D, Farina D*. Neuromuscular adaptation in experimental and clinical neck pain. J

Electromyogr Kinesiol 2006:In Press.

11. *Jull G, Trott P, Potter H, et al*. A randomized controlled trial of exercise and manipulative therapy for cervicogenic headache. Spine 2002;27:1835-1843.

12. *Jull G*. Cervical flexor muscle retraining: physiological mechanisms of efficacy. 2nd International Conference on Movement Dysfunction. Cairns M, Comerford M, Gibbons S et al (eds). Kinetic Control and Manipulation Association of Chartered Physiotherapists (UK). Edinburgh, Scotland: 2005:L01.

13. *Falla D, Jull G, Hodges P, et al*. An endurance-strength training regime is effective in reducing myoelectric manifestations of cervical flexor muscle fatigue in females with chronic neck pain. Clin Neurophysiol 2006;117:828-837.

14. *Falla D, Jull G, Russell T, et al*. Effect of neck exercise on sitting posture in patients with chronic neck pain. Phys Ther 2007;87:408-417.

15. *Jull G, Sterling M, Kenardy J, et al*. Does the presence of sensory hypersensitivity influence outcomes of physical rehabilitation for chronic whiplash? A preliminary RCT. Pain 2007;129:28-34.

16. *Silverman JL, Rodriquez AA, Agre JC*. Quantitative cervical flexor strength in healthy subjects and in subjects with mechanical neck pain. Arch Phys Med Rehabil 1991;72:679-681.

17. *Barton PM, Hayes KC*. Neck flexor muscle strength, efficiency, and relaxation times in normal subjects and subjects with unilateral neck pain and headache. Arch Phys Med Rehabil 1996;77:680-687.

18. *Watson DH, Trott PH*. Cervical headache: an investigation of natural head posture and upper cervical flexor muscle performance. Cephalalgia 1993;13:272-284.

19. *Vernon HT, Aker P, Aramenko M, et al*. Evaluation of neck muscle strength with a modified sphygmomanometer dynamometer: reliability and validity. J Manipul Physiol Ther 1992;15:343-349.

20. *Placzek JD, Pagett BT, Roubal PJ, et al*. The influence of the cervical spine on chronic headache in women: a pilot study. J Manual Manipul Ther 1999;7:33-39.

21. *Falla D, Jull G, Edwards S, et al*. Neuromuscular efficiency of the sternocleidomastoid and anterior scalene muscles in patients with chronic neck pain. Disabil Rehabil 2004;26:712-717.

22. *Gandevia SC*. Spinal and supraspinal factors in human muscle fatigue. Physiol Rev 2001;81:1725-1789.

23. *Boyd Clark LC, Briggs CA, Galea MP*. Comparative histochemical composition of muscle fibres in a pre-and a postvertebral muscle of the cervical spine. J Anat 2001;199:709-716.

24. *Boyd Clark LC, Briggs CA, Galea MP*. Muscle spindle distribution, morphology, and density in longus colli and multifidus muscles of the cervical spine. Spine 2002;27:694-701.

25. *Conley MS, Meyer RA, Bloomberg JJ, et al*. Noninvasive analysis of human neck muscle function. Spine 1995;20:2505-2512.

26. *Mayoux-Benhamou MA, Revel M, Vallee C, et al*. Longus colli has a postural function on cervical curvature. Surg Radiol Anat 1994;16:367-371.

27. *Vasavada AN, Li S, Delp SL*. Influence of muscle morphometry and moment arms on the moment-

generating capacity of human neck muscles. Spine 1998;23:412-422.

28. *Winters JM, Peles JD*. Neck muscle activity and 3D head kinematics during quasistatic and dynamic tracking movements. In: Winters JM, Woo SL-Y (eds) Multiple Muscle Systems: Biomechanics and Movement Organisation. New York: Springer-Verlag, 1990:461-480.

29. *Sterling M, Jull G, Wright A*. The effect of musculoskeletal pain on motor activity and control. J Pain 2001;2:135-145.

30. *Jull G, Barrett C, Magee R, et al*. Further clinical clarification of the muscle dysfunction in cervical headache. Cephalalgia 1999;19:179-185.

31. *Jull GA*. Deep cervical flexor muscle dysfunction in whiplash. J Musculoskel Pain 2000;8:143-154.

32. *Jull G, Amiri M, Bullock-Saxton J, et al*. Cervical musculoskeletal impairment in frequent intermittent headache. Part 1: subjects with single headaches. Cephalalgia 2007;27:793-802.

33. *Chiu TT, Law E, Chiu TH*. Performance of the craniocervical flexion test in subjects with and without chronic neck pain. J Orthop Sports Phys Ther 2005;35:567-571.

34. *Amiri M, Jull G, Bullock-Saxton J, et al*. Cervical musculoskeletal impairment in frequent intermittent headache. Part 2: subjects with multiple headaches. Cephalalgia 2007;27:891-898.

35. *Falla D, Bilenkij G, Jull G*. Patients with chronic neck pain demonstrate altered patterns of muscle activation during performance of a functional upper limb task. Spine 2004;29:1436-1440.

36. *Johnston V, Jull G, Souvlis T, et al*. Neck movement and muscle activity characteristics in office workers with neck pain. Spine 2008:In Press.

37. *Fernandez-de-las-Penas C, Falla D, Arendt-Nielsen L, et al*. Cervical muscle co-contraction in isometric contraction is enhanced in chronic tension type headache patients. Cephalalgia 2008:In Press.

38. *Johnston V, Jull G, Souvlis T, et al*. Alterations in cervical muscle activity in functional and stressful tasks in female office workers with neck pain. 2007:Submitted for publication.

39. *Cholewicki J, Panjabi MM, Khachatryan A*. Stabilizing function of trunk flexor-extensor muscles around a neutral spine posture. Spine 1997;22:2207-2212.

40. *Szeto GP, Straker LM, O'Sullivan PB*. A comparison of symptomatic and asymptomatic office workers performing monotonous keyboard work 1: Neck and shoulder muscle recruitment patterns. Man Ther 2005;10:270-280.

41. *Ludewig PM, Cook TM*. Alterations in shoulder kinematics and associated muscle activity in people with symptoms of shoulder impingement. Phys Ther 2000;80:276-291.

42. *Lukasiewicz A, McClure P, Michener L, et al*. Comparison of 3-dimensional scapular position and orientation between subjects with and without shoulder impingement. J Orthop Sports Phys Ther 1999;29:574-586.

43. *Endo K, Ikata T, Katoh S, et al*. Radiographic assessment of scapular rotational tilt in chronic shoulder impingement syndrome. J Orthop Sci 2001;6:3-10.

44. *Cools AM, Witvrouw EE, Declercq GA, et al*. Scapular muscle recruitment patterns: trapezius muscle latency with and without impingement syndrome. Am J Sports Med 2003;31:542-549.

45. *Nederhand MJ, Ijzerman MJ, Hermens HJ, et al*. Cervical muscle dysfunction in the chronic

whiplash associated disorder grade II (WAD-II). Spine 2000;25:1938-1943.

46. *Nederhand MJ, Hermens H, Ijzerman MJ, et al.* Cervical muscle dysfunction in the chronic whiplash associated disorder grade 2: the relevance of the trauma. Spine 2002;27:1056-1061.

47. *Moore KL, Dalley AF.* Clinically Orientated Anatomy, 4th ed. Philadelphia: Lippincott Williams and Wilkins, 1999.

48. *Behrsin JF, Maguire K.* Levator scapulae action during shoulder movement. A possible mechanism of shoulder pain of cervical origin. Aust J Physiother 1986;32:101-106.

49. *Eliot DJ.* Electromyography of levator scapulae: new findings allow tests of a head stabilization model. J Manipul Physiol Ther 1996;19:19-25.

50. *Hodges P.* Pain Models. In: Richardson C, Hodges P, Hides J (eds) Therapeutic Exercise for Lumbopelvic Stabilization: A Motor Control Approach for the Treatment and Prevention of Low Back Pain. Edinburgh: Churchill Livingstone, 2004:129-137.

51. *Fredin Y, Elert J, Britschgi N, et al.* A decreased ability to relax between repetitive muscle contractions in patients with chronic symptoms after whiplash trauma of the neck. J Musculoskel Pain 1997;5:55-70.

52. *Hägg GM, Anstrom A.* Load pattern and pressure pain threshold in the upper trapezius muscle and psychosocial factors in medical secretaries with and without shoulder/neck disorders. Int Arch Occup Environ Health 1997;69:423-432.

53. *Veiersted KB, Westgaard RH, Andersen P.* Pattern of muscle activity during stereotyped work and its relation to muscle pain. Int Arch Occup Environ Health 1990;62:31-41.

54. *Bansevicius D, Sjaastad O.* Cervicogenic headache: the influence of mental load on pain level and EMG of shoulder-neck and facial muscles. Headache 1996;36:372-378.

55. *Laursen B, Jensen BR, Garde AH, et al.* Effect of mental and physical demands on muscular activity during the use of a computer mouse and a keyboard. Scand J Work Environ Health 2002;28:215-221.

56. *Westgaard RH.* Muscle activity as a releasing factor for pain in the shoulder and neck. Cephalalgia 1999;19:251-258.

57. *Falla D, Rainoldi A, Merletti R, et al.* Spatio-temporal evaluation of neck muscle activation during postural perturbations in healthy subjects. J Electromyogr Kinesiol 2004;14:463-474.

58. *Gurfinkel VS, Lipshits MI, Lestienne FG.* Anticipatory neck muscle activity associated with rapid arm movements. Neurosci Lett 1988;94:104-108.

59. *van der Fits IBM, Kilp AWJ, van Eykern LA, et al.* Postural adjustments accompanying fast pointing movements in standing, sitting and lying adults. Exp Brain Res 1998;120:202-216.

60. *Uhlig Y, Weber BR, Grob D, et al.* Fiber composition and fiber transformations in neck muscles of patients with dysfunction of the cervical spine. J Orthop Res 1995;13:240-249.

61. *Treleaven J, Jull G, Atkinson L.* Cervical musculoskeletal dysfunction in post-concussional headache. Cephalalgia 1994;14:273-279.

62. *Andary MT, Hallgren RC, Greenman PE, et al.* Neurogenic atrophy of suboccipital muscles after a cervical injury: a case study. Am J Phys Med Rehabil 1998;77:545-549.

63. *Hallgren RC, Greenman PE, Rechtien JJ.* Atrophy of suboccipital muscles in patients with chronic pain: a pilot study. J Am Osteopath Assoc 1994;94:1032-1038.

64. *McPartland JM, Brodeur RR, Hallgren RC.* Chronic neck pain, standing balance, and suboccipital muscle atrophy - a pilot study. J Manipul Physiol Ther 1997;20:24-29.

65. *Kristjansson E.* Reliability of ultrasonography for the cervical multifidus muscle in asymptomatic and symptomatic subjects. Man Ther 2004;9:83-88.

66. *Elliott J, Jull G, Noteboom T, et al.* MRI study of the cross sectional area for the cervical extensor musculature in patients with persistent whiplash associated disorders (WAD). Man Ther 2007:In Press.

67. *Kadi F, Waling K, Ahlgren C, et al.* Pathological mechanisms implicated in localized female trapezius myalgia. Pain 1998;78:191-196.

68. *Lindman R, Hagberg M, Angqvist K, et al.* Changes in muscle morphology in chronic trapezius myalgia. Scand J Work Environ Health 1991;17:347-355.

69. *Lindman R, Eriksson A, Thornell LE.* Fiber type composition of the human female trapezius muscle:enzyme-histochemical characteristics. Am J Anat 1991;190:385-392.

70. *Hägg GM.* Static work loads and occupational myalgia - a new explanation model. In: Anderson PA, Hobart DJ, Danoff JV (eds) Electromyographical Kinesiology. Amsterdam:Elsevier, 1991:141-143.

71. *Sjϕgaard G, Lundberg U, Kadefors R.* The role of muscle activity and mental load in the development of pain and degenerative processes at the muscle cell level during computer work. Eur J Appl Physiol 2000;83:99-105.

72. *Mork PJ, Westgaard RH.* Low-amplitude trapezius activity in work and leisure and the relation to shoulder and neck pain. J Appl Physiol 2006;100:1142-1149.

73. *Gogia PP, Sabbahi MA.* Electromyographic analysis of neck muscle fatigue in patients with osteoarthritis of the cervical spine. Spine 1994;19:502-506.

74. *Falla D, Rainoldi A, Merletti R, et al.* Myoelectric manifestations of sternocleidomastoid and anterior scalene muscle fatigue in chronic neck pain patients. Clin Neurophysiol 2003;114:488-495.

75. *Falla D, Farina D.* Muscle fiber conduction velocity of the upper trapezius muscle during dynamic contraction of the upper limb in patients with chronic neck pain. Pain 2005;116:138-145.

76. *Panjabi MM.* The stabilizing system of the spine. Part II. Neutral zone and instability hypothesis. J Spinal Disord 1992;5:390-396.

77. *Birch L, Arendt-Nielsen L, Graven-Nielsen T, et al.* An investigation of how acute muscle pain modulates performance during computer work with digitizer and puck. Appl Ergon 2001;32:281-286.

78. *Falla D, Farina D, Kanstrup Dahl M, et al.* Muscle pain induces task-dependent changes in cervical agonist/antagonist activity. J Appl Physiol 2007;102:601-609.

79. *Schmidt-Hansen PT, Svensson P, Jensen TS, et al.* Patterns of experimentally induced pain in pericranial muscles. Cephalalgia 2006;26:568-577.

80. *Farina D, Arendt-Nielsen L, Merletti R, et al.* Effect of experimental muscle pain on motor unit

firing rate and conduction velocity. J Neurophysiol 2004;91:1250-1259.

81. *Madeleine P, Leclerc F, Arendt-Nielsen L, et al.* Experimental muscle pain changes the spatial distribution of upper trapezius muscle activity during sustained contraction. Clin Neurophysiol 2006;117:2436-2445.

82. *Ge HY, Arendt-Nielsen L, Farina D, et al.* Gender-specific differences in electromyographic changes and perceived pain induced by experimental muscle pain during sustained contractions of the upper trapezius muscle. Muscle Nerve 2005;32:726-733.

83. *Falla D, Farina D, Graven-Nielsen T.* Experimental muscle pain results in reorganization of coordination among trapezius muscle subdivisions during repetitive shoulder flexion. Exp Brain Res 2007;178:385-393.

84. *Madeleine P, Lundager B, Voigt M, et al.* Shoulder muscle co-ordination during chronic and acute experimental neck-shoulder pain. An occupational pain study. Eur J App Physiol Occup Physiol 1999;79:127-140.

85. *Svensson P, Wang K, Sessle BJ, et al.* Associations between pain and neuromuscular activity in the human jaw and neck muscles. Pain 2004;109:225-232.

86. *Le Pera D, Graven-Nielsen T, Valeriani M, et al.* Inhibition of motor system excitability at cortical and spinal level by tonic muscle pain. Clin Neurophysiol 2001;112:1633-1641.

87. *Derbyshire SW, Jones AK, Gyulai F, et al.* Pain processing during three levels of noxious stimulation produces differential patterns of central activity. Pain 1997;73:431-445.

88. *Revel M, Andre Deshays C, Minguet M.* Cervicocephalic kinesthetic sensibility in patients with cervical pain. Arch Phys Med Rehabil 1991;72:288-291.

89. *Heikkila H, Astrom P.* Cervicocephlic kinesthetic sensibility in patients with whiplash injury. J Rehabil Med 1996;28:133-138.

90. *Treleaven J, Jull G, Sterling M.* Dizziness and unsteadiness following whiplash injury: characteristic features and relationship with cervical joint position error. J Rehabil Med 2003;35:36-43.

91. *Tjell C, Rosenhall U.* Smooth pursuit neck torsion test: a specific test for cervical dizziness. Am J Otol 1998;19:76-81.

92. *Treleaven J, Jull G, LowChoy N.* Smooth pursuit neck torsion test in whiplash-associated disorders: relationship to self-reports of neck pain and disability, dizziness and anxiety. J Rehabil Med 2005;37:219-223.

93. *Kogler A, Lindfors J, Odkvist LM, et al.* Postural stability using different neck positions in normal subjects and patients with neck trauma. Acta Otolaryngol 2000;120:151-155.

94. *Michaelson P, Michaelson M, Jaric S, et al.* Vertical posture and head stability in patients with chronic neck pain. J Rehabil Med 2003;35:229-235.

95. *Treleaven J, Jull G, LowChoy N.* Standing balance in persistent whiplash: a comparison between subjects with and without dizziness. J Rehabil Med 2005;37:224-229.

96. *Schieppati M, Nardone A, Schmid M.* Neck muscle fatigue affects postural control in man. Neuroscience 2003;121:277-285.

97. *Passatore M, Roatta S*. Influence of sympathetic nervous system on sensorimotor function: whiplash associated disorders (WAD) as a model. Eur J Appl Physiol 2006;98:423-449.

98. *Falla D, Farina D, Kanstrup Dahl M, et al*. Pain induced changes in cervical muscle activation do not affect muscle fatigability during sustained isometric contraction. J Electromyogr Kinesiol 2007:In Press.

99. *Nukuda H, McMorran D, Shimizu J*. Acute inflammatory demyelination in reperfusion nerve injury. Ann Neurol 2000;47:71-79.

100. *Haggmark T, Jansson E, Eriksson E*. Fiber type area and metabolic potential of the thigh muscle in man after knee surgery and immobilization. Int J Sports Med 1981;2:12-17.

101. *Meyer DC, Pirkl C, Pfirrmann CW, et al*. Asymmetric atrophy of the supraspinatus muscle following tendon tear. J Orthop Res 2005;23:254-258.

102. *Gydikov AA*. Pattern of discharge of different types of alpha motor units during voluntary and reflex activities under normal physiological conditions. In: Komi PV (ed) Biomechanics. Baltimore, MD: University Park Press, 1976:45-57.

103. *Falla D, Farina D*. Altered muscle activity during clinical and experimental neck pain. Curr Rheumatol Rep 2007:In Press.

104. *Jull G, Falla D, Treleaven J, et al*. A therapeutic exercise approach for cervical disorders. In: Boyling JD, Jull G (eds) Grieve' s Modern Manual Therapy: The Vertebral Column, 3rd edn. Edinburgh: Elsevier, 2004:451-470.

105. *Danneels LA, Vanderstraeten GG, Cambier DC, et al*. Effects of three different training modalities on the cross sectional area of the lumbar multifidus muscle in patients with chronic low back pain. Br J Sports Med 2001;35:186-191.

106. *Kennedy JC, Alexander IJ, Hayes KC*. Nerve supply of the human knee and its functional importance. Am J Sports Med 1982;10:329-335.

107. *Spencer JD, Hayes KC, Alexander IJ*. Knee joint effusion and quadriceps reflex inhibition in man. Arch Phys Med Rehabil 1984;65:171-177.

108. *Falla D, Jull G, Rainoldi A, et al*. Neck flexor muscle fatigue is side specific in patients with unilateral neck pain. Eur J Pain 2004;8:71-77.

109. *Sterling M, Jull G, Vicenzino B, et al*. Development of motor dysfunction following whiplash injury. Pain 2003;103:65-73.

110. *Sterling M, Jull G, Vicenzino B, et al*. Physical and psychological factors predict outcome following whiplash injury. Pain 2005;114:141-148.

111. *Hides JA, Richardson CA, Jull GA*. Multifidus muscle recovery is not automatic after resolution of acute, first-episode low back pain. Spine1996;21:2763-2769.

112. *Stokes M, Young A*. Investigations of quadriceps inhibition: implications for clinical practice. Physiother 1984;70:425-428.

113. *Gore DR, Sepic SB, Gardner GM, et al*. Neck pain: a long term follow-up of 205 patients. Spine 1987;12:1-5.

5

The Cervical Spine and Sensorimotor Control
경추와 감각운동의 조절

서론

목 통증을 가지고 있는 사람들은 근육 활성도의 변화뿐만 아니라(4장) 감각운동 기능에서도 또 다른 변화들이 있을 수 있다. 이러한 변화들에는 안구 운동 조절의 변화, 저하된 고유수용성 감각(proprioceptive acuity), 균형 장애 등이 포함되어 있다. 경추의 질환들이 이러한 감각운동 조절에 어떻게 그리고 왜 영향을 미칠 수 있는지 이해하는 것은 장애를 정량화(quantify)할 수 있을 뿐만 아니라 목 통증을 가진 사람들에 대한 정확한 평가와 치료를 위한 방향을 제시해 준다. 그러므로 첫번째로 감각운동 조절 체계(sensorimotor control system)로 들어가는 경추의 체성감각 자극(somatosensory input)이 장애를 받는(disturbed) 기전을 살펴볼 것이다. 목 통증 환자에게 있을 수 있는 신경운동 조절의 장애들은 그 다음에 논의될 것이다(6장).

전정계, 시각계, 체성감각계에서 들어오는 구심성 정보들은 중추신경계 내의 다양한 영역에서 수렴되며 이는 전신 평형, 신체의 방향, 안구운동 조절에 있어 중요하다.

경추의 근육과 관절들에 풍부하게 존재하는 기계수용체 (mechanoreceptors)과 경추 구심신경(cervical afferents)으로부터 전정계, 시각계, 자세조절계까지 이어지는 중추성 및 반사성 연결(central and reflex connection)은 경추의 고유수용성 감각 정보가 자세 안정성, 머리 방향, 안구 운동 조절 등에 영향을 주는 중요한 체성감각 정보들을 제공하고 있다는 것을 말해준다.[1] 전정계, 시각계, 체성감각계에서 들어온 비정상적인 구심성 자극은 비정상적인 감각운동 조절을 야기한다. 구심성 정보들이 상충하기 때문에 발생하는 부조화(mismatch)는 목 통증을 가지고 있는 사람들에게서 나타나는 현훈(dizziness) 또는 불안정성(unsteadiness)의 증상, 안정된 정자세(upright posture)를 유지하는데 나타나는 문제들, 머리와 안구 운동 조절에 있어서 눈에 보일 정도의 결함(deficits) 등의 원인이 된다고 생각된다.[2-6]

특히 목의 손상 이후 목의 통증만을 호소하거나 목의 통증과 두통을 동시에 호소하는 환자들에게 있어 경추의 체성감각 자극(input)을 방해할 수 있는 기전들은 많이 있다. 첫째, 경추의 수용체들(기계적수용체와 유해수용체)로부터 유입되는 구심성 정보는 직접적인 외상이나 근육 기능 장애 때문에 변화될 수 있다.[3] 두번째, 염증 매개체(inflammatory mediators)는 관절과 근육에 있는 화학적감수성을 가진(chemosensitive) 신경 말단을 활성화시켜 근방추 활성(muscle spindle activity)을 변화시킬수 있다.[7,8] 세번째, 기계수용체에 있는 유해수용감각(nociception)의 직접적인 영향은 경추 체성감각 자극의 중추성 변형을 유발하여 감각운동 조절에 영향을 미칠 수 있다.[9,10] 네번째, 교감신경계가 근방추 활성에 영향을 미쳐서[11] 경추의 체성감각 자극에 영향을 미칠 수 있다.

이 장(chapter)의 목적은 경추 체성감각 자극의 장애가 감각운동 조절에 미치는 잠재적인 영향들을 알아보고자 하는 것이다. 경추 기계수용체의 형태(morphology)와 수용체가 가지는 중추성 및 반사성 연결들을 살펴볼 것이며, 경추의 기계수용체들이 인공적으로 장애(disturbance)를 받을 때 나타나는 증후(signs)와 증상(symptoms)에 대하여 논의할 것이다. 그리고 나서 경추에서 장애를 받은 체성감각 자극들이 어떻게 감각운동 조절에 영향을 미치는지 알아보고 목 통증 환자들에게 있어 경추의 체성감각 자극들이 장애를 받는 원인(etiology)과 가능한 기전들에 대해서 살펴봄으로써 결론을 맺을 것이다.

경추 기계수용체의 형태

경추의 구조물에 존재하는 수용체들은 감각 운동 조절을 위한 감각 정보를 전달한다. 근육 수용체, 특히 근방추들은 아마도 가장 중요한 수용체이며 경부(cervical region)에서 가장 높은 밀도(high density)로 발견된다. 기계수용체들은 하부 경추 관절보다 상부 경추 관절에서 더 높은 밀도를 보이나, 관절보다는 근육에서 더 큰 비율을 차지하고 있다.[12,13] 이것은 관절 구조물들에 존재하는 기계수용체들은 단지 풍부한 근방추로부터 오는 정보들을 보충할 뿐이라는 것을 말해준다.[14-16] 그럼에도 불구하고, 관절과 인대의 수용체들은 근방추와 감마 운동 신경(gamma motor neuron)에 영향을 미치므로 관절의 퇴행과 불안정성을 방지하기 위한 방어적 근육 활동의 시작에 있어 중요하게 여겨지고 있다.[9,17]

목에 있는 분절 및 다분절에 걸쳐 작용하는 근육들은 비교적 높은 밀도의 기계수용체들을 가지고 있다.

근방추, 골지건기관(Golgi tendon organs), 파시니형 소체(paciniform corpuscles)는 인간의 경추에 특징적으로 존재한다. 근방추의 밀도는 후두하 근육들에서 가장 높고 특히 후두하 근육의 심부(deeper sections)에서 높게 나타난다.[12,13] 근방추의 평균치는 근육 그램(gram)당 : 하두사근(obliquus capitis inferior)에서 242; 상두사근(obliquus capitis superior)에서 190; 소후두직근(rectus capitis posterior minor)에서 98; C5-6의 경장근(longus colli)에서 48.6(추체에서 떨어질수록 밀집되어 있다); C5-6 분절의 다열근에서 24.3이 발견되었다.[13] 이에 비해, 손의 첫번째 충양근(lumbrical)에는 근육 그램 당 16, 천층 승모근(superficial trapezius muscle)에는 2의 근방추가 존재한다.

경부에는 높은 밀도의 근방추가 존재할 뿐만 아니라 근방추의 배열도 꽤 독특한 것으로 보인다.[18] 근방추들은 단독으로 존재하거나 평행 또는 일렬로(tandem) 짝을 이루어 연결되어 있는데, 전체 근방추의 35-50% 이상이 일렬 종대(tandem)로 존재한다. 반대로, 다리에 있는 근육들에서는 일렬 종대 배열이 일반적으로 적다(10-25%).[19,20] 목의 근방추들은 또한 근육내에서 종류별로 구분되어 있는데, 이는 신장(stretch)과 수축 양쪽 모두에 대한 반응을 가능하게 하여 근육에서 효과적인 긴장을 만들어내도록 한다.[21] 경추의 심부 근육에 존재하는 근방추의 밀도와 외형적 특징들은 이들이 운동의 정밀함, 고유수용성 감각, 머리 위치의 조절, 안구-머리 협동(coordination)에 있어 중요하다는 것을 증명하고 있다.[18] 하두사근[20]과 소후두직근[24]의 가장 깊은 부위에서 발견되는 많은 수의 저속-연축 근섬유들(slow-twitch muscle fibers)과 근방추들처럼 심부 후두하 근육들의 근섬유 구성(composition) 역시 심부 근육들이 경추의 고유감각에 대하여 핵심적인 역할(key role)을 수행할 수 있도록 지지하고 있다.[12,22,23]

중추성 연결(central connections)

경추 구심신경들은 척수의 전각(ventral horn)과 후각(dorsal horn)에 자극(input)을 전달한다. 구심신경들은 상부 경추 척수에 있는 척수시상 신경세포(spinothalamic neurons), 척수소뇌 신경세포(spinocerebellar neurons), 고유척수 신경세포(long propriospinal neurons)를 직접적으로 자극할 수 있다. 이것은 시상(thalamus), 소뇌(cerebellum), 체성감각피질(somatosensory cortex)까지 이어져 통합되고, 즉각적인 원심성 신경근육 반응을 만들어내게 된다.[25] 경추 구심신경들은 또한 자극을 배측척주핵(dorsal column nuclei)과 중심경추핵(central cervical nucleus)에 전달한다(그림 5.1).[26] 경추 구심신경들은 반사 반응(reflex responses)의 중재와 시각기관(visual apparatus)과 전정기관(vestibular apparatus) 사이에서 이루어지는 이차적 연결(subsequent connection)에 있어 중요한 역할을 담당한다. 경추 구심신경은 내측과 외측 전정핵(medial and lateral vestibular nuclei)뿐만 아니라 시각과 목 움직임 사이의 협동을

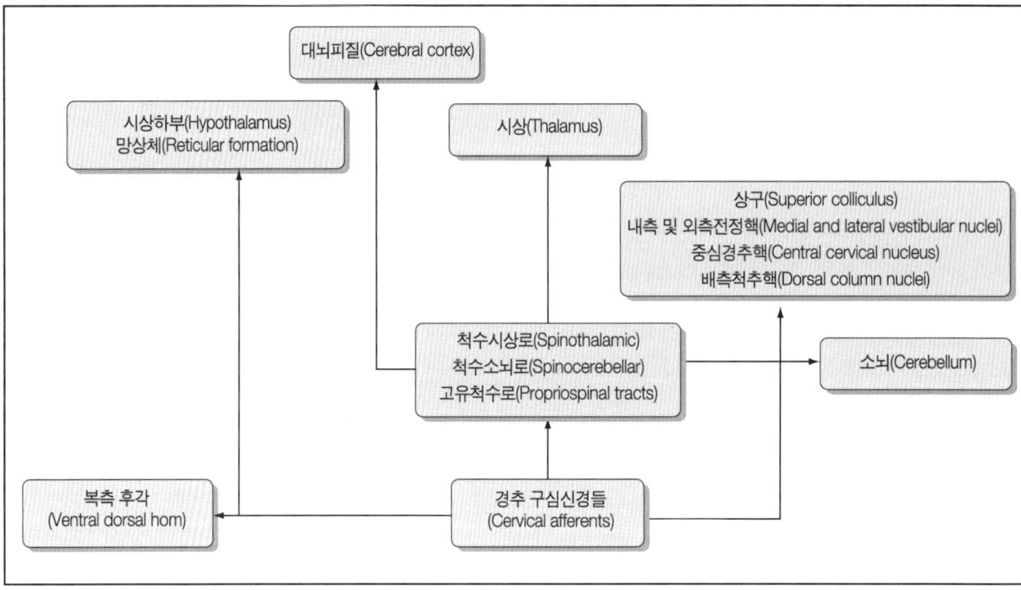

그림 5.1 | 근방추 기능에 해로운 영향을 미칠 수 있는 통증 외의 기전들

위한 반사 중심(reflex center)인 상구(superior colliculus)에도 이어져있다.[27,28] 경추 구심신경은 또한 근육 조직내에 있는 베타 수용체(beta receptors)를 통해 교감신경계에도 영향을 미칠 수 있다.[29-31] 반대로, 교감신경 자극이 배측 근방추(dorsal muscle spindles)에 직접적인 영향을 미칠 수도 있다.[32]

심부 후두하 근육들은 고유감각에서 중요한 역할을 담당할 뿐 아니라 중추신경계로부터, 또는 중추신경계로 감각운동 조절을 위한 정보를 이어주고 받아들이는데 특히 중요하게 작용한다.[18] 고양이를 이용한 실험에서는 소뇌로 이어지는 중심경추핵이 목의 심부근육들에 있는 기계수용체에 의해 강력한 영향을 받는다는 증거가 제시되었다.[30] 더욱이 머리 운동의 조절과 연관되어 있는 많은 하행성 체계들은 C1과 C2 분절로 밀집되어 들어가는데, 여기에는 심부 후두하 근육들로 이어지는 운동 신경들이 포함되어 있다. 또한 고양이를 이용한 실험에서 목의 근육에 있는 운동 신경들은 전정기관에 있는 여섯개의 반고리관으로부터 자신만의 특징적인 패턴을 가진 자극을 받아들이는 것으로 밝혀졌다. 흥미롭게도 하두사근은 대소후두직근 및 다열근들과는 다른 패턴을 가지고 있다.[33] 이것은 사람에게 있어 각기 다른 형태학적 특징이 있는 근육들 간에는 기능적인 차이도 존재하는 것으로 해석될 수 있다.

반사-중개성 활동(reflex-mediated activity)

경추 수용체들로부터 중추신경계의 다른 영역까지 이어지는 시냅스 연결(synaptic connections)은 목의 반사 활동에 있어 중요한 역할을 담당한다. 목의 구심신경들은 머리의 방향, 안구 운동 조절, 자세 안

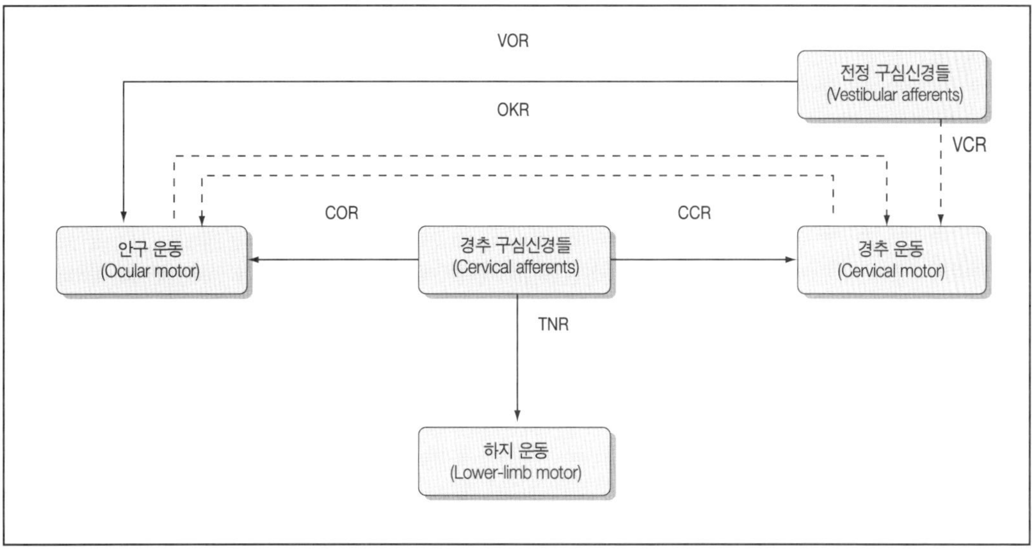

그림 5.2 | 경추와 연관된 감각운동 조절 반사 활동. VOR, 전정안구 반사(vestibulo-ocular reflex); VCR, 전정경반사(vestibulocollic reflex); COR, 경부안반사(cervico-ocular reflex); CCR, 경경반사(cervicocollic reflex); OKR, 안구운동 반사(optokinetic reflex); TNR, 긴장성 목 반사(tonicneck reflex). 실선은 경추의 구심성 효과를 가리킨다. 점선은 경추의 운동 구심신경들과 연관된 반사 활동을 가리킨다.

정성에 영향을 미치는 반사들, 이름하여 경경반사(cervicocollic reflex(CCR)), 경부안반사(cervico-ocular reflex(COR)), 긴장성 목 반사(tonicneck reflex (TNR)) 등과 관련되어 있다. 이러한 반사들은 목반사, 전정반사, 시각반사 등 목의 근육조직에 작용하는 다른 반사들과 결합되어 머리 및 안구의 조절 뿐만 아니라 자세의 안정성을 위해 협력적으로 작용한다(그림 5.2).

머리의 위치

몸통에 대한 머리의 움직임으로 인해 목 근육들이 신장되었을 때 경경반사(CCR)는 목 근육들을 활성화시킨다. 경경반사(CCR)는 전정경반사(vestibulocollic reflex(VCR))와 통합되어 목의 근육들을 활성화시켜 머리의 위치를 유지하는 것을 돕고 머리가 자기도 모르게(unintentional) 변위(displacement)되는 것을 막아준다.[1,5] 경경반사(CCR)는 작은 자극에도 높은 민감도를 가지나 목의 회전에는 낮은 민감도를 가진다. 이는 관절수용체보다는 근방추가 경경반사(CCR)에 대한 주자극(major input)을 제공한다는 것을 암시한다. 더욱 특이한 것은, 머리를 고정시키고 몸을 회전시키는 동안 경경반사(CCR)가 유발될 때 하두사근, 상두사근, 사각근에서 반응이 나타났다는 것이다. Chan 등[34]은 고양이를 이용한 실험에서 경경반사(CCR)를 유발시키는데 대한 척추주위근들의 역할을 확인했다. 목 근육들에 작용하는 전정자극에 의해 유발되는 VCR 또한 경경반사(CCR)와 더불어 공간내에서 일어나는 머리의 움직임과 연관되어 있다. VCR을 유발하는 행동은 경경반사(CCR)와 유사하나 VCR은 더 빠른 목의 움직임에 대한 반응으로 일어난다.[1,5]

시각 조절

경부안반사(COR)는 외안근(extraocular muscle)을 조절하기 위해 전정안구 반사(vestibuloocular reflex (VOR)) 및 안구운동 반사(optokinetic reflex)와 함께 작용한다. 경부안반사(COR)는 안구의 위치를 유지하는데 도움을 주어 머리가 움직일 때 안구도 같은 정도로 반대 방향으로 움직이게 하여 적은 움직임으로도 깨끗한 시야를 확보할 수 있도록 해준다. 경부안반사(COR)는 목 근육들을 신장함으로써 유발된다. 사람에게 있어 경부안반사(COR)의 중요성은 논란이 되고 있으며[35,36] 경부안반사(COR)의 정확한 역할에 대해선 추측만 계속되고 있다.[37,38] 비록 느린 속도의 경부안반사(COR)는 사람에게 있어 기능적인 유의성이 없을지라도 빠른 속도의 경부안반사(COR)는 주시(gaze)의 안정화와 방향전환(reorientation)에 중요할지도 모른다는 주장이 있다.[39,40] VOR은 안구가 빠른 진폭으로 움직일 때 안구 움직임을 조절한다.

안구운동 반사는 망막에 비추인 시야의 움직임에 반응하여 목의 근육들을 활성화시킨다. 경추로부터 유입된 자극은 "안구운동 후 안진(optokinetic afternystagmus)" 에 영향을 미치는 것으로 밝혀졌는데, 안구운동 후 안진이란, 안구운동자극이 주어졌을 때 안진이 나타나는 것을 말한다.[41] 사람에게 있어 목의 근육들에 미치는 눈의 영향은 머리가 정지해있는 동안 안구의 움직임과 연관되어 목의 근육들이 활성화되는 것으로 인해 밝혀졌다. 특히, 수평 안구 운동과 경추 심부 신전근의 활성 사이에는 더욱 밀접한 관계가 있는 것으로 보인다.[42] 이러한 협력작용(synergy)은 뇌간(brainstem)에 있는 덮개그물척수핵(tectoreticulospinal nuclei)에서 중개하는 것으로 생각된다.[43]

균형(balance)

긴장성 목 반사(TNR)는 몸이 머리를 기준으로 움직일 때 사지(limb) 근육의 활성도를 변화시키는데 관여한다. 긴장성 목 반사(TNR)는 안정적인 자세를 유지하도록 작용한다. 긴장성 목 반사(TNR)는 전정척수반사(vestibulospinal reflex)에 의해 통합되어지며 이를 통해 자세의 안정성을 이루게 된다.[44] 또한, 이 반사에는 근방추가 핵심 역할을 담당하고 있는 것으로 생각된다.[34]

경추 근방추의 특징과 중추성 연결, 반사 경로에 있어 그들의 역할을 고려할 때, 경추 부위의 감각 성질(sensory properties)이 체성감각 정보와 자세 안정성 및 안구-머리 협동에 중요한 영향을 미치는 것은 분명하다. 경추 감각계의 중요성은 또한 이러한 시스템에 인공적인 장애를 주었을 때 나타나는 증후와 증상들을 살펴봄으로써 입증될 수도 있다.

경추의 체성감각 자극에 대한 인공적인 장애

경추 구심성 자극의 장애와 감각운동 조절의 장애 사이의 연관성은 여러 방법으로 증명되어 있다. DeJong과

DeJong[45]은 사람을 대상으로 C2-3 주위 영역에 한쪽으로 리도케인(lidocaine)을 주사했다. 즉시 비대칭적인(disequilibrium) 증상이 나타났으며 주사한 쪽에서 더 많은 증상을 호소하였다. 운동실조, 동측 팔과 다리 근육의 긴장저하, 동측으로 떨어지거나(falling) 경사지는 것(tilting) 같은 강한 느낌 등의 증상이 또한 보고되었다. 이러한 증상들은 목의 관절과 근육 수용체들로부터 오는 구심성 정보들의 흐름에 방해를 받기 때문인 것으로 생각되었다. Ishikawa 등[46]은 기니아 피그(guinea pig)의 경추의 후근신경절(dorsal root ganglions)을 절단하거나 목의 심부 구조물에 마취제를 주사했을 때 안진(nystagmus)과 심각한 보행실조(ataxia)가 나타나는 것을 보여주어 이러한 연구 결과를 지지하였다.

사람에게 목 근육들을 진동시키는 것 같은 덜 침습적인 방법들을 사용해서 근방추 구심신경들을 자극했을 때, 안구 위치 변화, 시야 착각 운동(visual illusory movement)과 심하진 않은 머리가 움직이는 듯한 착각(head movement illusion) 등이 유발되었다.[47-49] 목 근육의 진동은 비복근(calf)의 진동에서 보이는 것과 같이 서 있을 때 자세가 흔들리는 것과 유사한 효과를 주며[50] 다른 부위, 즉 둔근(gluteal muscles) , 슬괵근(hamstrings), 전경골근(tibialis anterior), 복근(abdominal muscles), 요부 근육들(lumbar muscles)에서의 진동이 자세가 흔들리는데 미치는 영향보다 더 큰 영향을 미친다.[50,51] 목 근육의 진동은 또한 보행의 속도와 방향에도 영향을 미친다.[52,53] 이와 유사하게 Kalberg 등[54]은 경추의 운동성을 제한하는 것이(구속 보조기(restrictive brace)를 5일간 착용함) 안구 운동 조절의 변화와 자세 흔들림(postural sway)의 증가를 유발하는 것을 보여주었으며, 이는 경추 체성감각 자극이 감소된 결과를 반영하는 것이다. 등척성 수축을 지속해서 생긴 목 근육의 피로는 건강한 사람들에게서 자세 흔들림, 보행, 머리 위치 인식 등에 영향을 주는 것으로 나타났다.[55-60]

경추에 있는 심부 구조물일수록 시각계와 전정계를 잇는 반사성 연결(reflex connections)에 더 크게 작용한다고 주장하는 여러 증거들이 있다. 고양이에게서 척추간(intervertebral) 심부 조직으로 가는 신경 공급을 끊었을 때는 긴장성 목 반사(TNR)이 차단되었지만, 배측의 큰 근육들을 제거했을 때는 긴장성 목 반사(TNR)이 차단되지 않았다.[61] 이와 유사하게, 고양이에게서 척추의 심부로 들어가는 감각 자극은 VOR을 변화시켰지만, 배측의 큰 근육들로 들어가는 자극은 아무런 영향을 끼치지 않았다.[62]

감각운동 조절 장애를 유발하는 기전들

목 통증을 가진 사람들에게서 나타나는 자세 조절과 안구 운동 조절 장애의 가장 유력한 기전은 경추의 체성감각 구심 신경의 활성도가 변하면서 서로 다른 감각계로부터 유입된 자극 사이에 충돌이 있다는 것이다.[2] 근방추로부터 온 정보는 경추의 고유감각에 대하여 가장 중요하며 이 정보는 전정계와 시각계로부터 온 자극과 결합되게 된다. 근방추의 과민도가 변하거나 장애가 생기면 현훈(dizziness), 머리 움직임 감각 및 안구-머리 협동, 자세 안정성의 장애 중 하나 내지는 더 많은 증상을 유발할 수 있다. 또한 머리가 전정기능에 직접적으로 영향을 끼칠 수 있다는 여러 증거들이 존재한다. 예를 들어 고양이에서 목의 심부 기계수용체들의 자극은 VOR에 주목할만한 영향을 미쳤다.[62] 경추 고유수용성 감각 자극의 변화는 감각 자극의 부조화(mismatch)나 비대칭적인 VOR을 유발할 수 있다.[63] 목의 통증이 있는 사람들은 경추 고유수용성 자극의 변화가 비대칭적인 VOR을 유발할 수 있으며,[29,64] 이를 통해 현훈이나 불안정성(unsteadiness) 등의 증상이 발생하는 것을 설명할 수 있을 것이다. 그러므로 치료는 경추가 자세 조절 체계에 미치는 일차적 영향과 이차적 영향 양쪽 모두를 고려하여 접근하는 것이 필요할 것이다.

경추의 체성감각 자극이 감소하던지 증가하던지, 이는 감각운동 조절을 변화시킬 수 있다. 경추 구조물들을 마취하는 것은 체성감각 자극을 감소시켜 보행실조(ataxia), 시야 장애(visual disturbances), 평형장애(disequilibrium) 등의 증상을 유발한다.[45] 또한, 경추 기계수용체에 낮은 주파수의 펄스(pulse) 자극을 가해서 활성을 증가시키면 안구와 체간의 평형장애도 증가되는 것으로 나타났다. Hinoki와 Niki는[65] 또한 감마 섬유(gamma fibers)를 차단하는 것으로 알려져 있는 프로케인(procaine) 용액을 교통사고 상해 증후군 환자의 상부 경추 심부 근육들에 주사했을 때 종종 평형장애와 통증이 개선되는 것을 발견했으며, 이를 통해 근방추의 과활성(overactivity)이 이러한 증상들이 유발되는데 기여하고 있다고 주장하고 있다.

경추 교감신경의 과활성은 목의 근방추 활성을 비정상적으로 증가시킬 수도 있다.[29] 그러나 또한 교감신경계의 활성이 근방추 구심신경을 강하게 억제할 수도 있다는 것이 밝혀졌다.[31,32]

외상으로 인한 목 통증 환자에게서 손상(injury)은 비정확한 체성감각 구심성 정보의 영구적인 악순환(perpetual cycle)을 유발할 수도 있다는 사실이 제기되었다.[66,67] 이에 대한 기전으로 제시된 것은 경추의 고유수용성 감각수용체와 유해수용체들로부터 비정상적 자극의 갑작스런 유입이 특히 교통사고 손상의 감속기(deceleration phase)에서 발생했을 때, 비정확한 체성감각 정보를 유발한다는 것이다. 여기에 사람이 추락하는 것(falling)을 방지하기 위한 보상성 근 긴장이 뒤따르게 된다. 결국 이것은 경추의 체성감각 정보의 변화를 더욱 유발하게 되며, 이는 악순환을 지속시킨다. 악순환은 손상받은 목 구조물로부터 발생된 통증과 염증(inflammation)의 영향에 의해 증가될 수도 있다.

요약하면, 경추의 체성감각 구심신경의 활성이 감소하던지 증가하던지간에 양쪽 모두 감각운동 조절의 장애를 유발할 수 있음을 나타내는 증거가 존재한다는 것이다.

경추의 체성감각 자극을 변화시킬 수 있는 가능한 원인들

자세의 안정성과 안구 운동 조절의 장애를 유발할 수 있는 경추의 체성감각 자극의 변화에 대한 여러가지 가능한 원인들이 있다(표 5.1과 그림 5.3). 여기에는 외상에 의해 기계수용체들이 받는 직접적 손상도

표 5.1 | 근방추 기능에 해로운 영향을 미칠 수 있는 통증 외의 기전들

원인	기전
기계적 파괴 [71,95]	직접적 손상
과도한 관절 부하 [70,96]	직접적 손상/기능적 장애
후관절 신장 [74,75]	직접적 손상
근 손상 [97]	접적 손상/기능적 장애
국소적 허혈 [73]	직접적 손상
관절의 염증 [72,98]	직접적 손상/기능적 장애
보호성 근 반응의 변화 [83]	기능적 장애
심부 근육계의 억제 [99]	기능적 장애
앞먹임 신경근육 조절의 변화 [100]	기능적 장애
천층 근육의 활성도 증가 [101,102]	기능적 장애
신경근육 효율의 변화 [103]	기능적 장애
근 피로 [104]	기능적 장애
근 섬유 변형 [78]	외형적 변화
근육내의 지방 침윤 [68,105]	외형적 변화
근 위축(감소된 단면적)	외형적 변화
교감신경계 활성의 증강[11,32]	기능적 장애

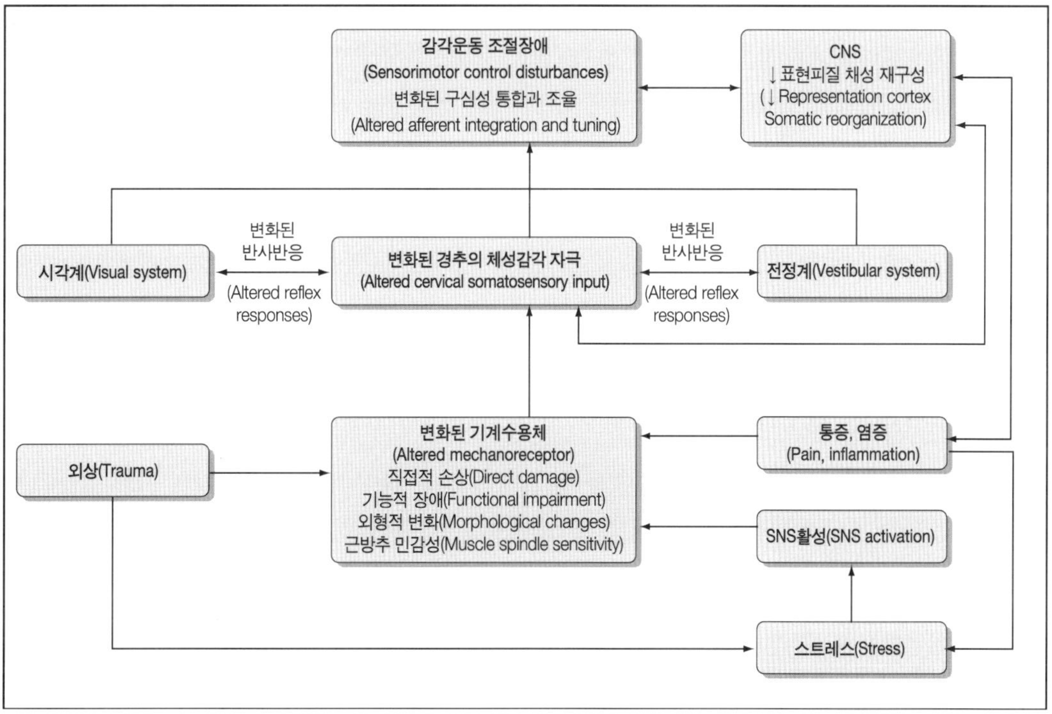

그림 5.3 | 감각운동의 조절에 있어 경추의 체성신경 기능장애가 미치는 영향. 기계수용체 기능과 감각운동 조절 시스템에 입력되는 체성감각자극을 변형시킬 수 있는 여러 말초 기전들이 존재한다. 이러한 변화들은 또한 중추신경계(central nervous system : CNS) 과정과 이차적으로 말초로 가는 하행성 정보들을 변화시킬 수 있다. 이것은 체성감각 자극의 변형에 더욱 일조할 수 있다. 감각운동 조절 시스템에 입력되는 시각적 자극과 전정 자극 또한 변형된 경추의 기계수용체 기능에 의해 간접적으로 영향을 받을 수 있다. SNS, 교감신경계(sympathetic nervous system)

포함되며, 이는 고유감각 기능과 운동 조절에도 영향을 미쳐 경추에 있는 기계수용체들의 기능적 장애를 유발한다.[3] 목 근육들의 외형적 변화도 목 통증 환자들에게서 보고되고 있으며,[23,68,69] 이 또한 근육들의 고유감각 능력에 영향을 미칠 수 있다. 또한, 통증과 염증도 척수 수준(spinal level)에서 경추의 기계수용체 기능을 변화시킬 뿐만 아니라 중추신경계에서 일어나는 경추의 체성감각 정보 변환에도 영향을 미칠 수 있다. 스트레스와 여기에 따른 교감신경계 활성화 또한 경추의 체성감각 정보를 변환시키는 요소가 될 수 있다는 주장들도 있다.

외상(trauma)의 영향과 근육 기능에서 일어나는 변화들

손상, 염증, 허혈(ischemia), 과도한 관절 부하나 스트레칭에 의해 경추 구조물들에 발생된 외상은 직접적으로 신경 말단(nerve terminals)을 손상시키거나 경추의 기계수용체들로부터 발생되는 비정상적인 구심성 자극(impulse)의 원인이 될 수 있다.[70-75] 기계수용체의 자극은 일차적으로 근방추를 통해 운동 조절에 영향을 미친다.[25] 반대로, 운동 조절의 변화는 기계수용체들을 탈감작시키고(desensitize) 경추의 체성감각 기능장애(dysfunction)를 지속시킬 수 있다. 운동 조절은 목 통증에 의해 영향을 받는다(4장). 근육 기능의 변화는 급성기에서 일어나며[76,77] 환자가 회복되었을 때도 지속될 수 있다.[76,77] 최근의 연구들은 목의 신전근들의 피로가 사람의 기립 균형(standing balance)에 악영향을 끼친다는 것을 입증해냈다.[56-58] 또한, 기립 균형은 견갑 근육의 피로와 지속적인 등척성 수축에 의해서도 부정적인 영향을 받는 것으로 나타났다.[55,60] 그러므로 운동 조절의 장애로 인한 경추 기계수용체의 변화가 오랜 기간 지속될 경우 균형 장애 같은 감각운동 조절에 대한 추가적인 변화를 유발할 수도 있다.

목 근육들의 외형적인 변화들도 관찰되며, 이는 목 근육들의 고유수용성감각 능력을 변화시킬 수도 있다(4장). 이러한 변화들은 종종 심부 후두하근육들에서 가장 두드러지게 나타난다.[23,68,69,78,79] 또한, McPartland 등[69]은 예비 연구에서 기립 균형을 잘 조절하지 못하는 것과 대후두직근의 지방 침윤(fatty infiltration) 사이의 연관성을 발견했으며 이는 근육의 감각 성질(sensory property)이 변화되었다는 것을 나타낸다. 이러한 변화들은 근육의 고유수용성 감각 능력에서 나타나는 변화들을 의미하며 감각운동 조절을 위한 자극에도 부정적인 영향을 미친다는 것을 나타낸다.

통증의 영향

통증은 척수의 기계수용체로부터 정보가 국소적으로 유입되는 과정부터 경추의 체성감각 정보를 상위척수에서 조절하고 평가하는 과정까지 많은 단계에서 고유수용성감각 자극을 변형시킨다(그림 5.4). 국소 단계에서는 손상에 반응하여 화학적 매개체(mediator)가 유리된 결과로 유해수용 자극의 증가가 일어난다. 이것은 일시적인 말초 감작(peripheral sensitization)을 유발할 수 있으며, 정상적으로 높게 되어 있는 수용체의 역치를 낮추고 자발 수용체 활성(spontaneous receptor activity)을 증가시킨다. 통증 반응들은 가벼운 접촉(light touch) 같은 비유해성 자극(nonnoxious stimuli)에도 일어날 수 있다.[80,18] 또한 정상적으로는 무해한 반응만을 만들어내는 기계수용체들로부터 통증이 만들어지는 것은 유해수용성 자극을 증가시키고 더불어 비유해수용성 자극을 감소시킬 수 있으며, 이는 또한 감각운동 조절을 위한 체성감각 자극에 장애를 줄 수 있다고 추측된다.[81]

만성 통증에서는 중추신경계에서의 변화와 감소된 중추성 억제(central inhibition) 때문에 기계수용체들의 유해성 자극에 대한 과민성이 지속될 수도 있다.[80] 목 손상에 따른 과민성은 국소부위 및 원 손상 부위와 떨어진 부위에서도 종종 나타나며 이는 만성 교통사고 상해 증후군(chronic whiplash disorder) 환자에게서 특징적으로 나타난다(2장).[76,80,82] 만성적인 과민성은 목 부위에서 오는 체성감각 자극에 대한 차단을 더욱 연장할 수도 있다.

실험적으로 유발시킨 통증은 근육 활성을 변화시키며,[10,83,84] 반사 활성과[85,86] 근방추 민감도도 변화시키는 것으로 밝혀졌다. 고양이를 이용한 여러 연구들에서 경추 관절 복합체 안과 그 주위에 존재하는 화학감수성의 구심신경들을 자극한 후 감마 근방추 체계(gamma muscle spindle system) 내의 활성도가 증가하여 오래도록 지속되는 것이 입증되었다.[7,8,87,88] 흥미롭게도, 뒷다리의 근육들에 비해 더 적은 양의 브라디키닌(bradykinin)으로도 목 근육들의 방추운동신경(fusimotor neurons)으로부터 반응을 유발할 수 있었으며, 이는 목 근육들이 통증에 더욱 민감하다는 것을 나타낸다.[8,87,88] 통증에 대한 반응으로 경부의 천층 근육에 있는 근방추 활성에서 나타나는 이러한 장기적이고 광범위한 변화들은 틀림없이 경추의 체성신경 자극을 변화시킬 것이다.[89,90]

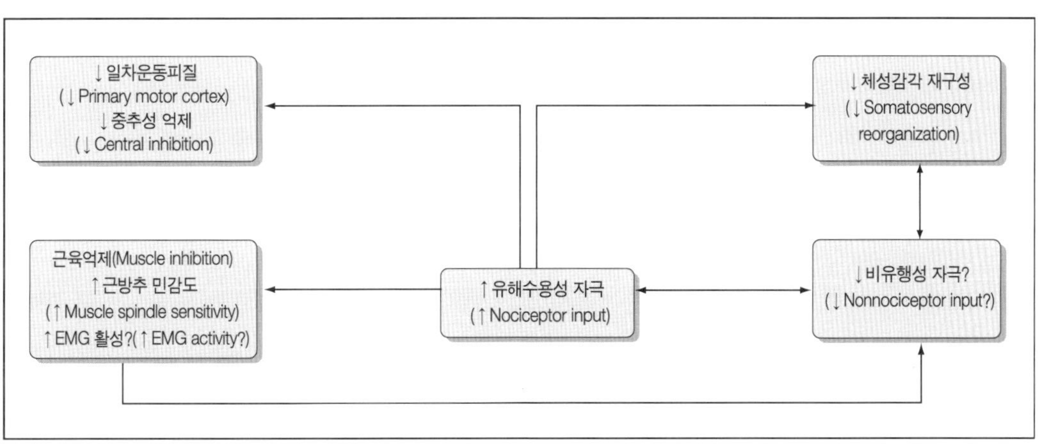

그림 5.4 | 통증이 구심성 기능에 미치는 직접적인 영향. EMG, 근전도(electromyogram)

통증은 또한 사람의 체성신경 피질(somatosensory cortex)과 피질하 단계들(subcortical levels)에 영향을 끼침으로써 척수성 억제(spinal inhibition)를 변화시키는 것으로 밝혀졌다. 긴장성 근통증(tonic muscle pain)은 사람의 대측 대뇌 피질(contralateral cerebral cortex)에 있는 일차 운동 영역(primary motor area)을 지속적으로 억제하는 원인이 된다.[10] 이러한 영향들은 통증이 사라진 후라도 몇 시간 동안 지속된다. 또한, Rossi 등[91]은 긴장성 근통증이 동일 부위에서 발생한 비유해수용성 자극과 강력하게 상호작용하여 고유수용성감각을 변화시킨다는 것을 발견했다. 이것은 피질이나 전피질 단계(precortical level)에서 자극이 차단(gating)되기 때문이라고 생각된다. 또한, 사람에게 있어 체성감각 체계(somatosensory system)의 많은 단계들에서 피질하 및 피질 재편성(subcortical and cortical reorganization)에 대한 통증의 역할을 제시하는 증거가 존재한다. 기계수용성 자극의 제거와 유해수용성 자극의 증강은 이러한 신경 재편성에 관여할 수 있다.[92-94]

교감신경계

교감신경계의 활성은 근방추 활성에 직접적인 영향을 미치는 것으로 밝혀졌다.[32] 동물 실험에서 실험적으로 활성화시킨 경추의 교감신경은 경추 근방추 구심신경(muscle spindle afferents)의 방출율(discharge rate)을 저하시켰으며 근육 길이의 변화에 대한 민감성에 영향을 미쳤다. 이것은 혈류의 변화나 염증 반응들과는 다른 것이다.[32] 최근의 논문은 통증, 스트레스, 교감신경계 활성 사이의 연관성과 이것이 근방추 활성에 미치는 영향에 대해서 다루었다. 이것은 목 통증 환자에게 있어 경추 체성감각정보의 조절을 변화시킨 원인으로서 고려되어야 할 다른 요소일 수도 있다.[11]

결론

기계수용체들은 경추의 근육과 관절에 풍부하게 존재할 뿐만 아니라 전정계 및 시각계와 중추성 및 반사성 연결을 하며, 이는 기계수용체들이 자세안정성과 머리 방향, 안구 운동 등에 중요한 역할을 하고 있다는 것을 가리킨다. 목 통증을 가진 사람들에게서 관찰되는 균형과 안구 운동 조절의 변화는 경추의 다양한 구조들로부터 유입되는 체성감각자극들에 변화가 생긴 것을 반영하는 것이다. 목 통증에 있어서 경추의 체성감각 정보가 변하는 것은 수많은 기전에 의해 가능할 수 있으며, 여기에는 통증 자체의 직접적인 영향 외에도 직접적 외상, 기능성 장애, 경추 근육들의 외형적 변화 등이 포함될 수 있다. 심리사회적인 스트레스 또는 직업 관련성 스트레스 또한 교감신경계 활성화를 통해 경추의 체성감각 기능에 영향을 미칠 수 있다. 이러한 기전들의 조합이 경추의 체성감각자극을 즉시 변화시키고 변화된 상태가 유지되도록 하며, 결국 감각운동 조절에까지 영향을 미치는 것으로 생각된다. 경추 구조물들과 전정계 및 시각계 사이의 수많은 반사 연결들은 목 통증이 있을 때 나타나는 체성감각 정보의 변화가 자세 안정성 및 머리와 눈의 협동 안정성과 연관된 반사 활성에 장애를 유발할 수 있다는 것을 시사한다.

참고문헌

1. *Peterson BW*. Current approaches and future directions to understanding control of head movement. Brain mechanisms for the integration of posture and movement. Prog Brain Res 2004;143:369-381.
2. *Baloh R, Halmagyi G*. Disorders of the Vestibular System. New York: Oxford University Press, 1996.
3. *Heikkila H, Astrom PG*. Cervicocephalic kinesthetic sensibility in patients with whiplash injury. Scand J Rehabil Med 1996;28:133-138.
4. *Karlberg M, Johansson R, Magnusson M, et al*. Dizziness of suspected cervical origin distinguished by posturographic assessment of human postural dynamics. J Vestibul Res Equil 1996;6:37-47.
5. *Peterson B, Goldberg J, Bilotto G, et al*. Cervicocollic reflex: its dynamic properties and interaction with vestibular reflexes. J Neurophysiol 1985;54:90-108.
6. *Revel M, Andre-Deshays C, Minguet M*. Cervicocephalic kinesthetic sensibility in patients with cervical pain. Arch Phys Med Rehabil 1991;72:288-291.
7. *Thunberg J, Hellstrom F, Solander P, et al*. Influences on the fusimotor-muscle spindle system from chemosensitive nerve endings in the cervical facet joints in the cat; possible implications for whiplash induced disorders. Pain 2001;91:15-22.
8. *Wenngren B, Pedersen J, Sjolander P, et al*. Bradykinin and muscle stretch alter contralateral cat neck muscle spindle output. Neurosci Res 1998;32:119-129.
9. *Ageborg E*. Consequences of a ligament injury on neuromuscular function and relevance to rehabilitation - using the anterior cruciate ligament-injured knee as a model. J Electromyogr Kinesiol 2002;12:205-212.
10. *Le Pera D, Graven-Nielsen T, Valeriani M, et al*. Inhibition of motor system excitability at cortical and spinal level by tonic muscle pain. Clin Neurophysiol 2001;112:1633-1641
11. *Passatore M, Roatta S*. Influence of sympathetic nervous system on sensorimotor function: whiplash associated disorders (WAD) as a model. Eur J Appl Physiol 2006;98:423-449.
12. *Kulkarni V, Chandy M, Babu K*. Quantitative study of muscle spindles in suboccipital muscles of human foetuses. Neurol India 2001;49:355-359.
13. *Boyd Clark L, Briggs C, Galea M*. Muscle spindle distribution, morphology and density in the longus colli and multifidus muscles of the cervical spine. Spine 2002;27:694-701.
14. *Strasmann T, Feilscher T, Baumann K, et al*. Distribution of sensory receptors in joints of the upper cervical column in the laboratory marsupial Monodelphis domestica. Ann Anat 1999;181:199-206.

15. *Mendel T, Wink CS, Zimny ML.* Neural elements in human cervical intervertebral disks. Spine 1992;17:132-135.

16. *McLain RF.* Mechanoreceptor endings in human cervical facet joints. Spine 1994;19:495-501.

17. *Krogsgaard M, Dyre-Poulsen P, Fischer-Rasmussen T.* Cruciate ligament reflexes. J Electromyogr Kinesiol 2002;12:177-182.

18. *Liu J, Thornell L, Pedrosa-Domellof F.* Muscle spindles in the deep muscles of the human neck: a morphological and immunocytochemical study. J Histochem Cytochem 2003;51:175-186.

19. *Bolton PS, Holland CT.* An in vivo method for studying afferent fibre activity from cervical paravertebral tissue during vertebral motion in anaesthetised cats. J Neurosci Meth 1998;85:211-218.

20. *Richmond F, Singh K, Corneil B.* Marked non-uniformity of fiber-type composition in the primate suboccipital muscle obliquus capitis inferior. Exp Brain Res 1999;125:14-18.

21. *Dutia MB.* The muscles and joints of the neck: their specialisation and role in head movement. Prog Neurobiol 1991;37:165-178.

22. *Richmonds FJR, Bakker VC.* Anatomical organisation and sensory content of the soft tissues surrounding upper cervical vertebrae in the cat. J Neurophysiol 1982;48:49-61.

23. *Andary MT, Hallgren RC, Greenman PE, et al.* Neurogenic atrophy of suboccipital muscles after a cervical injury. Am J Phys Med Rehabil 1998;77:545-549.

24. *Selbie WS, Thomson DB, Richmond FJ.* Suboccipital muscles in the cat neck: morphometry and histochemistry of the rectus capitis muscle complex J Morphol 1993;216:47-63.

25. *Swanik C, Lephart F, Giannantonio F, et al.* Reestablishing proprioception and muscle control in the ACL injured athlete. J Sport Rehabil 1997;6:182-206.

26. *Bolton PS, Tracey DJ.* Spinothalamic and propriospinal neurons in the upper cervical cord of the rat - terminations of primary afferent fibers on soma and primary dendrites. Exp Brain Res 1992;92:59-68

27. *Werner J* Neuroscience - A Clinical Perspective Canada: W.B. Saunders, 1980.

28. *Corneil BD, Olivier E, Munoz DP.* Neck muscle responses to stimulation of monkey superior colliculus. I. Topography and manipulation of stimulation parameters. J Neurophysiol 2002;88:1980-1999.

29. *Hinoki M.* Vertigo due to whiplash injury: a neuro-otological approach. Acta Otolaryngol 1975;419:9-329.

30. *Hirai N, Hongo T, Sasaki S et al.* Neck muscle afferent input to spinocerebellar tract cells of the central cervical nucleus in the cat. Exp Brain Res 1984;55:286-300.

31. *Bolton PS, Kerman IA, Woodring SF, et al.* Influences of neck afferents on sympathetic and respiratory nerve activity. Brain Res Bull 1998;47:413-419.

32. *Hellstrom F, Roatta S, Thunberg J, et al.* Responses of muscle spindles in feline dorsal neck muscles to electrical stimulation of the cervical sympathetic nerve. Exp Brain Res 2005;165:328-342.

33. *Shinoda Y, Sugiuchi Y, Futami T, et al.* Input patterns and pathways from the six semicircular canals to motoneurons of neck muscles. I. The multifidus muscle group. J Neurophysiol 1994;72:2691-2702.

34. *Chan YS, Kasper J, Wilson VJ.* Dynamics and directional sensitivity of neck muscle - spindle responses to head rotation. J Neurophysiol 1987;57:1716-1729.

35. *Bronstein AM, Morland AB, Ruddock KH, et al.* Recovery from bilateral vestibular failure: implications for visual and cervico-ocular function. Acta Otolaryngol 1995;520:405-407.

36. *Doerr M, Hong SH, Thoden U.* Eye movements during active head turning with different vestibular and cervical input. Acta Otolaryngol 1984;98:14-20.

37. *Barnes GR, Forbat LN.* Cervical and vestibular afferent control of oculomotor response in man. Acta Otolaryngol 1979;88:79-87.

38. *Barlow D, Freedman W.* Cervico-ocular reflex in the normal adult. Acta Otolaryngol 1980;89:487-496.

39. *Mergner T, Schweigart G, Botti F, et al.* Eye movements evoked by proprioceptive stimulation along the body axis in humans. Exp Brain Res 1998;120:450-460.

40. *Jurgens R, Mergner T.* Interaction between cervicoocular and vestibulo-ocular reflexes in normal adults. Exp Brain Res 1989;77:381-390.

41. *Karlberg M, Magnusson M.* Asymmetric optokinetic after nystagmus-induced by active or passive sustained head rotations. Acta Otolaryngol 1996;116:647-651.

42. *Vidal PP, Roucoux A, Berthoz A.* Horizontal eye position-related activity in neck muscles of the alert cat. Exp Brain Res 1982;46:448-453.

43. *Berthoz A, Grantyn A.* Neuronal mechanisms underlying eye-head coordination. Prog Brain Res 1986;64:325-343.

44. *Yamagata Y, Yates BJ, Wilson VJ.* Participation of Ia reciprocal inhibitory neurons in the spinal circuitry of the tonic neck reflex. Exp Brain Res 1991;84:461-464.

45. *DeJong PI, DeJong JM.* Ataxia and nystagmus induced by injection of local anaesthetics in the neck. Ann Neurol 1977;1:240-246.

46. *Ishikawa K, Matsuzaki Z, Yokomizo M, et al.* Effect of unilateral section of cervical afferent nerve upon optokinetic response and vestibular nystagmus induced by sinusoidal rotation in guinea pigs. Acta Otolaryngol 1998;537:6-10.

47. *Lennerstrand G, Han Y, Velay JL.* Properties of eye movements induced by activation of neck muscle proprioceptors. Graefes Arch Clin Exp Ophthalmol 1996;234:703-709.

48. *Taylor JL, McCloskey DI.* Illusions of head and visual target displacement induced by vibration of neck muscles. Brain 1991;114:755-759.

49. *Karnath HO, Reich E, Rorden C, et al.* The perception of body orientation after neck-proprioceptive stimulation - effects of time and of visual cueing. Exp Brain Res 2002;143:350-358.

50. *Pyykko I, Aalto H, Seidel H et al.* Hierarchy of different muscles in postural control. Acta Otolaryngol 1989;468:175-180.

51. *Kavounoudias A, Gilhodes JC, Roll R, et al.* From balance regulation to body orientation: two goals for muscle proprioceptive information processing? Exp Brain Res 1999;124:80-88.

52. *Bove M, Courtine G, Schieppati M.* Neck muscle vibration and spatial orientation during stepping in place in humans. J Neurophysiol 2002;88:2232-2241.

53. *Courtine G, Papaxanthis C, Laroche D, et al.* Gait-dependent integration of neck muscle afferent input. Neuroreport 2003;14:2365-2368.

54. *Karlberg M, Magnusson M, Johansson R.* Effects of restrained cervical mobility on voluntary eye movements and postural control. Acta Otolaryngol 1991;111:664-670.

55. *Duclos C, Roll R, Kavounoudias A, et al.* Long-lasting body leanings following neck muscle isometric contractions. Exp Brain Res 2004;158:58-66.

56. *Schmid M, Schieppati M.* Neck muscle fatigue and spatial orientation during stepping in place in humans. J Appl Physiol 2005;99:141-153.

57. *Schieppati M, Nardone A, Schmid M.* Neck muscle fatigue affects postural control in man. Neuroscience 2003;121:277-285.

58. *Gosselin G, Rassoulian H, Brown I.* Effects of neck extensor muscles fatigue on balance. Clin Biomech 2004;19:473-479.

59. *Owens EF Jr, Henderson CN, Gudavalli MR, et al.* Head repositioning errors in normal student volunteers: a possible tool to assess the neck' s neuromuscular system. Chiropr Osteopat 2006;14:1-5.

60. *Vuillerme N, Pinsault N, Vaillant J.* Postural control during quiet standing following cervical muscular fatigue: effects of changes in sensory inputs. Neurosci Lett 2005;378:135-139.

61. *McCouch G, Deering I, Ling T.* Location of receptors for tonic neck reflexes. J Neurophysiol 1951;14:191-195.

62. *Hikosaka O, Maeda M.* Cervical effects on abducens motoneurons and their interaction with vestibulo-ocular reflex. Exp Brain Res 1973;18:512-530.

63. *Fischer A, Verhagen WIM, Huygen PLM.* Whiplash injury. A clinical review with emphasis on neurootological aspects. Clin Otolaryngol 1997;22:192-201.

64. *Padoan S, Karlberg M, Fransson PA, et al.* Passive sustained turning of the head induces asymmetric gain of the vestibulo-ocular reflex in healthy subjects. Acta Otolaryngol 1998;118:778-782.

65. *Hinoki M, Niki H.* Neurotological studies on the role of the sympathetic nervous system in the formation of traumatic vertigo of cervical origin. Acta Otolaryngol 1975;330:185-196.

66. *Davis C.* Chronic pain dysfunction in whiplash-associated disorders. J Manipul Physiol Ther 2001;24:44-51.

67. *Tjell C.* Diagnostic considerations in whiplash associated disorders. Thesis. Department of Otorhinlaryngology, Central Hospital Skovde, Sweden, 1998.

68. *Elliott J, Jull G, Noteboom JT, et al.* Fatty infiltration in the cervical extensor muscles in persistent whiplash-associated disorders - a magnetic resonance imaging analysis. Spine 2006;31:E847-E855.

69. *McPartland JM, Brodeur RR, Hallgren RC*. Chronic neck pain, standing balance, and suboccipital muscle atrophy - a pilot study. J Manipul Physiol Ther 1997;20:24-29.

70. *Loescher AR, Holland GR, Robinson PP*. The distribution and morphological characteristics of axons innervating the periodontal ligament of reimplanted teeth in cats. Arch Oral Biol 1993;38:813-822.

71. *Quick D*. Acute lesion of the intrafusal muscle of muscle spindles. Ultrastructural and electrophysiological consequences. J Neurosci 1986;6:2097-2105.

72. *Gentle M, Thorp B*. Sensory properties of ankle joint capsulemechanoreceptors in acute monoarthritic chickens. Pain 1994;57:361-374.

73. *Diwan F, Milburn A*. The effects of temporary ischemia on rat muscle spindles. J Embryol Exp Morphol 1986;92:223-254.

74. *Lu Y, Chen C, Kallakuri S, et al*. Neural response of cervical facet joint capsule to stretch: a study of whiplash pain mechanism. Stapp Car Crash J 2005;49:49-65.

75. *Chen CY, Lu Y, Kallakuri S, et al*. Distribution of A-delta and C-fiber receptors in the cervical facet joint capsule and their response to stretch. J Bone Joint Surg 2006;88A:1807-1816.

76. *Sterling M, Jull G, Vicenzino B, et al*. Development of motor system dysfunction following whiplash injury. Pain 2003;103:65-73.

77. *Hides JA, Jull GA, Richardson CA*. Long-term effects of specific stabilizing exercises for first-episode low back pain. Spine 2001;26:E243-E248.

78. *Uhlig Y, Weber BR, Grob D, et al*. Fiber composition and fiber transformation in neck muscles of patients with dysfunction of the cervical spine. J Orthop Res 1995;13:240-249.

79. *Kristjansson E*. Reliability of ultrasonography for the cervical multifidus muscle in asymptomatic and symptomatic subjects. Man Ther 2004;9:83-88.

80. *Curatolo M, Petersen-Felix S, Arendt-Nielsen L, et al*. Central hypersensitivity in chronic pain after whiplash injury. Clin J Pain 2001;17:306-315.

81. *Seaman D*. Dysafferentation: a novel term to describe the neuropathological effects of joint complex dysfunction - a look at likely mechanisms of symptom generation - in reply. J Manipul Physiol Ther 1999;22:493-494.

82. *Sterling M, Treleaven J, Edwards S, et al*. Pressure pain thresholds in chronic WAD. Further evidence of altered central pain processing. J Musculoskelet Pain 2002;10:69-81.

83. *Holm S, Aage I, Solomonow M*. Sensorimotor control of the spine. J Electromyogr Kinesiol 2002;12:219-234.

84. *Zedka M, Prochazka A, Knight B, et al*. Voluntary and reflex control of human back muscles during induced pain. J Physiol 1999;520:591-604.

85. *Matre D, Arendt-Nielsen L, Knardahl S*. Effects of localization and intensity of experimental muscle pain on ankle joint proprioception. Eur J Pain 2002;6:245-260.

86. *Wang K, Svensson P, Arendt-Nielsen L*. Effect of tonic muscle pain on short latency jaw-stretch reflexes in humans. Pain 2000;88:189-197.

87. *Pedersen J, Sjolander P, Wenngren B, et al.* Increased intramuscular concentration of bradykinin increases the static fusimotor drive to muscle spindles in neck muscles of the cat. Pain 1997;70:83-91.

88. *Hellstrom F, Thunberg J, Bergenheim M, et al.* Elevated intramuscular concentration of bradykinin in jaw muscle increases the fusimotor drive to neck muscles in the cat. J Dent Res 2000;79:1815-1822.

89. *Ro J, Capra N.* Modulation of jaw muscle spindle afferent activity following intramuscular injections with hypertonic saline. Pain 2001;92:117-127.

90. *Proske U, Wise AK, Gregory JE.* The role of muscle receptors in the detection of movements. Prog Neurobiol 2000;60:85-96.

91. *Rossi S, Della Volpe R, Ginanneschi F, et al.* Early somatosensory processing during tonic muscle pain in humans: relation to loss of proprioception and motor 'defensive' strategies. Clin Neurophysiol 2003;114:1351-1358.

92. *Tinazzi M, Fiaschi A, Rosso T, et al.* Neuroplastic changes related to pain occur at multiple levels of the human somatosensory system: a somatosensory-evoked potentials study in patients with cervical radicular pain. J Neurosci 2000;20:9277-9283.

93. *Gandevia SC, Phegan CM.* Perceptual distortions of the human body image produced by local anaesthesia, pain and cutaneous stimulation. J Physiol 1999;514:609-616.

94. *Flor H.* Cortical reorganisation and chronic pain: implications for rehabilitation. J Rehabil Med 2003;35:66-72.

95. *Garret W, Nikolaou P, Ribbeck B, et al.* The effect of muscle architecture on the biomechanical failure properties of skeletal muscle under passive extension. Am J Sports Med 1988;16:7-12.

96. *Solomonow M, Zhou BH, Baratta RV, et al.* Biomechanics of increased exposure to lumbar injury caused by cyclic loading: part 1. Loss of reflexive muscular stabilization. Spine 1999;24:2426-2434.

97. *Bani D, Bergamini M.* Ultrastructural abnormalities of muscle spindles in the rat masseter muscle with malocclusion-induced damage. Histol Histopathol 2002;17:45-54.

98. *Gedalia U, Solomonow M, Zhou BH, et al.* Biomechanics of increased exposure to lumbar injury caused by cyclic loading - part 2. Recovery of reflexive muscular stability with rest. Spine 1999;24:2461-2467.

99. *Falla D, Jull G, Dall' Alba P, et al.* An electromyographic analysis of the deep cervical flexor muscles in performance of craniocervical flexion. Phys Ther 2003;83:899-906.

100. *Falla D, Jull G, Hodges PW.* Feedforward activity of the cervical flexor muscles during voluntary arm movements is delayed in chronic neck pain. Exp Brain Res 2004;157:43-48.

101. *Jull G.* Deep cervical flexor muscle dysfunction in whiplash. J Musculoskelet Pain 2000;8: 143-154.

102. *Falla D.* Unravelling the complexity of muscle impairment in chronic neck pain. Man Ther 2004;9:125-133.

103. *Falla D, Jull G, Edwards S et al.* Neuromuscular efficiency of the sternocleidomastoid and anterior scalene muscles in patients with chronic neck pain. Disabil Rehabil 2004;26:712-717.

104. *Falla D, Jull G, Rainoldi A, et al*. Neck flexor muscle fatigue is side specific in patients with unilateral neck pain. Eur J Pain 2004;8:71-77.

105. *Andary MT, Hallgren RC, Greenman PE, et al*. Neurogenic atrophy of suboccipital muscles after a cervical injury: a case study. Am J Phys Med Rehabil 1998;77:545-549.

CHAPTER 6

Disturbances in Postural Stability, Head and Eye Movement Control in Cervical Disorders

경추 질환에서의 자세 안정성 및 머리와 눈 운동 조절의 장애

서론

경추의 기계수용체들은 고유수용성 자극을 제공하는데 필수적이다. 기계수용체들은 전정계 및 시각계와 반사성 연결을 이루고 있어서 이들의 기능에 영향을 줄 수 있으며 또한 그 반대도 가능하다. 경추로부터 오는 체성감각 정보들은 여러 기전을 통해 바뀔 수 있다(5장). 경추의 체성감각 장애는 조절, 상호작용, 구심성 자극의 조정에 영향을 미치며 그로 인해 감각운동 조절에도 영향을 미칠 수 있다. 경추 관절의 위치 감각, 안구 운동 조절, 자세 안정성에 장애가 생기는 것은 특발성 목 통증 및 교통사고 손상 후 발생하는 목 통증 환자들에게서 특징적으로 나타난다. 더불어 현훈이나 불안정 같은 증상이 남을 수도, 남지 않을 수도 있다. 이 장에서는 목 통증 환자들에게 나타나는 현훈 증상 및 경추 관절의 위치 감각, 자세 안정성, 안구 운동을 측정하는 방법뿐만 아니라 조절 방법까지 살펴볼 것이다. 치료를 위한 근거들이 제시될 것이다.

현훈(dizziness)

경추성 현기증(vertigo)은 목 질환이 있는 환자에게서 나타나는 현훈 증상이나 어찔어찔함(light-headedness)의 단독적인 원인은 아니다. 다른 여러가지 잠재적인 원인들이 있는데, 여기에는 교통사고로 인해 발생한 추골동맥부전

(vertebral artery insufficiency), 미세 뇌손상(minor brain injury) 등의 경우와 일반적인 말초성 전정 질환 등이 포함되어 있다. 임상의들은 목 통증이 있는 환자들에게 나타나는 현훈을 감별하기 위하여 모든 원인들을 인식하고 있어야 한다.

경추성 현기증

경추 질환은 현훈 증상의 원인이 될 수 있지만 그 빈도에 관해서는 논란의 여지가 있다. 가장 중점적인 제약은 경추성 현기증을 현훈을 유발하는 다른 원인들과 구별해 낼 수 있는 신뢰할만한 임상 검사가 없다는 것이다. 그럼에도 불구하고 경추 질환들이 목 통증 및 기능장애과 연관되어 있을 때 현훈의 순수하고 빈번한 원인이 된다는 것을 지지하는 연구결과들이 제시되고 있다.[1-4] Humphreys 등[2]은 목 통증을 가진 180명의 환자들 중 현훈의 발생률이 33%가 된다는 것을 발견했다. 현훈은 목 통증의 기간, 강도, 장애 점수(disability scores), 목 외상의 과거력 등과 연관되어 있었으며 이 모든 것들은 경추성 원인을 시사하고 있다. 현훈과 어지럼증은 경추인성 두통을 가진 사람들에게서는 흔한 증상이다.[5] 우리는 만성 교통사고 상해 증후군을 앓고 있는 군(group)에서 74%의 현훈 증상과 불안정성의 발생률을 보고했다.[3] 또한, 현훈 증상을 호소하는 목 통증 환자들은 현훈이 없는 사람들보다 감각 운동 조절에 대한 특수 검사에서 더 큰 장애를 가지고 있음이 밝혀졌으며 이는 비정상적인 체성감각 자극 때문임이 밝혀졌다.[3,6-8] 경추가 현훈의 원인이 된다는 것은 또한 경추를 특히 직접적으로 치료했을 때 이러한 증상들이 개선되었다는 연구결과들으로 인해 지지되어진다.[1,9-11]

경추 질환은 목 통증이 특발성 원인으로 인한 것일 때 현훈의 원인으로서 더욱 쉽게 받아들여진다. 현훈이 교통사고 손상 같은 외상과 연관되어 있을 때는 현훈의 다른 원인들을 고려해볼 필요가 있다. 어떤 사람들은 교통사고 손상에 수반된 현훈과 불안정성이 통증의 지속이나 경제적 이득으로 인한 불안과 약물의 부작용 때문에 발생한다고 믿고 있다.[12] 그러나 우리는 만성 교통사고 환자들 중 현훈이 있는 사람과 없는 사람들 사이에 약물 복용, 불안 수준, 보상 상태에 대하여 차이가 없다는 것을 발견했다. 이런 항목 중 어느 것도 우리가 감각운동 조절을 평가하기 위해 선택한 균형, 안구 운동 조절, 고유수용감각 등에 영향을 미치지 못하였다.[3,6,7,13] 그러나 추골동맥, 전정수용체나 목 수용체 등에 손상을 받거나 경증 두부 손상(mild head injury)을 입은 경우는 모두 교통사고 손상 후 현훈 증상의 원인이 될 수 있으며, 이는 증상을 일으키는 정확한 원인을 감별해내는 것을 어렵게 만든다.[4,14-17] 교통사고 손상 후의 외상성 뇌손상이 없는 경우 외상이나 이차적인 기능장애로 인한 경추 관절의 감각 성상과 근육 수용체들에 발생하는 장애가 현훈 증상의 원인으로 가장 자주 거론된다고 생각할 수 있다.[3,17-21] 그러나 현훈 증상을 유발할 수 있는 다른 원인들도 반드시 고려하여야 한다.

추골동맥 부전

추골동맥 부전은 현훈 증상의 원인이 될 수 있으며, 임상의들이 목 통증 환자를 치료할 때, 특히 도수치료 방법을 사용하는 경우 일차적으로 고려해야 할 부분이다. 추골동맥 기능장애의 감별 진단을 알고자 한다면 경추의 동맥 기능부전에 대한 최근 논문을 찾아볼 것을 권장한다.[22] 추골동맥이나 내경동맥의 자발성 박리(spontaneous dissection)는 종종 심한 목 통증과 두통 등을 호소하는 것을 시작으로 나타나며 종종 다른 신경학적 증상들도 나타난다.[23,24] 임상가들은 환자들이 현훈의 유무와 상관없이 자연발생한 급성 후두통 및 두통을 호소한다면 환자에게 경고해야만 하며 즉각적으로 의학적인 주의를 기울여야 한다. 이와 마찬가지로 비록 치료를 위해 저속의 도수 치료 기술을 사용하고 있다 할지라도 말초혈관 질환이나 눈에 보이는 퇴행성 변화들이 있는 환자는 주의를 기울일 필요가 있다.[25,26]

교통사고 손상에서 추골동맥에 손상을 받거나 혈류에 장애가 생길 수 있으며, 현훈 증상은 뇌혈류에 발생한 장애로 인해 생길 수 있다. 그러나 교통사고 손상에서 추골동맥에 손상을 받는 경우는 골절이나 탈구가 없이는 거의 일어나지 않으며,[29,30] 만약 발생한다고 해도 측부순환에 의한 보상으로 증상이 없거나,[22,31,32] 손상 즉시 허혈성 상태를 가리키는 증상들을 유발한다.[33] 가장 최신 연구에 따르면 추골동맥의 혈류에 이상이 있어도 일반적으로 현훈 증상을 호소하지는 않는다고 한다.[33-35] 그러나 언제나 주의를 기울이는 것은 잊지 말아야 한다.

미세 뇌손상

교통사고 환자들에게서 현훈 증상은 자동차 사고로 인한 미세 뇌손상에 의해 유발될 수 있다. 뇌손상은 자동적으로 배제될 수 없으며, 특히 머리에 대한 직접적인 타격이 있거나 기억상실증(amnesia) 또는 진탕(concussion)등의 증상을 호소하는 경우는 더욱 그러하다.[36] 이것은 교통사고 손상 환자의 대부분에서 일어나는 것은 아니며 경추로부터 유입되는 구심성 자극의 장해로 인해 현훈 증상이 발생하는 것으로 생각된다.[37] 흥미롭게도, 경추 원인성의 현훈 증상은 둔기로 인한 머리 외상을 입었을 때 나타나는 현기증(vertigo)의 비교적 일반적인 원인이기도 하다.[4]

말초 전정성 병소(Peripheral vestibular lesions)

전정 장애는 현훈 증상에 있어 감별 진단 중 일차적으로 고려되는 것이며, 반대로 다른 전정 장애를 진단하지 못했을 경우는 경추성 원인을 고려해야 한다. 여기에서는 목의 외상과 연관되어 발생하는 전정 장애들을 중심으로 살펴볼 것이다. 교통사고 손상 가운데 발생된 힘은 말초 전정계의 연약한 구조들을 전단(shear)시킬 수 있으며 이는 현훈 증상을 일으킬 수 있는 여러가지 말초 전정성 원인들을 유발시킨다. 여기에는 양성 발작성 체위성 현훈(benign paroxysmal positional vertigo : BPPV), 수종(hydrop)을 유발할 수 있는 내림프낭(endolymphatic sac)의 손상(Meniere' s disease), 미로 진탕(labyrinthine concussion), 이석 장애(otolith disorder),[4] 또는 외림프누공(perilymph fistula)을 유발하는 이낭창(otic capsule window)의 파열 등이 포함된다.[38]

현훈 증상을 호소하는 교통사고 상해 환자에서 현훈의 원인이 전정성과 경추성 중 어느 쪽이 자주 나타나는가에 대하여는 논란의 여지가 있다. 비록 전정계에 대한 검사보다는 임상적인 패턴에 크게 근거를 두기는 하나, 한쪽에서는 많은 사람들이 전정 장애가 현훈의 일차적인 원인이라고 생각하고 있다.[16,17,39] 전정 검사를 통해 선별한 교통사고 환자들을 대상으로한 다른 연구에서는 다양한 비율을 보고하고 있다. Ernst 등[4]은 전정 장애(대부분 BPPV로 진단받았다) 중 73%의 유병율을 보고했으며, 경추성 현기증에서는 23%의 유병율을 보고했다. Hinoki[40]는 136명의 교통사고 환자들을 대상으로 한 코호트(cohort) 연구에서 단 5.6%만이 순수한, 또는 순수에 가까운 말초성 미로 기능장애임을 발견했다. Fischer 등[41]은 교통사고 환자군을 대상으로 비록 그들 중 절반이 약간의 전정 과활성(vestibular hyperactivity)을 가지고 있었지만, 대부분에서 전정 검사가 정상으로 나왔다고 발표했다. 흥미롭게도, 이 저자들은 이차적인 전정-안구 반사 증강과 더불어 목 움직임의 제한과 통증이 있기 때문에 전정 과민성(vestibular hypersensitivity)의 원인이 경추에 있을 것이라 제안했다.

교통사고 손상과 연관되어 가벼운 두부 손상(mild head injury)이 있을 때는 말초성 전정 손상을 입었을 가능성이 크다.[4,38] 대부분의 학자들이 가벼운 두부 손상이 없다면 뇌손상이나 말초 전정 기능장애가 현훈 증상의 원인이 아닐 가능성이 크다는데 동의하며, 이 때는 손상된 목 관절과 근육 수용체들로부터 유입되는 비정상적인 체성감각 자극이 원인이 되는 것으로 지적하고 있다.[17-20,37] 그러므로 교통사고나 다른 목 외상의 경우 경추가 현훈의 원인이 될 수 있으나, 이런 환자들일지라도 현훈의 다른 원인들이 존재할 수 있으며 항상 고려해야 한다.

증상의 감별

표 6.1은 감별 진단이 필요한 현훈의 여러가지 원인들에 대한 특징들을 요약해서 제시하고 있다. 여기에서 주목해야 할 점은 경추성 현기증(cervical vertigo)에 대한 진단은 일반적으로 증상의 표현, 목 통증 및 현훈 증상의 연관성, 전정 장애를 배제함으로써 이루어진다는 것이다.[42,43] 경추성 현기증은 일반적으로 전정성 병리의 특징인 진성 현기증(true vertigo)(본인 및 주위가 회전되는)보다는 공간에서 방향성이 변

표 6.1 목 통증 환자에게서 나타날 수 있는경추성 현기증 및 현훈을 일으킬 수 있는 다른 원인들의 특징적 양상*

	경추성 현기증 [42, 44, 92] **(Cervical vertigo)**	**BPPV** [93,94]	**외림프누공** [15, 93, 94] **(Perilymph fistula)**	**Meniere 병** [15, 93, 94]	**추골동맥** [33, 34, 95] **(Vertebral artery)**	**심인성** [15,96,97] **(psychogenic)**
증상	모호한 불안정성 어찔어찔함 (Light-headedness)	수분간 지속되는 심한 현기증	현기증 평형장애 동작 불안정	선회성 현기증 (Whirling vertigo) 불안정성	실신(Faintness) 흐릿한 시야	자신으로부터 분리된 느낌 떠 있는 느낌 머리가 가득찬 느낌
빈도	삽화적(Episodic)	특정한 머리/체간의 움직임과 연관된 간헐적 발작	지속적	삽화적인 심한 현기증 지속적인 불안정성	삽화적	삽화적
지속기간	수분에서 수시간	수초에서 수분	지속적	수시간	몇 초간	수분/수시간
악화요소	목의 통증 증가 목 움직임	침대에서 구르기 빠른 머리 움직임 몸통 위치의 변화	시야 검사 (Visual challenges) 두개내압의 증가 시끄러운 소음	없음	목 신전 및 회전	과호흡 패닉 스트레스
완화요소	목의 통증 감소 국소적 목 치료	유발 자세에서 안정시 소실됨.			목을 중립자세로 되돌림	이완
연관 증상	흐릿한 시야 오심(Nausea) 목 통증	오심 구토 노화(Aging)	한쪽의 이명(tinnitus) 이내 압박감 청력 소실	오심 구토 청력 소실 이명 귀의 충만감	언어장애(Dysarthria) 반신불수(Hemiparesis) 감각장애(Dysesthesia) 복시 연하장애(Dysphagia) 쓰러짐발작(Drop attack) 안진(Nystagmus) 오심 저림(numbness)	입 주위 마비감 사지의 감각이상 목구멍의 이물감 가슴이 조이는 느낌 피로 머리가 조이는 느낌
발병	목 통증 목 손상 목의 병적 상태	자연 발생 외상 후	외상 후 24-72시간	종종 외상 후 수년 뒤	외상후 즉시 또는 몇 시간 뒤	
추정 원인	비정상적인 경추 구심성 자극의 유입	내림프(endolymph)의 조직파편(Debris)	중이(middle ear) 안에 있는 외림프액의 유출	내림프 수종 (Endolymph hydrops)	추골 동맥 박리 말초 혈관 질환 증상이 없는 VBI의 존재	분노 패닉 심신성(Psychosomatic)
기타		종종 자연적으로 회복 Hallpike Dix 기법의 양성 종종 안진이 관찰됨				

* 제목에 있는 어깨 숫자들은 참고 문헌이다. BPPV, 양성 발작성 체위성 현훈(benign paroxysmal positional vertigo); VBI, 척추기저손상(vertebrobasilar injury)

화되고 평형을 잡지 못하는 비특이적인 감각으로 묘사되어진다.[15] 방향장애와 모호한 불안정성 등의 감각적 증상들을 호소하며 발생시 수분에서 수시간까지 지속된다.[44,45] 시야가 흐릿해지거나 페이지에서 단어를 건너뛰거나 사물의 윤곽이 불명확하게 보이거나 초점을 맞추기 힘들어하는 등 시각적 증상들도 호소할 수 있으며,[46] 이는 아마도 경부안반사(cervico-ocular reflex)나 경경반사(cervicocollic reflexes)의 장애를 반영하는 것 같다.[20] 또한 어둠속이나 계단에서 걷는다던지, 문지방을 넘는 등 특별한 동작을 수행하는데 어려움을 호소하는 경우도 있다. 경추성 현기증은 목의 움직임과 목 통증의 증가에 따라 악화되며 통증, 손상, 병리 등과 시간적으로 밀접한 관계가 있다. 이런 까닭에 현훈 증상이 없어지는 것은 종종 목의 통증이 없어지는 것과 함께 이루어진다.[42,44] 우리는 만성 교통사고 손상 환자들을 대상으로 한 코호트 연구에서 현훈 증상에 대한 기술(description)이 이러한 사실들과 부합되며,[3,47] 결국 전정성 병리를 가진 환자들이 묘사하는 것과는 다르다는 것을 발견했다.[47] 교통사고 손상군과 전정성 문제를 가진 군 사이에 현훈 증상과 연관된 장애(handicap)를 측정한 점수(현훈 장애 검사 : Dizziness Handicap Inventory[48])에 있어서 차이가 없다는 점은 주목할 필요가 있다.

고유감각, 안구 운동 조절, 자세 안정성의 측정

임상에서 목 통증을 가진 환자들의 감각운동조절 장애를 평가하는데 현재 일반적으로 사용되는 측정방법은 세 가지가 있다. : 경추의 관절위치이상(cervical joint position error : JPE), 자세 불안정성, 안구 운동 조절.

경추의 관절위치이상

경추의 관절위치이상(JPE)은 환자가 머리의 위치를 정위치로 다시 돌아오거나 시야를 가린 채 미리 정한 목표를 향해 위치시킬 수 있는지를 검사하는 것이다(그림 6.1).[49] 위치시킨 정확도가 떨어지는 것은 전정성 자극의 문제라기보다는 목 관절과 근육 수용체들로부터 유입되는 구심성 자극이 비정상이라는 것을 반영하며, 특히 목의 움직임이 느리게 이루어진 경우 그러한데 이는 전정계가 역치 아래에 있다는 것을 의미한다.[50,51] 점진성 및 외상성 목 통증 환자에서는 경추의 관절위치이상(JPE)이 더 크게 나오는 것을 알 수 있다.[3,21,49,52-54] 특발성 목 통증 환자들에 비해 만성 교통사고 손상 환자들에게서 관절위치이상(JPE)이 더 크게 나타났으며,[54,55] 통증 및 장애의 정도가 더 심할 수록,[53,56] 또한 현훈 증상을 호소하는 환자에게서 관절위치이상(JPE)이 더 크게 나타났다는 연구결과들이 존재한다.[3] 이는 환자들이 더 큰 통증을 호소할수록, 목 통증이 외상성일 경우, 현훈 증상을 호소할 경우 경추의 체성감각 자극이 더욱 장애를 받았다는 것을 나타낸다.

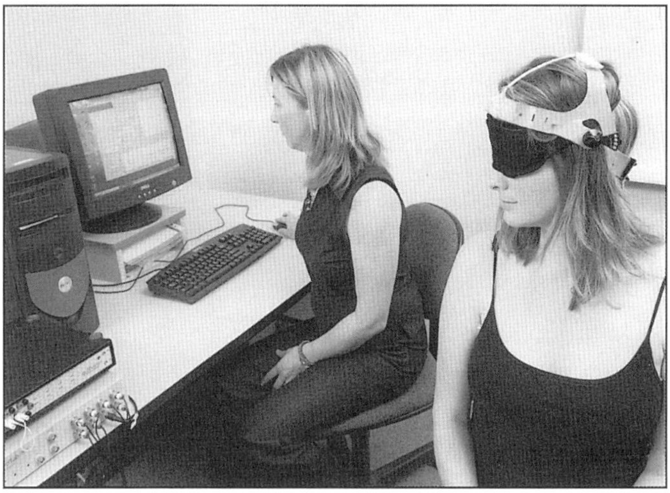

그림 6.1 | 경추 관절 위치 이상(cervical joint position error)의 측정 - 회전을 시작할 때와 다시 제자리로 돌아올 때의 차이를 측정하며, 측정은 Fastrack(Polhemus, Kaiser Aerospace, Vermont)을 이용한다.

재위치의 정확성이 떨어지는 것은 앞에서 살펴본 것 처럼 비단 경추 질환에서만 나타나는 것은 아니다.[21,50] 우리는 최근 교통사고 환자들과 전정 장애 환자들 사이에 관절위치이상(JPE)이 차이가 없다는 것을 발견했다.[47] 그럼에도 불구하고 현훈 증상의 양상과 자세 조절 체계를 평가하는 다른 검사들에서는 차이가 나타났으며, 이는 교통사고 손상과 전정성 병리간에 장애의 원인이 다르다는 것을 암시한다. 양 군(groups)은 대조군(controls)보다 경추의 관절위치이상(JPE)이 더 크게 나타났다. 따라서 관절위치이상(JPE) 검사는 비정상적인 전정기능과 경추 장애로 인한 감각운동 조절에서 나타나는 변화를 발견하는데 용이하나 원인이 전정성인지 경추성인지 감별하지는 못한다. 이와 다르지 않게, 시야를 이용해 암실(darkened room)에서 곧바른 자세를 유지할 수 있는지 알아보는 검사를 이용해 경추 또는 전정기관으로부터 유입되는 자극이 인공적으로 차단되었을 때, 행동이 변화될 수 있음이 증명되었다.[57-59]

목 통증을 호소하는 환자에서 점진적 발병이든, 외상으로 인한 통증이든 재위치의 정확성에 생긴 장애(deficit)를 보는 관절위치이상(JPE) 측정법은 모두 의의가 있다. 또한, 특별히 경추를 직접적으로 치료하고 난 후, 현훈 증상이 감소되고 재위치의 정확성이 개선되는 것을 확인할 수 있었다.[1,60,61] 흥미롭게도, 교통사고 손상 후 견관절과 주관절의 관절위치이상(JPE) 또한 장애를 받았다는 연구결과가 나왔으며,[62,63] 이는 상지의 협동과 움직임에도 영향을 줄 수 있다. 후속 연구들이 이러한 연구결과의 영향과 특수 치료의 필요성을 확실히 밝혀줄 것이다.

자세 안정성

자세 안정성의 장애는 점진적으로 발병한 목 통증 환자에게서 발견되어 왔다.[9,45,64-67] 교통사고 손상과의 연관성에 대한 몇몇 연구에서는 결론에 이르지 못했다.[65,68-70] 교통사고 손상의 경우 환자들은 손상과 연관되어 측정법의 해석을 혼란스럽게 할 수 있는 전정 장애나 가벼운 두부 손상을 가지고 있을 수 있다. 가벼운 두부 손상이나 기존의 전정 장애를 가지고 있는 환자들을 배제한 교통사고 손상에 관한 연구에서는 균형장애가 존재하는 것으로 나타났다.[7,71] 또한, 자세 불안정성은 현훈 증상을 호소하는 환자들에게서 가장 크게 나타났다(그림 6.2). 대부분의 교통사고 환자들 또한 일렬 서기(tandem stance : 역자 주 - 한 발 앞에 다른 발을 일자로 두고 서 있는 것)에서 자세 안정성을 유지하지 못했다. 불안, 약물 사용, 보상 상태 등의 정도는 균형 반응에 영향을 미치지 않았으며, 이는 이런 요소들이 교통사고 군에서 나타나는 자세

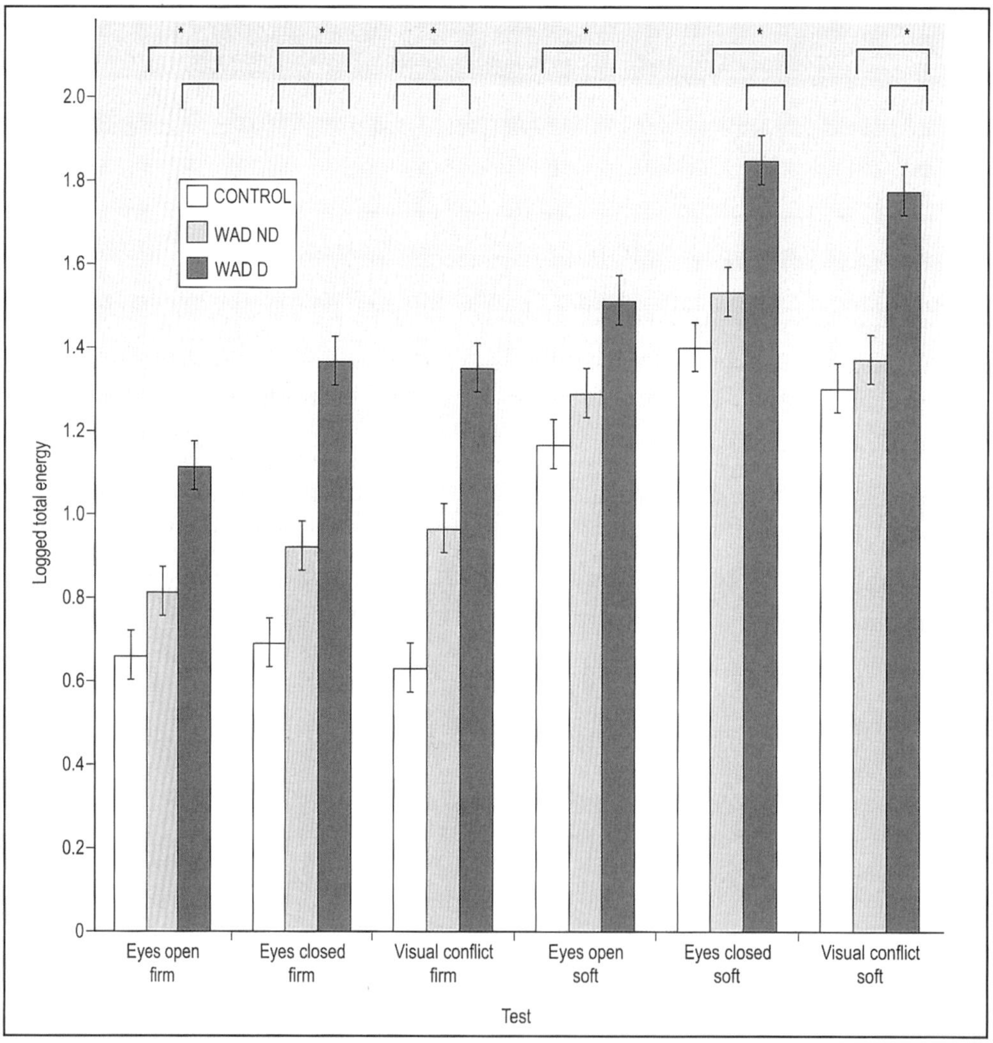

그림 6.2 | 현훈증이 있는 교통사고 환자들(WAD D)과 현훈증이 없는 환자들(WAD ND)과 대조군 간에 편안하게 서 있는 상태에서 측정한 균형(balance)의 차이. 측정값들(평균 및 표준오차)은 눈을 뜬 상태, 눈을 감은 상태, 필름 및 부드러운 면으로 시야를 가린 상태에서 측정한 흔들림(sway)의 전체 에너지(energy)이다. *P〈0.05(Treleaven 등[7]에게서 허가를 득하고 인용함)

안정 장애에 중요하게 영향을 미친다는 주장을 반박하는 것이다.[12] 비록 전정성 원인을 완전히 배제할 수는 없다고 할지라도, 이러한 결과들은 교통사고 손상에 있어 균형 장애의 원인이 경추에 있음을 가리키고 있다.[7] Stapley 등[72]은 교통사고 군에게 지속적으로 목을 신전시켜 경추의 근육 피로를 유발했을 때 자세 흔들림(sway)이 증가됨을 입증하여 경추성 원인을 지지하였다.

균형 장애는 점진적 발병으로 인한 목 통증과 교통사고로 유발된 목 통증 양쪽에서 존재할 수 있다. 그러나, 교통사고 환자들이 일반적으로 더 큰 장애를 보여주었다.[66] 흥미롭게도, Field 등[66]은 환자군 어느 쪽도 30초 동안 눈을 감은 채로 일렬 서기를 유지하지 못하는 것을 보여주었으며, 이는 Michaelson 등[65]의 연구결과와도 일치한다. 우리는 또한 만성 교통사고 손상 환자와 한쪽으로 전정성 병리를 가진 환자들을 비교하였다. 예상대로 양쪽 군 모두 균형 장애를 가지고 있었으나, 특징들은 유사하지 않았으며, 이는 기저 원인이 다르다는 것을 나타낸다. 일반적으로 교통사고 군은 편한 자세를 유지하는데 더 큰 장애를 가지고 있었으며(아마도 체성감각 장애를 나타내는 것으로 생각된다.) 반면에 전정성 군은 편한 자세를 유지하는데는 장애가 거의 없으나 울퉁불퉁한 면에서 좁게 서 있는 것 같이 전정계를 자극하는 자세를 취하는데는 더 큰 장애를 나타내었다.[74-76] Alpini 등[77]은 또한 교통사고 손상 환자들과 전정성 병리를 가진 환자들에게 Fuduka 걸음 검사(Fuduka stepping tes)를 시켜 비교하였다. 이 검사는 사람이 30초간 눈을 감고 점(spot) 위를 걸을 때 각회전(angular turn)의 양과 거리를 평가하는 것이다. 교통사고 군의 일부분에서는 자세 불안정성 패턴이 관찰되었으며 이는 대조군이나 전정성 병리를 가진 환자군 어느쪽과도 비슷하지 않았다. Alpini 등[77]은 이것이 목 통증 환자들에 있어서 경추 체성감각 자극의 유입에 장애가 있음을 보여주는 것이라고 주장했다. 이런 검사 및 감별력이 있는 다른 검사들을 통한 후속 연구들이 전정 기능 장애와 경추 체성감각 기능장애를 가지고 있는 환자들을 더욱 잘 감별하는데 도움을 줄 수 있을 것이다.

나이는 균형에 영향을 미칠 수 있는 또 하나의 요소가 된다. 최근 연구에서 우리는 목 통증을 가지고 있는 노인군이 목 통증이 없는 노인군에 비해 더 큰 균형 장애를 가지고 있음을 입증했다.[67] 노인 환자들은 목 통증을 가진 젊은 환자들보다 균형을 잡는데 있어 더 큰 장애를 가지고 있었으며 평가와 치료에는 이를 반드시 고려해야만 한다.

안구운동 조절

시야를 조절하는 것은 안구운동 조절에 따라 세가지 형태로 나누어 질 수 있다. : 원활추종체계(the smooth-pursuit system), 단속주시체계(the saccadic system), 시운동체계(the optokinetic system). 원활추종체계는 움직이는 목표에 느리게 눈을 따라가게 하여 선명한 영상을 만들어낸다. 단속주시체계는 고정점을 바꿈으로써 빠른 눈 움직임을 가능하게 한다. 시운동체계는 사람이 움직이고 있을 때 목표에 시선을 고정시킬 수 있도록 한다. 비록 연구의 대부분이 교통사고 손상 환자들을 대상으로 하고 있다고 할지라도, 점진적 발병으로 인한 목 통증 환자군과 외상으로 인한 목 통증 환자군 양쪽 모두 안구운동 조절에 장애를 가지고 있는 것으로 밝혀졌다.[6,8,20,37,78-83] 교통사고 환자들을 대상으로 한 연구에서 Heikkila와 Wenngren[78]은 눈이 목표를 원활하게 쫓아가는 능력이 감소되는 것을 나타내는 원활추종 속도 이득(gain)의 감소, 최고 속도의 변화, 신속안구운동(saccadic eye movements)의 지연 등을 발견하였다. 더욱 최근에는 목 운동 속도의 넓은 범위에 걸쳐 경부안반사가 증가되는 것이 입증되었으나, 특히 목 운동이 느릴수록 증가폭이 큰 것으로 나타났다.[81,82] 이는 동작 범위의 감소로 인해 목 움직임에 대한 고유수용감각이 증가하거나 경추의 체성감각 자극의 유입이 변화된 것과 연관되어 있다고 생각된다.[81,82] 폭주(convergence)와 복시(diplopia) 같은 문제들 또한 교통사고 상해 증후군과 연관되어 있다.[83] 또한 안구 운동 기능장애도 예후판단의 기준이 된다는 연구결과들이 존재한다.[79,84] Hildingsson와 Toolanen[84]은 사고 직후 초기 평가에서 원활추종 안구운동과 단속안구운동에 기능장애가 있을 경우(모집단의 20%) 손상 후 적어도 8개월까지 장애 증상들이 지속된다는 것을 발견했다. 반대로 초기 평가에서 정상 안구운동을 보이는 80%는 손상 후 8개월까지 완전하게 회복되거나 단지 약간의 불편함만 남아 있었다.

Tjell과 Rosenhall[20]은 원활추종 목 비틀림 검사(smooth-pursuit neck torsion test : SPNT)를 소개했는데 이는 경추 구심성 자극 유입의 변화로 인한 안구운동 장애를 발견하는데 특이적인 것으로 생각된다. 이 검사는 목과 몸통이 정위치에 있을 때와 머리는 가만히 있는 상태에서 상대적으로 몸통과 목이 돌아가는 상태로 머리가 비틀렸을 때의 원활추종 안구 운동 조절의 차이를 평가하는 것이다(그림 6.3). 정자세에

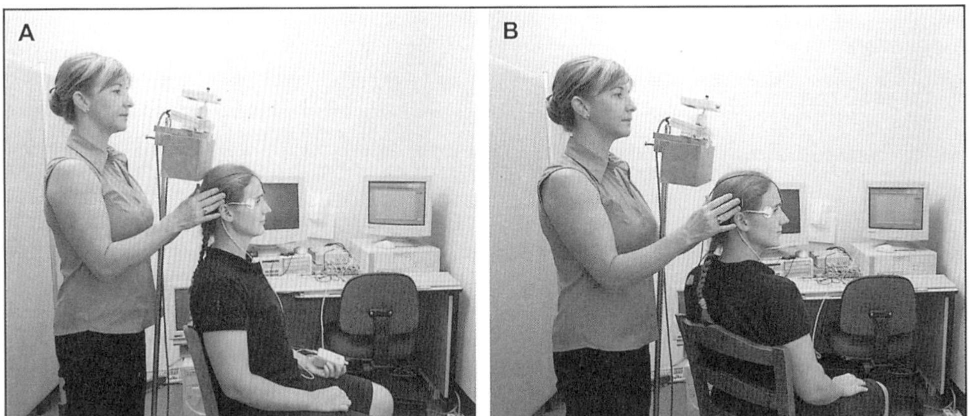

그림 6.3 | 원활추종 목 비틀림 검사(smooth-pursuit neck torsion test). 환자의 눈은 전체 시야각 40°를 20°/s의 속도로 수평하게 움직이는 레이저 빔을 따라간다. 처음에 머리와 목을 중립 상태로 놓았을 때와(A) 머리가 정지된 상태에서 목을 상대적으로 비틀거나 회전시켰을 때(B) 안구 운동 조절을 검사한다. 측정하는 방법은 목이 중립 자세에 비해 비틀린 자세가 되었을 때 안구 흐름의 차이를 보는 것이다. 전극은 안구의 외측에 위치시키고 안구가 움직일 때 발생한 전압의 변화를 측정한다.

비해 비틀린 자세(torsioned position)에서 불량한 안구 운동 조절을 보이는 것은 경경반사(cervicocollic reflex)와 경부안반사(cervicoocular reflex)에 장애가 있음을 반영하는 것으로 생각된다.

Tjell과 Rosenhall[20]은 비틀린 자세에서 원활추종 안구운동 조절이 변화되는 것이 교통사고 환자들에게는 나타나지만 전정 장애나 중추신경계 기능장애를 가진 환자들에게서는 나타나지 않는다는 사실을 입증했다. 또한, 현훈 증상을 호소하는 교통사고 환자에게서는 안구운동 조절장애가 더 크게 나타나는 특징을 보였다. 우리의 연구는 이러한 연구결과들이 사실임을 확인하였다.[6,47] 교통사고 환자들과 전정기능장애 및 중추신경계 기능장애 환자들이 차이가 나는 것은 경추구조물로부터 유입되는 체성신경 자극의 기능장애가 교통사고 환자들에게서 나타나는 안구운동 조절장애의 원인이 된다는 것을 나타내고 있다.

안구운동 조절장애는 또한 점진적으로 발생한 경추성 현기증 및 경추 척추증(spondylosis)과 연관성이 있음이 증명되었으나 섬유근통(fibromyalgia) 또는 대조군과는 연관성이 없는 것으로 나타났다.[8] 그러나 특발성 목 질환에 비해 교통사고 환자들에게서 장애가 가장 크게 나타나는 것으로 밝혀졌다. 이것은 갑작스런 가속과 감속으로 인한 힘이 목의 근육에 가해지고 이차적으로 근육 긴장에 영향을 미쳤기 때문이라고 추측된다. 교통사고 후 일반적인 증상 중 하나인 인지 장애 역시 비정상적인 경추 체성감각 자극의 유입으로 인한 감각운동 조절 장애로 인해 나타날 수 있는 것으로 생각된다. Gimse 등[19]은 기술적인 읽기 능력, 정보 획득, 원활추종 목 비틀림 검사(SPNT) 결과 사이에 밀접한 연관성이 있음을 발견했다. 이와 유사하게, 병전 상태(premorbid state)와 뇌 손상 같은 다른 원인이 없는 상태에서, 운전 기술이 안구 운동 조절의 변화와 연관되어 있었다.[85]

고유감각, 안구 운동, 자세 안정성의 척도 사이의 관계

목 통증과 관련되어 경추의 체성감각 자극의 유입이 장애를 받는 것은 자세 안정성, 머리 방향, 안구운동 조절에 영향을 미칠 수도 있다. 감각운동 조절에 발생하는 이런 변화들은 외상으로 인해 발생한 목 통증 환자들과 현훈 증상을 호소하는 환자들까지 광범위하게 나타나는 것으로 밝혀졌다. 이 세 항목의 척도 사이에는 연관성이 있는 것으로 추측될 수도 있다. 그러나 우리는 이들 사이에 아무런 관련성을 찾을 수 없었다.[13] 따라서 안구 운동 조절에 장애를 가지고 있는 목 통증 환자는 경추 관절 위치 감각이나 자세 안정성에 장애가 없을 수도 있다. 또한, 환자가 호소하는 현훈 증상의 정도는 이러한 척도들과 관련성이 없다. 현훈 증상을 호소하는 교통사고 환자군이 자세 안정성, 경추 관절위치이상(JPE), 원활추종 목 비틀림 검사(SPNT)에서 더 큰 장애를 가지고 있는 것으로 나타난 반면, 현훈 증상을 호소하지 않는 교통사고 환자군 중 50%는 감각운동 조절을 측정하는 객관적 검사들 중 둘 내지는 그 이상에서 장애를 가지고 있는 것으로 나타났다.[13] 현재까지는 현훈 증상이 경추의 체성감각 기능장애 정도를 전반적으로 반영하는지 또는 기능장애의 더 특수한 부분과 연관되어 있는지는 알려지지 않고 있다.

감각운동 조절장애의 발생

감각운동 조절에서의 변화를 조사하는 연구의 대부분은 만성적인 목 질환을 가지고 있는 사람들을 대상으로 행하여졌으며 급성기에 관한 연구는 거의 없는 실정이다. 그럼에도 불구하고, Karlberg 등[86]은 건강한 사람들에게 5일간 제한적 목 보조기(brace)를 착용시켜 자세 안정성과 안구 운동 조절에 생기는 변화를 입증했다. Hildingsson과 Toolanen[84]는 교통사고 환자 모집단의 20%가 수상 후 1.7개월(0.5~3개월) 내에 안구 운동에 장애가 나타난다고 발표했다. 또한 Sterling 등[53]은 수상후 1개월내의 중등도에서 심한 통증을 호소하는 교통사고 환자들에게서 관절위치이상(JPE)이 증가된 것을 발견했다. 현훈 증상은 이 군(group)의 20%에서 호소하였다. 이러한 연구결과들은 감각운동 조절의 장애가 질환의 초기에 시작된다는 것을 나타내고 있다.

고유감각, 안구 운동 조절, 자세 안정성 장애의 치료

목 통증 환자들의 고유감각, 안구 운동 조절, 자세 안정성의 치료는 광범위한 연구가 이루어지지 못하고 있다. 그러나 변화된 감각운동 조절을 되돌리는 특수한 재활치료 전략의 효과에 관한 몇가지 연구결과들이 있다.

침(acupuncture)은 경추 관절의 위치 감각, 현기증[1], 기립 균형[87]을 개선시키는 것으로 밝혀졌다. 도수치료 또한 현훈 증상, 관절위치이상(JPE), 동작 범위 등을 개선시키는 것으로 나타났다.[1,11,60] 최근에는 두경부 굴곡 훈련이 목 통증 환자들의 경추 관절위치이상(JPE) 장애에 유효한 효과가 있는 것으로 밝혀졌다.[61] Stapley 등[72]은 근지구력 훈련을 포함하는 물리치료 후에 교통사고 환자들의 자세 안정을 위한 피로성 수축의 유해한 영향이 감소된다는 것을 증명했다. 이는 근지구력을 향상시키는 것이 목 통증 환자들에게서 나타나는 균형 장애를 치료하는데 도움이 될 수 있다는 것을 나타낸다. Revel 등[88]은 8주간의 주시 안정 훈련, 안구-두부 협동 훈련, 두부-체간 재위치 훈련 등을 통해 목 통증 및 장애와 경추의 관절위치이상(JPE)이 개선되었음을 발견했다. 유사한 연구결과들이 Jull 등[81]과 Humphreys 및 Irgens[54]를 통해서도 보고되었다. 안구운동 재활 프로그램 후에 균형감각 또한 개선된 것으로 알려졌다.[83]

다른 프로그램들도 시험되었다. Heikkila와 Astrom[21]은 신체 인식 재훈련을 포함하는 다중접근 방식

(multimodal approach)을 창안했으며, 5주간의 훈련 후 동작 범위가 개선되는 경향 뿐만 아니라 관절위치이상(JPE)도 개선되는 것을 입증했다. 또한, Hansson 등은 만성 교통사고 환자들에게 전정기능 재활 프로그램을 적용하여 균형감각이 개선되고 현훈 증상이 줄어든 것을 발견했다.

지금까지의 연구결과들에 근거하면, 고유감각, 안구 운동 조절, 자세 안정성에 발생한 장애의 치료는 장애(impairment)뿐만 아니라 경추 체성감각 자극이 변화되는 원인(예를 들어 근기능의 장애, 통증이 있는 관절의 제한)에 대해서도 접근해야만 한다. 그러므로 우리는 균형 훈련뿐만 아니라 다중접근 프로그램 및 포괄적인 도수 치료를 지지하며, 또한 경추 관절 위치 재훈련, 주시 안정성, 안구-두부 협동 운동 등을 포함하는 맞춤 프로그램(tailored programs)과 함께 특수 근 재활을 지지한다. 이 프로그램의 목표는 경추의 체성감각 자극이 변화된 잠재적인 이유에 대해 접근하는 것이며 경추 체성감각계, 전정계, 시각계 간의 중대한 연관성을 알아보는 것이다. 이는 자세 조절의 감각과 운동의 측면으로 재교육을 하도록 설계된 전정 재활 프로그램과 유사하며 전정 장애를 가진 환자들에게서 나타나는 자세 조절 장애의 치료에 효과적이라고 증명되어 있다.[90,91]

결론

경추 관절 위치 감각, 균형, 안구 운동 조절의 장애는 점진적으로 발병한 목 통증과 외상성 목 통증 양쪽에서 나타나는 것으로 알려져 있으며 이는 경추의 체성감각 구심 정보에 생긴 장애를 반영하는 것으로 보인다. 목 통증을 가진 환자들에 대해 경추 관절위치이상(JPE), 안구 운동 조절, 자세 안정성을 일상적으로 평가할 것이 권장되는 바이다. 이러한 척도들 사이에는 직적접 연관성이 없으며, 환자가 호소하는 증상 및 장애와도 직접적 연관성이 없기 때문에 각각의 항목이 평가되어야 한다. 임상의는 또한 목 통증이 외상과 연관되어 있을 때에는 현훈 증상을 일으킬 수 있는 다른 원인과 관련된 장애들을 인식하고 있어야만 한다. 비정상적인 경추의 체성감각 자극 유입의 잠재적인 원인에 대해 고려하는 치료와 더불어 특히 체성감각 조절의 장애에 관한 맞춤 치료가 추천된다. 경추 관절 위치 감각, 균형, 안구 운동 조절을 향상시키기 위한 재활 전략은 14장에서 제시될 것이다.

참고문헌

1. *Heikkila H, Johansson M, Wenngren BI*. Effects of acupuncture, cervical manipulation and NSAID therapy on dizziness and impaired head repositioning of suspected cervical origin: a pilot study. Man Ther 2000;5:151-157.

2. *Humphreys BK, Bolton J, Peterson C, et al.* A cross-sectional study of the association between pain and disability in neck pain patients with dizziness of suspected cervical origin. J Whiplash Relat Disord 2003;1:63-73.

3. *Treleaven J, Jull G, Sterling M.* Dizziness and unsteadiness following whiplash injury: characteristic features and relationship with cervical joint position error. J Rehabil Med 2003;35:36-43.

4. *Ernst A, Basta D, Seidl RO, et al.* Management of posttraumatic vertigo. Otolaryngol Head Neck Surg 2005;132:554-558.

5. *Jull G, Stanton W.* Predictors of responsiveness to physiotherapy treatment of cervicogenic headache. Cephalalgia 2005;25:101-108.

6. *Treleaven J, Jull G, Low Choy N.* Smooth pursuit neck torsion test in whiplash associated disorders - relationship to self reports of neck pain and disability, dizziness and anxiety. J Rehabil Med 2005;37:219-223.

7. *Treleaven J, Jull G, Low Choy N.* Standing balance in persistent WAD - comparison between subjects with and without dizziness. J Rehabil Med 2005;37:224-229.

8. *Tjell C, Tenenbaum A, Sandstrom S.* Smooth pursuit neck torsion test - a specific test for whiplash associated disorders? J Whiplash Relat Disord 2003;1:9-24.

9. *Karlberg M, Magnusson M, Malmstrom EM, et al.* Postural and symptomatic improvement after physiotherapy in patients with dizziness of suspected cervical origin. Arch Phys Med Rehabil 1996;77:874-882.

10. *Galm R, Rittmeister M, Schmitt E, et al.* Vertigo in patients with cervical spine dysfunction. Eur Spine J 1998;7:55-58.

11. *Reid S, Rivett D, Katekar M, et al.* Sustained natural apophyseal glides (SNAGs) are an effective treatment for cervicogenic dizziness. Man Ther 2008: In press.

12. *Ferrari R, Russell AS.* Development of persistent neurologic symptoms in patients with simple neck sprain. Arthritis Care Res 1999;12:70-76.

13. *Treleaven J, Jull G, LowChoy N.* The relationship of cervical joint position error to balance and eye movement disturbances in persistent whiplash. Man Ther 2006;11:99-106.

14. *Sturzenegger M, Stefano GD, Radanov B, et al.* Presenting symptoms and signs after whiplash injury: the influence of accident mechanisms. Neurology 1994;44:688-693.

15. *Baloh R, Halmagyi G.* Disorders of the Vestibular System. New York: Oxford University Press, 1996.

16. *Chester JB.* Whiplash, postural control, and the inner ear. Spine 1991;16:716-720.

17. *Rubin AM, Woolley SM, Dailey VM, et al.* Postural stability following mild head or whiplash injuries. Am J Otol 1995;16:216-221.

18. *Hildingsson C, Wenngren BI, Toolanen G.* Eye motility dysfunction after soft-tissue injury of the cervical spine - a controlled, prospective study of 38 patients. Acta Orthop Scand 1993;64:129-132.

19. *Gimse R, Bjorgen IA, Tjell C, et al.* Reduced cognitive functions in a group of whiplash patients with demonstrated disturbances in the posture control system. J Clin Exp Neuropsychol

1997;19:838-849.

20. *Tjell C, Rosenhall U*. Smooth pursuit neck torsion test: a specific test for cervical dizziness. Am J Otol 1998;19:76-81.

21. *Heikkila H, Astrom PG*. Cervicocephalic kinesthetic sensibility in patients with whiplash injury. Scand J Rehabil Med 1996;28:133-138.

22. *Kerry R, Taylor AJ*. Cervical arterial dysfunction assessment and manual therapy. Man Ther 2006;11:243-253.

23. *Sturzenegger M*. Headache and neck pain: the warning symptoms of vertebral artery dissection. Headache 1994;34:187-193.

24. *Lee V, Brown RB Jr, Mandrekar J, et al*. Incidence and outcome of cervical artery dissection: a population-based study. Neurology 2006;67:1809-1812.

25. *Cagnie B, Barbaix E, Vinck E, et al*. Atherosclerosis in the vertebral artery: an intrinsic risk factor in the use of spinal manipulation? Surg Radiol Anat 2006;28:129-134.

26. *Cagnie B, Barbaix E, Vinck E, et al*. Extrinsic risk factors for compromised blood flow in the vertebral artery: anatomical observations of the transverse foramina from C3 to C7. Surg Radiol Anat 2005;27:312-316.

27. *Panjabi MM, Cholewicki J, Nibu K, et al*. Mechanism of whiplash injury. Clin Biomech 1998;13:239-249.

28. *Endo K, Ichimaru K, Komagata M, et al*. Cervical vertigo and dizziness after whiplash injury. Eur Spine J 2006;15:886-890.

29. *Kloen P, Patterson JD, Wintman BI, et al*. Closed cervical spine trauma associated with bilateral vertebral artery injuries. Arch Orthop Trauma Surg 1999;119:478-481.

30. *Biffl WL, Moore EE, Elliott JP, et al*. The devastating potential of blunt vertebral arterial injuries. Ann Surg 2000;231:672-681.

31. *Taylor J, Taylor M*. Cervical spinal injuries: an autopsy study of 109 blunt injuries. J Musculoskel Pain 1996;4:61-79.

32. *Inamasu J, Guiot BH*. Vertebral artery injury after blunt cervical trauma: an update. Surg Neurol 2006;65:238-245.

33. *Michaud TC*. Uneventful upper cervical manipulation in the presence of a damaged vertebral artery. J Manipul Physiol Ther 2002;25:472-483.

34. *Arnold C, Bourassa R, Langer T, et al*. Doppler studies evaluating the effect of a physical therapy screening protocol on vertebral artery blood flow. Man Ther 2004;9:13-21.

35. *Thomas L, Rivett D, Bolton P*. Changes in vertebral artery blood flow during neck rotation. 13th Biennial conference Musculoskeletal Physiotherapy Australia. Sydney, Australia: 2003.

36. *Taylor AE, Cox CA, Mailis A*. Persistent neuropsychological deficits following whiplash: evidence for chronic mild traumatic brain injury? Arch Phys Med Rehabil 1996;77:529-535.

37. *Wenngren B, Pettersson K, Lowenhielm G, et al*. Eye motility and auditory brainstem response dysfunction after whiplash injury. Acta Orthop Scand 2002;122:276-283.

38. *Grimm RJ*. Inner ear injuries in whiplash. J Whiplash Relat Disord 2002;1:65-75.

39. *Toglia JU*. Acute flexion-extension injury of neck - electronystagmographic study of 309 patients. Neurology 1976;26:808-814.

40. *Hinoki M*. Vertigo due to whiplash injury: a neuro-otological approach. Acta Otolaryngol 1975;419:9-29.

41. *Fischer A, Huygen PLM, Folgering HT, et al*. Vestibular hyperreactivity and hyperventilation after whiplash injury. J Neurol Sci 1995;132:35-43.

42. *Wrisley DM, Sparto PJ, Whitney SL, et al*. Cervicogenic dizziness: a review of diagnosis and treatment. J Orthop Sports Phys Ther 2000;30:755-766.

43. *Reid SA, Rivett DA*. Manual therapy treatment of cervicogenic dizziness: a systematic review. Man Ther 2005;10:4-13.

44. *Bracher ES, Almeida CI, Almeida RR, et al*. A combined approach for the treatment of cervical vertigo. J Manipul Physiol Ther 2000;23:96-100.

45. *Karlberg M, Persson L, Magnusson M*. Impaired postural control in patients with cervico-brachial pain. Acta Oto-Laryngol 1995;520:440-442.

46. *Hulse M, Holzl M*. Vestibulospinal reflexes in patients with cervical disequilibrium ("the cervical staggering"). HNO 2000;48:295-301.

47. *Treleaven J, Low Choy N, Jull G, et al*. Comparison of postural control disturbance between subjects with persistent whiplash associated disorder and subjects with unilateral vestibular loss. Arch Phys Med Rehabil 2008; In press.

48. *Tesio L, Alpini D, Cesarani A, et al*. Short form of the Dizziness Handicap Inventory. Am J Phys Med Rehabil 1999;78:233-241.

49. *Revel M, Andre-Deshays C, Minguet M*. Cervicocephalic kinesthetic sensibility in patients with cervical pain. Arch Phys Med Rehabil 1991;72:288-291.

50. *Mergner T, Schweigart G, Botti F, et al*. Eye movements evoked by proprioceptive stimulation along the body axis in humans. Exp Brain Res 1998;120:450-460.

51. *Blouin J, Okada T, Wolsley C, et al*. Encoding target-trunk relative position: cervical versus vestibular contribution. Exp Brain Res 1998;122:101-107.

52. *Kristjansson E, Dall'Alba P, Jull G*. New approaches to testing cervicocephalic kinaesthesia. Physiother Res Int 2002;6:224-235.

53. *Sterling M, Jull G, Vicenzino B, et al*. Development of motor system dysfunction following whiplash injury. Pain 2003;103:65-73.

54. *Humphreys B, Irgens P*. The effect of a rehabilitation exercise program on head repositioning accuracy and reported levels of pain in chronic neck pain subjects. J Whiplash Relat Disord 2002;1:99-112.

55. *Kristjansson E, Dall'Alba P, Jull G*. A study of five cervicocephalic relocation tests in three different subject groups. Clin Rehabil 2003;17:768-774.

56. *Feipel V, Salvia P, Klein H, et al*. Head repositioning accuracy in patients with whiplash-associated

disorders. Spine 2006;31:E51-E58.

57. *Karnath HO, Reich E, Rorden C, et al.* The perception of body orientation after neck-proprioceptive stimulation - effects of time and of visual cueing. Exp Brain Res 2002;143:350-358.

58. *Strupp M, Arbusow V, Dieterich M, et al.* Perceptual and oculomotor effects of neck muscle vibration in vestibular neuritis - ipsilateral somatosensory substitution of vestibular function. Brain 1998;121:677-685.

59. *Karlberg M, Aw ST, Halmagyi GM, et al.* Vibration-induced shift of the subjective visual horizontal: a sign of unilateral vestibular deficit. Arch Otolaryngol Head Neck Surg 2002;128:21-27.

60. *Palmgren PJ, Sandstrom PJ, Lundqvist FJ, et al.* Improvement after chiropractic care in cervicocephalic kinesthetic sensibility and subjective pain intensity in patients with nontraumatic chronic neck pain. J Manipul Physiol Ther 2006;29:100-106.

61. *Jull G, Falla D, Treleaven J, et al.* Retraining cervical joint position sense: the effect of two exercise regimes. J Orthop Res 2007;5:404-412.

62. *Knox JJ, Beilstein DJ, Charles SD, et al.* Changes in head and neck position have a greater effect on elbow joint position sense in people with whiplash-associated disorders. Clin J Pain 2006;22:512-518.

63. *Sandlund J, Djupsjobacka M, Ryhed B, et al.* Predictive and discriminative value of shoulder proprioception tests for patients with whiplash-associated disorders. J Rehabil Med 2006;38:44-49.

64. *Alund M, Ledin T, Odkvist L, et al.* Dynamic posturography among patients with common neck disorders. A study of 15 cases with suspected cervical vertigo. J Vestib Res Equil Orient 1993;3:383-389.

65. *Michaelson P, Michaelson M, Jaric S, et al.* Vertical posture and head stability in patients with chronic neck. J Rehabil Med 2003;35:229-235.

66. *Field S, Treleaven J, Jull G.* Standing balance. A comparison between idiopathic and whiplash-induced neck pain. Man Ther 2008: In press.

67. *Poole E, Treleaven J, Jull G.* The influence of neck pain on balance and gait parameters in community dwelling elders. Man Ther 2008; In press.

68. *El-Kahky A, Kingma H, Dolmans M, et al.* Balance control near the limit of stability in various sensory conditions in healthy subjects and patients suffering from vertigo or balance disorders: impact of sensory input on balance control. Acta Otolaryngol 2000;120:508-516.

69. *Madeleine P, Prietzel H, Svarrer H, et al.* Quantitative posturography in altered sensory conditions: a way to assess balance instability in patients with chronic whiplash injury. Arch Phys Med Rehabil 2004;85:432-438.

70. *Sjostrom H, Allum JH, Carpenter MG, et al.* Trunk sway measures of postural stability during clinical balance tests in patients with chronic whiplash injury symptoms. Spine 2003;28:1725-1734.

71. *Treleaven J, Jull G, Murison R, et al.* Is the method of signal analysis and test selection important for measuring standing balance in chronic whiplash? Gait Posture 2005;21:395-402.

72. *Stapley PJ, Beretta MV, Dalla Toffola E, et al.* Neck muscle fatigue and postural control in patients with whiplash injury. Clin Neurophysiol 2006;47:610-622.

73. *Horak F, Nashner L, Diener H.* Postural strategies associated with somatosensory and vestibular loss. Exp Brain Res 1990;82:167-177.

74. *Shumway Cook A, Horak F.* Assessing the influence of sensory integration on balance. Phys Ther 1986;66:1548-1550.

75. *Nashner LM, Peters JF.* Dynamic posturography in the diagnosis and management of dizziness and balance disorders. Neurol Clin 1990;8:331-349.

76. *Allum JHJ, Bloem BR, Carpenter MG, et al.* Differential diagnosis of proprioceptive and vestibular deficits using dynamic support-surface posturography. Gait Posture 2001;14:217-226.

77. *Alpini D, Ciavarro GL, Andreoni G, et al.* Evaluation of head-to-trunk control in whiplash patients using digital CranioCorpoGraphy during a stepping test. Gait Posture 2005;22:308-316.

78. *Heikkila HV, Wenngren BI.* Cervicocephalic kinesthetic sensibility, active range of cervical motion, and oculomotor function in patients with whiplash injury. Arch Phys Med Rehabil 1998;79:1089-1094.

79. *Hildingsson C, Wenngren B, Bring G, et al.* Oculomotor problems after cervical spine injury. Acta Orthopaed Scand 1989;60:513-516.

80. *Prushansky T, Dvir Z, Pevzner E, et al.* Electro-oculographic measures in patients with chronic whiplash and healthy subjects: a comparative study. J Neurol Neurosurg Psychiatry 2004;75:1642-1644.

81. *Kelders WPA, Kleinrensink GJ, Van der Geest JN,et al.* The cervico-ocular reflex is increased in whiplash injury patients. J Neurotrauma 2005;22:133-137.

82. *Montfoort I, Kelders WPA, van der Geest JN, et al.* Interaction between ocular stabilization reflexes in patients with whiplash injury. Invest Ophthalmol Vis Sci 2006;47:2881-2884.

83. *Storaci R, Manelli A, Schiavone N, et al.* Whiplash injury and oculomotor dysfunctions: clinical-posturographic correlations. Eur Spine J 2006;15:1811-1816.

84. *Hildingsson C, Toolanen G.* Outcome after soft-tissue injury of the cervical spine: a prospective study of 93 car-accident victims. Acta Orthop Scand 1990;61:357-359.

85. *Gimse R, Bjorgen I, Straume A.* Driving skills after whiplash. Scand J Psychol 1997;38:165-170.

86. *Karlberg M, Magnusson M, Johansson R.* Effects of restrained cervical mobility on voluntary eye movements and postural control. Acta Otolaryngol 1991;111:664-670.

87. *Fattori B, Borsari C, Vannucci G, et al.* Acupuncture treatment for balance disorders following whiplash injury. Acupunct Electrother Res 1996;21:207-217.

88. *Revel M, Minguet M, Gregory P, et al.* Changes in cervicocephalic kinesthesia after a proprioceptive rehabilitation program in patients with neck pain: a randomized controlled study. Arch Phys Med Rehabil 1994;75:895-899.

89. *Hansson EE, Mansson NO, Ringsberg KAM, et al.* Dizziness among patients with whiplash-associated disorder: a randomized controlled trial. J Rehabil Med 2006;38:387-390.

90. *Herdman S.* Vestibular Rehabilitation. Philadelphia: Davis, 2000.

91. *Tee LH, Chee NW.* Vestibular rehabilitation therapy for the dizzy patient. Ann Acad Med Singapore 2005;34:289-294.

92. *Brandt T.* Cervical vertigo - reality or fiction? Audiol Neurootol 1996;1:187-196.

93. *Herdman S.* Advances in the treatment of vestibular disorders. Phys Ther 1997;77:602-617.

94. *Fitzgerald DC.* Head trauma: hearing loss and dizziness. J Trauma 1996;40:488-496.

95. *Chung YS, Han DH.* Vertebrobasilar dissection: a possible role of whiplash injury in its pathogenesis. Neurol Res 2002;24:129-138.

96. *Furman JM, Jacob RG.* Psychiatric dizziness. Neurology 1997;48:1161-1166.

97. *Ruckenstein MJ. A* practical approach to dizziness. Questions to bring vertigo and other causes into focus. Postgrad Med 1995;97:70-72, 75-78, 81.

7

Psychological and Psychosocial Factors in Neck Pain

목 통증의 정신적, 정신사회적 요소들

서론

목 통증 및 그와 연관된 증상들은 종종 복잡한 신체적 장애로 표현되는 기능적 문제들을 야기한다. 목 통증과 연관된 신체적 장애에 대한 현재의 지식 수준은 다음 장에서 논의될 것이다. 근골격계 통증 및 정신사회적, 정신적 요소들로 이루어진 현재의 다차원적인 모델은, 이것이 목 통증의 시작과 지속에 일정한 역할을 담당하고 있다고 이해해야 한다. 임상의들에게는 이러한 요소들을 모두 포함해서 이해하는 것이 중요하며, 정신적 영향을 고려하여 치료 전략을 수정하고 정신적 장애들을 찾아내어 필요하다면 적절한 기관들에 소개하는 것도 요구된다. 그러나 정신사회적/정신적 변수들과 신체 장애, 통증과 장애의 관계는 복잡해서 아직 완전히 밝혀지지 않았다는 사실은 주의해야 한다.[1] 임상의들은 이러한 요소들 사이의 잠재적인 연관성들에 대해 항상 열린 마음을 가지고 있어야 한다.

목 통증과 연관된 통증과 장애에 미치는 정신적 요소들에 대한 연구는 요통 같은 다른 근골격계 통증 질환들에 비해 비교적 드물다. 이 때문에 경추의 통증에 대하여는 요통에 관한 연구 결과들로부터 유추할 수 밖에 없었다. 어떤 연구들에서는 요통에서 중요하다고 밝혀진 공포 회피 확신(fear avoidance beliefs) 같은 정신적 요소들은 이러한 주장을 지지할 수 있는 자료가 없어도 자동적으로 목 통증과도 연관성이 있다고 가정된다. 이러한 점은 허리와 목 통증과 관련된 정신적 위험 요소들에 대한 비교적 최근의 고찰 논문에서 전형적으로 나타난다.[2] 이 고찰 논문의 선택 조건에 부합하는 37개의 연구들 중 오직 4개 연구에서만 목 통증만을 가지고 있거나 요통과 목 통증을 함께 가지고 있는 참가자를 선발하여 연구하였다. 이럼에도 불구하고 정신사회적 및 사회적 요소들이 "명백하게 요통 및 목 통증의 발생과 연관되어 있다"는 높은 수준의 근거들이 존재한다는 것이 고찰 논문의 결론이었다.[2] 이러한 주장과는 반대로, 목 통증의 악화 및 지속이 독특한 정신적 요소들과 관련되어 있을 것이라는 것을 입증하는 최신 근거들을 고려하더라도 이러한 추정은 하지 않아야 한다는 것이 점차적으로 명확해지고 있다. 목 통증과 연관된 이러한 정신적 요소들을 인식하는 것은 적절한 치료적 개입을 발전시킬 수 있기 때문에 중요하다. 이 장에서는 경추의 통증과 연관된 정신사회적 및 정신적 요소들을 살펴보고자 한다.

정신적 요소들과 만성 목 통증

점진적인 발병이든 외상성 발병이든 간에 목 통증이 지속되는 것이 정신적 고통(psychological distress)과 관련되어 있다는 것은 의심의 여지가 없다.[3,4] 만성 교통사고 상해 증후군(chronic whiplash-associated disorders : WAD) 의 경우 정신적 고통은 정동장애(affective disturbances), 불안, 우울, 행동 장애(behavioral abnormalities)와 더불어 중등도 수준의 외상후 스트레스 반응(posttraumatic stress reaction : PTSR) 등이 포함될 수 있다.[3,5,6]

정신적 고통의 존재에 대하여는 논란의 여지가 없는 반면, 정신적 고통과 지속적인 통증 및 장애의 연관성에 대한 방향성은 명확하지 않으며 활발한 논쟁이 지속되고 있다. 지속적인 목 통증의 특징인 진행성 통증 및 장애가 환자의 정신적 고통을 유발시킨 것인가 또는 그 관계가 반대 방향으로 작용하는 것인가? 이러한 관계의 정확한 상태는 규정하기 어려우나 적어도 교통사고 손상에 있어서는 쓸만한 몇몇 연구결과들이 있는데, 교통사고 손상의 만성기에 보이는 정신적 고통은 진행성 통증 및 장애의 결과로서 존재하는 것으로 보인다고 주장하고 있다. Gargan등[7]은 교통사고 손상 1주 내의 환자들에게서 보이는 정상 수준의 정신적 고통(일반 건강 설문지(General Health Questionnaire : GHQ-28)로 측정된)이 수상 후 3개월에는 목 움직임의 제한과 연관되어 상승했다고 보고했다. Sterling등[6]은 또한 GHQ-28을 사용해서 교통사고 손상에 대한 정신적 반응들을 측정했는데, 비록 정도의 차이는 있더라도 교통사고 손상을 겪은 모두에게서 수상후 3-4주에 정신적 고통이 나타남을 증명했으며 이는 통증과 장애의 수준과는 상관이 없었다. 정신적 고통은 증상이 줄거나 없어진 환자들에게서 수상후 2-3개월까지 감소되었고 통증 및 장애의 정도가 감소하는 것과 유사하게 평행선을 이루었다(그림 7.1). 정신적 고통에 대한 이러한 연구결과는 모든 교통사고 손상을 입은 대상자들에게서 분명하게 나타났으며, 이는 수상 후 일주일에 정상적 고통의 수준을 보인 Gargan 등[7]의 연구결과와 대조되는 것으로 보인다. Gargan 등[7]은 수상 후 일주일 내의 교통사고 대상자들을 모집했으며, 반면에 Sterling 등[6]이 연구를 시작한 시점은 수상 후 3-4주였

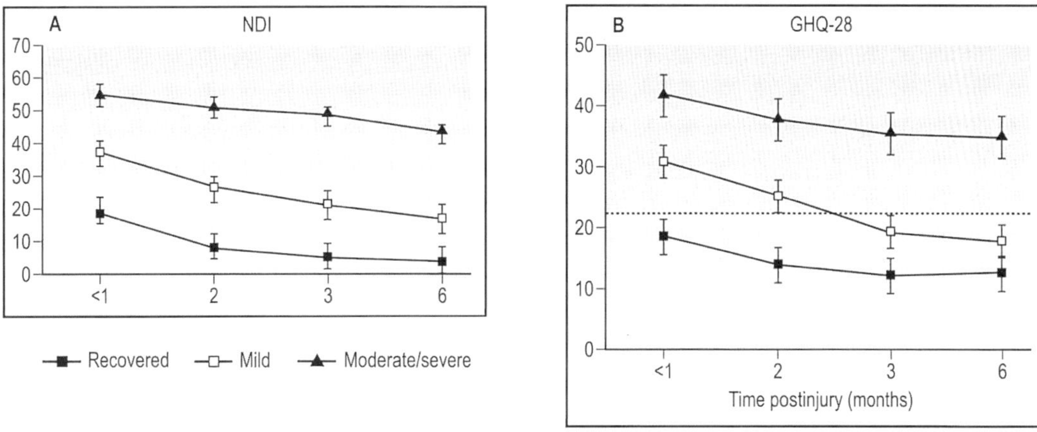

그림 7.1 | 교통사고 상해 환자들을 세 개의 군(회복(recovered), 〈8 NDI; 약간의 통증과 장애(milder pain and disability), 10-28 NDI; 중등도/심각한 통증과 장애(moderate/severe pain and disability), 〉 30 NDI)으로 나누었을 때 손상 후 1개월 이내, 2, 3, 6개월에서 측정한 목 장애 지수(Neck Disability Index : NDI)와 일반 건강 설문지(General Health Questionnaire : GHQ-28 - 정신적 고통의 측정법) 점수. 점선은 GHQ-28의 역치 점수를 가리킨다.

다. 교통사고 손상의 초기 급성기에서 나타나는 심리적 고통의 발전 양상에 대한 추가 연구가 요구되는 바이다.

대규모의 단면조사연구(cross-sectional study)에서는 급성 손상 환자를 제외한 사고를 당한지 2년 이상 된 교통사고 환자들을 대상으로 불안 및 우울과 통증 및 장애의 연관성을 연구했는데, 그 결과 정신적 고통이 증상을 지속시키는 방아쇠 역할을 한다고 주장했다.[5] 이러한 관점은 교통사고 손상 후 회복이 지연되는 것이 개인적 특성이나 자가 평가된 삶의 질 같은 정신적 요소들로는 예측할 수 없었으나 초기 증상의 심한 정도와는 상관이 있었다는 다른 전향적 연구들에 의해 지지되었다.[8,9]

Wallis 등[10]은 통증 및 장애와 정신적 고통 간의 연관성에 대해 다른 방향에서 접근하려 했다. 이 저자들은 통증이 없어지거나 줄어들면 정신적 고통도 해소된다고 주장했다. 그들은 만성 교통사고 상해 증후군(WAD) 환자의 후관절을 차단(block)시켜 통증을 없앤 후 정신적 고통(간이정신진단검사(Symptom Checklist-90 : SCL-90)로 측정된)이 줄어든 사례를 들어 이러한 주장을 입증했다. 이 과정이 교통사고 대상자들 중 선택된 군(group)에서만 시행되었기는 하지만, 그럼에도 불구하고 증상의 지속이 정신적 고통을 지속시킬 수 있다는 어느 정도의 증거를 제시하고 있다.

급성 목 통증에서 만성 목 통증으로 이행하는데 대한 정신적 요소들

통증의 생물정신사회 모델이 출현된 때부터, 많은 연구들은 급성 통증에서 만성 통증으로 이행하는데 대한 정신적 요소들의 역할에 초점을 맞춰왔다. 급성 통증을 유발하는 상황 후에 만성 통증으로 발전하는지 아닌지에 대한 연구를 위한 가장 효과적인 연구 디자인은 환자군을 오랜 기간 관찰하고 목 통증으로 발전하는 사람들과 그렇지 않은 사람들을 비교할 수 있는 전향적 연구 또는 추적 연구이다. 목 통증을 연구하는 대부분의 전향적 연구는 교통사고 손상 후 나타나는 결과에 대해 연구했다.

교통사고 손상에 대한 중대한 추적 연구가 스위스에서 Radanov와 동료들[8]에 의해 행해졌다. 급성으로 교통사고 손상을 입은 117명의 환자들을 모집하여 수상 후 2년 동안 관찰하였다. 이 연구에서 통증 및 장애의 초기 수준 같은 중요한 예후 예측 지표와 팔의 통증 같은 증상 요소들을 발견했지만, 개인적 특성(신경과민, 우울, 신경질, 수동성 등)이나 자가 평가된 삶의 질, 또는 인식 능력 같은 정신적 요소들이 예후를 예측할 수 있는 지표가 되는지 보여주는데는 실패했다. 그러나 Radanov 등[8]에 의해 연구된 정신적 요소들은 다른 근골격계 질환에서 만성으로 이행되는데 역할을 담당하는 것으로 일반적으로 알려져 있는 그러한 것들은 아니었다. 만성 요통의 발전에 중요한 역할을 담당하는 것으로 생각되는 공포 회피 확신, 움직임/재손상의 공포, 대응 전략 같은 심리적 요소들은[2] 이 연구에서는 연구되지 않았다.

공포 회피 확신은 요통 환자의 장애를 예측하는데 있어서 가장 중요하고 특별한 정신사회적 요소로서 여겨져 왔다.[11] 공포 회피 모델(The Fear Avoidance Model)은 개인의 통증에 대한 두려움과 이에 이어지는 회피 행동이 통증 인식(pain perception)의 감각적 요소와 감정적 요소 사이의 관계를 결정하는데 있어 가장 중요하다고 주장한다.[12] 여러 연구 결과들은 목 통증에서 나타나는 공포 회피 확신과 장애 사이의 연관성이 요통에서 나타나는 것처럼 강하지 않다라는 것을 보여주고 있다. George 등[13]은 요통과 비교했을 때 만성 목 통증에서는 두 요소 사이에 나타나는 연관성이 더 약하다는 것을 발견했다. 최근 실시된 급성 교통사고 손상에 대한 전향적 연구는 움직임과 재손상에 대한 두려움이 증가되는 것이 수상 후 6개월에서 불량한 예후를 보인 사람들(통증과 장애가 중등도 내지는 심각한 수준)에만 국한되어 나타나지 않는다는 것을 보여주었다. 6개월 후 약간의 잔존 증상만을 호소하는 사람들 또한 운동공포에 대한 Tampa 점수(Tampa Scale of Kinesiphobia : TSK)의 초기 점수가 높았으며, 양 군(group)의 점수는 만성 요통에서의 점수와 뚜렷한 유사성을 보였다. 흥미롭게도, 수상 후 6개월에서 약간의 잔존증상만 남은 사람들의 초기 TSK 점수는 2-3개월까지 증상의 호전과 더불어 나란히 감소되었다. 또한, 이 군(group)의 TSK 점수는 교통사고 후 2-3개월까지 완전히 회복된 사람들의 점수와 매우 비슷했다. 이러한 연구결과들은 다른 저자들이 주장한 바와 같이[14] 움직임에 대한 두려움이 손상의 급성기에서 추가 손상을 막고 치유가 일어나게 하는 기전으로서 작용됨을 나타내지만 급성 척수성 통증인 경우에 있어서는 종종 예외가 된다.

우리 연구진에 의해 수행된 교통사고에 대한 전향적 추적 연구에서도 움직임/재손상에 대한 공포는 교통사고 후 예후 판단에 유의성이 없다는 것을 발견했다. 신체적 장애 척도 뿐만 아니라 다양한 정신적 척도도 광범위한 정신적 요소를 설명하고자 포함되었다. 가장 예후를 잘 예측할 수 있다고 알려진 정신적 요소는 초기 급성기에 나타나는 외상후 스트레스 반응(PTSR)(사건영향척도(Impact of Events Scale)로 측정된)의 존재이다. 이 요소는 수상 후 6개월과 2년 양쪽에서 TSK 점수나 일반적 정신 고통(general psychological distress : GHQ-28) 보다 더 예후 예측에 뛰어났다.[15,16] 이러한 연구결과는 최근 Nederhand 등[17]에 의해 보고된 바, TSK 점수와 함께 통증 및 장애의 초기 정도가 교통사고 손상 24주후에서 통증 및 장애 변화의 83%를 설명할 수 있다는 연구결과와 대비되는 것으로 보인다. 그러나 Nederhand 등은 신체적 요소나 추가적인 정신적 요소를 포함시키지 않고 단지 두가지 예측 변수(초기 통증 및 장애와 TSK 점수)만 연구했을 뿐이다. Sterling 등[15,16]은 척도의 다요소적 세트(multifactorial set) 중 예측 능력을 측정하기 위해 신체적 및 정신적 요소를 모두 이용하였다. 이 논문에서는 신체적 요소와 정신적 요소를 결합한 것이 예후 예측에 가장 뛰어난 것으로 판명되었으며, 외상후 스트레스 반응(PTSR)이 TSK 및 GHQ-28로 측정된 일반적 정신 고통(general psychological distress)보다 예측 능력이 더 뛰어난 것으로 드러났다. 만약 Nederhand 등의 연구에 외상후 스트레스를 측정하는 것이 포함되었다면 다른 결과가 나왔을지도 모르며 교통사고 예후 연구에 넓은 시각으로 바라볼 수 있도록 광범위한 변수들이 포함되어야 할 필요성이 주목받았을지도 모른다.

파국화(catastrophizing) 같은 비적응 대처 전략 또한 요통이 진행하는 것과 연관되어 있음이 밝혀졌으나[18] 목 통증 환자에서는 아직 연구가 부족하다. Buitenhuis 등은 교통사고 손상 후 환자가 이용하는 대처 스타일과 목 증상의 유병기간 사이의 연관성에 대해 연구했다. 환자들의 고식적인 반응이나 환자들이 증상의 해소를 위한 임시방편으로 추구하는 오락, 흡연, 음주 등은 수상 후 12개월에서 목 증상이 더 길게 지속되는 것과 유의한 연관성이 있었다. 사회적인 지지를 구하거나 다른 사람들과 그들의 고민을 나눈 사람들은 증상 기간이 줄어드는 더 나은 예후를 보여주었다.[19] Carroll 등[20] 또한 수동적인 대처 전략들이 교통사고 손상 후 회복속도가 느려지는 것과 연관되어 있음을 보여주었다. 이들은 교통사고 환자들이 초기에 채택하는 대처 스타일의 종류에 주목하는 것이 증상을 호소하는 기간을 줄일 수 있다고 주장했다. 반대로, Kivioja 등[21]은 손상 초기에 대처 스타일의 차이가 사고 후 1년에서 예후에 영향을 미친다는 증거를 발견하지 못했다. 이 연구들은 연구의 시작 시간에 차이가 있었다. Carroll 등의 연구에서는 수상후 6주 이내의 참가자들을 대상으로 하였으며, 후속 연구에서는 수상 후 수시간 내의 환자들을 대상으로 하였다. 그러므로 대처 전략들은 상태나 손상의 시기에 따라 다양할 수 있으며, 이에 대하여는 더 많은 연구가 요구되는 바이다. 대처 스타일이 불량한 회복과 독립적으로 연관되어 있지 않을 수 있음에도 불구하고, 교육과 자신감 보충을 통해 환자 개개인의 대처 기전을 향상시키는 것이 추천되며, 현재의 치료 지침에 포함되어 있다.[22,23]

점진적으로 발병한 목 통증에서 대처 스타일이 통증 및 장애에 미치는 영향에 관한 연구는 거의 없는 실정이다. 두 개의 대규모 연구들은 수동적인 대처 스타일이 만성 목 통증에서 통증 및 장애의 위험 요소가 됨을 증명했다. 그러나 이 연구들의 모집단은 잘 선별되지 못했으며, 교통사고로 인한 목 통증 환자와 점진적으로 발병한 목 통증 환자가 모두 포함되어 있었다.[24,25] 그러므로 이러한 두 개의 목 통증 조건에서 정신적 요소가 미치는 영향의 차이는 더 많은 연구가 필요하다.

교통사고 손상에서 급성 외상후 스트레스 반응의 역할

교통사고 손상이 점진적으로 발생한 목 통증을 포함한 다른 근골격계 통증 증후군들과 다른 점은 자동차 충돌 같은 외상성 사건으로 인해 촉발된다는 점이다. 목 통증으로 인한 고통과 대비되는 충돌 후의 정신적 스트레스는 예후에 영향을 미칠 수 있다.

만성 교통사고 상해 증후군(WAD) 환자 중 일부가 외상후 스트레스 진단을 받았다는 연구결과들이 보고되었다.[26] 또한, 수상후 수일 내와 3-4주 내에서 중등도 및 고도의 고통(사건영향척도(the Impact of Events Scale)로 측정된))이 확인된 교통사고 손상 환자들 중 일부에게서 손상 직후에 급성 외상후 스트레스 반응(PTSR)이 나타나는 것으로 보인다.[27,28] 외상후 스트레스 증후군의 존재는 통증 및 장애의 정도가 심할 수록, 편타성(whiplash) 증상이 심할 수록 손상에서 기능적으로 회복하는 것이 불량한 것과 연관되어 있다(그림 7.2).[6,29] 또한, 사고 후 목 통증을 호소하지 않은 사람들과 비교해서 자동차 충돌 후 교통사고 손상(목 통증)을 진단받은 사람들이 사고 후 12개월에서 외상후 스트레스 질환을 유의하게 더 많이 가지고 있는 것으로 보인다.[26] 손상 후 1개월 내에서 나타나는 중등도의 외상후 스트레스 반응(PTSR)은 수상 후 6개월과 2년에서 모두 불량한 예후를 강력하게 시사하며, 이는 일반적 정신 고통(GHQ-28)과 움직임 및 재손상에 대한 두려움(TSK)보다 더 강한 예후 인자이다.[15,16]

외상후 스트레스의 증상에는 침투적 사고(intrusive thoughts), 사고의 영상(이 경우에는 자동차 충돌), 운전 회피나 약물 남용을 통한 회피 등의 사고와 연관된 회피 행동, 공황 발작(panic attack), 과다각성(hypervigilance), 수면 장애 같은 각성 과민 상태 등이 있다. 이러한 증상들 중 어느 것이 다른 것들보다

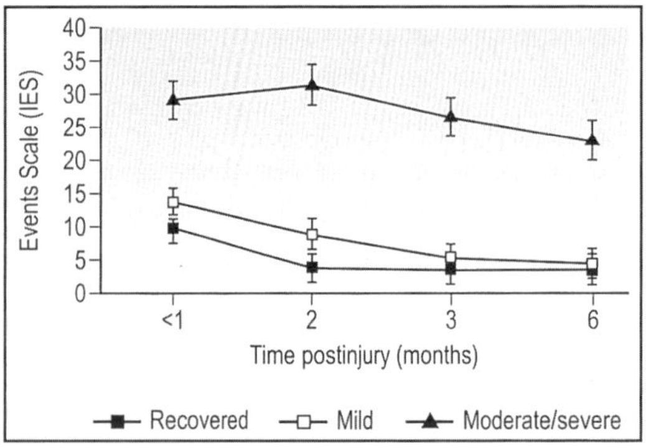

그림 7.2 | 교통사고 상해 환자들을 세 개의 군(회복(recovered), 〈8 NDI; 약간의 통증과 장애(milder pain and disability), 10-28 NDI; 중등도/심각한 통증과 장애(moderate/severe pain and disability), 〉30 NDI)으로 나누었을 때 손상 후 1개월 이내, 2, 3, 6개월에서 측정한 사건영향척도(Impact of Events Scale : IES - 외상후 스트레스 증후군의 측정법)의 평균(SD) 점수. NDI, 목 장애 지수(Neck Disability Index).

교통사고로 인한 통증 및 장애 또는 예후 등에 특별하게 더 크게 작용하는지에 대해서는 명확하지 않다. 우리의 추적연구 자료에 따르면 회피 행동이 회복에 더 큰 영향을 미칠 수 있는 것으로 보이며[6] 최근 Buitenhuis 등[29]은 손상 급성기에 나타나는 각성 과민 증상들이 증상이 지속되는데 대한 더 강력한 예후 인자가 된다는 것을 보여주었다. 외상후 스트레스에 대한 상대적인 중요성을 결정하기 위한 후속 연구가 요구되며, 이는 교통사고 환자들의 정신 치료적 접근에 대한 방향성을 제시해 줄 수도 있다.

요약하면, 지금까지의 연구 자료들은 적어도 일부에게서 외상후 스트레스 증상들이 회복에 중요한 역할을 담당하고 있다는 것을 시사하고 있다. 이는 교통사고 손상의 치료에 있어 이러한 요소들에 방향을 맞춘 특수 치료들이 광범위하게 적용되는 인식 행동적 접근법보다 더 효과적일 수 있다는 것을 나타낸다.

신체적 요소들과 정신적 요소들 간의 관계

생물정신사회 모델은 통증과 장애를 다양한 요소들로 인한 결과로 생각하며, 생체의학적(신체적) 요소들과 정신적 요소들이 직접적으로 엮여있다. 그러나 각각의 요소들이 연관성에 있어서 무슨 역할을 하는지, 또는 어떻게 상호 작용하는지에 대해서는 불명확하다.

광범위한 기계적, 온도적 통각과민 같은 복잡한 감각 장애는 만성 교통사고 상해 증후군(WAD)의 특징인 것으로 보이나 점진적으로 발병한 만성 목 통증에서는 분명하게 나타나지 않는다(2장).[30] 교통사고 손상에서 관찰되는 감각 변화는 교통사고 손상의 만성기에서만 나타나는 특징은 아니며, 손상 직후에 나타나 지속적인 통증 및 장애로 발전하여, 사실상 교통사고 손상의 급성기부터 만성기까지 변하지 않고 남아 있게 된다.[31] 교통사고 환자들에게서 일반적인 고통, 외상후 스트레스 반응(PTSR), 움직임 및 재손상 두려움 등 정신적인 고통의 정도가 증가하는 것은 감각 과민성에 수반되어 나타난다. 불안 같은 정신적 고통은 특히 역치 반응을 측정하는 정신신체 감각 검사에 영향을 미칠 수 있는 것으로 알려져 있다.[32] 외상후 스트레스 반응(PTSR) 또한 자극 반응성의 상승과 연관되어 있을 뿐만 아니라 일부에서는 교감신경계 변화에 의해 나타날 수도 있다.[33] 교통사고 손상 환자의 일부에서 감각 과민성, 근 활성의 증가, 정신적 고통 등이 동시에 일어나는 것은 단지 우연은 아니라고 생각된다. 어쩌면, 이 요소들은 연관되어 있으며(아마도 기계론적으로) 이러한 연관성에 대해 아는 것은 교통사고 손상의 과정에 대한 이해를 증진시키는데 중요하다.

교통사고에서 나타나는 감각 과민 현상에 대하여, 감각 장애는 통증의 신경생물학적 과정에서 나타나는 변화를 반영하는 것으로 일반적으로 받아들여지고 있다. 그러나 여전히 교통사고 상해 증후군(WAD)에서 보이는 모든 과민 반응들은 정신적 요소에 의해 나타난다고 하거나 환자들의 꾀병이라고까지도 주장하는 사람들이 있다.[34,35] 우리는 교통사고 손상에 대한 전향적 연구를 통해 광범위한 감각변화는 불량한 회복을 보인 사람들의 손상 초기부터 존재하며, 완전한 회복이나 양호한 회복을 보인 사람들에게서는 특징적으로 나타나지 않는다는 것을 명백하게 보여주었다. 이러한 양 군(group) 사이의 차이는 심지어 군간 자료 분석을 통해 불량한 회복을 보이는 군의 정신적 고통이 더 높다는 것이 밝혀졌을 때에도 명백하게 나타났다.[31] 비록 이 분석에서는 정신적 고통의 단지 한 부분만 사용되었지만, 교통사고 상해 증후군(WAD)에서 나타나는 감각 변화들과 정신적 요소 사이의 연관성에 대하여 연구한 첫번째 연구였다. 이는 감각 과민성이 단지 불안 및 정신적 고통 때문만으로 나타나는 것은 아니라는 것을 보여주고 있다.

정신적 요소들과 감각 장애 사이에는 어느정도 관계성이 있는 것으로 보인다. Sterling 등[36]은 여러 부위의 통증 역치(압박과 냉각), 특히 하지부처럼 멀리 떨어진 부위의 역치와 정신적 고통(GHQ-28) 및 파국화(통증 파국 지수(Pain Catastrophizing Scale : PCS)) 사이에 중등도의 연관성이 있음을 밝혀냈다. 특히, 동일 환자군에서 대퇴이두근(biceps femoris)의 굴곡 반사를 유도하기 위한 전기 자극의 강도와 파국화 사이에는 아무런 연관성이 없었다(2장).[36] 그 후에는 참여자들로부터 인식 반응과 연관되지 않은 척수 과흥분성을 측정하는 실험이 행해졌다.[37] 이러한 연구결과들은 정신적 요소들이 중추성 감각과민에서 일정한 역할을 담당하고 있다는 것을 가리킨다. 그러나 정신적 요소들이 교통사고 환자들에게서 나타나는 중추성 감각과민에 단독으로 또는 주요한 요소로 작용하는지는 명확하지 않다. 특히, 척수 과흥분성은 이미 알려진 정신적 요소들에 의해서는 적어도 유의한 영향을 받지는 않는 것으로 보인다.

감각과 교감신경의 변화들과 외상후 스트레스 반응(PTSR) 사이의 연관성 또한 연구되었다. Sterling과 Kenardy[38]은 감각 과민성(기계적 및 냉각 과민)이 일찍 나타나는 것은 외상후 스트레스 증후군이 지속되는 것과 연관성이 있었고, 이러한 연관성은 초기 통증 및 장애 수준(이 경우에서는, 목 장애 지수 점수(Neck Disability Index scores))에 의해서도 영향을 받는다는 것을 보여주었다. 반대로, 조기에 교감신경성 장애(말초 혈관 수축의 장애)가 나타나는 것은 외상후 스트레스 증후군이 지속되는 것과 연관성이 있었으나 초기 통증 및 장애 수준과는 아무런 연관성이 없는 것을 보여주었다(그림 7.3). 비록 추측이지만, 이는 급성 교통사고 손상을 당한 일부에서 생물학적 취약성이 교통사고 손상의 만성기에서 보이는 외상후 스트레스 증후군을 촉발하는 방아쇠 역할을 할 수도 있음을 가리키는 것으로 보인다. 이러한 연구결과들을 종합하면, 고통, 파국화, 외상후 스트레스 증후군 같은 정신적 요소들이 만성 교통사고 환자들의 감각 과민성과 어느 정도 연관되어 있음을 알 수 있다. 그러나 이러한 연관성은 모든 양상, 측정법, 또는 몸의 측정 부위에서 항상 일관되게 나오는 것은 아니며, 통증 및 장애의 수준에 의해서 영향을 받을 수도 있다. 이는 정신적 요소들이 교통사고 환자들의 중추성 감각과민에 대하여 단독으로 또는 주요한 요소로서 작용하지는 않는다는 것을 보여주는 것이다. 그러므로 교통사고 후 나타나는 중추성 과흥분성은 아마도 신경생물학적 변화들과 정신적 요소들을 모두 포함하는 복합 현상일 것이다.

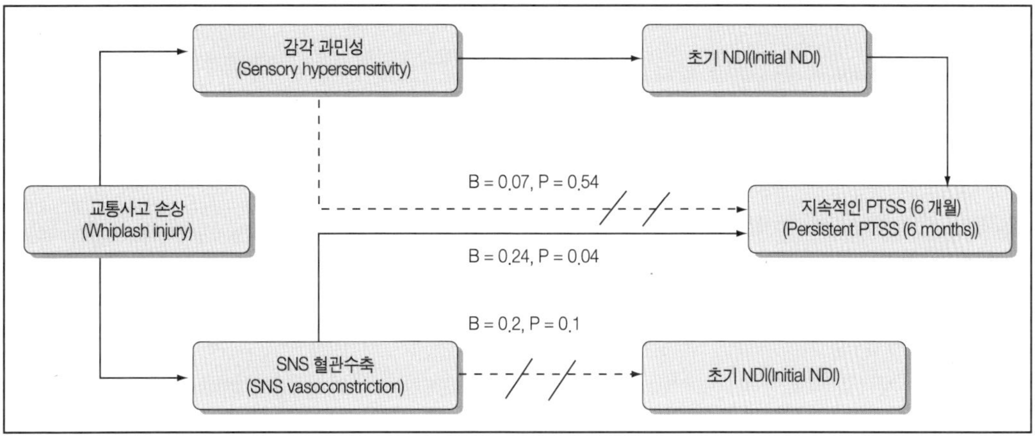

그림 7.3 | 감각 및 교감신경성 장애와 교통사고 손상 후 지속되는 외상후 스트레스 증후군(PTSS) 사이의 관계. 감각 과민성과 외상후 스트레스 증후군(PTSS) 사이의 관계는 통증 및 장애(목 장애 지수(Neck Disability Index : NDI) 정도에 의해 조정된다. 교감신경계(Sympathetic nervous system : SNS)의 혈관수축은 독자적으로 지속적인 외상후 스트레스 증후군(PTSS)를 예견한다.[38]

최근 실험 모델들은 교통사고 손상의 신체적 측면과 정신적 측면 사이의 복잡한 상호관계를 밝혀내기 위한 기초를 제공하고자 노력하고 있다. 신경생물학적 통증 과정이 손상 후 초기에 나타나는 스트레스 반응 및 교감신경성 작용과 연관되어 있으며 이러한 상호작용은 지속적인 통증으로 진행하는 발전과정 가운데 중요한 단계에 해당될 수 있음이 알려져 있다.[38-40]

이처럼 교통사고 손상 및 목 통증의 신체적, 정신적 상태를 통합하는 것을 목표로 하는 실험모델은 근골격계 통증을 개념화하고 조사하기 위해 행해졌으며 교통사고 상해 증후군(WAD) 및 이와 유사한 상태에 대한 미래 연구의 뼈대를 제공할 것이다. 또한, 신체적(생물학적) 장애 및 정신적 요소 양쪽을 모두 목표로 하는 치료의 통합 및 적합한 타이밍을 위한 향상된 기준을 제시할 것이다. 기존 연구와 실험에서 종종 행해지고 있는 것처럼 신체적, 정신적 요소들을 이분법적으로 분리하여 생각하는 것보다는 이렇게 통합적으로 접근하는 방법이 향후 근골격계 통증 치료에 있어 나아가야 할 길이 될 것이다.

점진적으로 발병한 목 통증에 있어 감각 장애와 정신적 고통에 대해 연구한 연구는 단 하나이다.[30] 이 연구에서 점진적으로 발병한 목 통증 환자들은 교통사고 환자들이 더 광범위한 통각과민을 보여주던 것과는 달리, 경추 위쪽으로 국소적인 기계적 통각과민 증상만 보여주었다. 경추의 국소적 통각과민은 실험 당시에 상태 특성 불안 척도(State Trait Anxiety Index)로 측정된 불안 정도와는 관계가 없었다. 이 연구에서는 정신적 고통을 측정하는데 더 확장된 척도를 사용하지는 않았으며, 따라서 점진적으로 발병한 목 통증에 있어 이러한 요소들간의 관계는 더 많은 연구가 필요하다.

교통사고 손상 증후군 환자들에게서 보여지는 운동 장애와 움직임/재손상에 대한 공포 사이의 연관성에 대한 몇몇 예비 연구들이 존재한다. 만성 요통에서 움직임 및 재손상에 대한 공포는 요추의 척추주위근(paraspinal muscle)의 활성도가 변하는 것과 연관되어 있다.[41] 유사하게도, 통증에 대한 공포(실험적으로 유발시킨)는 증상이 없는 사람들마저도 요추 근육들의 동원 양상(recruitment patterns)을 변화시킬 수 있다.[42] 우리는 경추 운동 범위의 감소, 운동학적 장애(kinesthetic deficits), 경추 굴곡근의 회복 패턴 변화 등을 포함하는 운동기능 장애가 TSK 점수와는 상관없이(통계학적으로) 일어나며, 이러한 관계는 교통사고 손상의 급성기와 만성기 양쪽 모두에서 일관되게 나타난다는 것을 밝혀냈다.[28] 우리는 이러한 연구결과가 움직임에 대한 공포에 대항하고자 운동 기능에서 나타나는 생리적 장애를 나타내고 있다고 해석했다.[28]

우리의 연구결과와는 대조적으로, Nederhand와 동료들[43]은 교통사고에 대한 전향적 연구에서 움직임에 대한 공포(TSK 점수)가 상부 승모근의 활성 감소와 연관성이 없음을 밝혀냈다. 이 두 연구는 모순되는 결과를 제공하고 있는 것처럼 보인다. 그러나 각 연구에서는 서로 다른 근육을 측정했으며, Sterling 등[28]의 연구에서 측정한 경추 굴곡근은 활성도가 증가되는 양상을 보였으며, Nederhand 등의 연구에서는 상부 승모근의 활성이 감소하는 양상을 보여주었다. 움직임에 대한 공포 같은 정신적 요소들이 각각 다른 방법으로 운동계에 영향을 미치거나 신체적, 정신적 요소가 운동계에 미치는 영향이 서로 관계하고 있는 것으로 보여진다.

신체적 징후(감각 및 운동)와 목 통증에 대한 정신적 측면의 결합에 대해서는 아직도 연구해야 할 것들이 많이 남아 있다. 의사들에게 있어 정신적 요소들이 환자의 신체적 증상표현에 잠재적으로 미치는 영향에 대해 알고 있는 것은 중요하다. 연구적 환경과 임상적 상황에서 이러한 연관성을 구분하는 것이 도전과제로 남아 있다.

목 통증에 관한 정신적 요소들

목 통증을 유발할 수 있는 정신적 위험 요소에 대한 최근의 한 체계적 문헌고찰에서는 선택 조건을 충분히 만족시키는 연구 29개를 선택하였다.[44] 다른 연구들도 많지만, 대부분이 목 통증만을 연구하지 않고 어깨 통증이나 팔 통증과 결합시켜 연구하였기 때문에 배제되었다.[44] 또한, 많은 연구들이 증상의 진행과 관련된 요소들에 대해 밝혀내는 것이 연구의 목표가 될 때 예후 요소와 결과가 동시에 측정되기 때문에 방법론적으로 문제가 있는 단면연구 방식을 택했다.[45] 이 분야에 대한 전향적 연구가 부족했기 때문에 Ariens 등[44]은 그들의 논문에 단면 연구들을 억지로 포함시켰으며 이런 결과는 이 분야에서 더 양질의 추적 연구가 필요함을 강조하고 있다. 연구된 모집단의 유형 또한 다양하게 존재한다. 어떤 연구들은 노동자들을 연구했으며, 연구된 직업의 유형 또한 육체 노동자부터 사무직까지 다양하게 분포했다. 나머지 연구들은 더 일반적인 지역사회에 기반한 모집단을 이용하였다.

그 결과, Ariens 등[44]은 대부분 노동자 집단을 대상으로 다양한 정신사회적 위험 요소들을 연구했으며, 이를 9개의 범주(작업 요구량, 사회적 지지, 직장에서의 갈등, 작업 제어도, 기술 숙련도, 작업 긴장도, 작업 만족도, 직업 보장성, 휴식 기회)로 구분하였다. 그리고 나서 이들 9개 범주의 근거 수준을 결정하였다. 연구 결과, 불량한 사회적(동료의) 지지, 낮은 작업 제어도, 낮은 기술 숙련도, 낮은 작업 만족도 등이 높은 수준의 목 통증을 나타내는 위험 요소로 밝혀졌다. 불량한 감독관의 지지, 직장에서의 갈등, 낮은 직업 보장성, 높은 작업 긴장도, 휴식 기회의 제한 등은 결론내릴 수 없는 조건으로 제시되었다. 문헌연구가 진행되는 동안 몇몇의 전향적 연구들이 추가로 시행되었다. Viikari-Juntara 등[6]은 나이, 성별, 체질량지수(body mass index), 흡연, 정신적 스트레스 등이 산림 노동자들에게서 나타나는 방사성 목 통증과 연관되어 있다는 것을 밝혀냈다. Croft 등[47]은 자녀의 수, 스스로 평가한 건강의 불량 상태, 이전의 목 통증과 등 통증 등의 요소가 미래에 목 통증이 나타나는 것과 연관되어 있다고 보고했다.

다양한 심리사회적 요소들의 결합이 목 통증 및 장애를 증가시키는데는 이러한 요소들간의 상호작용이 관여하는 것으로 보이며, 이는 여러 연구를 통해 밝혀져 있다.[48,49] 예를 들어, Johnston 등[49]은 작업 요구, 결정 권한, 상사의 지지 등이 여성 사무직 근로자의 통증 및 장애 수준과 연관되어 있다는 것을 밝혀냈다. 이러한 상호작용은 목 통증 환자들, 특히 사무직 근로자들에 대한 일차적인 접근에서 고려되어야 할 중요한 사항일 수도 있으나, 이 연구들이 단면 연구로 설계되었기 때문에, 직업 연관성을 가진 목 통증의 장기적인 예후에 미치는 이러한 요소들의 중요성을 명확히 하기 위해서는 더 많은 추적연구 결과가 요구된다.

아마도 이 연구들로부터 얻을 수 있는 결론은 정신사회적 요소들이 목 통증의 악화에 기여하지만, 이는 선발된 모집단에 따라 다양하게 나타날 수 있다는 것이다. 그러므로 이러한 연구결과를 모든 목 통증 환자들에게 적용하는 것은 어려울 것으로 보인다. 이러한 예를 교통사고 상해 증후군(WAD)의 연구에서 찾아볼 수 있다. 교통사고 손상에서 회복하는 것에 대한 정신사회적 위험 요소들과 사회인구학적 위험 요소들에 대해 연구한 몇몇 연구들이 있다. 그러나 이를 더 일반적인 목 통증을 가진 인구집단에서 분리해서 보면, 일관된 예후 판정 인자로서의 정신사회적 요소들은 거의 보이지 않는다. 교통사고 손상 후의 예후 판정 요소들에 대한 최근의 체계적 문헌연구들에서는 결혼생활, 부양가족 수, 수입, 직업 활동 또는 교육 등이 회복에 영향을 미친다는 어떠한 일관된 증거도 발견하지 못했다.[50,51] 이는 임상에서 개개인의 환자 평가에 이러한 연구결과들을 적용하고자 한다면 주의가 필요하다는 것을 나타내고 있다.

목 통증의 평가와 치료를 위한 지침

목 통증을 호소하는 환자들을 치료하는 임상가들은 신체적인 장애와 정신적인 장애 양쪽면에서 질환의 잠재적인 복잡성을 인식하고 있어야 한다. 정신적인 장애의 존재는 신체의 치료 상태에 영향을 미칠 것이며, 정신적인 변화들을 수용하기 위해 특수한 치료적 접근법을 만들어야 할 필요가 있지도 모른다.[52]

우선 임상의는 환자 개개인의 평가시에 정신적 고통의 존재를 인식할 수 있어야 한다. 이는 특수한 정신적 요소들을 평가할 수 있도록 설계된 설문지(예를 들어, GHQ-28, SF-36)를 시행함으로써 달성할 수 있다. 그런 후에야 임상가는 적절한 치료 계획을 결정할 수 있다. 환자를 정신과 의사에게 의뢰하거나 확언과 조언을 포함하는 물리치료를 계속해야 하는지 등의 결정은 어려운 것일 수 있다. 신체적 장애를 치료할 때 특수성이 요구되는 것과 같이 정신적 장애를 치료할 때도 또한 동일하게 특수한 접근법이 필요할 수도 있다.

교통사고 손상에서 일반적인 정신적 고통의 수준은 통증과 장애가 해소됨에 따라 감소하는 것으로 드러났다.[6] 이처럼 덜 복잡한 사례들에서는 신체적 장애와 정신적 고통을 다루는데 있어서 물리치료만으로 치료가 충분한지에 관해서 논란이 될 수도 있다. 최근에 시행된 만성 교통사고 손상에 대한 무작위 대조 실험(randomized controlled trial)에서 이러한 논란을 잠재울 수 있는 예비 증거가 발견되었는데, 여기에서는 확언, 조언, 도수 치료, 특수 운동 등의 물리치료 프로그램이 일부 환자들에게서 정신적 고통(GHQ-28로 측정된)을 감소시키는데 충분했다.[53] 좀 더 특수하게도, 이러한 환자들은 "덜 복잡한" 증상을 표현하였으며, 이는 통증 및 장애의 정도가 낮고 광범위한 감각 장애의 증후가 없는 것을 말한다.

이러한 시나리오와는 대조적으로 더 심한 정신적 고통을 받고 있는 목 통증 환자들도 있다. 특히, 어떤 교통사고 손상 증후군 환자들에서는 일반적인 고통 수준보다 더 높은 외상후 스트레스 반응(PTSR) 수준을 나타낸다. 추적조사 연구 자료에서는 연구 모집단의 대략 13%에서 급성 외상후 스트레스 반응(PTSR)이 해소되지 않는 것으로 나타났다.[6] 또한 특수 운동과 척추 도수 치료를 포함하는 다양한 물리치료 프로그램이 만성 교통사고 환자들의 외상후 스트레스 반응(PTSR)을 유의성있게 감소시키지 못했다.[53] 이러한 연구결과들은 임상의가 외상후 스트레스 반응(PTSR)의 존재를 깨닫고 적절한 정신의학적 도움을 받는 것이 중요하다는 것을 가리키고 있다. 그러나 이는 물리 치료 요법이 필요없다는 말이 아니다. 우리가 물리치료 요법을 단독으로 실시하는 것이 외상후 스트레스 증상을 개선시키지 못한다는 것을 증명한 반면, 이와 유사하게 정신적 요법을 단독으로 시행하는 것도 교통사고로 인한 통증 수준에 영향을 주지 못하는 것으로 나타났다.[54] 이러한 두 임상 연구 결과는 교통사고 손상에는 복잡하고 상호연관적인 기전들이 존재한다는 것과 "더 복잡한" 증상을 표현하는 교통사고 손상 환자들에게는 다양한 전문분야의 상호협조적인 치료가 필요하다는 것을 나타내고 있다.

앞에서 언급한 바와 같이, 외상후 스트레스의 증상에는 침투적 사고(intrusive thoughts), 사고의 영상(자동차 충돌), 운전 회피나 약물 남용을 통한 회피 등의 사고와 연관된 회피 행동, 공황 발작(panic attack), 과다각성(hypervigilance), 수면 장애 같은 각성 과민 상태 등이 포함될 수 있다. 이러한 증상들은 임상가가 일반적인 환자 면담을 하는 과정에서나 사건영향척도(the Impact of Events Scale)같은 설문지를 시행하는 과정에서 분명하게 드러날 수도 있다.[55]

외상후 스트레스 증후군(PTSR)을 위한 정신의학적인 도움을 요청하는 시기에 대해서는 논란의 여지가 많은데, 어떤 사람들은 정신의학적 도움을 너무 일찍 도입하는 것은 자연적으로 회복할 수도 있는 외상후 스트레스 증후군을 악화시킬 수도 있다고 믿고 있다. 일반적으로 합의된 바는 초기에 나타나는 외상후 스트레스 증후군(PTRS)은 자연적인 회복이 일어날 수도 있기 때문에 지켜봐야 한다는 것이다. 지침에서는 자연 회복이 몇 주(3-6) 내로 나타나지 않는다면 정신의학적인 도움을 주어야 한다고 제시하고 있다.[23]

결론

목 통증과 연관된 통증 및 장애의 악화와 지속에 있어 정신사회적인 요소들과 정신적인 요소들이 일정한 역할을 담당하고 있다는 것은 분명하다. 통증 및 장애와 정신적인 요소들간의 관계의 방향성은 분명하지 않으나 적어도 교통사고 상해 증후군(WAD)의 경우에 있어서는 높은 수준의 증상이 지속되는 것이 정신적 고통의 수준을 증가시킨다는 연구결과가 존재한다.

어떤 경우에 있어 급성 외상후 스트레스 반응(PTSR)이 존재하는 교통사고 손상은 더욱 복잡해지며, 이러한 반응을 보이는 환자들에게 있어서 이 정신적 요소는 특별하게 접근되어야 할 필요성이 있을지도 모른다. 교통사고 손상의 특징인 감각 및 운동 장애에 미치는 약간의 정신적인 영향이 존재하는 것으로 보인다. 목 통증을 호소하는 환자들은 다양한 정도의 정신적인 장애들과 신체적인 장애들이 존재하는지 철저하게 평가되어야 할 필요가 있다. 정신적인 요소들과 신체적인 요소들이 서로 연관된 복잡한 증상을 호소하는 일부 환자들에게는 다양한 전문분야의 치료적인 접근법이 가장 이로운 접근법일 수도 있다.

참고문헌

1. *Linton S*. Psychological risk factors for neck and back pain. In: Nachemson A, Jonsson E (eds) Neck and Back Pain: The Scientific Causes, Diagnosis and Treatment. Philadelphia: Lippincott Williams and Wilkins, 2000:57-78.

2. *Linton S*. A review of psychological risk factors in back and neck pain. Spine 2000;25:1148-1156.

3. *Peebles J, McWilliams L, MacLennan R*. A comparison of symptom checklist 90-revised profiles from patients with chronic pain from whiplash and patients with other musculoskeletal injuries. Spine 2001;26:766-770.

4. *Luo X, Edwards C, Richardson W, et al*. Relationships of clinical, psychological and individual factors with the functional status of neck pain patients. Value Health 2004;7:61-69.

5. *Wenzel H, Haug T, Mykletun A, et al*. A population study of anxiety and depression among persons who report whiplash traumas. J Psychosom Res 2002;53:831-835.

6. *Sterling M, Kenardy J, Jull G, et al*. The development of psychological changes following whiplash injury. Pain 2003;106:481-489.

7. *Gargan M, Bannister G, Main C, et al*. The behavioural response to whiplash injury. J Bone Joint Surg 1997;79B:523-526.

8. *Radanov B, Sturzenegger M, Di Stefano G*. Long-term outcome after whiplash injury. A 2-year follow-up considering features of injury mechanism and somatic, radiologic, and psychological findings. Medicine 1995;74:281-297.

9. *Borchgrevink G, Stiles T, Borchgrevink P, et al*. Personality profile among symptomatic and recovered patients with neck sprain injury, measured by MCMI-1 acutely and 6 months after car accidents. J Psychosom Res 1997;42:357-367.

10. *Wallis B, Lord S, Bogduk N*. Resolution of psychological distress of whiplash patients following treatment by radiofrequency neurotomy: a randomised, double-blind, placebo controlled trial. Pain 1997;73:15-22.

11. *Vlaeyen J, Linton S*. Fear-avoidance and its consequences in chronic musculoskeletal pain: a state of the art. Pain 2000;85:317-332.

12. *Slade P, Troup J, Lethem J*. The fear-avoidance model of exaggerated pain perception. Behav Res Ther 1983;21:409-416.

13. *George S, Fritz J, Erhard R*. A comparison of fear-avoidance beliefs in patients with lumbar spine pain and cervical spine pain. Spine 2001;26:2139-2145.

14. *Vlaeyen J, Kole-Snijders A, Boeren R*. Fear of movement/reinjury in chronic low-back pain patients and its relation to behavioural performance. Pain 1995;1995:363-372.

15. *Sterling M, Jull G, Vicenzino B, et al*. Physical and psychological factors predict outcome following whiplash injury. Pain 2005;114:141-148.

16. *Sterling M, Jull G, Kenardy J*. Physical and psychological predictors of outcome following whiplash injury maintain predictive capacity at long term follow-up. Pain 2006;122:102-108.

17. *Nederhand M, Ijzerman M, Hermens H, et al*. Predictive value of fear avoidance in developing chronic neck pain disability: consequences for clinical decision making. Arch Phys Med Rehabil 2004;85:496-501.

18. *Pincus T, Burton A, Vogel S, et al*. A systematic review of psychological factors as predictors of chronicity/disability in prospective cohorts of low-back pain. Spine 2002;27:E109-E120.

19. *Buitenhuis J, Spanjer J, Fidler V*. Recovery from acute whiplash - the role of coping styles. Spine 2003;28:896-901.

20. *Carroll L, Cassidy D, Cote P.* The role of pain coping strategies in prognosis after whiplash injury: passive coping predicts slowed recovery. Pain 2006;124:18-26.

21. *Kivioja J, Jensen I, Lindgren U.* Early coping strategies do not influence the prognosis after whiplash injuries. Injury 2005;36:935-940.

22. *Scholten-Peeters G, Bekkering G, Verhagen A, et al.* Clinical practice guideline for the physiotherapy of patients with whiplash associated disorders. Spine 2002;27:412-422.

23. *Motor Accidents Authority.* Guidelines for the management of whiplash associated disorders. Sydney: Motor Accidents Authority, 2006:16.

24. *Mercado A, Carroll L, Cassidy D, et al.* Passive coping is a risk factor for disabling neck or low-back pain. Pain 2005;117:51-57.

25. *Hurwitz E, Goldstein M, Morgenstern H, et al.* The impact of psychosocial factors on neck pain and disability outcomes among primary care patients: results from the UCLA neck pain study. Dis Rehabil 2006;28:1319-1329.

26. *Freidenberg B, Hickling E, Blanchard E, et al.* Posttraumatic stress disorder and whiplash after motor vehicle accidents. In: Young G, Kane A, Nicholson K (eds). Psychological Knowledge in Court. New York: Springer, 2006:215-224.

27. *Drottning M, Staff P, Levin L, et al.* Acute emotional response to common whiplash predicts subsequent pain complaints: a prospective study of 107 subjects sustaining whiplash injury. Nord J Psychiatry 1995;49:293-299.

28. *Sterling M, Jull G, Vizenzino B, et al.* Development of motor system dysfunction following whiplash injury. Pain 2003;103:65-73.

29. *Buitenhuis J, DeJong J, Jaspers J, et al.* Relationship between posttraumatic stress disorder symptoms and the course of whiplash complaints. J Psychosom Res 2006;61:681-689.

30. *Scott D, Jull G, Sterling M.* Sensory hypersensitivity is a feature of chronic whiplash associated disorders but not chronic idiopathic neck pain. Clin J Pain 2005;21:175-181.

31. *Sterling M, Jull G, Vicenzino B, et al.* Sensory hypersensitivity occurs soon after whiplash injury and is associated with poor recovery. Pain 2003;104:509-517.

32. *Rhudy J, Meagher M.* Fear and anxiety: divergent effects on human pain thresholds. Pain 2000;84:65-75.

33. *Harvey A, Bryant R.* Acute stress disorder: a synthesis and critique. Psychol Bull 2002;128:886-902.

34. *Ferrari R.* Whiplash and symptom amplification. Pain 2001;89:293-294.

35. *Greve K, Bianchini K.* More on the clinical and scientific relevance of 'symptom amplification' and psychological factors in pain. Pain 2004;110:499-500.

36. *Sterling M, Pettiford C, Hodkinson E, et al.* Psychological factors are related to some sensory pain thresholds but not nociceptive flexion reflex threshold in chronic whiplash. Clin J Pain 2008; in press.

37. *Banic B, Petersen-Felix S, Andersen O, et al.* Evidence for spinal cord hypersensitivity in chronic pain after whiplash injury and in fibromyalgia. Pain 2004;107:7-15.

38. *Sterling M, Kenardy J*. The relationship between sensory and sympathetic nervous system changes and acute posttraumatic stress following whiplash injury - a prospective study. J Psychosom Res 2006;60:387-393.

39. *McLean S, Clauw D, Abelson J, et al*. The development of persistent pain and psychological morbidity after motor vehicle collision: integrating the potential role of stress response systems into a biopsychosocial model. Psychosom Med 2005;67:783-790.

40. *Passatore M, Roatta S*. Influence of sympathetic nervous system on sensorimotor function: whiplash associated disorders (WAD) as a model. Eur J Appl Physiol 2006;98:423-449.

41. *Watson P, Booker C, Main C*. Evidence for the role of psychological factors in abnormal paraspinal activity in patients with chronic low-back pain. J Musculoskel Pain 1997;5:41-56.

42. *Moseley G, Nicholas M, Hodges P*. Does anticipation of back pain predispose to back trouble? Brain 2004;127:2339-2347.

43. *Nederhand M, Hermens H, Ijzerman M, et al*. The effect of fear of movement on muscle activation in posttraumatic neck pain disability. Clin J Pain 2006;22:519-525.

44. *Ariens G, van Mechelen W, Bongers P, et al*. Psychosocial risk factors for neck pain: a systematic review. Am J Ind Med 2001;39:180-193.

45. *Malchaire J, Cock N, Vergracht S*. Review of factors associated with musculoskeletal problems in epidemiological studies. Int Arch Occup Environ Health 2001;74:79-90.

46. *Viikari-Juntara E, Martikainen R, Luukonen R, et al*. Longitudinal study on work related and individual risk factors affecting radiating neck pain. Occup Environ Med 2001;58:345-351.

47. *Croft P, Lewis M, Papageorgio A, et al*. Risk factors for neck pain: a longitudinal study in the general population. Pain 2001;93:317-325.

48. *Leroux J, Dionne C, Bourbonnais R, et al*. Prevalence of musculoskeletal pain and associated factors in the Quebec working population. Int Arch Occup Environ Health 2005;78:379-386.

49. *Johnston V, Jimmieson N, Souvlis T, et al*. Interaction of psychosocial factors explain increased neck problems among female office workers. Pain 2007;129:311-320.

50. *Cote P, Cassidy D, Carroll L, et al*. A systematic review of the prognosis of acute whiplash and a new conceptual framework to synthesize the literature. Spine 2001;26:E445-E458.

51. *Scholten-Peeters G, Verhagen A, Bekkering G, et al*. Prognostic factors of whiplash associated disorders: a systematic review of prospective cohort studies. Pain 2003;104:303-322.

52. *Childs J, Fritz J, Piva S, et al*. Proposal of a classification system for patients with neck pain. J Orthop Sports Phys Ther 2004;34:686-696.

53. *Jull G, Sterling M, Kenardy J, et al*. Does the presence of sensory hypersensitivity influence outcomes of physical rehabilitation for chronic whiplash? A preliminary RCT. Pain 2007;129:28-34.

54. *Blanchard E, Hickling E, Devineni T, et al*. A controlled evaluation of cognitive behaviour therapy for posttraumatic stress in motor vehicle accident survivors. Behav Res Ther 2003;41:79-96.

55. *Horowitz M, Wilner N, Alvarez W*. Impact of Event Scale: a measure of subjective stress. Psychosom Med 1979;41:209-218.

8

Whiplash-associated Disorders

교통사고 상해 증후군

서론

교통사고 상해 증후군(whiplash-associated disorders, WAD)은 교통사고(motor vehicle crash; MVC) 후에 발생하며 일반적으로 신체 장애와 많은 비용 지출을 만드는 질환이다. 코호트 연구마다 그 비율은 달라지지만, 코호트 연구 시작 시점의 대략 1/3의 환자들이 3개월 이내에 초기에 통증과 장애에서 회복될 것이고, 1/3의 환자들은 가벼운 정도의 통증과 장애가 지속될 것이며, 연구 대상의 1/3은 상당히 높은 수준의 통증과 장애가 계속될 것이라는 것이 최근의 견해이다.[1-3]인건비를 비롯하여 의료비, 장애, 업무 생산능력의 손실 같이 교통사고 손상으로 인해 이차적으로 소요되는 비용은 상당히 많다.[4,5]

교통사고로 인한 손상은 모든 근골격계 질환의 통증성 증상 중에서 가장 논란의 여지가 있는 질환 중의 하나인데 이것은 대개 손상 후 보상 기전을 통해 발생하며 적어도 현재의 영상 기법으로는 정확한 해부생리학적 진단이 힘들기 때문이다. 교통사고 상해는 매우 복잡하며 변화가 많은 상태로서 다양한 육체적, 정신적인 증상을 포함하며 이러한 증상 중 일부는 불량한 기능 회복과 관련이 있다는 근거들이 점차 부각되고 있다. 또한 교통사고 상해는 다른 일반적인 척추 관련 통증 질환과 구분되는 몇 가지 특징적인 양상을 가지고 있다는 근거도 제시되고 있다.

교통사고 상해 증후군의 이런 특이한 점 때문에 지금까지 연구된 치료 전략들이 그다지 대단하지 않은 효과가 있었을 수도 있다. 교통사고 상해의 급성기 치료에 관한 연구에서 증상의 정도를 지속적으로 감소시키는지 대해서는 그 효과를 확인할 수 없었다.[6-9] 이는 이러한 무작위 대조군 연구(randomized controlled trials)을 통해 얻은 것이 전혀 없다는 것을 의미하는 것은 아니다. 사실상, 교통사고 상해를 입은 사람들 대부분이 보조기 처방과 휴식보다는 가동성을 확보하고 적절한 치료적 조언을 받는 것이 훨씬 낫다는 것은 분명하다.[10] 하지만, 그런 치료적 접근에서 조차 상당수의 환자들은 증상을 지속적으로 호소한다. 게다가, 다양한 운동 요법을 포함하는 만성화된 증상의 치료에 대한 연구에서 이러한 프로그램이 통증과 장애를 줄이는데 효과적임에도 불구하고 단지 10~20%의 환자들만이 완전하게 성공적인 결과를 나타냈다.[11,12]

대부분의 연구에서는 교통사고 상해의 특이성을 고려하지 않은 채 상대적으로 비특이적인 치료 방법에 대해 연구를 진행하였다. 교통사고 상해 증후군은 생각보다 복잡한 증상인 것처럼 보인다. 최근에서야 연구자들은 교통사고 상해 상태의 신체적, 정신적 특성에 대하여 알게 되었고 이를 통해 잠재적으로 내재된 기전에 대한 연구를 하게 되었다.[13-15]

이 장에서는 교통사고 상해와 관련되어 유추할 수 있는 기전과 교통사고 상해 증후군의 분류에 대해 개략적으로 알아본 후에 급증하고 있는 신체적, 정신적 증상에 관한 지식들과 임상에서의 연관성에 대해서 논의해 보고자 한다.[16]

교통사고 상해의 임상증상

증상

환자들은 교통사고 상해 후에 다양한 증상을 호소할 수 있다. 주된 증상인 목 통증은 전형적으로 목의 뒷부분에서 발생하며 목과 어깨, 상지, 흉부, 견갑내측, 허리 주변 부위까지 퍼져 나갈 수 있다. 두통, 현훈, 균형 감각 소실, 시력 장애, 이상감각증, 무감각증, 근력저하, 집중력과 기억력 장애와 같은 인지 장애는 일반적이다. 증상의 발현은 많은 환자에서 즉시 발생하지만 12~15시간까지 지연되어 나타날 수도 있다.

손상 기전

대부분의 연구가 측면과 정면 충돌과 같은 방향을 제외하고 후방 추돌에 관련된 손상 기전만을 연구하는데 초점을 맞추고 있다. 후방 추돌에 관하여 굴곡, 과신전으로 이루어진, 극단적으로 단순화된 머리와 목의 운동 모델은 새로운 근거들이 등장함에 따라 보다 복잡한 손상 모델로 바뀌고 있다. 사체를 대상으로 후방 추돌 시뮬레이션을 시행한 생체역학 연구에서 하부 경추에서의 분절간 과신전, S자 커브 형성, 상부 경추의 차등화된 가속(differential acceleration)을 포함하는 분절 운동에서의 불안정한 모습이 보였다.[17,18] 경추는 충돌 직후에 S자가 되는 것을 확인할 수 있었는데 이는 윗 분절은 아직 굴곡되어 있는데 아래 분절은 신전된 상태를 말한다.[19] 위로 향한 가속과 상부 흉추의 신전/회전을 포함하는 이차적인 흉추의 움직임이 발생하는데 이를 흉추 돌출(thoracic ramping)이라고 한다.[18] 또한 축방향의 힘과 전단력도 발생하는데 이는 추체 간 회전과 병진운동을 일으킨다.[20] 후방 추돌에 비해 다른 방향으로의 충돌 시에는 근활성화가 발생하여 머리와 목의 반응에 상당한 영향을 미치고, 이것이 연조직에 대하여 어느 정도의 보호 역할을 한다는 근거도 알려져 있다.[18-21]

살아있는 인체 내에서 손상된 특정한 목의 구조를 파악하는 것은 어려우며 이는 대부분 현재의 영상 기술의 한계 때문이다.[22] 이는 손상이 발생하지 않았음을 의미하는 것이 아니다. 병변이 발생하는 가능성을 확인할 수 있는 생체역학 연구자료[23]와 교통사고(MVC) 사망자들에서 보여지는 명확한 손상을 알 수 있는 사체연구(cadaveric studies)[24]를 종합해 보면 적어도 손상을 입은 사람들의 일부는 해부병리학적 병소가 존재한다는 주장이 일리가 있다.[25] 손상된 구조에는 여러 다른 구조물들 중 척추관절돌기, 추체 간 디스크, 활막 주름, 추체, 신경조직(후근신경절, 척수, 혹은 뇌간을 포함)을 포함한다.[26] 불행하게도, 손상받은 사람들은 생체 내 명확한 해부병리학적 진단 없이 이런 정황 상의 증거만 존재해 이런 상황에서 객관적으로 평가할 수 있는 조직 손상은 없다고 추론해야 했다.[27] 이 때문에 사고를 입은 사람들의 의도에 대해서도 의심할 수 밖에 없었다. 이런 회의적 시각에도 불구하고 교통사고 환자의 평가 시 실제 모든 경추를 평가하여야 한다.

임상 연구에 따르면 말초에도 구조적 병변이 발생한다는 몇몇의 (간접적인) 근거가 밝혀졌다. Lord S. 등[28]의 연구에 의하면 일부 만성 교통사고 상해 증후군 환자들에게 기능부전을 동반한 척추관절돌기에 위약-조절(placebo-controlled)로 신경차단술(blocks)을 시행했을 때 통증이 뚜렷하게 감소되는 것을 밝혀냈다. 또한 손상된 신경 조직에서 발생하는 임상 증상인 물리적 민감성이 말초 신경 조직의 신경 유발 검사(provocation test)를 할 때 나타났다.[29-31] 정량적 근전도 검사에서는 만성 교통사고 상해 환자의 상지에서 운동단위활동전위(MUAP)의 변화를 통해 C6와 C7 신경 지배 근육에서의 장애(disturbance)와 함께 미세한 신경 손상이 존재하는 것이 밝혀졌다.[32] Chien등[33]은 만성 교통사고 상해 증후군을 가진 사람들에게서 진동감, 전기 자극, 열감에 대한 역치가 상승한다고 발표했는데 이러한 변화는 C6와 C7 신경 지배 영역에서 특히 많이 나타났으며 이는 말초 신경 섬유의 기능부전을 의미한다.

만성 교통사고 상해 연구 참가자들의 MRI와 f-MRI에서 두경부에 병변이 있을 가능성도 나타났는데 병변은 주로 익상인대, 횡인대, 덮개막, 환추후두막에서 나타났다.[34-37] 이러한 연구들은 장기화되는 특성을 가진 만성 교통사고 상해 증후군 환자에 대한 연구이다. 때문에 그들이 급성기, 아급성기, 혹은 증상이 지속되거나 좀 더 만성기로 접어드는 단계 등 교통사고 상해 환자 전체를 대표할 수는 없다. 따라서 이러한 연구들에서 두경부 인대 손상의 유병률이 상당히 부풀려졌을 수는 있다. 그럼에도 불구하고 연구에서는 적어도 교통사고 상해를 가진 일부 환자에서 두경부 인대의 손상 가능성을 반드시 고려해야 한다고 언급하고 있다.

교통사고 상해의 분류

1995년, 퀘벡 특별 위원회(the Quebec Task Force, QTF)는 교통사고 상해 증후군에 대한 퀘벡 분류(표 8.1)[38]를 내놓았다. 이는 연구에서 평가를 용이하게 하고 치료 방침을 결정하는데 있어 유용한 지침서를 임상의들에게 제공하기 위함이었다. QTF 체계는 교통사고 상해 환자를 손상 직후 관찰되는 유형, 이학적 검사 결과와 증상의 경중에 따라 분류하였다(표 8-1).[38]

QTF 분류는 발표된 이후 논란의 대상이 되어왔는데 QTF를 비판하는 주장들은 과학적 범주에 정확히 맞지 않는 항목이 많다는 점을 문제 삼고 있지만, 이렇게 비판하는 대부분의 주장 역시 똑같은 한계- 과학적 입증 없이 채택되고 발표되었다는 점-의 문제점을 가지고 있다.[39-41] 게다가 분류체계를 통해 손상 후의 회복과 회복불가능에 대한 예후 가능성을 제공하려 했으나, 분류된 범주에서 예후를 판단하는 능력은 제한적인 것으로 나타났다.[41,42] 관절 운동 범위가 작을수록 불량한 예후를 나타나기 때문에 정상 혹은 제한된 관절 가동 범위를 가지고 있는 환자를 구분하기 위하여 Grade II 분류를 변형시키는 것이 권고되었다. Hatling 등[41]이 교통사고 상해 증후군 II 하위그룹을 변경하도록 주장한 것은 타당성을 가지고 있다. Sterling[43]에 의하면 교통사고 상해 증후군 II는 신경학적 손상에 대한 임상적 증상을 배제하였음에도 매우 광범위한 증상 범위와 다양한 종류의 신체적, 정신적 장애까지 포함하고 있다. 이는 그러한 폭넓은 분류체계가 적용될 때 다양한 결과를 한 가지로 표현할 수 있다는 것을 의미한다. 교통사고 상해 증후군 II는 교통사고 상해의 네가지 QTF 분류 중에서 가장 일반적인 모형이고 나타내고자 하는 교통사고 상해의 하위그룹을 정확하게 표현하고 있다는 점은 매우 중요한 사실이다.

표 8.1 | 교통사고 상해 증후군에 관한 퀘벡 특별 위원회(QTF)의 분류

QTF 등급 분류 임상 양상	임상 양상
0	목 통증에 대한 불편함이 없음
I	신체적 징후 없음
	통증, 뻣뻣함, 압통에 국한된 목의 증상
II	신체적 징후 없음
	목의 증상
	근골격계 징후 : 관절운동범위(ROM) 감소, 일점통
III	목의 증상
	근골격계 징후
	신경학적 징후 : 심부 건반사 감소/소실, 근력약화, 감각소실
IV	목의 증상과 골절 혹은 탈구

신경정신적, 정신사회적 요소가 고려된 다른 분류가 제시되고 있다.[44,45] 심한 신체적 장애(운동, 감각운동 조절, 감각 기능) 역시 교통사고 상해에서 중요하다고 여겨지며 정신적 요인들과 함께 이러한 내용들이 QTF 분류 체계의 개정판에 실리게 되었다.[43] Sterling[46]은 최근에 근거 있는 자료들을 바탕으로 교통사고 상해의 분류, 예후, 평가, 관리에 있어 증상, 생물학적, 정신적인 모든 관점을 고려하는 것이 기본이라고 주장하면서 개정된 QTF 분류 체계(표 8.2)를 발표했다. 이것은 정신적 요인과 더불어 생물학적 기전까지 포함하고 설명하려는 최근의 만성 통증 변화에 관한 연구 주제들과도 일치하고 있다.[47]

표 8.2 | 새롭게 인정된 신체적, 정신적 요인에 근거한 QTF 분류의 개정안

등급 분류안	신체적, 정신적 장애 양상	
WAD 0	목 통증 증상 없음	
	신체적 징후 없음	
WAD I	통증, 뻣뻣함, 압통에 국한된 목의 증상	
	신체적 징후 없음	
WAD II A	목 통증	
	운동 장애	• ROM 감소
		• 변성된 근육의 점증(recruitment) 패턴(CCFT)
	감각 장애	• 국소적인 경추의 기계적 통각과민
WAD II B	목 통증	
	운동 장애	• ROM 감소
		• 변성된 근육의 점증(recruitment) 패턴(CCFT)
	감각 장애	• 국소적인 경추의 기계적 통각과민
	정신적 장애	• 정신적 스트레스 상승(GHQ-28, Tampa)
WAD II C	목 통증	
	운동 장애 ·	• ROM 감소
		• 변성된 근육의 점증(recruitment) 패턴(CCFT)
		• 관절 위치 이상(error)의 증가
	감각 장애	• 국소적인 경추의 기계적 통각과민
		• 전신적인 감각 과민(기계적, 온도감각, 상완신경총 타진검사)
		• 일부 교감신경계 장애
	정신적 장애	• 정신적 스트레스(GHQ-28, Tampa)
		• 급성 외상후 스트레스 증후군(IES)
WAD III	목 통증	
	운동 장애	• ROM 감소
		• 변성된 근육의 점증(recruitment) 패턴(CCFT)
		• 관절 위치 이상(error)의 증가
	감각 장애	• 국소적인 경추의 기계적 통각과민
		• 전신적인 감각 과민(기계적, 온도감각, 상완신경총 타진검사)
		• 일부 교감신경계 장애
	정신적 장애	• 정신적 스트레스(GHQ-28, Tampa)
		• 급성 외상후 스트레스 증후군(IES)
	신경학적 전도	• 심부건반사의 감소 혹은 소실
	소실 징후	• 근력 약화
		• 감각 소실

WAD IV 골절 혹은 탈구

Sterling의 자료에서 허가를 득하고 기재함

BPPT(상완신경총 유발 검사), CCFT(두경부 굴곡 검사), GHQ-28(일반건강 설문지-28), IES(사건 영향 척도), JPE(관절위치 이상), SNS(교감신경계), WAD(교통사고 상해 증후군)

교통사고 상해 증후군의 신체적, 정신적 특성

교통사고 상해를 받은 환자에게서 특정한 구조적 문제가 확인되는 것이 가장 이상적이겠지만, 교통사고 통증의 적절한 관리를 하는데 필요한 증상의 해부병리학적 원인을 확인할 근거는 여전히 부족하다. 현재로서는 단지 증상에 따른 신체적인 문제와 정신적 영향에 관하여 생각하고 이해하는 것이 대부분이다. Sterling[46]은 현재 증상에 대한 신체적, 정신적 평가와 치료적 접근을 하는데 초점을 맞추는 것이 교통사고 상해의 장애와 통증을 줄이는데 도움이 될 것이라고 주장하고 있다.

운동과 감각운동 조절 장애

운동과 감각운동 조절 장애는 급성기와 만성기 모두에서 확인되며 이러한 장애에 관해서는 4장과 6장에서 논의되었다. 교통사고 상해 증후군에서 가장 흔하게 연구되는 운동 장애는 움직임 소실이 뚜렷한 경추의 관절운동범위(ROM) 제한이다.[48,49] 전향적 연구에서 모든 교통사고 상해 환자들은 사고 얼마 후에 경추의 능동적 관절운동범위(ROM)가 소실되는 것으로 나타났다.[50-52] Kasch등[51]은 회복 여부와 상관없이 사고후 3개월이 되어서 모든 환자들에게서 움직임이 회복되었다고 보고했다. 하지만 교통사고 상해 환자들이 좀 더 세밀하게 분류된다면, 지속적으로 중등도의 혹은 심한 통증과 목 장애지수(Neck Disability Index로 평가)를 나타내는 사람들은 사고 후 수년 간 능동적인 움직임의 소실을 보일 것이 확실하다.[53] 우리는 Kasch 등이 보고한 대로 회복되었거나 통증과 장애가 적은(하지만 여전히 문제가 있는) 사람들에게서만 사고 후 2~3달 내에 움직임이 회복되는 것을 확인할 수 있었다.[54] 이러한 사실은 교통사고 상해 환자들을 단순히 동일한 그룹으로 생각할 것이 아니라 통증과 장애 정도에 따라 구분하는 것이 중요함을 보여준다.

경추와 어깨 부위 모두에서 근육의 점증 패턴이 변화하는 것이 만성 교통사고 상해 증후군의 특징적인 양상임이 명백하게 나타났다.[55,56] 종적인 연구에서 이러한 변화들은 사고 바로 직후에 뚜렷하며,[54,56] 통증과 장애 정도가 심각할 수록 더 많은 문제를 일으켰다.[54] Sterling등[53,54]은 제한된 운동 패턴이 진행 중인 만성 환자들뿐만 아니라 비교적 경미한 통증과 장애를 갖고 있거나 완전히 회복되었다고 보고한 환자들에게까지 계속되는 것을 관찰했다. 그들은 사고 후 2년까지가 특히 가장 중요한 시기라고 확신하였다. 근육 조절의 장애가 지속되면 회복된 환자들도 향후 목 통증이 재발하기 쉬운 상태가 된다. 그럼에도 불구하고, 이러한 연구를 통해 교통사고 상해가 경추의 운동 기능에 중요한 영향을 미치며, 이른 시기에 적절한 재활치료를 하는 것이 증상에 관계없이 교통사고 상해를 가진 모든 환자들을 관리하는데 중요함을 알 수 있다.

자기공명영상(MRI)을 통한 최근의 연구에서는 만성 교통사고 상해 환자들의 경추 근육이 구조적으로 뚜렷하게 변하는 것을 확인했다. Elliott등[57]은 증상이 없는 대조군에 비해 심층부와 천층부의 경추 신전

근육들에서 지방이 축적되는 것을 확인했다(4장; 그림 4.3). 일반적으로 대상 환자군의 모든 근육들에서 지방축적이 더 높았지만, 대/소후두직근과 다열근과 같은 심층 근육들에서 가장 높았다. 통증과 장애, 혹은 기능회복과 근육 변화의 원인이라는 면에서 이러한 소견의 상관성은 아직 알려진 바가 없지만 만성 교통사고 상해 증후군 환자들에게서 이러한 소견은 심각한 운동 기능 장애가 있는 것을 나타낸다.

감각신경 조절의 기능 부전 역시 급성, 만성 교통사고 상해 증후군의 특징이다. 만성 교통사고 상해 증후군 환자들뿐만 아니라 사고 후 몇 주가 지난 환자에게서도 관절 위치 이상(joint repositioning errors)이 더 많이 나타났으며 특히 좀 더 심각한 통증과 장애를 가진 환자들에게서 많이 발생했다.[14,54] 균형감각의 소실과 더불어 목에 의한 안구운동의 조절 장애 역시 만성 교통사고 상해 증후군에서 나타났지만,[58,59] 급성기에서는 제한적으로 발생했다. 감각운동 장애는 목 통증과 연관되어 나타나는 현훈과 불안정감을 호소하는 환자들에게서 더욱 많다는 점을 주목할 필요가 있다.[58,59]

다양한 운동 결손(움직임 소실, 근육의 점증 패턴 변화)이 통증과 장애의 정도에 관계 없이, 그리고 회복 정도에 관계 없이 여러가지로 나타날 수 있다.[54] 이러한 특징은 교통사고 상해에서만 나타나는 것은 아니며 목의 특발성(비외상성) 만성 통증에서도 확인된다.[55,60] 게다가 운동 기능부전의 재활치료와 전반적인 움직임 회복에 집중되는 만성 교통사고 상해 증후군의 치료는 통증과 장애를 치료하는데 미미한 정도의 효과를 나타낸다.[11,12] 이러한 연구들을 모두 종합해 보면 적어도 현재까지는 운동 결손이 교통사고 상해 후에 만성적이거나 지속되는 증상들을 악화시키는데 결정적인 영향을 미치는 것은 아닌 것으로 생각된다.

중추성 과흥분

뚜렷하게 운동 기능부전에 모두에게 나타나는 것과는 대조적으로, 감각과민(중추성 과흥분)은 교통사고 상해와 증상이 가벼운 일반적인 목 통증을 구분 짓게 하고, 환자들이 호소하는 통증과 장애를 여러 가지 수준으로 분류할 수 있게 하는 특징이 될 수 있다. 다른 만성 통증을 가진 근골격계 질환 역시 통각 자극에 과민성을 보이지만,[27] 증상의 범위와 감각과민은 서로 상관성이 있는 것으로 생각된다.[61] Scott등[62]은 특발성(비외상성) 목 통증 환자에게는 나타나지 않는 특징인 경추에서 멀리 떨어진 부위에서의 압각, 온각, 냉각의 통증 역치가 낮아지는 복잡한 현상을 만성 교통사고 상해 증후군 환자들에게서 확인할 수 있었다. 또한 특발성 통증 그룹은 훨씬 낮은 통증과 장애 정도를 나타냈다.[62] 반대로 넓게 나타나는 감각과민은 경추 신경근병증의 특징 중 하나인데 이것과 교통사고 상해는 통증과 장애에서 유사한 수준을 나타냈다.[63] 이는 만성 교통사고 상해와 만성 경추 신경근병이 기본적으로 유사한 기전을 공유하지만 여러 가지 목 통증에 포함되는 다양한 질병 과정을 설명하는 특발성 목 통증과는 구분된다.

교통사고 상해 증후군은 다양한 자극(압력, 진동각, 온도각, 움직임 유발 검사를 포함)에 대한 감각과민

(혹은 통증 역치의 감소)이 존재한다는 것을 나타내는 수많은 코호트 연구로부터의 근거가 존재한다(2장).[29,31,62,64] 감각과민은 경추와 상하지 등 인체의 다양한 위치에서 나타나며 특히 손상 직후에 발생한다.[65] 감각과민은 간과해선 안 되는데, 교통사고 상해 초기에 발현되는 경우 불량한 기능회복과 유관하고[2,53] 다양한 물리치료에 반응이 나타나지 않기 때문이다.[12] 일반적으로 감각상의 증상은 중추성 통증 처리 기전의 증가와 척수 과민이 존재한다는 직접적인 증거를 의미한다[66](2장).

교통사고 상해 환자들에게서 과민상태가 증가하는 이유는 아직 명확하지 않다. 수많은 경추성 구조들이 교통사고 상해 후에 발생한 침해수용의 원인과 연관되어 있다. 심층 경추 구조물들의 손상은 빠르게 회복되지 않아 중추신경계의 과민을 일으키는 침해수용의 유발자가 될 수도 있다. 이러한 주장은 손상받은 연부 조직이 몇 주 내에 회복된다고 믿는 사람들에게는 상반된 의견이 되겠지만, 교통사고 상해를 포함한 만성 근골격계 통증의 증상에 관여하는 기여 요인일 가능성이 있다라는 견해가 점차 지지를 얻고 있다.[67,68] 더구나 교통사고 수년 후 다른 원인으로 사망한 교통사고 생존자들에 대한 사체 연구에서 일부 병소는 그대로 지속될 수 있다는 근거가 제시되었다.[69] 하지만 교통사고 상해에서 나타나는 감각과민은 종종 교감성 혈관수축 장애[65], 스트레스 관련 요인들과 같은 다른 문제들과 유관하다.[70] 이러한 요인들이 함께 제기되는 것은 다양한 기전들 간의 복잡한 상호작용을 통해 몇몇 교통사고 상해 환자들에게서는 거의 전신적이라고 할 수 있는 증상을 야기한다는 것을 의미한다. 그래서 향후 이러한 복잡한 문제들을 풀 해결의 실마리를 던져 줄 복합적인 모델에 대하여 연구의 초점이 모아지고 있다.[70-72]

근골격계 관련 임상의들은 만성적인 증상으로 진행되거나, 물리치료에 대하여 반응하지 않는 경향성을 의미할 수 있기 때문에 환자의 임상적 주소증에 주의를 기울여야 하며, 이러한 이유로 인해 교통사고 상해 환자들에게 있어 감각기능 평가는 중요한 의미를 가진다. 이 평가 과정에 대한 좀 더 자세한 내용은 2, 11, 12장에 실려 있다.

교통사고 상해 증후군의 정신적 요인들

목 통증과 관련된 정신적 그리고 정신사회학적 요인들은 7장에서 자세하게 논의되었다. 간단히 말해서, 교통사고 상해 증후군과 관련하여 외상성으로 발병되지 않는 증상들과 비교해 볼 때 어느 정도 다양한 정신적 요인들이 연관되어 있다는 점이 명확하다. 급성기 교통사고 상해 환자들은 비교적 경미한 통증과 장애를 가지고 있더라도 정신적인 괴로움을 겪게 된다.[73] 또한 중등도 혹은 심한 정도의 통증과 장애가 사고 후 2~3개월 동안 계속된 환자들의 경우, 정신적 괴로움과 삶의 질이 저하되는 것 역시 확인할 수 있었다.[3,73] 아마도 외상후 스트레스 증후군은 (비외상성 목 통증을 고려해 볼 때) 교통사고 상해 증후군만의 고유한 특징일 것이다. Sterling 등[2,53]은 이러한 증상이 초기에 나타나는 것으로 불량한 예후를 예측할 수 있다고 했다. 다양한 물리치료가 일반적인 정신적 괴로움에는 효과가 있지만 이러한 외상후 스트레스 증후군에서는 효과가 적은 것으로 나타났는데[12] 이는 이러한 환자들에 대한 다중접근방식의 일부분으로서 적절한 정신과적 치료를 의뢰하는 것이 필요하다는 것을 나타낸다.

요약하자면, 대부분의 급성 교통사고 상해 환자들은 합병증을 동반하지 않은 중등도의 통증과 장애, 목 주변의 국소적 통각 과민, 경미한 정신적 괴로움과 약간의 운동 장애를 동반하고 있다. 이러한 환자들은 사고 후 2~3개월 내에 잘 치료 되거나 낮은 수준의 통증과 장애가 지속되기도 한다.[2,53] 이러한 스펙트럼의 반대편(이번 코호트 연구에서는 대략 25~30%)에는 복잡한 임상 양상을 보이는 교통사고 상해 환자군이 존재한다. 이러한 환자들의 임상 양상은 국소적이면서도 넓게 펴져 있는 통각과민, 교감 신경계의 기능부전, 운동과 감각운동 기능부전과 (일부의) 외상 후 스트레스 증후군이 특징적이었다.[73,74] 이 그룹은 사고 후 6개월과 2년 후 모두에서 불량한 기능 회복을 보였으며[2,53] 현 시점에서 활용 가능한 치료방법으로 회복되기 힘들다는 것으로 나타났다.

교통사고 상해 후의 결과 예측

교통사고 상해 후의 결과를 예측하는 능력은 불량한 예후에 놓인 환자들에게 적절한 치료 계획을 세우고 개인적, 금전적 지출을 줄이는데 필요하기 때문에 중요하다. 사회인구학적 상태, 충돌 관련 변수, 배상과 소송, 정신사회학적, 신체적 요인들과 같은 수많은 요인들이 예후를 판단하기 위해 조사되었다.[50,75,76] 하지만 교통사고 상해에 관한 전향적 코호트 연구에 대한 두 개의 체계적 문헌고찰논문(systemic review)을 통해 초기의 심한 통증 강도만이 기능 회복 지연과 관계가 있다는 근거가 제시되었다.[77,78] 이 사실이 지속적으로 증상이 악화될 가능성이 있는 환자를 구분하는데 약간의 도움을 줄 수는 있겠지만, 중등도 이상의 초기 통증과 장애 수준만으로 사고 6개월 후까지 중등도 이상의 통증이 지속될 것이라고 예측하는 일은 높은 민감도에 비해 상대적으로 낮은 특이도를 보였다.[2] 게다가 통증과 장애 수준만을 평가하여 이러한 증상을 가지고 2, 3차 의료기관으로 향하는 것도 별 도움이 되지 않을 것으로 보인다. 그럼에도 불구하고 교통사고 상해의 평가에서 환자가 호소하는 통증과 장애에 대한 평가 도구(예를 들어 목 장애지수 Neck Disability Index)를 적용하는 것은 임상의들에게 매우 중요하다.

이 논문들 이후로 결과를 예측하는데 유용한 요인들이 더 많이 제시되었다. 여기에는 목의 관절운동범위(ROM) 감소, 냉각 과민 또는 불내성, 교감신경성 혈관수축 장애와 같은 신체적 요인들이 포함되어 있다.[2,53,79] Buitenhuis등[80]의 연구에 의하면 외상후 스트레스 증후군이라는 정신과적 영역은 교통사고 상해 후의 불량한 결과를 예측하는데 있어 특히 중요한 것으로 나타났으며[53,80] 다른 정신적 질환들과 비교할 때 높은 예측력을 보였다.[53] 또한 심한 파국화(catastrophizing), 낮은 자존감, 고식적으로 대처하려는 태도(palliative coping stragedies)와 같은 정신적 요인들이 잠재적으로 회복에 영향을 미친다고 몇몇 연구에서 밝혀졌다.[1,81] 여기에서 정신적 예측요인으로 가장 연관성이 높은 것은 낮은 학력 수준인 것으로 나타났다.[82,83] 그리고 배상과 관련된 요인이 아직 논란의 여지가 있는데 일부 연구에서는 예후 판단이 가능하다고 했지만[84] 다른 보고에서는 예후를 판단할 수 없는 것으로 나타났다.[53]

교통사고 상해 평가의 의의

교통사고 상해 환자의 임상적 평가는 발현되는 증상과 관련된 신체적, 정신적 진행 과정을 구분하기 위해 필요하다. 교통사고 상해 환자의 평가는 세밀하면서도 전체적으로 이루어져야 하며 특히 치료 방향을 결정짓는 만성화의 위험 인자를 확인하기 위해 급성기 손상의 평가가 무엇보다 중요하다.

환자 평가는 가능성 있는 손상 기전은 물론 목 통증, 두통과 같은 과거력에 대해서 적절한 병력 청취가 이루어져야 한다. 사고로 인해 발생한 증상들이 치료 과정에서 확실한 예후 판단 지표가 될 수는 없지만[78] 일부 연구에서는 어느 정도 예후 판단 기준이 될 수 있다고 밝혀졌다.[85] 통증과 장애의 정도가 회복 기간이 장기화 될지를 알 수 있는 확실한 지표임을 계속적으로 나타났기 때문에,[1] NDI와 같이 타당성이 입증된 설문 내용이 초기 평가에 기본적으로 사용되어야 한다(11장). 환자들에 대해서는 우선 어떤 정신적 "주의 신호(yellow flag)"가 있는지는 물론 "적신호(red flag)"(WAD II - 골절/탈구)가 있는지 선별 검사가 이루어져야 한다. 외상후 스트레스의 정신적 요인들은 증상들이 급성에서 만성으로 넘어가는데 영향을 주기 때문에 임상의들은 교통사고 상해 환자의 평가에서 외상후 스트레스 증후군의 평가를 반드시 함께 고려해야 한다(예를 들어 사건영향 척도 Impact of Events Scale, 11장).

몇몇 신체적 요인들(목의 움직임 소실, 냉각 과민)은 불량한 회복에 대한 예측 요인이 되므로 평가에 반드시 포함되어야 한다. 교통사고 상해 증후군을 가진 환자의 감각과민을 확인하는 것은 두 가지 이유에서 중요한데 (1) 감각과민은 불량한 회복 혹은 회복이 지연되는 것과 관련이 있으며[74] (2) 물리치료에 있어서 중추성 과흥분을 자극하고 증상이 악화되지 않도록 치료에 주의를 기울여야 하기 때문이다(2, 11, 12장 참조). 경추의 관절운동범위(ROM) 검사는 예후를 판단할 수 있다는 점에서 교통사고 상해 환자를 평가하는데 가장 기본이 되는 검사이다. 또한 급성기와 만성기 교통사고 상해 모두에서 경부와 견관절 주변부의 근육 점증 패턴의 변화를 평가하는 것 역시 중요하다. 감각운동 조절의 평가는 특히 목 통증과 관련된 어지러움을 호소하는 교통사고 상해 환자들에게 필요하다(12장).

고도의 통증, 장애, 감각과민이 나타나는 경우, 교통사고 상해 환자의 임상검사는 최소한 초진에서만이라도 짧게 이루어져야 하는데 전술된 대로 교통사고 상해 환자군에서는 증상과 통각 과민 반응을 더 이상 악화시키지 않는 것이 중요하기 때문이다.

교통사고 상해의 치료

현재 사용되고 있는 급성 교통사고 상해 증후군의 치료 지침은 환자들을 교육하고 안도시키며, 운동 수준을 유지시키고 단순 혹은 특수 운동과 간단한 진통제를 복용하면서 적절히 대처하는 전략(coping stragedies)을 제시한다.[10,86] 하지만 교통사고 상해 증후군이 발현되는 양상이 다요인적 특성을 가지고 있기 때문에 비록 현재의 치료법이 경미한 정도의 복합 증상을 가지고 있는 경우에는 효과가 있겠지만 뚜렷한 신체적 장애와 정신적 괴로움을 보이는 복합 증상을 가진 환자에게는 적합한 치료법이 아닐 수도 있다. 좀 더 최근의 임상 지침에는 이러한 환자군에 대한 이해를 통해 감각 장애와 정신적 괴로움과 같은 요인들을 명확하게 구분할 것을 권고하고 있다.[86]

좀 더 복잡한 증상을 가진 환자군에 논의의 초점을 맞췄을 때, 가동성을 확보하는 것이 대부분 보편적으로 권고되는 임상 지침 내용일 것이다. 하지만 감각 과민성을 호소하는 환자들에 대한 물리치료 시 통증이 악화되는 것을 막는 것을 중요한 목표로 삼아야 한다. 무분별하게 물리치료와 기계적 자극 치료를 활용할 경우 이러한 과민성이 계속되거나 장기화될 것이며 환자에게 있어서도 장기적으로 보면 유해한 결과를 갖게 될 것이다. 급성기 교통사고 상해 환자 관리에서는 휴식에 반하는 움직임을 유지하고 보조기를 사용하는 것이 중요한 것으로 나타났기 때문에 활동을 피하는 것을 권하지 않는다.[9] 하지만 감각과민을 가진 환자를 관리하는 경우에는 개개인별로 조심성을 갖고 천천히 가동성을 증가시켜 나가야만 한다. Zusman[87]은 움직임(활동이나 운동)은 신경성 연접 기억(neuronal synaptic memory)에서의 장기적인 변화를 막기 위해 비교적 통증이 없도록 이루어져야 한다고 지적했다. "아픈 것을 참고 움직이라"는 옛날 격언은 교통사고 상해 환자들에게는 적절한 교훈이 아니다.

물리치료가 이 환자군의 감각과민을 변화시킬 수 있는지는 아직까지 확실하지 않다. 척추 수기법은 기계적인 통각 과민에 진통 효과를 나타내지만 냉각 과민에도 동일한 효과가 있는지는 알려지지 않았다.[88] 만성 교통사고 상해에 대한 물리요법(운동요법과 수기요법)의 예비 무작위 대조군 연구(preliminary randomized controlled trials) 결과에서 냉각과 기계자극 과민성이 있는 경우 그렇지 않은 사람들에게서 보이던 통증과 장애 수준의 효과적인 감소가 줄어드는 것으로 나타났다.[12] 이러한 환자들에게는 적절한 통증 감소를 위해 약물 요법이 필요할 것으로 생각된다.[12]하지만 감각과민성 증상에 대한 적절한 약물 요법은 알려진 바가 없다. Curatolo등[68]은 중추성 과민 치료에 대한 세 가지 이론적 접근 방법을 개략적으로 서술했는데 말초에서의 통각 유입을 차단하거나 감소시킬 목적으로 비스테로이드성 소염진통제(NSAIDs) 혹은 마약성 진통제(opioid); 척수의 과흥분성을 진정시키기 위한 약물 요법(NSAIDs, N-methyl-D-aspartic acid(NMDA) 길항제); 혹은 척수의 상위 수준에서 하행성 억제 경로에 영향을 주는 약물 요법 혹은 정신적 요법을 언급하고 있다. 최근 이루어진 소수의 무작위 대조군 연구(n=20)에서 약물요법(ketamine-NMDA 수용체 길항제, remifentanil - 마약성 진통제)이 통증과 과민성을 감소시킨다는 것을 알 수 있었으나 연구 참가자의 30%는 여전히 반응을 보이지 않았다.[89] 게다가 이런 약물요법의 치료적 접근에서 발생하는 부작용은 간과할 만한 문제가 아니어서[89] 교통사고 상해에 대한 약물 요법에 대한 좀 더 많은 연구가 필요할 것으로 생각된다.

이론적으로 경피신경 전기자극치료(TENS)와 침과 같은 물리적인 치료는 감각과민을 진정시키는데 효과적일 수 있지만 특별히 교통사고 상해 증후군에서 연구된 적은 없다. 교통사고 상해 증후군에 대한 정신적 치료 방법의 효과에 대해서는 거의 연구된 적이 없다. 하지만 Blanchard등[90]은 만성 교통사고 상해의 외상 후 스트레스 장애에 대한 정신적 치료 방법이 외상후 스트레스 증후군에는 영향을 미치지만 통증 정도에 미치는 효과는 없다고 보고했다.

약물 요법, 정신 요법, 전기 요법에 대해서 논의하는 것이 운동과 수기 요법을 포함하는 물리치료가 좀 더 증상이 심한 교통사고 상해에 소용이 없다는 것을 의미하는 것은 아니다. 특수 운동법과 수기 요법이 결합된 치료법이 만성적인 경추성 두통(특발성 목 통증)을 관리하는데 효과적이라고 밝혀져 있다.[91] 게다가 이러한 치료법을 통해 기계적 자극과 냉각과민이 존재하지 않는 만성 교통사고 환자들의 통증과 장애를 감소시켰다는 보고도 있다.[12] 좀 더 일반적이고 단계적인 운동 프로그램 역시 이러한 만성 환자 그룹에서 어느 정도의 효과를 나타냈다.[11] 하지만, 추가적인 치료를 제공하기 위해 감각과민(그리고 정신적 괴로움의 가능성)을 가진 환자를 확인하는 것은 중요하며, 통증 완화와 정신 요법이 적절하게 처방된 형태로 활용될 수 있을 것이고 바로 이러한 것이 다중접근방식이다. 이러한 언급이 편타성 손상과 다른 근골격계 증상들의 치료법에 대한 논의에서 진부하게 보일 수도 있지만 대다수의 환자들은 이미 자신들의 증상이 만성으로 진행될 때까지 그런 관리조차 받지 않았다는 점을 명심해야 한다. 이제는 이런 상황을 재평가해서 만성 통증을 악화시키지 않도록 초기에 목표점을 갖고 치료에 임해야 할 것이다. 그런 치료들이 기존의 다양하고 폭넓은 통증 전문 클리닉 환경에서만 이루어져야 한다는 것은 아니다. 오히려 지역 사회의 일차적인 진료에서 함께 잘 조화되어 협력적인 치료적 접근이 이루어진다면 가장 합리적이고 비용절감적인 치료법이 될 수 있을 것이다.

결론

근골격계 관련 임상의들은 교통사고 손상 환자들을 평가하고 관리하는데 있어 중요한 역할을 하고 있다. 교통사고 상해 증후군은 다양한 단계의 신체적(운동, 감각운동, 감각) 장애와 정신적 괴로움을 포함하는 복잡하고 특이적인 질환이라는 것이 점차 부각되고 있다. 임상의들은 환자들을 세밀하게 검진하도록 항상 노력을 해야 하며 여기에는 반복적으로 통증과 장애를 기록하는 것은 물론 신체적, 정신적 요인들에 대한 평가를 포함해야 한다. 올바른 임상적 추론 기술을 통해 이러한 자료들을 종합하여 모든 교통사고 손상 환자들이 적절한 회복의 기회를 제공받을 수 있도록 불량한 예후의 위험성에 놓인 환자를 초기에 구분하고 각각의 환자에게 적절한 맞춤 치료를 제공할 수 있는 기반이 마련된다.

참고문헌

1. *Hendricks E, Scholten-Peeters G, van der Windt D, et al.* Prognostic factors for poor recovery in acute whiplash patients. Pain 2005;114:408-416.
2. *Sterling M, Jull G, Vicenzino B, et al.* Physical and psychological factors predict outcome following whiplash injury. Pain 2005;114:141-148.
3. *Rebbeck T, Sindhausen D, Cameron I.* A prospective cohort study of health outcomes following whiplash associated disorders in an Australian population. Inj Prev 2006;12:86-93.
4. *Motor Accidents Insurance Commission.* Annual Report. Australia: Queensland Government, Brisbane 2004.
5. *Crouch R, Whitewick R, Clancy M, et al.* Whiplash associated disorder: incidence and natural history over the first month for patients presenting to a UK emergency department. Emerg Med J 2006;23:114-118.
6. *Provinciali L, Baroni M, Illuminati L, et al.* Multimodal treatment to prevent the late whiplash syndrome. Scand J Rehabil Med 1996;28:105-111.
7. *Borchgrevink G, Kaasa A, McDonagh D, et al.* Acute treatment of whiplash neck sprain injuries. A randomized trial of treatment during the first 14 days after a car accident. Spine 1998;23:25-31.
8. *Rosenfeld M, Gunnarsson R, Borenstein P.* Early intervention in whiplash-associated disorders. A comparison of two protocols. Spine 2000;25:1782-1787.
9. *Rosenfeld M, Seferiadis A, Carllson J, et al.* Active intervention in patients with whiplash associated disorders improves long-term prognosis: a randomised controlled clinical trial. Spine 2003;28:2491-2498.
10. *Scholten-Peeters G, Bekkering G, Verhagen A, et al.* Clinical practice guideline for the physiotherapy of patients with whiplash associated disorders. Spine 2002;27:412-422.

11. *Stewart M, Maher C, Refshauge K, et al*. Randomised controlled trial of exercise for chronic whiplash associated disorders. Pain 2007;128:59-68.

12. *Jull G, Sterling M, Kenardy J, et al*. Does the presence of sensory hypersensitivity influence outcomes of physical rehabilitation for chronic whiplash? A preliminary RCT. Pain 2007;129:28-34.

13. *Barnsley L, Lord S, Bogduk N*. The pathophysiology of whiplash. Spine 1998;12:209-242.

14. *Treleaven J, Jull G, Sterling M*. Dizziness and unsteadiness following whiplash injury - characteristic features and relationship with cervical joint position error. J Rehabil 2003;34:1-8.

15. *Radanov B, Sturzenegger M*. Predicting recovery from common whiplash. Eur Neurol 1996;36:48-51.

16. *Provinciali L, Baroni M*. Clinical approaches to whiplash injuries: a review. Crit Rev Phys Rehabil Med 1999;11:339-368.

17. *Cusick J, Pintar F, Yoganandan N*. Whiplash syndrome: kinematic factors influencing pain patterns. Spine 2001;26:1252-1258.

18. *Stemper B, Yoganandan N, Rao R, et al*. Influence of thoracic ramping on whiplash kinematics. Clin Biomech 2005;20:1019-1028.

19. *Sizer P, Poorbaugh K, Phelps V*. Whiplash associated disorders: pathomechanics, diagnosis and management. Pain Pract 2004;4:249-266.

20. *Ivancic P, Panjabi M*. Cervical spine loads and intervertebral motions during whiplash. Traffic Inj Prev 2006;7:389-399.

21. *Brolin K, Halldin P, Leijonhufvud I*. The effect of muscle activation on neck response. Traffic Inj Prev 2005;6:67-76.

22. *Ronnen J, de Korte P, Brink P*. Acute whiplash injury: is there a role for MR imaging. Radiology 1996;201:93-96.

23. *Yoganandan N, Pintar F, Cusick J*. Biomechanical analyses of whiplash injuries using an experimental model. Accid Anal Prev 2002;34:663-671.

24. *Taylor J, Taylor M*. Cervical spinal injuries: an autopsy study of 109 blunt injuries. J Musculoskel Pain 1996;4:61-79.

25. *Bogduk N*. Point of view. Spine 2002;27:1940-1941.

26. *Uhrenholt L, Grunnet-Nilsson N, Hartvigsen J*. Cervical spine lesions after road traffic accidents. A systematic review. Spine 2002;27:1934-1941.

27. *Shir Y, Pereira J, Fitzcharles M-A*. Whiplash and fibromyalgia: an ever widening gap. J Rheumatol 2006;33:1045-1047.

28. *Lord S, Barnsley L, Wallis B, et al*. Chronic cervical zygapophysial joint pain after whiplash: a placebo-controlled prevalence study. Spine 1996;21:1737-1745.

29. *Sterling M, Treleaven J, Jull G*. Responses to a clinical test of mechanical provocation of nerve tissue in whiplash associated disorders. Man Ther 2002;7:89-94.

30. *Ide M, Ide J, Yamaga M, et al*. Symptoms and signs of irritation of the brachial plexus in whiplash

injuries. J Bone Joint Surg (Br) 2001;83:226-229.

31. *Sterling M, Treleaven J, Edwards S, et al.* Pressure pain thresholds in chronic whiplash associated disorder: further evidence of altered central pain processing. J Musculoskel Pain 2002;10:69-81.

32. *Chu J, Eun S, Schwartz J.* Quantitative motor unit action potentials (QUAMP) in whiplash patients with neck and upper limb pain. Electromyogr Clin Neurophysiol 2005;45:323-328.

33. *Chien A, Eliav E, Sterling M.* Hypoaesthesia occurs with sensory hypersensitivity in chronic whiplash: indication of a minor peripheral neuropathy? Man Ther 2008; in press.

34. *Krakenes J, Kaale B, Moen G, et al.* MRI assessment of the alar ligaments in the late stage of whiplash injury - a study of structural abnormalities and observer agreement. Neuroradiology 2002;44:617-624.

35. *Krakenes J, Kaale B, Moen G, et al.* MRI of the tectorial and posterior atlanto-occipital membranes in the late stage of whiplash injury. Neuroradiology 2003;44:637-644.

36. *Johansson B.* Whiplash injuries can be visible by functional magnetic resonance imaging. Pain Res Manage 2006;11:197-199.

37. *Kaale B, Krakenes J, Albrektsen G, et al.* WAD impairment rating: Neck Disability Index score according to severity of MRI findings of ligements and membranes in the upper cervical spine. J Neurotrauma 2005;4:466-475.

38. *Spitzer W, Skovron M, Salmi L, et al.* Scientific Monograph of Quebec Task Force on Whiplash associated Disorders: redefining "Whiplash" and its management. Spine 1995;20:1-73.

39. *Freeman M, Croft A, Rossignol A.* "Whiplash associated disorders: redefining whiplash and its management" by the Quebec Task Force. A critical evaluation. Spine 1998;23:1043-1049.

40. *Teasell R, Shapiro A.* Whiplash injuries: an update. Pain Res Manage 1998;3:81-90.

41. *Hartling L, Brison R, Ardern C, et al.* Prognostic value of the Quebec classification of whiplash associated disorders. Spine 2001;26:36-41.

42. *Kivioja J, Lindgren U, Jensen I.* A prospective study on the Quebec Classification as a predictor for the outcome after whiplash injury. In: Anton H, Alien M, Blair D et al (eds) World Congress on Whiplash- Associated Disorders. Vancouver, Canada: Physical Medicine Research Foundation (publisher), 1999, pp. 131.

43. *Sterling M.* A proposed new classification system for whiplash associate disorders - implications for assessment and management. Man Ther 2004;9:60-70.

44. *Tenenbaum A, Rivano-Fischer M, Tjell C, et al.* The Quebec classification and a new Swedish classification for whiplash-associated disorders in relation to life satisfaction in patients at high risk of chronic functional impairment and disability. J Rehabil Med 2002;34:114-118.

45. *Soderlund A, Denison E.* Classification of patients with whiplash associated disorders: reliable and valid subgroups based on the Multidimensional Pain Inventory (MPI-S). Eur J Pain 2006;10:113-119.

46. *Sterling M.* Whiplash injury pain: basic science and current/future therapeutics. Rev Analg 2007;9: 105-116.

47. *Smith B, Macfarlane G, Torrance N*. Epidemiology of chronic pain, from the laboratory to the bus stop: time to add understanding of biological mechanisms to the study of risk factors in population-based research? Pain 2007;127:5-10.

48. *Heikkila H, Wenngren B*. Cervicocephalic kinesthetic sensibility, active range of cervical motion and oculomotor function in patients with whiplash injury. Arch Phys Med Rehabil 1998;79:1089-1094.

49. *Dall' Alba P, Sterling M, Trealeven J, et al*. Cervical range of motion discriminates between asymptomatic and whiplash subjects. Spine 2001;26:2090-2094.

50. *Radanov B, Sturzenegger M, Di Stefano G*. Long-term outcome after whiplash injury. A 2-year follow-up considering features of injury mechanism and somatic, radiologic, and psychological findings. Medicine 1995;74:281-297.

51. *Kasch H, Stengaard-Pedersen K, Arendt-Nielsen L, et al*. Headache, neck pain and neck mobility after acute whiplash injury. Spine 2001;26:1246-1251.

52. *Sterling M, Jull G, Vicenzino B, et al*. Characterisation of acute whiplash associated disorders. Spine 2004;29:182-188.

53. *Sterling M, Jull G, Kenardy J*. Physical and psychological predictors of outcome following whiplash injury maintain predictive capacity at long term follow-up. Pain 2006;122:102-108.

54. *Sterling M, Jull G, Vizenzino B, et al*. Development of motor system dysfunction following whiplash injury. Pain 2003;103:65-73.

55. *Jull G, Kristjansson E, Dall' Alba P*. Impairment in the cervical flexors: a comparison of whiplash and insidious onset neck pain patients. Man Ther 2004;9:89-94.

56. *Nederhand M, Hermens H, Ijzerman M, et al*. Cervical muscle dysfunction in chronic whiplash associated disorder grade 2. The relevance of trauma. Spine 2002;27:1056-1061.

57. *Elliott J, Jull G, Noteboom T, et al*. Fatty infiltration in the cervical extensor muscles in persistent whiplash associated disorders: an MRI analysis. Spine 2006;31: E847-855.

58. *Treleaven J, Jull G, Low Choy N*. Standing balance in persistent whiplash: a comparison between subjects with and without dizziness. J Rehabil Med 2005;37:224-229.

59. *Treleaven J, Jull G, LowChoy N*. Smooth pursuit neck torsion test in whiplash associated disorders: relationship to self-reports of neck pain and disability, dizziness and anxiety. J Rehabil Med 2005;37:219-223.

60. *Sterling M, Jull G, Wright A*. Cervical mobilisation: concurrent effects on pain, sympathetic nervous system activity and motor activity. Man Ther 2001;6:72-81.

61. *Carli G, Suman A, Biasi G, et al*. Reactivity to superficial and deep stimuli in patients with chronic musculoskeletal pain. Pain 2002;100:259-269.

62. *Scott D, Jull G, Sterling M*. Sensory hypersensitivity is a feature of chronic whiplash associated disorders but not chronic idiopathic neck pain. Clin J Pain 2005;21:175-181.

63. *Chien A, Eliav E, Sterling M*. Chronic whiplash and cervical radiculopathy share similar mechanisms. 2007; submitted for publication.

64. *Moog M, Quintner J, Hall T, et al*. The late whiplash syndrome: a psychophysical study. Eur J Pain 2002;6:283-294.

65. *Sterling M*. Sensory hypersensitivity and psychological distress following whiplash injury: is there a relationship? Melbourne: Australian Pain Society Annual Scientific Meeting, 2006.

66. *Banic B, Petersen-Felix S, Andersen O, et al*. Evidence for spinal cord hypersensitivity in chronic pain after whiplash injury and in fibromyalgia. Pain 2004;107:7-15.

67. *Vierck C*. Mechanisms underlying development of spatially distributed chronic pain (fibromyalgia). Pain 2006;124:242-263.

68. *Curatolo M, Arendt-Nielsen L, Petersen-Felix S*. Central hypersensitivity in chronic pain: mechanisms and clinical implications. Phys Med Rehabil Clin North Am 2006;17:287-302.

69. *Taylor J, Finch P*. Acute injury of the neck: anatomical and pathological basis of pain. Ann Acad Med Singapore 1993;22:187-192.

70. *Sterling M, Kenardy J*. The relationship between sensory and sympathetic nervous system changes and acute posttraumatic stress following whiplash injury - a prospective study. J Psychosom Res 2006;60:387-393.

71. *McLean S, Clauw D, Abelson J, et al*. The development of persistent pain and psychological morbidity after motor vehicle collision: integrating the potential role of stress response systems into a biopsychosocial model. Psychosom Med 2005;67:783-790.

72. *Passatore M, Roatta S*. Influence of sympathetic nervous system on sensorimotor function: whiplash associated disorders (WAD) as a model. Eur J Appl Physiol 2006;98:423-449.

73. *Sterling M, Kenardy J, Jull G, et al*. The development of psychological changes following whiplash injury. Pain 2003;106:481-489.

74. *Sterling M, Jull G, Vicenzino B, et al*. Sensory hypersensitivity occurs soon after whiplash injury and is associated with poor recovery. Pain 2003;104:509-517.

75. *Cassidy JD, Carroll LJ, Cote P, et al*. Effect of eliminating compensation for pain and suffering on the outcome of insurance claims for whiplash injury. N Engl J Med 2000;20:1179-1213.

76. *Kasch H, Flemming W, Jensen T*. Handicap after acute whiplash injury. Neurology 2001;56:1637-1643.

77. *Cote P, Cassidy D, Carroll L, et al*. A systematic review of the prognosis of acute whiplash and a new conceptual framework to synthesize the literature. Spine 2001;26:E445-E458.

78. *Scholten-Peeters G, Verhagen A, Bekkering G, et al*. Prognostic factors of whiplash associated disorders: a systematic review of prospective cohort studies. Pain 2003;104:303-322.

79. *Kasch H, Qerama E, Bach F, et al*. Reduced cold pressor pain tolerance in non-recovered whiplash patients: a 1 year prospective study. Eur J Pain 2005;9:561-569.

80. *Buitenhuis J, DeJong J, Jaspers J, et al*. Relationship between posttraumatic stress disorder symptoms and the course of whiplash complaints. J Psychosom Res 2006;61:681-689.

81. *Buitenhuis J, Spanjer J, Fidler V*. Recovery from acute whiplash - the role of coping styles. Spine 2003;28:896-901.

82. *Ottoson C, Nyren O, Johansson S, et al*. Outcome after minor traffic accidents: a follow-up study of orthopedic patients in an inner city area emergency room. J Trauma 2005;58:553-560.

83. *Sterner Y, Toolanen G, Gerdle B, et al*. The incidence of whiplash trauma and the effects of different factors on recovery. J Spinal Disord 2003;16:195-199.

84. *Dufton J, Kopec J, Wong H, et al*. Prognostic factors associated with minimal improvement following acute whiplash associated disorders. Spine 2006;31:E759-E765.

85. *Sturzenegger M, Radanov B, Stefano GD*. The effect of accident mechanisms and initial findings on the long-term course of whiplash injury. J Neurol 1995;242:443-449.

86. *MAA*. Guidelines for the Management of Whiplash Associated Disorders. Sydney: Motor Accidents Authority, 2006:16.

87. *Zusman M*. Mechanisms of musculoskeletal physiotherapy. Phys Ther Rev 2004;9:39-49.

88. *Vicenzino B, Collins D, Benson H, et al*. An investigation of the interrelationship between manipulative therapy induced hypoalgesia and sympathoexcitation. J Manipul Physiol Ther 1998;21:448-453.

89. *Lemming D, Sorensen J, Graven-Nielsen T, et al*. Managing chronic whiplash pain with a combination of low-dose opioid (remifentanil) and NMDA-antagonist (ketamine). Eur J Pain 2007;11:719-732.

90. *Blanchard E, Hickling E, Devineni T, et al*. A controlled evaluation of cognitive behaviour therapy for posttraumatic stress in motor vehicle accident survivors. Behav Res Ther 2003;41:79-96.

91. *Jull G, Trott P, Potter H, et al*. A randomised controlled trial of physiotherapy management for cervicogenic headache. Spine 2002;27:1835-1843.

CHAPTER

SECTION THREE Whiplash, Headache, and Cervicobrachial Pain

9

Cervicogenic Headache: Differential Diagnosis
경추성 두통 : 감별진단

서론

두통은 현대 사회에서 흔한 증상으로, 개인적, 사회경제적으로 많은 영향을 미친다.[1-3] 어느 연령대에서도 이 증상에서 자유로울 수 없으며 평생에 걸쳐 발생한다.[4-7] 두통에는 많은 원인이 있는데[8] 편두통, 긴장성 두통, 군발성 두통과 같은 일차성 두통과 다양한 여러 가지 원인들로부터 발생하는 복합적 증상을 가진 이차성 두통이 있다. 경추성 두통은 이차성 두통으로 병태생리학적으로는 일단 경추 구조의 문제가 포함된다. 환자들은 주로 경추성 두통, 편두통, 긴장성 두통을 치료하기 위해 종종 근골격계 관련 임상의들을 찾아간다.[9,10] 하지만 편두통과 긴장성 두통에 대한 경추 수기 요법과 특수 운동 치료의 효과에 대해서는 근거가 양분되어 있다.[11-22] 그러나 이러한 치료 수단이 경추의 근골격계 질환에서 야기된 이차성 두통인 경추성 두통에 효과적이라는 근거는 존재한다.[19,23,24]

만약 두통이 경추의 수기 요법과 특정한 운동 치료를 통해 치료 되었다면 이는 경추의 근골격계 장애가 두통 증상을 일으킨 주된 원인이라는 것을 논리적으로 추론해 볼 수 있다. 하지만 편두통과 긴장성 두통은 일차성 두통으로 병리기전이 경추의 근골격계 기능장애에 있지 않다. 예를 들어, 삼차신경 혈관계(trigeminovascular system)를 활성화시키는 생물학적 지표가 편두통에는 있으나 경추성 두통에는 없다.[25] 이러한 사실을 통해 편두통이나 긴장성 두통의 많은 경우에서 수기치료와 운동치료의 효과가 그다지 없는 이유가 간단하고도 명백하게 설명될 수 있을 것이다. 더욱이 이러한 치료법들의 효과가 보고된 몇몇 연구들에서 두통이 경추의 근골격계 장애로 인한 징후과 관련이 있다고 강조되었는데[26] 이 연구들에서 원인질환에 대한 진단과 환자의 선정 기준에 대하여 의의를 제기할 수도 있다는 내용이 발표된 적도 있다. 하지만 이러한 두통들의 증상에는 비슷한 점이 많아 두통이 서로 중복되었을 가능성이 있기 때문에 전조증상 없는 일시적인 편두통 양상과 긴장성 두통, 경추성 두통을 감별진단하는데 근본적인 문제를 지적하는 것일 수도 있을 것이다.[27]

이번 장은 경추성 두통과 이와 구분되는 다른 빈발성 일과성 두통과의 감별진단에 초점을 두고 일부 환자들에게 바로 적용할 수 있는 방법들에 대해서도 논의하고자 한다. 경추성 두통을 일으키는 경추의 근골격계 장애의 특성에 대해 설명하고 아울러 기본적인 치료 처방에 대해서도 언급할 것이다.

경추성 두통의 임상적 진단

어떤 두통을 진단하는데 있어 과거력과 현병력은 중요한 의미를 가진다. 국제 두통 학회(International Headache Society, IHS)는 모든 가능한 형태의 두통에 대한 진단 기준을 발표했다.[8] 가장 빈번하게 발생하는 빈발성 일과성 두통의 세 가지 형태-전조증상 없는 편두통, 긴장성 두통, 경추성 두통-의 주된 증상을 비교하기 위해 표 9.1에 요약하였다. 경추성 두통과 관련된 경우, 환자의 과거력과 현병력에 있어서 다른 특징들은 여기에 추가해 볼 수 있다. 예를 들어, 경추성 두통에서 통증은 거의 대부분 목에서 시작하지만 편두통의 경우 주로 머리에서 시작한다.[28,29] 자율신경계 증상은, 편두통에서 만큼이나 주된 특징으로 나타나지는 않을 것이다. 편두통과 경추성 두통은 둘 다 대부분 편측성인데(반드시 그렇지는 않지만) 편두통의 경우 발작 중이거나 발작 사이에 좌우로 위치가 바뀔 수도 있지만 경추성 두통의 경우 편측으로만 지속된다.[30]

경추성 두통은 ergotomine과 sumatriptan 같은 약에서는 효과가 없지만 편두통을 진단하는데 도움이 될 수는 있다.[31-33] 게다가 경추성 두통은 임신기간 동안 일시적으로 증상이 사라지기도 하는 편두통과는 달리 변치 않는 양상을 나타낸다.[34]

하지만 연구에 따르면, 컴퓨터 작업과 같은 지속적인 작업에서 두통이 악화되는 것으로 특정 두통을 감별해 낼 수는 없지만 다양한 두통을 악화시키는 몇 가지 동작 중에 공통점이 있다는 것이 중요하다.

증상의 중첩

전조증상이 있는 편두통과 군발성 두통과 같은 일차성 두통은 뚜렷한 특징을 가지고 있어 일반적으로 쉽게 진단된다.[8,35] 하지만 특징적인 양상(표 9.1)을 가지고 있더라도 경추성 두통과 전조증상 없이 측두부에서 다양하게 나타나는 편두통, 긴장성 두통은 이들 가운데 중복되는 증상이 많은 까닭에 감별 진단이

표 9.1 | 경추성 두통, 전조증상 없는 편두통, 긴장성 두통의 증상별 특징의 개요

경추성 두통	전조증상 없는 편두통	긴장성 두통
1. 목과 연관된 증상 및 징후 (a) 다음으로 유발되는 두통 - 목의 움직임 혹은 지속적으로 머리의 불편한 자세 - 증상이 나타나는 쪽의 상부 경추 혹은 후두부의 외부 자극 (b) 목의 가동 범위 제한 (c) 동측의 목, 어깨, 상지 통증 2. 신경차단술에 유효한 반응 3. 위치가 변하지 않는 편측통 4. 두통의 특성 (a) 중등도에서 심한 정도의 증상이 있고 박동성이나 찌르는 통증은 없으며 대개 목에서 시작 (b) 다양한 유병 기간 (c) 지속적이고 악화와 호전을 반복하는 통증 5. (a) 구역감 (b) 고성공포증, 광선공포증 (c) 어지러움 (d) 동측의 시력 저하 (e) 연하 장애 (f) 동측의 부종, 주로 안구 주변 **부가사항** 적어도 7개 이상의 증상이 존재 대부분 고정된 편측성 두통으로 목의 자세와 움직임으로 악화됨	1. 두통이 4-72시간 지속(효과적인 치료 방법이 없음) 2. 다음 특성 중 적어도 2개 이상이 해당하는 두통 (a) 편측에 위치 (b) 박동성 양상 (c) 중등도 혹은 심한 정도 (d) 일상 동작(보행, 계단 오르기 등)을 회피하게 되거나 이를 통해 증상이 악화 3. 두통이 있는 동안 다음 중 적어도 하나에 해당 (a) 구역감 혹은 구토 (b) 고성공포증과 광선공포증 4. 다른 장애로 이어지지 않음 5. 이상의 특징을 가진 두통 양상이 적어도 5번 이상 발생하였음	**일과성** 1. 적어도 10회 이상의 통증이 평균 1달에 한번(1년에 12일 이하)정도 나타나고 2-4번 범주에 해당 빈번하고 일시적으로 나타나는 긴장성 두통 적어도 10회 이상의 통증이 3개월 이상 지속되었고 1달에 1~15일 정도 발생 2. 두통이 30분에서 7일까지 지속 3. 다음의 특징 중 적어도 2가지 이상에 해당되는 두통 (a) 양측성 두통 (b) 누르고 조이는 통증 양상(박동성 증상 없음) (c) 경미하거나 중등도의 통증 (d) 보행이나 계단 오르는 일상 동작에 의해서 악화되지 않음 4. 다음 둘 다에 해당 (a) 구역감이나 구토 없음(식욕 감퇴는 발생할 수 있음) (b) 고성공포증과 광선공포증 중 1개 이하 5. 다른 장애로 이어지지 않음 **만성** 1. 평균 3개월(1년에 180일) 이상 1달에 15일 이상 두통 발생 2. 두통이 수 시간 혹은 그 이상 지속 3. 일과성처럼 발생 4. 다음 둘 다에 해당 (a) 고성공포증, 광선공포증 혹은 가벼운 구역감 중 1개 이하 (b) 중등도 혹은 심한 구역감이나 구토 증상 없음

경추성 두통은 경추성 두통 국제 학회에서, 편두통과 긴장성 두통은 국제 두통 학회에서 발행된 진단 범주에서 발췌함

쉽지 않다.[31,36,37] 비록 병태생리학적 기전이 다르다고 할지라도, 이 두통들은 삼차신경계라는 공통된 경로를 가지고 있기 때문에 증상이 중첩될 수 있는 것이다.[38-42] 이 세 가지 두통을 구분하기 위한 감별 진단 기준의 신뢰성을 검증하기 위하여 많은 연구들이 진행되어 왔는데 IHS[8]의 진단기준은 편두통과 긴장성 두통 연구에 사용되었으며 경추성 두통 국제 학회(Cervicogenic Headache International Study Group, CHISG)[33]의 진단기준은 경추성 두통 연구에 활용되었다. 주로 두통의 유형을 구분하는데 있어 근거에 기반하여 어느 정도의 공감대가 형성되어 있다.[43-46]

일부 논문의 저자들은 증상이 중첩되면, 환자가 한 가지 이상의 두통 종류에 해당되어 종종 증상을 가지고 진단하기가 어렵다는 점을 언급하였다. 그래서 많은 환자들에서 특정한 두통 형태를 구분하는 것이 불가능할 수도 있다고 말하고 있다.[47-50] 만약 환자가 복합 형태의 두통을 가지고 있거나 1개 이상의 두통 형태가 병발하게 되면 상황은 더욱 복잡해진다.[27, 51-53] 불행하게도 편두통이나 긴장성 두통의 원인을 구분하기 위한 실험실상의 검사법이 없기에 상황은 더욱 힘들어진다.

동반되는 목의 통증

두통에 목의 통증이 동반되는 경우 간단하게 경추성 두통으로 진단하기 쉬운데 임상에서 그런 실수를 해서는 안 된다. 목의 통증은 편두통이나 긴장성 두통을 포함한 모든 두통 형태에서 나타날 수 있는 흔한 증상이다.[12, 29, 49, 54-57] 빈발성 일과성 두통을 호소하는 환자들의 60-80%가 두통과 동반되는 목의 통증 양상을 호소하였다고 한다.[56, 58] 특히 이전의 연구[53, 59]에서 만성 두통 환자들 중 경추성 두통의 유병률이 15-20%대로 보고되고 있는데 이는 목의 통증을 동반하는 다른 두통의 유병률 보다 훨씬 낮았다. 상부 경추에 있는 삼차신경 경부핵(trigeminocervical nucleus)에서 나가는 3개의 구심성 신경과 삼차신경의 구심성 신경 사이에 존재하는 양방향성 상호 작용을 인지하는 것이 중요하다.[60, 61] 그래서 경추의 구심성 신경에서 통증 자극이 강해질수록 머리에 통증을 유발하고 삼차신경에서의 통증 자극은 목에서 통증을 유발시킬 수 있다. 다시 말하자면, 목의 통증은 단지 다른 곳에서 유발된 통증의 연관통일 수도 있다는 것이다.

목의 외상과 두통

머리나 목의 외상은 경추성 두통을 호소하는 환자들의 주된 유발 요인으로 보고되고 있다. 일반인을 대상으로 한 연구에서 과거 차량 사고에서 목의 손상을 입은 경우 중등도에서 심한 정도의 두통이 발생할 가능성(교차비: 2.09)이 높게 나타났다.[62] 저자들은 이를 통해 교통사고 증후군과 만성적인 목의 통증 및 두통이 서로 상관관계에 있다고 쉽게 결론내리지 않도록 경고하고 있다. 논리적으로 *목의통증+두통=경추성 두통*의공식이 자동적으로 성립될 것 같지만 이는 임상적으로 오류가 될 가능성이 있다. 예를 들면,

Radanov 등[63]은 교통사고 후 평균 2.5년이 지나고 만성 외상후 두통을 가진 112명의 환자들을 조사하였는데 93%의 환자에서 목의 통증과 두통이 동반되어 나타났다. 이들을 다시 IHS 분류를 통해 구분하였는데 37%의 환자는 긴장성 두통, 27%의 환자는 편두통, 18%의 환자는 경추성이었고 나머지 18%는 분류 범주에 해당되지 않았다. 대부분의 환자들은 두통이 교통사고 후에서야 시작되었다고 호소하는데 이에 대해서는 후향적 연구가 주의 깊게 이루어져야 할 것이다. 그리고 다른 두 개의 전향적 연구에서는 교통사고로 유발된 두통이 다른 세가지 형태의 두통 발생률과 크게 다르지 않다고 언급했다.[64,65]

목의 손상과 통증 그리고 두통이 서로 분명히 직접적으로 관계가 있는데 교통사고로 유발된 두통에서 경추성 두통의 비율이 비교적 낮다는 점은 예상 밖이다. 그래서 임상의들은 교통사고 후유증이 목에 미치는 신체적 스트레스 뿐만 아니라 정신적인 스트레스까지도 유심히 관찰해야 할 필요가 있다. 이러한 정신적 스트레스가 일차성 두통의 형태로 촉발되어 나타날 수도 있는 것이다.[65]

근골격계 통증과 두통

근골격계 통증에서 두통이 동반되는 것은 드문 일이 아니다. Hagen 등[66]에 의하면 노르웨이 지역에서 거주하는 51,050명의 성인을 조사하여 근골격계 통증과 두통은 깊은 연관성을 갖고 함께 발병한다는 것을 확인했다. 근골격계 증상은 우리 몸 어느 곳에나 해당된다. 편두통 및 비편두통과 근골격계 통증 사이에는 많은 연관성을 가지고 있다. 특히, 빈발성 일과성 두통(한달에 14일 이상)의 발생률은 근골격계 통증을 동반하는 경우가 4배나 높았다. 목의 통증을 가지고 있는 환자들이 다른 부위에서 발생한 근골격계 통증을 동반한 환자보다 두통을 동반하기 쉽다.

따라서 두통이라는 상황은 복잡할 수밖에 없다. 목의 통증은 경추성 두통의 가장 우선되는 특징이지만 목의 통증이 경추성 두통을 반드시 유발하는 것은 아니다. 목의 외상은 경추성 두통을 유발시키지만 교통사고로 인해 발생되는 모든 두통이 반드시 경추성인 것은 아니다. 근골격계 통증은 두통의 발생에 많은 연관성이 있지만 이는 특히 목에 문제가 있을 때이다. Sjaastad와 Fredriksen[67] 는 경추성 두통을 감별할 때에는 진단 범주를 세심하게 적용하는 것이 중요하다고 강조했다. 어느 한 증상으로만 판단해서는 안되며, 두통의 특징적인 패턴을 찾아야 한다. 따라서 경추에서 유발된 두통을 올바르게 판단하기 위해서는 좀 더 객관적인 검사가 반드시 필요하다.

그 밖의 진단 방법

IHS와 CHISG의 두통 분류[8,33]에서 모두 경추성 두통을 진단하기 위해 진단 목적으로 관절이나 신경에 차단술을 사용하도록 권고하고 있다. 일반 X-ray나 자기공명영상(MRI) 모두 경추의 병리적 변화를 의미

있게 나타내지는 못한다.[68-70] 진단적 신경차단술은 경추성 두통의 존재를 확인할 수 있으며, 형광 투시경을 통한 위약-조절(placebo-controlled) 방법으로 확인된 확실한 진단 방법이라고 옹호하는 사람도 있다.[71] 이는 진료 과정 중에 시행될 수는 없으며[72] 이전에 예비적인 감별 진단 시 많은 어려운 과정을 겪었던 집단이나 사람들에게서, 빈발성 일과성 두통의 발생률이 높은 경우 진단 목적으로 신경차단술 사용을 의무화하는 것을 고려해 보는 것이 적절할 것이다.[50] 만약 경추성 두통을 다른 어떤 방법으로도 진단할 수 없다면, 이러한 과정에 요구되는 많은 자원과 전문적 기술, 인력 때문에 경추성 두통의 가능성이 있는 많은 수의 환자를 진단하는데 있어 비용이나 인력의 측면에서 제한이 있을 수 밖에 없다. 만약 치료 과정에서 신경 절제술과 같은 외과적 접근이 고려된다면 진단 목적의 신경차단술은 의심할 것 없이 우선되어야 한다.[73-75] 그런 외과적 치료는 모든 보존적 치료에서 효과를 보지 못한 경추성 두통 환자들에서만 제한적으로 이루어져야 하며[76] 일반적인 진료에서 볼 수 있는 경추성 두통 환자의 대다수에서 우선 선택되는 치료법이 되어서는 안 되므로, 이러한 다수의 환자군을 위하여 비용 대비 효과가 좀 더 높고 비침습적인 다른 진단법을 찾아야만 한다.

경추 근골격계 질환에 대한 이학적 검사는 근골격계 임상의들이 자주 사용하는 진단법인데 IHS[8]는 경추성 두통을 진단하기 위해서는 두통이 목의 장애에 의해 영향을 받는다는 근거가 있어야 한다는 것을 분명히 밝히고 있다. 목에서의 통증과 연루된 임상 징후를 재연함으로써 진단할 것을 권고하고 있으며 IHS는 이러한 방법의 타당성을 밝히기 위한 근거 및 연구를 요구하고 있다.

이학적 검진을 통한 감별진단

경추의 근골격계의 물리적 장애에 대한 진단 범주는 현재의 분류 체계에서 널리 정의되지는 않은 상황이다. 대표적으로 두 가지 기준이 있는데 하나는 목의 관절운동범위(ROM) 감소이며, 다른 하나는 두통과 동측성으로 나타나는 후두부와 후두하부에 대한 외부적 압력으로 발생하는 통증이다.[33,77] 이들은 중요한 징후이기는 하지만, 특이성이 부족하다. 경추성 두통이 있다 하더라도 후부부와 후두하부의 통증 양상은 두통의 특징이 아니며[78] 관절운동범위(ROM)는 나이가 증가하는 것만으로도 감소할 수 있기 때문이다.[79] 목의 손상을 확인하기 위해 다양한 측정 방법을 통한 경추성 두통 환자들의 경추 근골격계의 장애를 발표한 몇몇 논문들[80-86]이 있지만 각각의 개별적 평가 방법에서의 점수 범위를 두통이 없는 환자나 다른 두통 환자군에서의 점수 범위와 비교할 때 평가 점수의 의미가 서로 중복되는 상황이 생기게 될 것이다. 즉 두통이 있건 없건 하나의 측정 방법을 통해 어떤 절대적인 점수로 평가될 수 있다는 것을 의미한다. 따라서 (연구나 임상 과정에서의) 이학적 징후만을 고려하는 것은 진단적 유의성에서 문제가 있다.[83,87]

넓은 관점에서 볼 때 근골격계 증상에서는 단독으로 존재하는 신체적 징후가 있을 수 없으며 일반적으로 적어도 관절이나 근육에서의 변화를 동반한다. 최근에 경추의 근골격계 기능에 대한 몇 가지 파라미터(parameter)에 관한 연구을 진행하였는데 빈발성 일과성 두통을 가진 환자들에서 이학적 특징의 집합이나 유형으로 경추성 두통을 구분할 수 있는지, 있다면 얼마나 구분할 수 있는지를 확인하는 연구였다[58,88] 여기에는 경추의 관절운동범위(ROM) 검사, 증상을 동반하는 경추의 기능장애에 대한 수기 검사, 두개경추굴곡 검사(CCFT), 경추의 굴곡 및 신전 근력 검사, 경추의 관절 위치 이상 C2 신경 레벨의 신전근들을 선택하여 단면적을 비교하는 측정 이 포함되었다. 이전의 연구들과 동일하게, 편두통이나 긴장성 두통, 대조군들과 비교해 볼 때, 경추성 두통을 호소하는 환자들에서 신체적 기능을 평가하는 각각의 모든 검사에서 장애가 있는 것으로 밝혀졌으나[58] 예외적으로 경추 관절위치 이상을 평가한 경우에서만 차이가 나타나지 않았다. 또한 그룹간 측정값의 범위가 중복되는 것을 의미하는 각각의 평가 방법 상의 수치 범위가 예상대로 나타났는데 예를 들면, 시상면 관절운동범위(ROM) 측정에서 경추성 두통 그룹은 85±11.0° 편두통 그룹은 100.5±14.4° 긴장성 두통 그룹은 101.1±14.1° 그리고 대조군에서는 98.9±15.1°로 나타났다. 그룹간의 차이는 명확하지만 표준 편차로 볼 때, 90°의 시상면 굴곡 운동을 나타내는 사람은 어느 그룹에나 포함될 수 있는 것이다. 따라서 가장 중요한 것으로서, 그 후에 분석을 통해 다른 세 가지 평가도구 모두가 그룹들 간의 차이를 가장 잘 보여주는 것으로 나타났으며 종합적으로 경추성 두통을 구별하는데 100%의 민감도와 94%의 특이도를 나타냈다. 그 평가도구들은 상부 경추 관절(C0-3)에서의 통증성 관절 장애, 두개경추굴곡 검사(CCFT)에서 정의된 근육 기능 장애, 관절운동범위(ROM) 감소(이 경우에는 신전 범위)이다. 즉, 경추성 두통에서 특징적으로 나타나는 관절의 패턴, 동작, 근육 손상의 양상이 있으며 이러한 양상은 다른 근골격계 질환에서 유사하게 나타나기도 한다. 모든 두통 양상은 장기화되는 경향이 있으며 이는 아무리 시간이 지나도 편두통이나 긴장성 두통이 자동적으로 이차성 경추 기능부전으로 발전되지는 않는다는 것을 의미한다.

간혹 환자가 두 가지 이상의 다른 두통 타입을 호소하는 경우에는 좀 더 어려운 상황이 되겠지만 움직임 감소, 상부 경추 관절의 통증성 기능장애, 두개경추굴곡 검사(CCFT)의 근육 손상을 종합하여 평가한다면 여러 가지 두통 증후군 중 하나인 경추성 두통을 구분할 수 있는 것으로 나타났다. 따라서 복합적인 두통 양상 중에서 경추성 두통이 없는 환자들은 두통과 연관된 근골격계 장애 패턴이 존재하지 않는다. 경추성 두통 환자들의 그룹을 포함하는 독자적인 평가 방법이 있었을 수도 있지만 동시에 세 가지 양상의 패턴을 표현하지는 못했다. 이런 징후들을 종합하여 경추성 두통의 진단을 하는 것은 매우 의미가 있는데 진단 능력을 알아보기 위하여 빈발성 일과성 두통을 가진 다른 그룹의 환자들에게도 그 패턴의 타당성을 적용하여 검사해 봐야 할 필요가 있다.

이 연구 결과는 편두통이나 긴장성 두통과 같은 일차성 두통이 일반적으로 경추성 두통에서 나타나는 경추의 근골격계 장애와는 관련이 없다는 다른 연구들을 통해 그 의미가 더욱 강조되고 있다.[85, 86, 89-91] 일차성 두통인 편두통과 긴장성 두통은 개별적으로 근골격계 증상을 가지고 있을 수 있으며 근육의 발통점과 같은 근육 계통의 반응이 나타날 수도 있다.[91-93] 또는 스트레스 상황 하에서 근육의 활성이 증가할 수도 있을 것이다.[94] 하지만 이러한 반응들은 겉으로 보기에 병발한 것처럼 보이는 것이며 삼차신경 경부핵의 민감성이 증가해서 나타난 것일 수도 있다.[54, 95-97] 이는 두통 증후군의 발생에 관한 다양한 관점을 제공해 줄 수는 있지만 일차성 두통 타입의 원인이 경추 근골격계에 있음을 의미하는 것은 아니다.

경추성 두통의 다른 근골격계 장애들

이미 언급된 장애들에 추가하여, 다른 근골격계 장애들이 경추의 근골격계 시스템에서 경추성 두통을 일으키는 것으로 확인되었다. 이를 위해서 다양한 연구를 통해 경추성 두통에서 나타나는 모든 근골격계 장애과 기타 빈발성 일과성 두통 타입들과의 관계를 충분히 이해해야 할 것이다. 그러한 지식들을 통해 IHS[8]에서 요구한 것과 같은 임상적 징후들을 좀 더 보완하고 확장시킬 수 있을 것이다.

자세

전통적인 임상 체계에서 경추성 두통은 주로 두부 전방 자세와 관련되어 있다. 그럼에도 불구하고, 두개골경추각(craniovertebral angle, C7에서 외이도)을 선 자세와 앉은 자세에서 측정한 연구들에서 이 각도와 경추성 두통의 발생과의 상관성에 대해서는 의견이 양분된다.[81,85,98-100] 편두통과 경추성 두통 두통이 없는 환자들 사이에서 두개골경추각의 차이는 없었고[81, 85] 두부 전방 자세의 어떠한 정적 각도도 물리치료에 의한 효과를 예측하는 통계적 의의를 나타내지는 못했다.[101]

하지만, 특징적인 점이라면 목의 통증을 가진 환자들의 경우 작업 시, 두부 전방 자세가 좀 더 심해진다는 정도일 것이다(4장).[102, 103] 만약 경추성 두통을 감별할 수 있는 특성이 되기 위해서는 두통 환자들에 대한 좀 더 세밀한 연구가 이루어져야 할 것이다.

경추의 관절운동범위(ROM)

경추의 관절운동범위(ROM) 감소는 경추성 두통의 특징이며[33] 현재까지는 편두통이나 긴장성 두통 어느 것도 아닌 오직 경추성 두통에서만 보이는 대표적인 특징이라는 실질적인 근거가 있다.[58, 81, 85, 86, 88] 일부 연구에서는 좀 더 세밀한 운동 제한을 보기 위한 검사가 진행되었다. 목의 회전을 평가할 때에는 C1-2 분절의 회전만을 유도하기 위해 경추를 최대한 굴곡시킨 자세에서 측정을 하였다.[104, 105] 수기 검사를 통해 평가된 목의 회전각 감소는 C1-2 관절의 기능 장애를 가진 경추성 두통 환자를 편두통 또는 대조군 환자들과 감별하는데 매우 높은 민감성을 나타냈다. 이렇게 국소적인 움직임 제한을 검사하는 일련의 연구들은 의미가 많기 때문에 계속되어야 한다.

경추 관절의 분절적 기능부전 평가를 위한 수기 검사

경추 분절에서 기원한 통증을 평가하기 위한 임상적 검사 중 하나인 수기 검사의 유의성은 아직 논란의 여지가 있다.[106] 그럼에도 불구하고 최근 물리치료사들에 의해서 수행된 몇몇 연구들에서 수기 검사를 통해 상부 경추에 증상이 동반되는 기능부전이 있는 경추성 두통 환자들을 다른 두통 타입 및 비두통성 환자군과 구분할 수 있다고 밝히고 있다.[58, 81, 85, 88-90, 107, 108] C0-3 분절의 기능부전은 삼차신경의 구심성 감각 신호가 경추로 집중되어 생기는 경추성 두통의 기전과 일치하고 있으며[109] 이러한 환자들에서 능동적인 경추의 움직임 소실과 그 맥락을 같이한다. 하부 경추 부위에 대한 외과적 처치를 통해 경추성 두통이 호전된 보고가 있는데[110] 이를 통해 임상적인 치료 패턴에서 경추성 두통 환자들은 상부 흉추 부위의 다른 분절들도 기능부전이 될 수 있다는 것이 명확하다.[111] 따라서 수기 검사를 할 때에는 경추와 상부 흉추의 모든 범위를 고려해야만 한다.

운동 조절과 경추 근육 속성의 변화

경추의 근골격계 질환(4장)에서 근육 조절 기능의 장애를 설명해주는 근거들이 점차 늘어나고 있다. 두개경추굴곡 검사(CCFT)에서 평가한 대로, 경추성 두통 환자들에서 경추 굴곡근의 활성에 장애가 있었으며 이는 경추성 두통을 편두통, 긴장성 두통과 구분할 수 있는 3대 징후 중 하나에 해당된다. 특발성 목의 통증 환자와 교통사고 후유증 환자와 비교하여[112-114] 경추성 두통 환자에서 흉쇄유돌근의 활성이 높게 증가하는 것으로 나타났다.[58, 85, 88] 두경부 굴곡 검사(CCFT) 상 편두통과 긴장성 두통 환자들은 대조군과 유의한 차이가 없었다.

아직까지는 경추성 두통 환자들을 대상으로 후두하근과 경추 신전근의 활동성에 대한 연구가 구체적으로 이루어지지는 않았다. 예비 연구에서는 경추성 두통을 가진 환자의 두반극근을 C2 높이에서 측정한 결과 단면적이 감소하는 것으로 나타났으며[58, 88] 만성 교통사고 상해 증후군 환자에서는 후두하근과 다열근에서 특히 퇴행성 변화(지방 침윤)가 보였다.[115] 이러한 사실들은 경추성 두통을 가진 환자들에서 신전근에 관해 좀 더 많은 연구가 필요하다는 점을 강조하고 있다.

상부 승모근의 활성 패턴을 평가하는 연구에 의하면 스트레스를 받는 업무 환경에서는 경추성 두통과 긴장성 두통 모두에서 활성도가 증가하는 것으로 나타났는데[80, 94] 이는 두 환자군 모두 스트레스 환경에서 비슷한 방식으로 반응한다는 것을 의미하고 있다. 그리고 현재까지 이러한 환경 하에서의 목의 굴곡근과 신전근의 활성도에 대한 연구는 아직 보고된 바가 없다.

근력과 근지구력

경추성 두통 환자들의 경우 경추의 굴곡근과 신전근의 근력이 떨어지는 것으로 나타났으나 편두통과 긴장성 두통 환자들은 대조군과 비교할 때 차이가 없었다.[58, 81, 84, 88] 예비 연구 에서는 경추성 두통 환자의 경추 굴곡근만을 측정한 자료이지만 근지구력이 감소하는 것으로 나타났다.[81, 84, 100] 어떤 연구에서는 편두통 환자의 경우 근지구력의 감소는 나타나지 않았다고 보고했다.[81] 향후에는 최신 기술들을 활용하여 경부 근육 특히 두개경추부의 굴곡근과 신전근의 근력 및 근지구력을 평가하는 많은 연구들이 요구된다.[116]

근육길이

근육의 길이를 측정하는 검사는 임상적 평가 도구를 사용하여 이루어졌다.[82, 85, 100] Zito 등[85]은 목의 통증과 두통이 없는 사람들, 경추성 두통과 편두통 환자들의 목 근육과 축견갑근(axioscapular muscles)에서 근육의 단축이 얼마나 일어나는지를 비교했는데 전조증상이 있는 편두통이나 대조군(각각 16.7%, 16.3%)보다 경추성 두통 환자군에서 높게 나타났지만(모든 근육의 길이 검사에서 34.9%) 어떤 단일 근육 하나만 특별히 높은 것은 아니었다. 이는 많은 경추성 두통 환자들의 경우도 편두통이나 대조군과 비슷하게 정상 길이의 근육을 가지는 것과 유관하다. 이러한 점은 경추성 두통에서 일부 근육의 단축이 나타날 수는 있지만 이것이 두통 타입의 특성을 특징적으로 구분짓는 것은 아니라는 다른 연구[82, 100]의 결과와 일치한다.

신경 조직의 기계적 감각과민(mechanosensitivity)

신경 구조의 직접적인 신체적 손상은 병리적으로 경추성 두통을 유발할 수 있으며 신경은 물리적으로 통증을 감지하게 된다. 대후두신경과 C2 신경근의 무해자극통증(allodynia)은 경추성 두통에서 생길 수 있다.[33, 117] 상부 경추 신경의 경막(dura mater)과 후두개와(posterior cranial fossa)는 상부 경추 3개의 신경 가지와 연접하고 있기 때문에 경추성 두통의 원인으로 작용할 수 있다.

소후두직근과 경추의 경막 사이에는 섬유성 결합이 있는데[118] 그 이어짐이 항인대(ligamentum nuchae)와 C1-2 경추 경막 후면부에서 관찰된다.[119] 이러한 연속성은 상부 경추의 자세와 움직임에서 신경과 인대와 근육의 구조가 기계적으로 상호의존하고 있다는 것을 보여주는 것이며 경추 근육의 움직임이 증가하면 경추의 경막 조직에서 통증성 자극이 나타날 수 있다는 것을 보여주고 있다.[120] 경추성 두통 환자들의 상부 경추 부위에서 움직임이 변하고 이에 수반되는 병태생리학적 반응이 나타나는 것은 몇몇 경우에서, 상부 경추의 경막과 관련된 것일 수 있다.[121] 경추성 두통에서 움직임과 관련된 신경 구조의 민감도에 대해서는 알려진 바가 없지만 경추성 두통 환자들에 대한 두 편의 예비 임상 관찰연구에서 7%와 10% 사이의 유병률을 보인다고 보고했다.[23,85] 이들 연구에서 환자들은 각각 하지 직거상 자세에서 상완 신경총 유발 검사(brachial plexus provocation test) 자세를 취한 상태에서 두개경추 굴곡 움직임을 관찰한 것이다.[122] 여기에 대해서는 추가적인 연구가 필요하다. 그럼에도 불구하고 경추 신경 조직이 움직임에 민감할 경우, 치료할 때와 특히 통증을 악화시키는 동작에 관여하는 근육인 경추 굴곡 근육의 재교육을 실시할 때에는 세심한 주의가 필요하다(14장).

관절 위치 이상

머리 위치에 대한 감각 오류로 평가되는 운동감각의 저하는 목의 장애를 가진 환자들의 특징이다(6장). 최근에 경추성 두통을 가진 환자들에서 관절의 위치 이상을 평가하였으나 대조군과의 유의성 있는 차이를 나타내지 않았다.[58,81,85] 하지만, 이 연구에서는 두통을 가진 환자들에서 현기증이나 어찔어찔함을 동반하는지의 여부에 대해서 고려하지 않았다(6장). 최소한 경추성 두통을 가진 일부 환자들의 장애로서 관절 위치 감각을 배제하는 것은 아직 이르다고 생각되며, 특히 경추성 두통에 대한 수기치료의 효과에 관한 임상 연구[23]에서는 어찔어찔함이 동반되는 경우 두통의 장기적인 회복률이 낮은 것과 관련이 있었다고 보고하고 있는데[101] 이에 대해서는 추가적인 연구가 필요하다.

균형 장애

현재까지는 경추성 두통을 가진 환자들의 균형 장애에 대해서 특별히 연구한 논문은 없는 것으로 알려져 있다. 하지만 편두통과 긴장성 두통을 가진 환자들에서는 다양한 조건 하에서 균형 상태에 대한 연구가 이루어졌다.[123,124] 이러한 두통 타입을 가지고 있는 몇몇 환자들에서 결손이 나타났으며 이는 전정척수계(vestibulospinal system)의 기능부전이나[23] 중추성으로 오는 불수의적 안구운동의 조절 장애를 반영하는 것으로 여겨졌다.[124] 경추성 두통 환자들을 대상으로 한 연구가 요구된다.

결론

경추성 두통은 경추의 근골격계 장애와 관련되어 나타나는 명확한 이차성 두통이다. 경추성 두통을 특징짓는 증상 패턴이 존재하지만 전조증상 없는 편두통 및 긴장성 두통과 증상적으로 중복될 수 있다. 임상에서 경추 근골격계에 대한 숙련된 검진을 하고 관절, 움직임, 근육 장애의 패턴을 증상 패턴과 연관지어 확인할 수 있다면 높은 신뢰도를 가지고 경추성 두통을 확진할 수 있을 것이다. 같은 이치로 이러한 신체 장애의 패턴이 존재하지 않는다면 경추 근골격계의 장애가 환자의 동통을 일으키는데 관여하지 않은 것으로 판단할 수도 있다.

근골격계 장애가 경추성 두통과 연관되어 있는 유형에 관한 지식이 증가하고 있으며, 이는 필요한 치료방법의 특성 영향을 미친다는 점에서 중요하다(13, 14장). 경추성 두통에 수기치료와 특정한 운동치료가 효과적이라는 근거가 있다.[19, 23, 24] 경추성 두통과 편두통 및 긴장성 두통의 진단이 확실하게 이루어졌다면 두통을 치료에 있어 어떤 치료법을 쓸 것인지 말 것인지에 대한 명확한 적응증도 존재한다. 하지만 복합된 형태의 두통이 있거나, 경추 근골격계 손상에 좀 더 국한된 증상이 있거나, 편두통 혹은 긴장성 두통과 연관된 목의 근육과 축견갑근에 발통점이 존재할 경우 이러한 적응증이 명확하지 않다. 따라서 수기치료는 적어도 삼차신경경추계(trigeminocervical system)에 들어가는 자극을 변형시켜 두통을 치료하는 다중/다분야적인 접근방식에서 보조적인 역할을 할 수 있을 것이다. 하지만 좀 더 확실한 방향 설정을 위해 이 분야에 관한 보다 많은 연구가 이루어져야 할 것이다. 현 시점에서는 이러한 환자들이 효과 없는 치료를 받다 만성화되는 것을 막기 위해 치료법에 대하여 정기적이면서도 엄격한 평가를 시행하면서 치료를 해야 할 것이다.

참고문헌

1. *Leonardi M, Musicco M, Nappi G*. Headaches as a major public health problem: current status. Cephalalgia 1998;18(Suppl. 21):66-69.
2. *van Suijlekom H, Lame I, van den Berg SS, et al*. Quality of life of patients with cervicogenic headache: a comparison with control subjects and patients with migraine or tension-type headache. Headache 2003;43:1034-1041.
3. *Wiendels N, van Haestregt A, Neven AK, et al*. Chronic frequent headache in the general population: comorbidity and quality of life. Cephalalgia 2006;26:1443-1450.
4. *Anttila P, Metsahonkala L, Mikkelsson M, et al*. Muscle tenderness in pericranial and neck-shoulder region in children with headache. A controlled study. Cephalalgia 2002;22:340-344.
5. *Biondi DM*. Cervicogenic headache: mechanisms, evaluation, and treatment strategies. J Am Osteopath Assoc 2000;100 (Suppl):S7-S14.
6. *Kan L, Nagelberg J, Maytal J*. Headaches in a paediatric emergency department: etiology, imaging and treatment. Headache 1999;40:25-29.

7. *Pearce JM*. The importance of cervicogenic headache in the over-fifties. Headache Q, Curr Treatment Res 1995;6:293-296.

8. *Headache Classification Subcommittee of the International Headache Society.* The International Classification of Headache Disorders, 2nd edn. Cephalalgia 2004;24(Suppl. 1):1-151.

9. *Niere K*. Can subjective characteristics of benign headache predict manipulative physiotherapy treatment outcome? Aust J Physiother 1998;44:87-93.

10. *Quin A, Niere K*. Development of a headache-specific disability questionnaire for physiotherapy patients. In: Magarey M (ed) Proceedings of the 12th Biennial Conference Musculoskeletal Physiotherapy Australia. Adelaide, South Australia:2001:34-37.

11. *Astin JA, Ernst E*. The effectiveness of spinal manipulation for the treatment of headache disorders: a systematic review of randomized clinical trials. Cephalalgia 2002;22:617-623.

12. *Blau JN, MacGregor EA*. Migraine and the neck. Headache 1994;34:88-90.

13. *Boline PD, Kassak K, Bronfort G, et al*. Spinal manipulation vs amitripyline for the treatment of chronic tension-type headaches: a randomized clinical trial. J Manipul Physiol Ther 1995;18:148-154.

14. *Bronfort G, Assendelft W, Evans R, et al*. Efficacy of spinal manipulation for chronic headache: a systematic review. J Manipul Physiol Ther 2001;24:457-466.

15. *Bronfort G, Nilsson N, Haas M, et al*. Non-invasive physical treatments for chronic/recurrent headache. Cochrane Database Syst Rev. 2004;3:CD001878.

16. *Bove G, Nilsson N*. Spinal manipulation in the treatment of episodic tension-type headache: a randomized controlled trial. J Am Med Assoc 1998;280:1576-1579.

17. *van Ettekoven H, Lucas C*. Efficacy of physiotherapy including a craniocervical training programme for tension-type headache; a randomized clinical trial. Cephalalgia 2006;26:983-991.

18. *Nilsson N, Bove G*. Evidence that tension-type headache and cervicogenic headache are distinct disorders. J Manipul Physiol Ther 2000;23:288-289.

19. *Nilsson N, Christensen HW, Hartvigsen J*. The effect of spinal manipulation in the treatment of cervicogenic headache. J Manipul Physiol Ther 1997;20:326-330.

20. *Parker GB, Pryor DS, Tupling H*. Why does migraine improve during a clinical trial? Further results from a trial of cervical manipulation for migraine. Aust NZ J Med 1980;10:192-198.

21. *Tuchin P, Pollard H, Bonello R*. A randomized controlled trial of chiropractic spinal manipulative therapy for migraine. J Manipul Physiol Ther 2000;23:91-95.

22. *Vernon H, Steiman I, Hagino C*. Cervicogenic dysfunction in muscle contraction headache and migraine: a descriptive study. J Manipul Physiol Ther 1992;15:418-429.

23. *Jull G, Trott P, Potter H, et al*. A randomized controlled trial of exercise and manipulative therapy for cervicogenic headache. Spine 2002;27:1835-1843.

24. *Schoensee SK, Jensen G, Nicholson G, et al*. The effect of mobilization on cervical headaches. J Orthop Sports Phys Ther 1995;21:184-196.

25. *Frese A, Schilgen M, Edvinsson L, et al*. Calcitonen gene-related peptide in cervicogenic headache.

Cephalalgia 2005;25:700-703.

26. *Hubka MJ*. Cervicogenic dysfunction in muscle contraction headache and migraine: a descriptive study [letter]. J Manipul Physiol Ther 1993;16:428-431.

27. *Sjaastad O, Fredriksen T, Pareja JA, et al*. Coexistence of cervicogenic headache and migraine without aura (?). Funct Neurol 2000;14:209-218.

28. *Kelman L*. Migraine pain location: a tertiary care study of 1283 migraineurs. Headache 2005;45:1038-1047.

29. *Sjaastad O, Fredriksen TA, Sand T*. The localisation of the initial pain of attack: a comparison between classic migraine and cervicogenic headache. Funct Neurol 1989;4:73-78.

30. *Sjaastad O, Bovim G, Stovner LJ*. Laterality of pain and other migraine criteria in common migraine. A comparison with cervicogenic headache. Funct Neurol 1992;7:289-294.

31. *Antonaci F, Fredriksen T, Sjaastad O*. Cervicogenic headache: clinical presentation, diagnostic criteria and differential diagnosis. Curr Pain Headache Rep 2001;5:387-392.

32. *Bono G, Antonaci F, Dario A, et al*. Unilateral headaches and their relationship with cervicogenic headache. Clin Exp Neurol 2000;18:S11-S15.

33. *Sjaastad O, Fredriksen TA, Pfaffenrath V*. Cervicogenic headache: diagnostic criteria. The Cervicogenic Headache International Study Group. Headache 1998;38:442-445.

34. *Sjaastad O, Fredriksen T*. Cervicogenic headache: lack of influence of pregnancy. Cephalalgia 2002;22:667-671.

35. *Smetana G*. The diagnostic value of historical features in primary headache syndromes: a comprehensive review. Arch Intern Med 2000;160:2729-2737.

36. *Antonaci F, Ghirmai S, Bono G, et al*. Cervicogenic headache: evaluation of the original diagnostic criteria. Cephalalgia 2001;21:573-583.

37. *Biondi DM*. Cervicogenic headache: diagnostic evaluation and treatment strategies. Curr Pain Headache Rep 2001;53:61-68.

38. *Cecchini AP, Sandrini G, Fokin I, et al*. Trigeminofacial reflexes in primary headaches. Cephalalgia 2003;23(Suppl. 1):33-41.

39. *Milanov I, Bogdanova D*. Trigemino-cervical reflex in patients with headache. Cephalalgia 2003;23:35-38.

40. *Nardone R, Tezzon F*. The trigemino-cervical reflex in tension-type headache. Eur J Neurol 2003;10:307-312.

41. *Piovesan E, Kowacs P, Tatsui C, et al*. Referred pain after painful stimulation of the greater occipital nerve in humans: evidence of convergence of cervical afferences on trigeminal nuclei. Cephalalgia 2001;21:107-109.

42. *Weiler C, May A, Limmroth V, et al*. Brain stem activation in spontaneous human migraine attacks. Nat Med 1995;1:658-660.

43. *Granella F, D'Alessandro R, Manozi G*. International Headache Society classification: interobserver reliabilty in diagnosis of primary headache. Cephalalgia 1994;14:16-20.

44. *Leone M, Filippini G, D'Amico D, et al.* Assessment of International Headache Society diagnostic criteria: a reliability study. Cephalalgia 1994;14:280-284.

45. *van Suijlekom JA, de Vet HC, van den Berg SG, et al.* Interobserver reliability of diagnostic criteria for cervicogenic headache. Cephalalgia 1999;19:817-823.

46. *Vincent M.* Validation of criteria for cervicogenic headache. Funct Neurol 1998;13:74-75.

47. *Leone M, D'Amico D, Moschiano F, et al.* Possible identification of cervicogenic headache among patients with migraine: an analysis of 374 headaches. Headache 1995;35:461-464.

48. *Rokicki L, Semenchuk E, Bruehl S, et al.* An examination of the validity of the IHS classification system for migraine and tension-type headache in the college student population. Headache 1999;39:720-727.

49. *Solomon S.* Diagnosis of primary headache disorders: validity of the International Headache Society criteria in clinical practice. Neurol Clin 1997;15:15-26.

50. *Xiaobin Y, Cook A, Hamill-Ruth R, et al.* Cervicogenic headache in patients with presumed migraine: missed diagnosis or misdiagnosis? J Pain 2005;6:700-703.

51. *Gawel MJ, Rothbart PJ.* Occipital nerve block in the management of headache and cervical pain. Cephalalgia 1992;12:9-13.

52. *Lance JW.* Mechanism and Management of Headache. 6th edn. Oxford: Butterworth- Heinemann, 1998.

53. *Pfaffenrath V, Kaube H.* Diagnostics of cervicogenic headache. Funct Neurol 1990;5:159-164.

54. *Bartsch T, Goadsby P.* The trigeminocervical complex and migraine: current concepts and synthesis. Curr Pain Headache Rep 2003;7:371-376.

55. *Fishbain D, Cutler R, Cole B, et al.* International Headache Society headache diagnostic patterns in pain facility patients. Clin J Pain 2001;17:78-93.

56. *Henry P, Dartigues JF, Puymirat C, et al.* The association cervicalgia-headaches: an epidemiologic study. Cephalalgia 1987;7:189-190.

57. *Leone M, D'Amico D, Grazzi L, et al.* Cervicogenic headache: a critical review of current diagnostic criteria. Pain 1998;78:1-5.

58. *Jull G, Amiri M, Bullock-Saxton J, et al.* Cervical musculoskeletal impairment in frequent intermittent headache. Part 1: Subjects with single headaches. Cephalalgia 2007;27:793-802.

59. *Nilsson N.* The prevalence of cervicogenic headache in a random population sample of 20-59 year olds. Spine 1995;20:1884-1888.

60. *Bartsch T, Goadsby P.* Stimulation of the greater occipital nerve induces increased central excitability of dural afferent input. Brain 2002;125:1496-1509.

61. *Bartsch T, Goadsby P.* Increased responses in trigeminocervical nociceptive neurons to cervical input after stimulation of the dura mater. Brain 2003;126:1801-1813.

62. *Cote P, Cassidy J, Carroll L.* Is a lifetime history of neck injury in a traffic collision associated with prevalent neck pain, headache and depressive symptomatology? Acc Anal Prev 2000;32:151-159.

63. *Radanov B, Di-Stefano G, Augustiny K.* Symptomatic approach to posttraumatic headache and its possible implications for treatment. Eur Spine J 2001;10:403-407.

64. *Drottning M, Staff P, Sjaastad O.* Cervicogenic headache (CEH) after whiplash injury. Cephalalgia 2002;22:165-171.

65. *Schrader H, Stovner L, Obelieniene D, et al.* Examination of the diagnostic validity of 'headache attributed to whiplash injury' : a controlled, prospective study. Eur J Neurol 2006;13:1226-1232.

66. *Hagen K, Einarsen C, Zwart J, et al.* The co-occurrence of headache and musculoskeletal symptoms amongst 51050 adults in Norway. Eur J Neurol 2002;9:527-533.

67. *Sjaastad O, Fredriksen T.* Cervicogenic headache: the importance of sticking to the criteria. Funct Neurol 2002;17:35-36.

68. *Coskun O, Ulcer S, Karakurum B, et al.* Magnetic resonance imaging of patients with cervicogenic headache. Cephalalgia 2003;23:842-845.

69. *Fredriksen TA, Fougner R, Tangerud A, et al.* Cervicogenic headache. Radiographical investigations concerning head/neck. Cephalalgia 1989;9:139-146.

70. *Hinderaker J, Lord SM, Barnsley L, et al.* Diagnostic value of C2-3 instantaneous axes of rotation in patients with headache of cervical origin. Cephalalgia 1995;15:391-395.

71. *Lord SM, Barnsley L, Bogduk N.* Percutaneous radiofrequency neurotomy in the treatment of cervical zygapophysial joint pain: a caution. Neurosurg 1995;36:732-739.

72. *Bogduk N.* Distinguishing primary headache disorders from cervicogenic headache: clinical and therapeutic implications. Headache Curr 2005;2:27-36.

73. *Govind J, King W, Bailey B, et al.* Radiofrequency neurotomy for the treatment of third occipital headache. J Neurol Neurosurg Psychiatry 2003;74:88-93.

74. *McDonald GJ, Lord SM, Bogduk N.* Long-term follow-up of patients treated with cervical radiofrequency neurotomy for chronic neck pain. Neurosurg 1999;45:61-67.

75. *van Suijlekom JA, van Kleef M, Barendse GA, et al.* Radiofrequency cervical zygapophyseal joint neurotomy for cervicogenic headache: a prospective study of 15 patients. Funct Neurol 1998;13:297-303.

76. *Lord S, Bogduk N.* Radiofrequency procedures in chronic pain. Best Pract Res Clin Anaesth 2002;16:597-617.

77. *Sjaastad O, Fredriksen TA.* Cervicogenic headache: criteria, classi-cation and epidemiology. Clin Exp Neurol 2000;18:S3-S6.

78. *Bovim G.* Cervicogenic headache, migraine, and tension-type headache. Pressure-pain threshold measurements. Pain 1992;51:169-173.

79. *Chen J, Solinger AB, Poncet JF, et al.* Meta-analysis of normative cervical motion. Spine 1999;24: 1571-1578.

80. *Bansevicius D, Sjaastad O.* Cervicogenic headache: the influence of mental load on pain level and EMG of shoulder-neck and facial muscles. Headache 1996;36:372-378.

81. *Dumas JP, Arsenault AB, Boudreau G, et al.* Physical impairments in cervicogenic headache:

traumatic vs. nontraumatic onset. Cephalalgia 2001;21:884-893.

82. *Jull G, Barrett C, Magee R, et al.* Further characterisation of muscle dysfunction in cervical headache. Cephalalgia 1999;19:179-185.

83. *Sjaastad O, Fredriksen T, Petersen H, et al.* Features indicative of cervical abnormality. A factor to be reckoned with in clinical headache work and research? Funct Neurol 2003;18:195-203.

84. *Watson DH, Trott PH.* Cervical headache: an investigation of natural head posture and upper cervical flexor muscle performance. Cephalalgia 1993;13:272-284.

85. *Zito G, Jull G, Story I.* Clinical tests of musculoskeletal dysfunction in the diagnosis of cervicogenic headache. Man Ther 2006;11:118-129.

86. *Zwart JA.* Neck mobility in different headache disorders. Headache 1997;37:6-11.

87. *Bogduk N.* The neck and headaches. Neurol Clin North Am 2004;22:151-171.

88. *Amiri M, Jull G, Bullock-Saxton J, et al.* Cervical musculoskeletal impairment in frequent intermittent headache. Part 2: subjects with multiple headaches. Cephalalgia 2007;27:891-898.

89. *Gijsberts TJ, Duquet W, Stoekart R, et al.* Pain-provocation tests for C0-4 as a tool in the diagnosis of cervicogenic headache. Cephalalgia 1999;19:436.

90. *Gijsberts TJ, Duquet W, Stoekart R, et al.* Impaired mobility of cervical spine as tool in diagnosis of cervicogenic headache. Cephalalgia 1999;19:436.

91. *Marcus DA, Scharff L, Mercer S, et al.* Musculoskeletal abnormalities in chronic headache: a controlled comparison of headache diagnostic groups. Headache 1999;39:21-27.

92. *Calandre E, Hidalgo J, Garcia-Leiva J, et al.* Trigger point evaluation in migraine patients: an indication of peripheral sensitization linked to migraine predisposition? Eur J Neurol 2006;13:244-249.

93. *Fernandez-de-Las-Penas C, Alonso-Blanco C, Cuadrado M, et al.* Myofascial trigger points and their relationship to headache clinical parameters in chronic tension-type headache. Headache 2006;46:1264-1272.

94. *Bansevicius D, Westgaard R, Sjaastad O.* Tension-type headache: pain, fatigue, tension, and EMG responses to mental activation. Headache 1999;39:417-425.

95. *Bendtsen L.* Central sensitization in tension-type headache - possible pathophysiological mechanisms. Cephalalgia 2000;20:486-508.

96. *Matharu M, Bartsch T, Ward N, et al.* Central neuromodulation in chronic migraine patients with suboccipital stimulators: a PET study. Brain 2004;127:220-230.

97. *Olesen J.* Clinical and pathophysiological observations in migraine and tension-type headache explained by integration of vascular, supraspinal and myofascial inputs. Pain 1991;46:125-132.

98. *Griegel-Morris P, Larson K, Mueller-Klaus K, et al.* Incidence of common postural abnormalities in the cervical, shoulder, and thoracic regions and their association with pain in two age groups of healthy subjects. Phys Ther 1992;72:425-431.

99. *Haughie LJ, Fiebert IM, Roach KE.* Relationship of forward head posture and cervical backward bending to neck pain. J Manipul Ther 1995;3:91-97.

100. *Treleaven J, Jull G, Atkinson L.* Cervical musculoskeletal dysfunction in post-concussional headache. Cephalalgia 1994;14:273-279.

101. *Jull G, Stanton W.* Predictors of responsiveness to physiotherapy treatment of cervicogenic headache. Cephalalgia 2005;25:101-108.

102. *Falla D, Jull G, Russell T, et al.* Effect of neck exercise on sitting posture in patients with chronic neck pain. Phys Ther 2007;87:408-417.

103. *Szeto G, Straker L, Raine S.* A field comparison of neck and shoulder postures in symptomatic and asymptomatic office workers. Appl Ergon 2002;33:75-84.

104. *Hall T, Robinson K.* The flexion-rotation test and active cervical mobility - a comparative measurement study in cervicogenic headache. Man Ther 2004;9:197-202.

105. *Ogince M, Hall T, Robinson K, et al.* The diagnostic validity of the cervical flexion-rotation test in C1/2-related cervicogenic headache. Man Ther 2007;12:256-262.

106. *King W, Lau P, Lees R, et al.* The validity of manual examination in assessing patients with neck pain. Spine J 2007;7:22-26.

107. *Jull G, Bogduk N, Marsland A.* The accuracy of manual diagnosis for cervical zygapophysial joint pain syndromes. Med J Aust 1988;148:233-236.

108. *Jull G, Zito G, Trott P, et al.* Inter-examiner reliability to detect painful upper cervical joint dysfunction. Aust J Physiother 1997;43:125-129.

109. *Bogduk N.* Cervicogenic headache: anatomic basis and pathophysiologic mechanisms. Curr Pain Headache Rep 2001;5:382-386.

110. *Fredriksen T, Stolt-Nielsen A, Skaanes K, et al.* Headache and the lower cervical spine: long term, postoperative follow-up after decompressive neck surgery. Funct Neurol 2003;18:17-28.

111. *Jull G.* The use of high and low velocity cervical manipulative therapy procedures by Australian manipulative physiotherapists. Aust J Physiother 2002;48:189-193.

112. *Falla D, Jull G, Hodges P.* Patients with neck pain demonstrate reduced electromyographic activity of the deep cervical flexor muscles during performance of the craniocervical flexion test. Spine 2004;29:2108-2114.

113. *Jull G, Kristjansson E, Dall' Alba P.* Impairment in the cervical flexors: a comparison of whiplash and insidious onset neck pain patients. Man Ther 2004;9:89-94.

114. *Sterling M, Jull G, Vicenzino B, et al.* Characterisation of acute whiplash associated disorders. Spine 2004;29:182-188.

115. *Elliott J, Jull G, Noteboom J, et al.* Fatty infiltration in the cervical extensor muscles in persistent whiplash associated disorders (WAD): an MRI analysis. Spine 2006;31:E847-E855.

116. *O' Leary S, Vicenzino B, Jull G.* A new method of isometric dynamometry for the cranio-cervical flexors. Phys Ther 2005; 85:556-564.

117. *Pollmann W, Keidel M, Pfaffenrath V.* Headache and the cervical spine: a critical review. Cephalalgia 1997;17:801-816.

118. *Hack GD, Koritzer RT, Robinson WL, et al.* Anatomic relation between the rectus capitis posterior

minor muscle and the dura mater. Spine 1995;20:2484-2486.

119. *Mitchell BS, Humphries BK, O' Sullivan E.* Attachments of ligamentum nuchae to cervical posterior dura and the lateral part of the occipital bone. J Manipul Physiol Ther 1998;21:145-148.

120. *Hu JW, Vernon H, Tatourian I.* Changes in neck electromyography associated with meningeal noxious stimulation. J Manipul Physiol Ther 1995;18:577-581.

121. *Alix ME, Bates DK.* The proposed etiology of cervicogenic headache: the neurophysiologic basis and anatomical relationship between the dura mater and rectus posterior capitis minor muscle. J Manipul Physiol Ther 1999;22:534-539.

122. *Jull G.* Management of cervical headache. Man Ther 1997;2:182-190.

123. *Ishizaki K, Mori N, Takeshima T, et al.* Static stabilometry in patients with migraine and tension-type headache during a headache-free period. Psychiatry Clin Neurosci 2002;56:85-90.

124. *Rossi C, Alberti A, Sarchielli P, et al.* Balance disorders in headache patients: evaluation by computerized static stabilometry. Acta Neurol Scand 2005;111:407-413.

10

Differential Diagnosis of Cervicobrachial Pain

경상완통의 감별진단

서론

경추 통증과 연관되어 나타나는 체간 상부의 통증과 그 밖의 증상들로 인해 근골격계를 치료하는 임상의들은 진단하는데 있어 종종 딜레마를 느끼곤 한다. 이 영역의 통증을 둘러싸고 혼선이 있는 이유 중 하나는 우선 그 존재를 표현하는데 쓰이는 용어가 통일되어 있지 않기 때문이다. 경상완통(cervicobrachial pain), 비특이성 팔 통증(nonspecific arm pain), 경상완증후군(neck/arm syndrome), 반복적인 염좌(repetitive strain injury), 업무와 관련된 상지의 장애(work-related upper-limb disorder) 등은 체간 상부(경추, 어깨, 팔, 손, 등과 가슴의 상부)의 통증을 설명하는 명칭들이며, 일부에서는 두통 또한 이와 연관된 증상이라고 설명하고 있다.[1] 팔의 통증은 종종 쑤시고, 타는 듯한 통증 혹은 경련이 일어나는 것 같다고 한다.[2] 게다가, 이상 감각(paresthesia), 감각저하(hypoesthesia), 감각과민(hyperesthesia), 혈관운동의 변화(vasomotor changes), 소력감(weakness)과 같은 감각 증상들도 호소할 수 있다.[3]

체간 상부의 통증이 목의 통증과 연관되어 있는 환자들의 비율에 대해서 널리 알려진 자료는 없다. Barnsley 등[4]의 연구에 의하면 만성 교통사고 후유증 환자에서 이러한 증상들이 빈번하게 발생하는데 이는 우리가 관찰한, 3개월 이상의 만성 교통사고 환자들의 약 60%가 팔의 통증을 가지고 있다는 사실에 의해서 확인되었다.[5] Daffner등[6]은 목의 통증이 단독으로 오는 경우와 목과 팔의 통증이 함께 수반되는 경우가 전반적인 건강 상태에 어떤 영향을 미치는지 비교하였는데 나이와 성별을 고려해서 팔의 증상을 동반한 환자들이 목의 통증만을 가지고 있는 환자들에 비해서 활동에 제한이 많았고 전반적인 건강 상태와 삶의 질이 저하되어 있었으며 이 내용은 SF-36(Short Form-36)의 신체적, 정신적 건강 항목에 나타났다. 이것은 목의 통증에 팔의 통증이 동반되는 경우 환자의 장애 수준에 중대한 영향을 미치며 환자들의 치료, 재활 및 향후 결과에도 중요한 의미를 갖는다는 사실을 보고한 첫 논문이었다.

경상완통(cervicobrachial pain)을 일으키는 잠재적 원인에는 몇 가지가 있는데, 경추 구조의 병리적 문제에서 연관된 체성 동통, 신경 조직의 자극 혹은 감작에서부터 신경근병증(radiculopathy) 혹은 신경근의 압박에 까지 해당되는 말초신경 조직의 관여, 잠재적인 신경혈관 조직의 관여까지 포함되어 있다. 판코스트 종양(pancoast tumor)과 같은 심각한 질병이 목과 팔의 통증을 유발할 수도 있기 때문에[7] 이러한 비근골격계 원인이 의심되는 환자에게 수기 치료를 할 때에는 적절한 의학적 자문을 통하여 이를 사전에 반드시 확인해야 한다.

이번 장에서는 경상완통의 발생에 관여하는 것으로 생각되는 기전에 대하여 개략적으로 알아보고자 한다. 팔과 목의 통증을 감별진단하고 현재 쓰이고 있는 치료 전략에 대해서도 논의하고자 한다.

경상완통의 발생기전

체성 연관통

임상에서 목과 관련된 팔의 통증이 있는 경우 종종 환자들이 호소하는 증상이 말초 신경 조직과 연관되어 있다고 생각하게 된다. 하지만 팔의 통증은 통각 자극을 담당하고 신경에서 자극을 전달받는 비신경성 경추 구조물의 연관통(referred pain)의 결과로 발현될 수도 있다. 건강한 대조군과 목의 통증을 가진 환자들을 대상으로 한 실험에서 목의 근육과 경추 후관절, 척추간 디스크는 C5-6, C6-7, C7-T1 분절과 연관된 상지[8,9]에서 연관통을 유발할 수 있다고 보고하였다.[10] 연관통은 일반적으로 둔하고, 불명확한 경계를 가진 통증으로 나타난다.[11] 임상에서 목의 통증을 가진 환자가 체성 연관통을 동반하는 경우는 드물지 않다. 연관통의 발생 기전에 관해서는 2장에서 자세하게 기술되어 있다.

신경병증성 통증

팔의 통증은 말초 신경 조직과 관련될 수 있으며 그래서 이를 "신경병증성(neuropathic)" 통증 질환이라고 부른다. 국제통증연구학회(International Association for the Study of Pain, IASP)는 말초 혹은 중추 신경계의 일차적인 문제나 기능부전에서 발생한 통증을 신경병증성 통증으로 정의하였다.[12] 신경인성 통증(neurogenic pain) - 일차적 병소, 기능부전, 말초 혹은 중추 신경계에서의 일시적인 문제 - 이나 신경염(neuritis) - 염증성 원인이 존재하는 것으로 생각되는 통증 - 과 같은 대체 용어들이 서로 혼동되어 사용되고 있으며 신경 조직에서 발생한 통증의 다양한 기전을 포함하는 개념으로 쓰이는 일반적인 용어로 "신경병증성 통증"을 제안하였다.[13] 임상에서 종종 일어나는 것처럼 그 용어가 사용되는 상황이 어떤 특정한 기전을 배제하기도 하지만 기본적인 기전을 정확하게 나타내지는 못한다. 이 때문에 "신경병증성 통증"이라는 용어는 이 장에서 신경 조직과 연관되어 발생하는 통증을 일컫는 용어로 쓰였다.

임상에서 직면하는 어려움은 통증이 실제로 신경병증성인지 아닌지를 구분할 수 있는지의 여부이며 임상의 많은 경우에서 신경병증(neuropathy)을 잡아내는 것은 참으로 힘든 일이다. 이런 경우의 대표적인 예는 환자가 경추 신경근병증을 호소하는데 신경학적 평가에서는 감각 소실, 근력 저하, 건반사 감소가 두드러지는 경우가 될 수 있다. 이러한 임상 예에서 환자의 증상을 통해 진단해 보면 말초 신경 전도 장애가 발생한 것을 알 수 있을 것이다. 하지만 신경 조직에서 발생하는 통증이 신경 전도 장애와 항상 연관되어 있는 것은 아니며[14] 따라서 진단이 어렵고 팔의 통증을 지속적으로 호소하는 환자들의 증상과 그 동기에 대해 회의적인 생각이 들게 된다.[15] 게다가 환자의 팔에서 나타나는 증상의 원인인 말초 신경 조직의 병리를 진단할 수 있는 확실한(gold-standard) 진단 도구도 없는 상황이다.[16] 신경전도검사와 같은 전기생리학적 검사는 말초 신경 기능부전의 여부를 판단하는 검사법으로 생각되지만 작은 말초신경 병변을 구분할 수 없다는 몇 가지 단점을 가지고 있다. 신경의 작은 다발들은 거대 미엘린섬유로부터 영향을 받아, 다양한 정도로 증상이 있거나 혹은 상대적으로 증상이 없게 되어(신경전도검사의 대상) 전도속도(velocity)와 전도지연(latency)은 정상처럼 보이게 된다.[17] 게다가, 전기생리검사는 정확한 결과를 도출하기 위하여 병변을 국소화하는데 어려움이 많아 상완신경총을 포함하는 병리 기전에는 적합하지 못하다.[18] 최근 신경손상된 동물모델에서 단지 작은 신경의 손상만으로도 통증이 발생한다는 사실이 증명되었다. 근골격계 연구에서 보여지는 경상완통 증후군과 가장 관련이 있는 것으로 생각되는 신경조직의 통증을 보여주는 두 가지 동물 모델은 만성 협착성 손상(chronic constrictive injury, CCI) 모델과 신경염 모델들이다. 다른 동물 모델인 신경 결착(nerve ligation) 혹은 절단(transaction) 모델들도 있지만 전반적인 감각 및 운동 기능 상실로 인해 이번 장에서 논의하고자 하는 주제와는 거리가 있다.

신경손상 동물모델

만성 협착성 손상(CCI)은 봉합사로 말초 신경 줄기를 묶어서 혈류 순환은 장애가 있지만 신경은 절단되지 않는 상태로 만들어진다.[19] 쥐의 좌골 신경에서 만들어진 만성 협착성 손상(CCI)은 자발통, 통각과민, 무해자극통증과 연관이 있을 수 있는 병변 부위에서의 이소성 방전을 유발했으며[20], 이러한 변화는 손상 2

일 안에 가장 뚜렷해졌고, 10-18일에 가장 높아져서 2달 정도까지 지속되었다.[19] 만성 협착성 손상(CCI) 발생 수일 후, 일차 구심성 신경 섬유는 자발적으로 흥분하여 후근신경절에서 방전을 유발시켰다.[21] 손상 후에 나타나는 대부분의 활동전위는 C-섬유와 함께 A-β A-δ섬유에서 나타났다.[22] 자발적인 활동전위와 더불어, 축삭의 손상이 항상 일정하거나 모든 신경 다발에서 나타나는 것은 아니지만 형태학적인 변화가 말초 구심성 섬유의 심한 소실과 함께 나타났다.[14]

신경 손상의 만성 협착성 손상(CCI) 모델은 축삭 손상과 축삭 주위 염증을 포함한다. 특히 민감성 신경조직이 관찰되는 근골격계 질환에서 염증이 단독으로 나타나는 것 역시 중요한 의미가 있다.[23] Eliav등[13]은 염증 물질을 쥐의 좌골 신경(신경염 모델이라 불리움)에 사용하여 실험적으로 신경염을 만들어냈다. 이 동물 모델에서, 축삭의 손상이 없는 신경초(nerve sheath)의 염증은 기계적, 냉각 무해자극통증(mechanical and cold allodynia)은 물론 기계적, 열 통각과민(mechanical and heat hyperalgesia)을 포함하는 신경병증성 통증과 유사한 증상들이 나타났으며 실험 후 몇 일 간 지속되었다.[13] 신경병증성 통증 감각은 염증 부위 뿐만 아니라 멀리 떨어진 곳에서도 발생하였다. 추가적인 연구에서도 염증이 유발된 신경 줄기에서 자발적인 이소성 활동전위가 지속적으로 나타나는 것이 확인됐으며[24] 이러한 반응은 구강안면 신경에서 뿐만 아니라 양측 하지신경 줄기에서도 나타났다.[25]

신경 줄기를 따라 느껴지는 통증은 임상에서 새로운 것은 아니며[26] 신경벽신경(nervi nervorum, 신경초의 통증 신경지배)의 감작의 결과로 발생하는 것으로 알려져 왔다.[23,27] 하지만 이 가설은 몇 가지 이유로 인해 논란의 여지가 있다. 신경초의 신경지배는 매우 희박한 관계로 관찰되는 통증 증상을 야기하기에는 충분하지 않을 것으로 여겨지므로 신경벽신경에서 유발된 통증성 활동전위의 양이 무척 적다는 것이다.[13] 알코올을 통한 신경벽신경 제거는 신경염 모델 동물에서 나타나는 통증 반응을 변화시키지는 못했다.[13] 신경병증성 통증 반응에 대한 또 다른 가설이 신경염 유발에 의해 제시되고 있는데 통증을 신경내 구획에서 일어난 신경-면역 상호작용의 결과로 생각하는 주장이다.[13] 이것을 주장하는 사람들은 면역 세포와 섬유모세포가 신경 안으로 침윤되면 A-δ섬유와 C-섬유가 염증전구물질인 cytokine에 노출되고, 따라서 척수 쪽(정방향)과 말초 쪽(역방향) 모두에서 이소성 방전을 일으킨다는 것이다. 정방향 방전은 척수에서 중추성 과민 반응을 일으키고 역방향 방전은 말초 조직으로 substance P와 같은 뉴로펩타이드를 분비한다.[13]

이러한 두 가지 동물 모델 연구를 실제 임상으로 확장해 보면 쉽게 자극되는 양상의 통증은 물론 통각과민, 무해자극통증, 냉각과민과 같은 신경전도의 소실 징후를 나타내지 않는 팔 통증 환자들에게서 나타나는 감각증상들이 만성 협착성 손상(CCI) 모델에서 나타나는 것처럼 어느 정도 혹은 부분적인 축삭 손상은 물론 신경 염증과 감작의 결과일 수도 있다는 가설을 세워 볼 수 있을 것이다. 신경학적 검사와 신경전도 검사와 같이 임상에서 신경 섬유 전도를 평가하는 전통적인 방법을 통해서는 전술한 신경 손상에서 나타나는 미묘한 변화를 알아낼 수 없기 때문에 인체에서 섬유의 감작과 A-β섬유의 손상과 같은 변화를 알아낼 수 있는 양적 방법들의 발전이 반드시 필요하다.

작은 신경섬유손상의 근거

신경병증성 통증에 대한 신경염 모델의 연구는 인체에서도 적용되었다. 최근의 연구에서는 넓은 지름을 가진 A-β 섬유의 감각을 연구하기 위해 피부전기 자극(electrocutaneous stimulation)을 이용했다. 신경줄기 주변의 염증은 신경지배되는 장기의 촉감을 매개하는 구심성 A-β 섬유의 과민성(감응역치(detection threshhold)의 감소)을 증가시켰다.[28] 이렇게 변화된 감응역치는 종말 수용체를 우회해서 A-β 섬유 자체를 선별적으로 활성화시키는 약한 전기 자극을 통해 평가할 수 있다.[29,30]감소된 전기적 감응역치는 구강 신경의 신경염을 가진 환자들에게 나타나며 감각 변화는 증상이 발현되기 전이라도 초기 단계에서 명확하게 나타났다.[28]

목의 통증에 대하여 전기 감응역치를 활용한 연구에서 Chien 등[31]은 최근 교통사고 후유증을 가진 환자를 대상으로 이러한 방법론을 활용했다. Eliav 등[28]의 연구와는 상반되게 우리가 시행한 연구에서는 팔의 통증 유무와는 상관없이 증가된(감각저하를 의미), 감소하지 않은(감각과민을 의미) 감응역치를 나타냈다(그림 10.1).[31] 하지만 우리 연구에 참가한 대상들은 3개월 이상의 만성 단계로 초기에 나타났던 염증 반응이 신경 손상으로 진행해서 감각저하까지 나타났다. Barbe등[32]은 그들이 진행한 동물 실험 결과에서 지속적인 염증 상태는 신경 조직을 압박하고 섬유화하며, 일부 섬유에서는 전도에 영향을 미쳐 감각저하를 일으킨다고 주장했다. Benoliel 등[33]은 만성 단계에서 나타나는 연구 결과(역치의 증가 또는 감각저하)와는 다르게 급성 염증 상태에서 전기적 감응역치 검사에 감각이 과민해지는 것을 확인할 수 있었다.

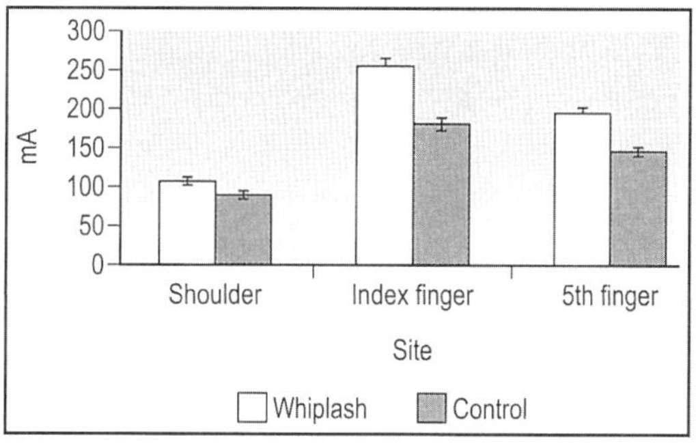

그림 10.1 | 피부전기 감응역치(평균 ±표준편차), 주파수 2000Hz로 세 지점에서 측정되었으며 모두 P<0.01.

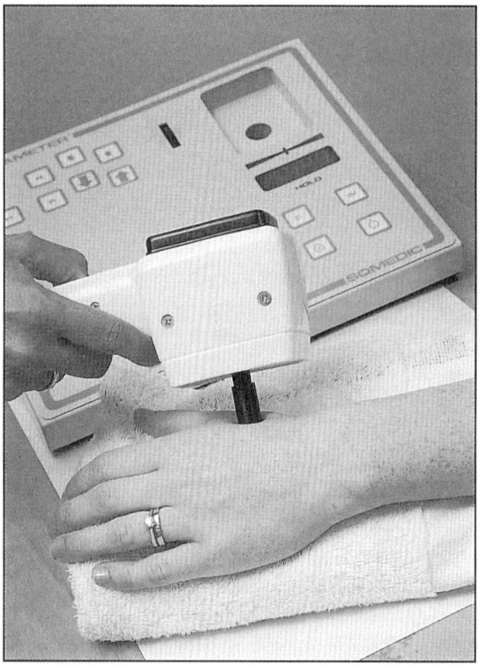

그림 10.2 | 진동측정기(Somedic, Sweden)로 손등에서 진동 감응역치를 측정

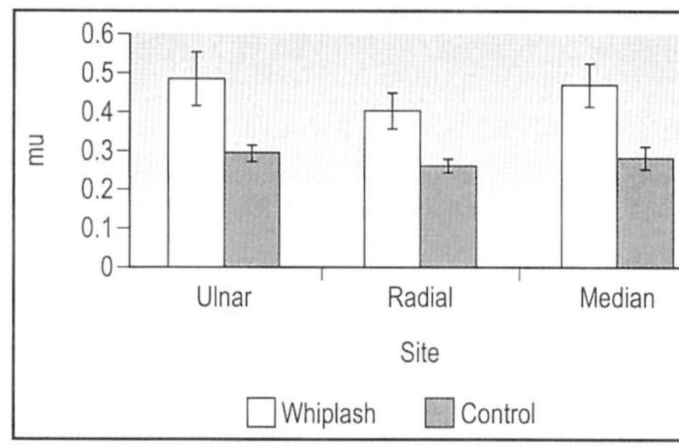

그림 10.3 | 척골, 요골, 정중 신경이 통과하는 손에서 측정한 진동 역치, 평균(±표준편차) 이며 모두 $P<0.05$

변성된 A-β섬유의 기능은 진동 자극(그림 10.2)를 사용하여 연구되었다. 이 연구에서 상지부 신경 줄기(특히 정중신경)에서 진동 감응역치가 증가하는 것이 팔의 비특이적 통증을 가진 사무직 근로자와 일반적인 비특이성 팔의 통증을 가진 환자들에서 모두 나타났다.[34,35] Greening과 Lynn[34]은 이러한 결과는 비정상적인 자세로 인해서 작은 신경이 눌려서 생긴 것으로 설명을 했다. 그들의 주장을 뒷받침하기 위해, 이 환자군에서 손목 정중신경의 횡적 그리고 전후방향의 움직임이 감소한 것을 초음파와 MRI를 통해 확인했다.[36,37] 이러한 움직임의 감소는 자세성 적응의 결과로 신경 자극과 신경 내로의 혈류 저하를 야기할 수 있다는 가설이 가능하다.[37]

우리는 만성 교통사고 후유증을 가진 환자들의 손에서 진동 감응역치가 비슷하게 증가된 것을 확인할 수 있었다(그림 10.3).[31] 이러한 증상을 가진 경우에 흔히 그런 것처럼 상지부의 세 가지 신경 줄기의 신경 지배 구역에도 변화가 나타났다. 진동에 대한 감각저하는 환자들이 팔의 통증이 있건 없건 상관없이 나타났으며 이러한 사실은 흥미로웠다. 이 연구 결과는 신경병증이 있는 경우 일부 팔의 통증 혹은 다른 증상들이 생길 수 있다는 점에서 흔한 경우가 아니라고 생각할 수도 있다. 하지만 Greening 등[38]은 증상이 없는 사무직 근로자들에서 경상완통을 가진 환자들과 유사한 신경 기능부전 즉, 증가된 진동 감응역치를

가지고 있다는 사실을 밝혀냈다. 이러한 연구를 종합해 볼 때 증상이 없는 사무직 근로자들과 팔의 통증이 없는 교통사고 후유증 코호트 연구 대상자들에서 나타날 수 있는 준임상적 증상(subclinical presentation)의 가능성이 제시될 수 있다. 증상이 없는 사무직 근로자들의 통증이 발생하느냐의 여부 혹은 만성 교통사고 후유증을 가진 환자들의 국소적 증상이 넓게 퍼지는지의 여부는 계속 관찰해야 한다. 반대로 신경 손상은 모든 환자들에게서 통증을 유발하지는 않는다고 알려져 있다. 말초 신경병증을 동반한 당뇨 환자의 20%만이 신경병증성 통증을 동반한다. 통증 발생에 있어서의 이러한 명백한 차이에 대한 이유는 알려진 바가 없지만 내재된 기전의 미묘한 차이가 발현된 결과라고 여겨지고 있다.[17]

경상완통에 신경 조직이 관여되어 있다는 또 다른 근거가 있다. 경상완통 환자의 손과 전완부에 캡사이신과 히스타민 자극을 주었을 경우 피부 홍반이 감소하는 것으로 C-섬유 기능부전에서 입증되었다.[38,39] 또한 교감 신경계 활성의 변화가 나타났는데 이는 교감성 혈관수축 반응의 감소[38]와 피부 온도 장애[40]로 나타났다.

신경조직이 민감해지는 것은 일차적인 신경 조직의 손상으로 인해 발생할 수 있다. 교통사고 충돌로 인해 목에 손상을 입은 사람들의 사체 연구에서 신경근 손상과 후근 신경절에서의 출혈, 척수 손상을 포함하는 신경 조직의 병리소견을 확인할 수 있었다.[41,42] 교통 사고 사망자의 사후 연구가 교통사고 후유증을 대신할 수 없으며 사고 생존자들에게 적용시켜서는 안된다는 반론이 있을 수도 있다. 하지만 사후 연구, 생체역학, 임상 연구에서 나온 근거가 일치한다는 점은 적어도 일부 교통사고 후유증 환자들에게는 그러한 구조가 관여되었다는 것을 암시한다.[43] 그렇지 않으면 신경 조직의 자극이 이차적 현상을 일으키는 것으로 볼 수도 있다. 척추 후관절과 척추간 디스크와 같은 인접한 구조의 염증 과정은 주변의 신경 조직에 영향을 미쳐서 기계적 자극에 과민하게 하고 신경염으로 유발된 신경병증성 통증을 일으킬 것이다.[44] 신경 조직에 대한 염증성 매개물질의 작용에 대해서는 위에서 대략적으로 설명을 한 바가 있다.[13,24]

혈관 조직의 문제

말초신경조직의 관여와 더불어, 일부 환자들에서는 혈관성 병변(vascular compromise)으로 생각되는 증상이 나타나는 경우가 있다. 여기에는 팔의 통증, 감각 소실, 근력 약화와 더불어 말초에서의 피부색의 변화와 청색증(cyanosis), 부종, 모세혈관의 확장 장애[45] 등이 포함된다. 이러한 증상은 조직성 병변이 흉곽 출구 안에서 발생하는 흉곽 출구 증후군(thoracic outlet syndrome)으로 알려져 있다. 하지만 치료자가 좀 더 기전에 기반한 진단법으로 목의 통증을 판단하고자 한다면 이와 같은 용어들은 환자가 호소하는 증상에 내포된 과정에 대한 명확한 추론 없이 단순히 증상의 집합에 이름을 붙인 것에 불과하므로 반드시 주의해야 할 것이다.

눈치 빠른 임상의들은 환자가 호소하는 증상을 통해 혈관성 병변의 징후를 알아챌 수 있을 것이다. 이학적 검진에서 특수 검사가 있기는 하지만 타당도나 신뢰도는 아직 확실하지 않다.[46] 심한 혈관성 병변의 증상이 나타나는 경우에는 즉시 의학적 처치를 받도록 조치해야 한다. 이러한 상황에 대한 좀 더 자세한 내용은 Huang과 Zager[45]의 논문을 참고하기 바란다. 혈관성 병변을 동반하지 않는 신경 조직의 관여를 감별 진단하는 것은 아래에 기술되어 있다.

경상완통의 임상적 감별진단

경상완통을 가지고 있는 환자의 임상 평가의 주된 목적은 그 증상에 신경병증성 요소가 연관되어 있는지를 감별하는 것이다. 이것은 다양한 방법으로 환자를 치료하는데 있어 영향을 미친다. 우선 물리치료와 약물치료를 포함하여 정확한 치료를 처방하는 것이 가능해진다. 그리고 이 증상의 임상적 경과에 대하여 어떤 지침을 제시해주는데 이를테면 신경병증성 요인이 존재할 경우에는 치료에 잘 반응하지 않는다 같은 것이다. 중요한 점은 기계적 감각에 민감한 신경 조직이 있는 경우 환자의 증상이 더 악화되지 않도록 물리치료를 좀 더 조심스럽게 시행해야 한다는 것이다.[5,47]

환자의 목과 팔의 통증에 영향을 주는 신경 기능부전을 확인하는 것은 가볍게 생각해서는 안 되며 철저한 임상 검사를 시행하여야 한다.

환자가 호소하는 증상들

환자가 호소하는 증상을 통해서 신경 조직에서 유발된 팔의 연관통을 임상적으로 감별할 수 있다는 보고가 있다. 신경근 통증(radicular pain)이 그 특성상 날카롭고, 쿡쿡 쑤시거나 찌르는 듯하게 느껴지는 것과는 달리 연관통은 깊숙한 곳에서 느껴진다.[11] 이러한 증상은 신경전도 소실로 인한 경추 신경근병의 경우에는 사실이지만 전도 소실이 없는 자그마한 말초신경 손상에서 일어나는 통증은 그렇게 뚜렷한 증상을 나타내지 않는다. Rasmussen 등[48]은 호소하는 증상을 기준으로 환자들을 세 군으로 구별하려고 했다. (1) 확실한 신경병증성 통증 양상을 가진 군(예를 들면, 말초신경병증); (2) 신경병증성 통증의 가능성이 있는 군(일부 근골격계 통증 환자를 포함); (3) 신경병증성 통증이 아닌 것 같은 군인데 이 세 가지 군에서 환자들이 호소하는 증상들, 예를 들면 타는 듯한 통증이나 쿡쿡 쑤시는 통증과 같은 신경병증성 통증의 속성을 가졌다고 생각되는 증상들 상당수가 중복되어 있었다. Bouhissera과 Attal[49]는 신경병증성 통증과 다른 신체적 통증을 구분하는 개선된 감별 진단 요령을 발표했는데 이상감각(paresthesia), 저림(numbness), 얼얼함(tingling), 가려움(itching)과 같은 비통증성 증상을 환자가 호소하는 증상들(작열감, 전기가 통하는 느낌, 차가운 느낌의 통증)과 연관지어 구분하였다. 이러한 연구들을 통해 알 수 있는 점은 환자를 종합적으로 진찰할 때에는 환자가 호소하는 통증과 통증의 성질, 부가적으로 비통증성 증상까지 통틀어 올바르게 인식해야 한다는 것이다. 이러한 요소들이 모두 결합된 경우 말초신경 조직의 기능부전이 있음을 의미하기도 하는데 이것은 환자에 대한 이학적 검진을 통해서 좀 더 확실하게 확인하거나 배제할 수 있다.

침해수용성 통증(nociceptive pain)과는 반대로 기본적으로 신경병증성인 통증을 구분하기 위해 사용되는 몇 가지의 신경병증성 통증 감별 설문지가 있다.[50] 하지만 근골격계 관련 임상에서 이러한 설문지를 사용하는데 어려운 점은 이들 설문지 대부분이 당뇨병성 신경병증과 같이 비교적 명확한 신경병증성 증상을 동반한 환자들을 대상으로 만들어지고 타당도가 조사되었다는 점이다. 그래서 주로 임상에서 다뤄지는 통증성 근골격계 질환의 신경병증성 요인(좀 더 애매할 수도 있는)을 구분하는데 있어 유용한지는 아직 불명확하다. 하지만, Sterling[51]은 최근 연구에서 S-LANSS(Leeds Assessment of Neuropathic Symptoms and Signs) 설문지의 자가 보고서를 분석한 결과 주로 급성 교통사고 후유증을 가진 환자들의 30%가 신경병증성 통증 양상을 나타냈으며, 이를 통해 신경병증성 통증이 의심될 경우 목과 팔의 통증을 평가하는데 있어 그러한 검사 도구들이 필요하다는 점을 알 수 있다.

이학적 검진

수기 치료 시술자들은 환자의 통증 증후군에서 감작된 신경 조직의 연관성을 평가하기 위해 개발된 상완신경총 유발 검사(brachial plexus provocation test, BPPT)나 상지긴장 검사(upper-limb tension test, ULTT)에 대해서 잘 알고 있을 것이다(그림 10.4).[52,53] 이 두 가지 검사는 종종 "신경동역학적

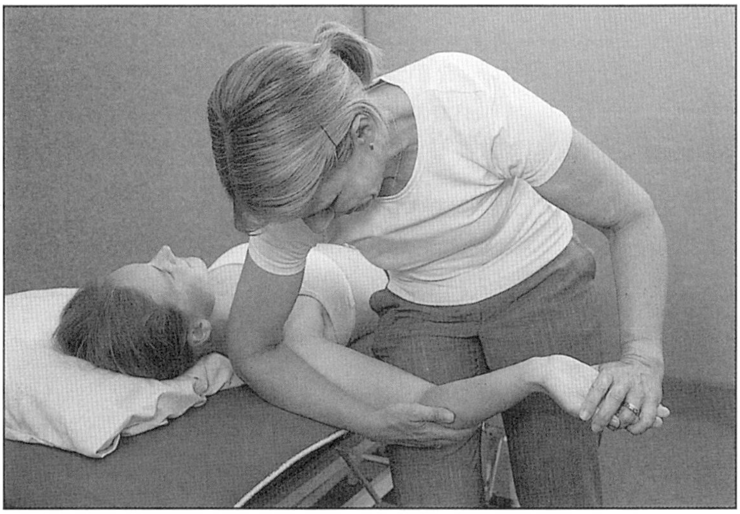

그림 10.4 | 상완신경통증유발 검사(BPPT), 흔히 상지긴장도 검사 혹은 상지신경동역학적 검사로 불림

(neurodynamic)" 검사라고 불려지기도 한다.[54] 상완신경총 유발 검사(BPPT)는 상지와 경추의 다양한 신경학적 요소들을 기계적으로 자극하는 검사이다.[52] 검사자는 검사 중 동작의 전 범위에서 저항감의 변화를 평가하게 되는데; 여기에서 나타나는 변화는 추가적인 자극으로부터 신경조직을 보호하기 위하여 근육 활동이 증가되는 것을 나타낸다.[23] 저항이나 근육의 활동이 발생하는 경우 환자가 호소하는 증상과 동시에 일어나야 한다.[23]

신경유발 검사는 자극을 유발하는 구조가 비특이적이라는 점이 문제로 지적되고 있다.[55] 실제로 일부의 경우에서 이 검사를 통해 나온 결과를 해석하기가 쉽지 않다. 만성 교통사고 상해 증후군의 경우, 일반적인 상완신경총 유발 검사(BPPT)에 대한 반응이 보고되었다.[5] 이 연구에서, 만성 교통사고 후유증을 가진 연구 참가자들은 팔의 통증 유무에 관계없이 상완신경총 유발 검사(BPPT)(건강한 대조군에 비해)에서 양측 주관절 모두 신전이 소실되었다. 이러한 사실은 중추 신경계의 통증 전달 기전이 변화로 인한 과민성 굴곡근 회피 반응(fexor withdrawal responses)을 의미하며[5] 경추 신경근병으로 확진된 환자들에서는 보이는 상완신경총 유발 검사(BPPT) 결과와 반대이다. 그들은 상완신경통증유발 검사(BPPT)에 대해 임상적으로 예측 가능한 양상으로 반응하는데 즉, 주관절 신전의 소실이 있는 경우 증상은 환측에만 국한될 것이며 동시에 통증의 재발과 동시에 나타날 것이다.[56] 이렇게 두 가지 연구에서 상완신경총 유발 검사(BPPT)의 결과가 상반되게 나오는 것은 단 하나의 신경조직이 관여하는 것 이상으로 다양한 요인들이 신경 유발 검사의 반응이나 그 결과 해석에 영향을 미칠 수 있다는 것을 나타낸다.

하지만 자주 간과되는 사실은 상완신경총 유발 검사(BPPT) 하나만으로는 신경 조직의 문제를 진단하기에 부족하며, 따라서 임상양상을 정확히 파악하기 위해서는 일정한 범위의 이학적 검진이 필요하다는 것이다.[23,47] 감작된 말초 신경 조직의 이학적 징후는 다음과 같다: (1) 자극을 받은 신경 조직을 보호하기 위한 통증 회피성 자세(antalgic posture)의 존재 - 경상완통의 경우 견갑부 상승, 견관절 내전, 주관절 굴곡 자세가 자주 관찰됨; (2) 신경 조직이 자극 받은 것으로 간주되는 능동적 움직임의 기능부전, 예를 들면 통증이 있는 쪽 반대편으로 측굴 시에 통증성 제한이 발생; (3) 능동적 움직임의 기능부전와 동시에 나타나는 수동적 움직임 기능부전; (4) 특정한 신경 줄기를 촉지할 때 나타나는 기계적인 무해자극통증(mechanical allodynia); (5) 신경조직 자극유발 검사에서 상반된 반응과 연관되어 나타나는 신경조직 감작의 국소적 원인의 증거 등이다.[23,47] 신경병증성 경상완통에 대한 이러한 검사 절차의 타당성은 아직 검증되지 못했는데 그 이유는 이학적 검진 절차와 비교해 볼 때 작은 말초신경 손상의 평가에서 절대적 기준이 없기 때문이다. 하지만 이것은 기계적 자극에 민감한 신경조직의 평가에 있어 그리고 단일 검사 결과에 근거하여 발생할 수 있는 임상 진단의 오류를 막을 수 있는 합리적인 시작점이 될 것이다.

최근, Jepsen등[57]은 비특이적 상지 통증 환자들에게 말초신경조직의 무해자극통증을 호소하는 환자들의 상지 신경병증을 구체화하고 구분하기 위해 근육수기검사, 가벼운 접촉, 찌르는 자극, 진동감각에 대한 감각, 상완신경총 및 신경 줄기를 포함하는 말초신경조직의 무해자극통증을 사용하여 숙련된 두 검사자 사이의 일치도를 조사하였는데 신경병증의 유무를 결정하는데 있어 검사자들 사이에서 높은 검사자간 일치도를 보였다.(kappa = 0.75) 흥미롭게도, 이러한 결과를 바탕으로 저자들은 "손상"의 주된 위치가 상완신경총의 척수 레벨이라고 제시하였다. 이후의 연구에서, 이 연구의 저자들은 이학적 검진 결과(자세한 근육검사, 찌르는 자극, 진동에 대한 감각검사, 촉진에 대한 신경줄기의 기계적 자극에 대한 과민성을 포함하는)와 상지의 통증 정도가 밀접한 관계에 있다는 것을 밝혀냈다.[58] 이러한 연구들은 팔의 통증을 호소하는 환자들의 신경병증성 요인들을 밝혀내고자 할 때 이학적 검사를 사용함에 있어 숙련된 임상평가 술기가 중요하다는 사실을 나타내고 있으며 또한 임상의들은 명확한 전도 소실이 없는 신경 손상에서 나타나는 애매한 징후를 구분할 수 있도록 Jepsen 등[57]이 설명한, 보다 구체적인 검사가 포함된 통상적인 임상 신경학적 검사(가벼운 촉각, 전체적인 근력, 건반사 등)를 거쳐야 한다는 것을 밝히고 있다. 이러한 방법들은 시간이 너무 많이 걸린다는 문제가 있지만 정확한 임상적 진단을 할 수 있다면 필요할 것으로 생각된다.

위에서 설명한 대로, 진동감 및 전기적 감응역치 모두 A-β섬유의 흥분성 혹은 손상 가능성을 나타낼 수 있지만 아직 초기 단계에 머물러 있다. 이와 비슷하게, 신경줄기 움직임에 대한 초음파 측정도 진단 목적으로 사용할 수 있지만, 이것 역시 아직은 좀 더 개발될 필요가 있다. 현재로서는 경상완통에 대한 신경학적 요인들에 대한 임상적 진단은 철저하고 세밀한 이학적 검사를 실시하고 그 검사 결과를 해석하는데 달려있다.

신경근병의 진단은 다소 쉬운 편이다. 경추 신경근병증을 가진 환자를 대상으로 한 연구에서 전기진단검사(침근전도와 신경전도 검사)에서의 소견이 상완신경총 유발 검사(BPPT), 경추의 관절운동범위, 경추견인검사, 신경학적 검진과 같은 임상적 검사 결과와 상관성이 있다고 보고되었다.[56] 흥미로운 점은 경추 신경근병증을 구분하는데 있어 상완신경총 유발 검사(BPPT)가 가장 유용한 검사라는 것이다.[56] 이러한 연구 결과들은 경추의 신경근병증을 임상적으로 진단하기 위해서는 이학적 검진의 조합이 필요하며 목의 통증을 평가하는데 철저하면서도 심도 깊은 접근이 요구된다는 것을 지적하고 있다. 그리고 진동감 및 전기자극, 임상적 검진과 같은 정량적 감각 검사들 간의 관계에 대한 유사 연구도 신경전도에 문제가 없는 경상완 증상 감별에 필요하다.

만약 신경전도 소실이나 기계자극 과민성 말초신경조직에 대한 명확한 근거가 없다면 팔의 통증은 체성 연관통이라는 임상적 가정이 가능하겠지만 이러한 가정을 입증할 만한 연구는 아직 진행되지 않았다는 사실도 명심해야 할 것이다.

경상완통의 보존적 치료

목과 상지의 통증에 대한 여러 가지 물리치료의 효과를 분석한 몇몇 연구가 있다. 이러한 연구들을 해석하기 어려운 점은 조사 대상인 된 코호트의 이질성 때문이다. 이미 강조된 것처럼, 경상완통의 정확한 진단은 어려우며 이런 내재된 문제로 인하여 이 증상을 연구하는데 있어 환자를 선정하고 배제하는데 어려움이 발생한다. 목과 어깨의 통증을 치료하기 위한 다양한 영역의 생물정신사회학적 재활치료에 대한 체계적 문헌고찰에서 이러한 형태의 치료가 효과적이라는 근거를 어디에서도 찾아볼 수 없었으며, 저자들은 이 분야에 대한 무작위 대조군 연구(randomized controlled trials, RCT)의 수가 부족하다고 언급하고 있다.[59]

특히 기계적 자극에 민감한 신경 조직을 가진 환자들을 선정 기준으로 하여 치료 효과를 연구한 논문은 거의 없다. 이러한 증상을 가진 환자의 범주를 구분하는 확실한 진단 기준이 없기 때문에 임상적 진단은 Elvey가 권고한 범주를 사용해 이루어지고 있다.[47] Coppieters등[60]은 초음파 치료와 비교했을 때 경추에 편측의 외측활주기법을 포함한 수기치료를 시행한 후에 즉각적이면서 현저한 통증의 감소가 나타났다고 보고했다. Allison 등[1]은 비슷한 환자 코호트에게 동일한 수기치료법으로 치료하면서 신경 조직의 가동성을 높이기 위한 가정에서의 운동법과 함께 8주간의 치료 프로그램을 시행하였다. 그들은 외측활주기법(신경치료군)을 견갑상완관절 및 흉추(관절치료군)에 대한 수기치료와 물리치료를 전혀 받지 않은 대조군과 비교하였다. 신경수기 치료군과 관절수기치료군 모두 대조군과 비교했을 때 통증과 장애에서 현저하지만 중등도의 호전 양상을 나타냈으며, 신경수기치료군은 8주 후의 평가 시점에서 뚜렷한 통증의 감소를 보였다.[1] 그러나 대상자 수가 적었고 연구자들에 의해 언급된 여러 가지 방법론적 문제점들로 인해 이 두 가지 수기치료법 사이에서 뚜렷한 공통점을 찾기는 어려웠다.[1] 말초신경조직의 가동성을 확보하기 위한 수기치료가 통증을 어느 정도 감소시키고 장애를 호전시키는 효과가 있지만 다른 형태의 수기치료와 비교했을 때 상대적인 우수성은 현재까지는 상대적으로 알려진 바가 없다. 최근 동물 실험 결과를 통해 염증성 신경 조직에 대한 수기치료의 효과는 좀 더 많은 연구가 필요할 것으로 보여지고 있다. Song 등[61]은 후근신경절의 염증을 유발한 쥐에서 척추의 수기치료가 통증 강도와 지속 시간을 줄여준다는 것을 알아냈다. 또한 염증에 대한 전기생리학적, 병리학적 지표가 모두 감소하였다.

경상완통에 대한 효과적인 치료법이 없는 한가지 이유는 내재된 기전이나 병리에 대해 알려진 바가 거의 없기 때문이다. 이 장에서는 목과 팔에서 신경병증성과 체성 연관통 요인를 구분하는 임상적 접근에 대하여 간략하게 기술하였다. 하지만 신경병증성 통증과 감염성 통증을 임상적으로 구분하기는 가능하지 않다는 의견도 있다.[17] 임상의들은 이러한 문제점을 깨닫고 그런 환자들을 진단하는데 유의하여야 한다. Attal과 Bouhissera[62]는 흥미로운 생각을 선보였는데 어떤 질환의 경우에는 다양한 신경병증성 요인을 가질 수 있다는 것이다. 다시 말해 그 질환은 "어느 정도" 신경병증성일 수 있다. 이러한 모델을 통해, 임상적 평가에서는 침해자극이나 염증성 요인과 결합되어 있다 하더라도, 환자의 질환에 신경병증성 요인의 증거가 있는지 없는지를 구별하는 것이 목표가 될 수 있을 것이다. 이러한 접근법은 특히 말초신경병증과 같이 신경병증성 증상이 뚜렷한 질환에 비해 상대적으로 신경병증성 요인이 뚜렷하지 않은 목의 통증과 같은 근골격계 질환을 평가하는데 효과적이다.[63]

신경병증성 경상완통에 대한 수기치료의 효과에 대해서는 그 근거는 제한적이지만 약물치료와 같은 다른 치료방법이 더 효과적이라는 근거도 없다라는 것을 기억할 필요가 있다. 통증과 관련된 연구에서 지적하는 바와 같이 관심의 대상이 되고 있는 이 증상의 생리학적 기전에 대하여 좀 더 이해할 필요가 있으며 그래야 직접적으로 이러한 기전에 대한 특정한 치료법이 발전할 수 있다.[17] 신경병증성 통증 질환이 복잡하기 때문에 물리적, 약리학적, 인지적인 치료법을 통합하는 것이 나아가야 할 방향이지만 이러한 치료 전략의 최적의 유형과 타이밍을 결정하는데 필요한 좀 더 많은 연구가 지속되어야 할 것이다.

결론

경상완통은 주의 깊은 평가와 진단이 필요한 질환으로 장애를 야기한다. 임상적 평가는 경추의 기능부전에서 야기된 체성 연관통을 신경병증성 질환과 감별하기 위해 반드시 필요하다. 동물연구를 통해 신경의 염증과 같은 작은 신경의 손상이 통각과민이나 무해자극통증과 같은 경상완통 환자에게서 흔히 보이는 증상을 유발한다는 근거가 존재한다. 현재 인체를 대상으로 하여 전기검사나 진동검사와 같은 정량적 감각검사를 통해 신경전도 장애가 없는 작은 말초신경 손상을 확인할 수 있는 근거가 축적되고 있다. 경상완통을 일으키는 신경병증성 요인에 대한 임상적 진단은 통증과 비통증성 증상에 대한 자세한 문진과 세밀한 이학적 평가를 통해서 이루어지고 있다. 진단은 하나의 검사를 통해서 내려져서는 안 되며 환자가 호소하는 증상과 연관된 일련의 검사들에서 나온 소견이나 임상적 추론과정을 통해야만 한다. 신경병증성 특성을 가진 경상완통의 물리치료의 효과에 대한 연구는 거의 없지만 예비연구에서는 특정한 수기치료법이 이 질환에 대하여 어느 정도의 효과를 보였다고 보고하였다. 물리치료, 약물치료, 인지적 치료가 모두 결합되는 것이 가장 적합할 것이라고 생각된다.

참고문헌

1. *Allison G, Nagy B, Hall T.* A randomised clinical trial of manual therapy for cervicobrachial pain. Man Ther 2002;7:95-102.

2. *Quintner J, Bove G.* From neuralgia to peripheral neuropathic pain: evolution of a concept. Reg Anesth Pain Med 2001;26:368-372.

3. *Cohen M, Arroyo J, Champion G, et al.* In search of the pathogenesis of refractory cervicobrachial pain syndrome. Med J Aust 1992;156:432-436.

4. *Barnsley L, Lord S, Bogduk N.* Clinical review. Whiplash injury. Pain 1994;58:283-307.

5. *Sterling M, Treleaven J, Jull G.* Responses to a clinical test of mechanical provocation of nerve tissue in whiplash associated disorders. Man Ther 2002;7:89-94.

6. *Daffner S, Hilibrand A, Hanscorn B, et al.* Impact of neck and arm pain on overall health status. Spine 2003;28:2030-2035.

7. *Villas C, Collia A, Aquerreta J, et al.* Cervicobrachialgia and pancoast tumour: value of standard anteroposterior cervical radiographs in early diagnosis. Orthopedics 2004;27:1092-1095.

8. *Bogduk N, Aprill C.* On the nature of neck pain, discography and cervical zygapophyseal joint blocks. Pain 1993;54:213-217.

9. *Bogduk N.* The anatomical basis for spinal pain syndromes. J Manipul Physiol Ther 1995;18:603-605.

10. *Fukui S, Ohseto K, Shiotani M, et al.* Referred pain distribution of the cervical zygapophyseal joints and cervical dorsal rami. Pain 1996;68:79-83.

11. *Bogduk N.* The neck. Bailliere' s Clin Rheumatol 1999;13:261-285.

12. *Merskey H, Bogduk N.* IASP pain terminology. In:Merskey H, Bogduk N (eds) Classification of Chronic Pain. Seattle: IASP Press, 1994:209-214.

13. *Eliav E, Herzberg U, Ruda M, et al.* Neuropathic pain from an experimental neuritis of the rat sciatic nerve. Pain 1999;83:169-182.

14. *Greening J, Lynn B.* Minor peripheral nerve injuries: an underestimated source of pain. Man Ther 1998;3:187-194.

15. *Ferrari R.* From railway spine to whiplash - the recycling of nervous irritation. Med Sci Monit 2003;9:HY27-HY37.

16. *Katz J, Stock S, Evanoff B, et al.* Classification criteria and severity assessment in work related upper extremity disorders: methods matter. Am J Ind Med 2000;38:369-372.

17. *Bennett G.* Can we distinguish between inflammatory and neuropathic pain? Pain Res Manage 2006;11(Suppl. A):11-15.

18. *Dellon A.* Pitfalls in interpretation of electrophysiological testing. In: Gelberman R (ed) Operative Nerve Repair and Reconstruction. Philadelphia: Lippincott, 1991:185-196.

19. *Bennett G, Xie Y.* A peripheral mononeuropathy in rat that produces disorders of pain sensation like those seen in man. Pain 1988;35:87-107.

20. *Tal M, Eliav E.* Abnormal discharge originates at the site of nerve injury in experimental constriction neuropathy (CCI) in the rat. Pain 1996;64:519-526.

21. *Study R, Kral M.* Spontaneous action potential activity in isolated dorsal root ganglion neurons from rats with a painful neuropathy. Pain 1996;65:235-242.

22. *Eliav E, Tal M.* Electrophysiological properties of experimental neuropathy (CCI) in rats. Abstr Soc Neurosci 1994;20:761.

23. *Hall T, Elvey R.* Nerve trunk pain: physical diagnosis and treatment. Man Ther 1999;4:63-73.

24. *Eliav E, Benoliel R, Tal M.* Inflammation with no axonal damage of the rat saphenous nerve trunk induces ectopic discharge and mechanosensitivity in myelinated axons. Neurosci Lett 2001;311:49-52.

25. *Benoliel R, Wilensky A, Tal M, et al.* Application of a pro-inflammatory agent to the orbital portion of the rat infraorbital nerve induces changes indicative of ongoing trigeminal pain. Pain 2002;99:567-578.

26. *Ashbury A, Fields H.* Pain due to peripheral nerve damage: an hypothesis. Neurology 1984;34:1587-1590.

27. *Bove G, Light A.* The nervi nervorum. Missing link for neuropathic pain? Pain Forum 1997;6:181-190.

28. *Eliav E, Teich S, Benoliel R, et al.* Large myelinated nerve fiber hypersensitivity in oral malignancy. Oral Surg Oral Med Oral Pathol 2002;94:45-50.

29. *Eliav E, Gracely R.* Sensory changes in the territory of the lingual and inferior alveolar nerves following lower third molar extraction. Pain 1998;77:191-199.

30. *Sang C, Max M, Gracely R.* Stability and reliability of detection thresholds for human A-beta and A-delta sensory afferents determined by cutaneous electrical stimulation. J Pain Sympt Manage 2003;25:64-73.

31. *Chien A, Eliav E, Sterling M.* Hypoaesthesia occurs with sensory hypersensitivity in chronic whiplash: indication of a minor peripheral neuropathy? Man Ther 2008; In press.

32. *Barbe M, Barr A.* Inflammation and the pathophysiology of work-related musculoskeletal disorders. Brain Behav Immun 2006;20:423-429.

33. *Benoloiel R, Biron A, Quek S, et al.* Trigeminal neurosensory changes following acute and chronic paranasal sinusitis. Quintessence Int 2006;37:437-443.

34. *Greening J, Lynn B.* Vibration sense in the upper limb in patients with repetitive strain injury and a group of at-risk office workers. Int Arch Occup Environ Health 1998;71:29-34.

35. *Tucker A, White P, Kosek E, et al.* Comparison of vibration perception thresholds in individuals with diffuse upper limb pain and carpal tunnel syndrome. Pain 2007;127:263-269.

36. *Greening J, Smart S, Leary R, et al.* Reduced movement of the median nerve in carpal tunnel during wrist flexion in patients with non-specific arm pain. Lancet 1999;354:217-218.

37. *Greening J, Lynn B, Leary R, et al.* The use of ultrasound imaging to demonstrate reduced movement of the median nerve during wrist flexion in patients with non-specific arm pain. J Hand Surg 2001;26:401-406.

38. *Greening J, Lynn B, Leary R.* Sensory and autonomic function in the hands of patients with non-specific arm pain (NSAP) and asymptomatic office workers. Pain 2003;104:275-281.

39. *Helme R, LeVasseur S, Gibson S. RSI* revisited: evidence for psychological and physiological differences from age, sex and occupation matched control group. Aust NZ J Med 1992;22:23-29.

40. *Sharma S, Smith E, Hazlman B, et al.* Thermographic change in keyboard operators with chronic forearm pain. Br Med J 1997;314:118.

41. *Jonsson H, Bring G, Rauschning W, et al.* Hidden cervical spine injuries in traffic accident victims with skull fractures. J Spinal Disord 1991;4:251-263.

42. *Taylor J, Taylor M.* Cervical spinal injuries: an autopsy study of 109 blunt injuries. J Musculoskel Pain 1996;4:61-79.

43. *Bogduk N.* Point of view. Spine 2002;27:1940-1941.

44. *Peng B, Wu W, Li Z, et al.* Chemical radiculitis. Pain 2007;127:214-220.

45. *Huang J, Zager E.* Thoracic outlet syndrome. Neurosurgery 2004;55:897-902.

46. *Gillard J, Perez-Cousin M, Hachulla E, et al.* Diagnosing thoracic outlet syndrome: contribution of provocative tests, ultrasonography, electrophysiology and helical computed tomography in 48 patients. J Bone Spine 2001;68:416-424.

47. *Elvey R.* Physical evaluation of the peripheral nervous system in disorders of pain and dysfunction. J Hand Ther 1997;10:122-129.

48. *Rasmussen P, Sindrup S, Jensen T, et al.* Symptoms and signs in patients with suspected neuropathic pain. Pain 2004;110:461-469.

49. *Bouhissera D, Attal N.* Novel strategies for neuropathic pain. In: Villannueva L, Dickensen A, Ollat H (eds) The Pain System in Normal and Pathological States. Seattle: IASP Press, 2004;290-310.

50. *Bennett M, Attal N, Backonja M, et al.* Using screening tools to identify neuropathic pain. Pain 2007;127:199-203.

51. *Sterling M, Pedler A.* A Neuropathic component is common in acute whiplash and associated with a more complex clinical presentation. (submitted for publication).

52. *Elvey RL.* Brachial plexus tension test and the pathoanatomical origin of arm pain. In: Glasgow E, Twomey L (eds) Aspects of Manipulative Therapy. Lincoln: Institute of Health Sciences, 1979:105-110.

53. *Butler D.* Mobilisation of the Nervous System. Melbourne: Churchill Livingstone, 1991.

54. *Shacklock M.* Improving application of neurodynamic (neural tension) testing and treatments: a message to researchers and clinicians. Man Ther 2005;10:175-179.

55. *Di Fabio R.* Neural mobilization: the impossible. J Orthop Sports Phys Ther 2001;31:224-225.

56. *Wainner R, Fritz J, Irrgang J, et al.* Reliability and diagnostic accuracy of the clinical examination

and patient self report measures for cervical radiculopathy. Spine 2003;28:52-62.

57. *Jepsen J, Laursen L, Hagert C, et al*. Diagnostic accuracy of the neurological upper limb examination 1: inter-rate reproducibility of selected findings and patterns. BMC Neurol 2006;6:1-11.

58. *Jepsen J, Thomsen G*. A cross-sectional study of the relation between symptoms and physical findings in computer operators. BMC Neurol 2006;6:1-12.

59. *Karjalainen K, Malmivaara A, van Tulder M, et al*. Multidisciplinary biopsychosocial rehabilitation for neck and shoulder pain among working adults. Spine 2001;26:174-181.

60. *Coppieters M, Stappaerts K, Wouters L, et al*. Aberrant protective force generation during neural provocation testing and the effect of treatment in patients with neurogenic cervicobrachial pain. J Manipul Physiol Ther 2003;26:99-106.

61. *Song X-J, Gan Q, Cao J-L, et al*. Spinal manipulation reduces pain and hyperalgesia after lumbar intervertebral foramen inflammation in the rat. J Manipul Physiol Ther 2006;29:5-13.

62. *Attal N, Bouhissera D*. Can pain be more or less neuropathic? Pain 2004;110:510-511.

63. *Niv D, Devor M*. Refractory neuropathic pain: the nature and extent of the problem. Pain Pract 2006;6:3-9.

CHAPTER 11

Clinical Assessment: The Patient Interview and History
임상적 평가: 환자 면담과 병력

서론

목 통증 환자를 검사하는데 있어서는 신체적, 정신적, 정신사회적, 직업적 상태 및 활동과 관련된 특징 등이 포함하여 다양한 요소들을 고려해야 한다. 임상적인 평가를 통해 기대할 수 있는 결과는 환자에 대하여, 또한 질환이 그들의 일과 사회 생활 및 일반적인 삶의 질에 미칠 수 있는 영향에 대하여 완벽하게 이해하는 것이다. 임상의에게 있어 중요한 것은 환자의 목 질환 및 예후 인자의 저변에 깔려 있는 정신신체적 과정들을 검사를 통해 밝혀내야 한다는 것이다. 이러한 정보들은 치료 프로그램을 발전시키는데 있어 기초를 제공한다.

목 통증을 가진 환자의 대부분에서 완벽한 병리해부학적인 진단이 불가능하기 때문에 목 통증을 진단하고 분류할 수 있는 대안적 시스템의 필요성이 점점 부각되고 있다. 앞 장(chapter)에서 살펴본 바와 같이 기존 연구들은 목 통증의 병태생리학, 연관된 증상들 및 정신적 특징의 존재와 영향들을 밝혀내는데 초점이 맞추어져 있다. 이제는 환자의 기능과 삶의 질을 강화할 수 있는 다중전문적인(multiprofessional) 전략을 포함하는, 특수한 다중치료(multimodal intervention)로 나아갈 수 있는 잠재력을 지닌 "과정 또는 기전" 에 기반한 진단을 발전시키는데 방향성을 두어야 한다. 이러한 접근법은 물리치료사들과 다른 근골격계 임상의들이 목 통증 환자의 임상적 검사와 치료 시 사용하는 임상적 추론 모델(clinical reasoning model)에 매우 적합하다.

근골격계 치료사들을 위한 임상적 추론의 요소와 과정들은 Jones과 Rivett가 지은 책[1]에 잘 서술되어 있으므로 독자들은 이 책을 참고하길 바란다. 이 장에서는 환자 면담과 질환의 병력에 대한 개괄을 살펴보고 다음 장에서는 이학적 검사에 대해 더 자세히 알아볼 것이다. 총체적으로 이 두 장은 목 통증을 호소하는 환자를 평가하는데 있어 임상적 추론 과정을 돕기 위한 사례들과 함께 진단, 치료 계획, 인도(delivery)에 대한 기초가 되는 임상적 검사에 대한 계획을 제공할 것이다.

검사에 대해 소개할 때 두가지 중요한 요소들이 논의될 것인데, 하나는 "적신호(red flags)"의 인식과 관련된 것이고, 다른 하나는 평가 과정에서의 설문지 사용에 관한 것이다.

" 적신호(red flags) "

임상 검사를 통해 골절 같은 심각한 근골격의 병리상태나 비근골격성 병리상태를 가리키는 잠재적인 "적신호"를 감별할 수 있어야 한다. 본질적으로, 임상의는 병력, 현재 상태, "기계적인" 근골격 장애와 일치하는 증상을 청취해야 한다. 다행스럽게도 종양(tumor)[2]같이 더욱 심각한 질병은 다른 신경학적 또는 전신적 증상이 없이 일차적으로 후부 목 통증만 호소하는 환자들에게서 일반적으로 나타나는 것은 아니다. 그럼에도 불구하고 추골동맥이나 경동맥의 동맥류(aneurysm) 같은 혈관성 질환들은 급성 목 통증에서 존재할 수 있으며 종종 급성으로 발병한 두통과 연관되어 있기도 하다.[4-6] 임상의가 심각한 기저 병리를 나타내는 어떠한 조짐을 발견하거나 의심이 들었을 때는 의학적인 조사를 위해 즉시 의뢰를 하는 것이 필요하다.

임상의는 목 통증을 호소하는 환자들에게 또한 류마티스성 관절염(rheumatoid arthritis)이나 강직성 척추염(ankylosing spondylitis) 같은 염증성 관절병증이 있는지 항상 인식하고 주의를 기울여야 한다. 목 통증을 나타내는 다른 질환들도 있다.[7,8] 류마티스성 관절염의 상부 경추의 침범은 드문 일이 아니며 이는 환추-축추 아탈구와 감입(impaction)을 유발할 수도 있다.[8,9] 상부 경추의 추체와 인대의 이상(anomalies)은 Down 증후군, Morquio 증후군, 또는 Grisel 증후군 같은 선천적 질환에서 잘 보고된다.[10-12] 이러한 질병들은 도수 치료 과정의 금기가 되지만, 다른 물리 치료까지 줄일 필요는 없다. 그럼에도 불구하고 어떠한 치료라도 주의 깊고 안전하게 수행되어야 한다.

설문지 : 예후와 진단적 지표

입증된 설문지나 척도(scale)은 진단과 예후 평가 과정을 보조하는데 사용될 수 있다. 우선, 이들은 통증 및 장애의 영향을 정량화(quantification)하여 제공하며 환자의 활동과 생활상에서 나타나는 현훈

(dizziness)이나 불안정성(unsteadiness) 같은 다른 증상들을 제공할 수 있다. 이들은 신경병증성 통증 상태뿐만 아니라 존재할지도 모르는 다른 정신적인 특징을 인식하도록 도와줄 수 있다. 초기 평가에서 이렇게 상태를 정량화하는 것은 어떠한 치료 효과를 모니터하고 평가해야 하는지에 대한 기준을 제공한다. 목 질환을 가진 환자를 평가하는데 사용되는 대표적인 설문지의 예가 표 11.1에 명시되어 있다. 설문지를 사용하는 기준이 제시되어 있으며, 임상의들은 환자 개개인에 가장 적절한 설문지를 선택할 수 있다. 중요한 것은, 설문지를 사용하는 것이 임상의들에게 환자의 관점에서 질병에 대한 정보를 제공하며 환자가 자체 평가한 통증 및 장애 수준과 임상의가 해석한 통증 및 장애 수준 사이의 비교점을 제공한다는 것이다.

환자 스스로 평가하는 통증 및 장애의 정형화된 측정법이 초기 평가에 일상적으로 포함되어야 한다. 목 질환을 위해 설계되고 구조화된 많은 설문지 중에 특정 환자들의 증상에 적합한 어떠한 것이라도 좋다(표 11.1). 환자들은 구조화된 설문지 중에 어떠한 것이라도 작성해야 하며, 초기 평가 전에 하는 것이 이상적이나 필요하다면 초기평가 후라도 시행해야 한다. 흥미롭게도, 목 통증 환자들의 자체 평가한 통증 및 장애 정도와 운동, 감각, 정신적 체계의 장애의 정도는 선형 관계(linear relationship)를 나타내며, 이는 전체 임상 평가에 있어 이들의 가치를 재강조하고 있다.[13, 14] 이미 지적한 대로, 이러한 구조화된 설문지를 사용하는 것은 적합한 결과 척도를 제공한다. 임상적으로 유의성을 인정받기 위해 요구되는 변화가 무엇인지 결정하기 위해 연구들이 수행되어 왔다. 이는 설문지마다 그 구성에 따라 다양하게 나타난다. 예를 들어, 목 장애 지수(Neck Disability Index : NDI)를 사용했을 경우 기준 점수에서 적어도 20%의 변화가 요구되며,[15-18] Northwick Park 목 통증 설문지(Northwick Park Neck Pain Questionnaire)를 기준으로 하면

표 11.1 | 목 통증 질환을 위한 척도들과 설문지들의 예

적응 대상	도구
통증 강도의 평가	숫자 통증 등급 척도(numerical pain-rating scale)[33]
통증과 장애의 자가 평가	환자-특수 기능 척도(Patient-Specific Functional Scale : PSFS)[22]
	목 장애 지수(Neck Disability Index : NDI)[41]
	Northwick Park 목 통증 설문지(Northwick Park Neck Pain Questionnaire)[42]
	교통사고 장애 설문지(Whiplash Disability Questionnaire)[43]
	Bournemouth 설문지(Bournemouth Questionnaire)[44]
전체적 호전 평가	변화에 대한 전반적 등급 척도(Global rating of change scale)[45]
신경병증성 통증 상태의 평가	Leeds 신경병증성 증상 및 증후 평가의 자가 평가판 설문지(Self-report version of the Leeds Assessment of Neuropathic Symptoms and Signs (S-LANSS) questionnaire)[23]
어지러움이나 불안정성의 존재	현훈 장애 검사(Dizziness Handicap Inventory)
전반적 고통(general distress)의 존재	일반 건강 설문지-28(General Health Questionnaire-28 : GHQ-28)[37]
	단순 양식-36(Short Form-36 : SF-36)[39]
외상후 스트레스 증후군의 존재	사건 영향 척도(the Impact of Events Scale : IES)[46]
공포 회피 행동	운동공포에 대한 Tampa점수(Tampa Scale of Kinesophobia : TSK)[40]

적어도 환자가 호소하는 증상의 호전과 함께 기준 점수에서 25%의 감소가 있어야 적합한 임상적 결과로 인정되나,[19] Bournemouth 설문지(Bournemouth Questionnaire)를 사용할 때는 36%의 점수 변화가 요구된다.[20]

진료의 구성에 있어 구조화된 설문지에 추가로 또는 대안적으로 환자-특수 기능 척도(Patient-Specific Functional Scale : PSFS)를 사용하는 것에 대해서는 약간의 논란이 있다.[21, 22] 정형화되고 구조화된 설문지들은 목 통증과 기능에 대해 정해진 질문들로 구성되어 있다. 어떤 질문들은 환자 개개인에 적합하지 않을 수도 있으며, 가장 불편한 활동들이 빠져 있을 수도 있다. 그럼에도 불구하고 이러한 설문지들은 환자들이나 환자군(group) 간에 직접적으로 비교할 수 있는 기준을 제공한다는 점에서 장점이 있다. 진료 구성에 있어 일반적인 질문으로 점수를 매기는 구조화된 설문지에 비해 환자-특수 기능 척도(PSFS)의 장점은 환자들이 목 질환에 의해 가장 영향을 받는 개개인의 특정한 활동을 정하고 점수를 매기는 것이 가능하다는 것이다. 환자는 그들이 가지고 있는 질환에 의해 가장 영향을 받는 세 가지 활동을 정하고 활동 가능성에 따라 0-10까지 점수를 나누며, 0은 활동을 수행하기 불가능한 상태이고 10은 완전한 활동이 가능한 상태이다. 임상적으로 유의성 있는 변화를 위해서는 세 가지 활동 점수의 평균이 두 가지 인자(factor)에 의해 변해야 한다. 환자-특수 기능 척도(PSFS)는 적어도 경추 신경근병을 가진 환자에 있어서는 목 장애 지수(NDI) 보다 신뢰성, 구성 타당성, 민감성이 더 나은 것으로 알려져 있다.[15]

임상의가 환자의 목 통증 질환의 원인이 되거나 연관된 과정을 이해하고 밝히기 위해서 다른 설문지들도 환자 면담에 사용할 수도 있다. 여기에는 환자의 면담 중에 목 통증 상태에 영향을 미칠 수 있는 신경병증이나 정신적 특징들이 보일 때 신경병증성 통증 설문지[23] 중 적합한 것을 적용하거나 특수한 정신적 설문지들을 선택적으로 사용하는 것이 포함될 수 있다(표 11.1). 다양한 정신의학적 설문지들은 잠재적인 장애에 대하여 임상의의 주관적 의견에 의지하는 것이 아닌 더 실제적인 정보들을 임상의들에게 제공한다. 설문지 점수의 변화는 치료에 대한 반응이나 예후를 평가하기 위해 다시 모니터할 수 있으며 설문지의 결과나 점수는 정신과 의사에게 의뢰하기 위한 지침을 제공할 수도 있다.

의사소통

처음부터 잘 발달된 의사소통 기술의 가치는 환자의 신뢰를 얻는 것 뿐만 아니라 환자의 능동적인 참가를 유도하고 치료에 기여하는 바, 아무리 높게 평가해도 지나치지 않다. 면담하는 동안, 임상의는 패턴을 인식하거나 질환의 신체적, 정신적, 사회적/직업적 특징들에 적합한 잠정적 진단을 내리기 위한 가설을 발전시키는데 목표를 둔다. 이러한 지식들은 이학적 검사의 종류와 범위를 지정하고 치료를 위한 초기 지침을 제시한다. 임상의는 환자에 대한 이해와 환자의 목표 뿐만 아니라 이차적인 협력 치료 계획을 위한 질환의 예후판단에 대한 지침을 발전시킨다.

우선 먼저 질환의 하위 범주에 대한 초기 정보를 제공하기 위해 질환의 일반적인 상태를 평가해야 한다. 예를 들어 교통사고 손상 후 발생한 목 질환을 가진 환자는 일차적인 증상으로 두통을 호소하거나 목이나 팔 통증 또는 목 통증만을 호소할 수도 있다. 이러한 지식은 임상의로 하여금 환자가 목 질환에 대해 이야기하도록 유도하는 것을 도와 주며 임상의로 하여금 진단, 치료, 예후 가설을 설정하고자 하는 차후 면담에 필요한 정보의 유형에 대한 생각들을 정리할 수 있도록 도와준다.

질환의 병력

병력 청취에 필요한 최초의 정보에는 발병 당시와 시간에 따른 질환의 상태가 포함된다. 이는 질환이 급성인지, 재발성인지 또는 만성인지와 발병이 외상성인지, 점진적으로 발생한 것인지 평가하는 것이다. 자동차 사고, 스포츠 또는 작업 손상과 같은 외상인 경우에는 손상과 즉각적인 처치의 세부 사항뿐만 아니라 초기 증상과 이후 진행 상태도 탐색하게 된다. 예를 들어 교통사고 손상 후 초기에 환자가 높은 수준의 통증과 장애를 호소하는 것은 예후가 안 좋을 수 있음을 암시하는 여러 특징들 중 하나임을 임상의에게 경고하는 것이다.[24-26] 점진적으로 발병한 목 통증의 경우, 환자는 처음 통증의 시작과 이후의 통증을 유발하는 요소들에 대한 정보를 제공할 것을 요구받게 된다. 이는 일터의 환경이나 작업 관행 등에 대한 적합한 예방 전략을 세울 수 있는 정보를 제공할 수도 있다. 시간 경과에 따른 질환에 관한 지식에 의해 질환이 진행하는지, 변화가 없는지, 감소하는지를 결정하게 된다. 이는 가능한 지속적 악화 인자들이나 특별한 병태생리학적 과정 또는 진행성 병리에 대한 통찰력을 제공할 수 있으며 예후와 관련되어 있을 수도 있다. 두통의 경우, 발병 당시와 시간의 경과에 따른 시간적 패턴은 두통의 유형을 특징지을 수 있는 가치가 있다.[27] 예를 들어, 두통이 자연 상태에서 재발성이며 삽화적(episodic)이고 두통 발작 사이에 통증이 없는 기간이 있다면 첫번째로 편두통(migraine)을 생각해 볼 수 있다. 교통사고 손상으로 촉발된 지속적인 두통은 경추성 두통으로 생각해 볼 수 있다. 그러나 교통사고 손상 후 발생한 만성 두통을 가지고 있는 112명의 환자 중 경추성 두통의 발생율은 단지 18% 밖에 안된다는 Radanov 등[28]의 연구결과를 기억할 필요가 있다(9장). 이러한 후자의 예는 진단적 가설을 세우는데 있어서 한가지 특징에만 의존하는 것이 아니라 증상과 증후의 패턴을 평가하는 것이 중요하다는 것을 강조하고 있다.

이 질환에 대해 전에 받았던 치료의 종류와 효과에 관한 정보들도 치료에 대한 방향성을 제시할 수 있다. 또한, 과거 장기간 치료에도 실질적인 효과가 없었다면, 이러한 치료법은 초점에서 제외시킬 수도 있다. 이것은 후에 환자 교육 과정에서도 사용할 수 있는 강력한 정보가 될 수도 있다. 예를 들어, 환자가 과거 치료에 상당히 수동적인 자세를 취해 왔다면, 적극적인 참여 및 더 장기적인 효과를 위해 직장이나 생활방식을 교정할 필요성을 강조하는데 도움이 될 수도 있다. 이는 또한 통증의 재발 방지를 목적으로 움직임과 근육조절을 개선시킬 운동의 필요성에 대한 교육의 근거가 될 수도 있다.

증상의 호소

통증과 다른 감각 증상들

임상적인 추론 과정에서 임상의는 환자의 통증과 다른 감각 증상들을 포함한 기전뿐만 아니라 통증을 유발하는 국소적이고 가능한한 분절성의 구조적 원인을 이해하기 위해 노력해야 한다. 그럼에도 불구하고 면담과 이학적 검사과정 중에는 결정을 내리기 위해 필요한, 몇몇 단편적인 정보들만 얻게 될 것이다.

국소적 목 통증과 연관통의 상태, 성질, 강도 등에 대한 묘사는 주의깊게 탐색되어야 하며 묘사한 부위는 신체 기록부(body chart)에 그려져야 한다. 이상감각(paresthesia), 무감각(anesthesia), 감각과민(hyperesthesia), 통각과민(hyperalgesia), 무해자극통증(allodynia) 등과 팔이 무거운 느낌, 타는 듯한 느낌, 시린 느낌, 무쇠 같은 느낌 등 다른 감각들 또한 기록되어야 한다. 처음부터 증상에 대한 완벽한 그림을 얻기 위해선 초기에 어지러움(dizziness), 어찔어찔함(light-headedness), 불안정한 느낌(unsteadiness), 오심(nausea), 시야 장애(visual disturbance) 같은 다른 증상들이 존재하는지 점검하는 것이 필요하다. 이렇게 증상에 대해 광범위한 시각에서 살펴보는 것은 종종 환자가 미처 얘기할 생각을 못한 다른 증상들에 대한 표현을 이끌어내기도 한다.

경추의 추간판, 후관절, 경추 신경근으로부터 유래된 국소적 통증과 연관통의 영역을 표시한 연구들이 시행되었다.[29-32] 각각의 경추 분절과 구조물을 자극했을 때 목에 국한된 통증과 머리, 승모근, 상부 흉추, 흉추견갑부, 팔 등에서 나타나는 연관통이 상당히 규칙적인 분포를 보인다고 보고되었다. 통증 분포에 대한 지식은 증상의 근원이 어느 분절에 있는지 결정하는데 도움이 된다. 그럼에도 불구하고 다른 분절과 근원에서부터 유래된 통증 부위가 겹쳐지는 부분이 존재하기 때문에 이에 대해 해석하고 생각해야 할 필요가 있다. 오로지 통증 지도(pain mapping)만 가지고 확실한 구조적인 원인을 결정하는 것은 어려운 일이다. 연관통의 존재가 중추성 통증-진행 기전(central pain-processing mechanism)이 있음을 암시하는 반면(2장), 어떤 환자들은 중추성 과흥분성이 항진된 상태인 것으로 보이며, 여기에는 아마도 하행성 억제 조절(descending inhibitory control)의 소실이 관련되어 있는 것으로 보인다(2장). 이러한 환자들은 목, 견갑대, 흉부, 상지 부위보다 더 광범위한 부위의 통증을 호소한다. 목 통증 증후군 환자에서 중추성 통증-진행 기전의 항진의 존재유무는 이학적 검사에서 가벼운 터치, 기계적 자극과 온도 자극에 대한 감각 반응을 검사함으로서 알아볼 수 있다.

통증 및 다른 감각들의 강도, 상태, 성질에 대한 서술도 얻어내야 한다. 숫자 통증 등급 척도(numerical pain-rating scale)는 통증의 강도를 스스로 측정하는데 사용될 수 있다.[33] 팔이나 머리에서 연관되어 나타나는 통증은 체성 원인인지 신경병증성 원인인지 감별해야 한다. 전에 논의한 바와 같이, 두 개의 원인에서 오는 증상이 겹쳐질 수 있기 때문에(10장) 이는 생각처럼 간단한 과정이 아닐 수도 있다. 체성 연관통은 전통적으로 심부에서 넓게 나타나는 통증으로 묘사되는 반면, 방사통은(radicular pain)은 좀 더 날카롭고, 타는 듯하고, 쏘는 것 같거나 바늘로 찌르는 것 같은 통증으로 특징지워질 수 있다. 그러나 이는 단지 기본적인 구분일 뿐이다. 예를 들어, 체성 원인으로 발생한 통증의 경우에 타는 것 같고 쏘는 것 같은 묘사를 한 사례가 보고된 적이 있다.[34] 통증의 호소(타는 듯하고, 전기 충격이 오는 듯 하고, 시린 통증)와 함께 감각 이상이나 무감각, 저림(tingling), 가려움(itching) 같은 다른 감각 증상의 존재가 혼합되어 나타나는 것은 체성 통증으로부터 신경병증성 증상을 구별하는 더 좋은 감별점이 될 수 있다.[35]

신경병증성 통증 진단 설문지는 임상의가 결정을 내리는데 도움이 될 수도 있다(표 11.1)[23]; 그러나 목 통증 같은 근골격계 통증에 있어서의 유용성은 아직 잘 알려지지 않았다. 초기에 통증과 다른 감각 증상들로부터 통증 과정을 해석하는 것은 임상의로 하여금 이학적 검사 과정 중 신경계에 대한 검사를 시행하도록 유도하며, 이는 통증의 근원이 체성인지 말초 신경 조직에서 유래한 것인지 명확히 밝힐 수 있도록 도와준다. 여기에는 임상 신경학적 검사와 신경조직의 기계적 민감도 검사가 포함된다. 이는 또한 임상의에게 통증을 유발시키지 않는 필수적인 검사로 이학적 검사를 제한해야 할 필요성을 알려주기도 한다.

두통의 경우, 통증의 성질에 대한 묘사는 두통을 분류하는 기준에 기여한다(9장). 경추성 두통은 보통 통증이 중등도의 강도로 오는 특징을 가진다. 두통의 발병기전이 신경병증성으로 인한 것이라면 통증이 심할 수 있다.[36] 반대로, 통증 발작에 대한 묘사가 지끈거리고 박동성이면서 통증의 강도가 심하다면 이는 편두통을 의심할 수 있다. 긴장성 두통은 띠를 두른 것 처럼 눌리거나 조여오는 듯하다고 표현하면서 약한 강도부터 중등도의 강도를 가지는 것으로 특징지을 수 있다.

연관된 증상들

어지러움, 어찔어찔함, 불안정한 느낌 같은 증상들의 호소는 이학적 검사를 통해 경추성, 전정성, 추골동맥 또는 불안 등의 심리적 원인들로 감별할 필요가 있다. 목 통증 및 움직임과 관련이 있던지 없던지 간에, 증상뿐만 아니라 다른 유발요인이나 감소요인에 대한 명확한 표현은 임상적 추론 과정에서 도움을 줄 수 있으나, 항상 결정적인 것은 아니다(표 6.1에 있는 각각 다른 원인으로 인한 증상들의 특징을 참고). 이러한 증상이 있다면 임상의는 이학적 검사 과정 중에 감각운동 조절(관절위치 감각, 안구운동 조절 및 균형), 추골동맥, 전정계에 대한 정형화된 검사를 통해 원인을 밝혀내고자 하는 쪽으로 방향을 잡아야 한다. 현훈 장애 검사 설문지의 단순 양식(short-form of Dizziness Handicap Inventory questionnaire)[37]은 어지러운 증상이 환자의 삶에 미치는 영향을 정량화하여 나타내며 적합한 예후 척도로서 사용할 수 있다(표 11.1).

환자는 시야 장애나 독서 또는 운전을 하는데 어려움 같은 다른 증상을 호소할 수도 있다. 이는 경추의 구심성 신경이 장애를 받은 증상으로 보이며(6장) 이학적 검사의 방향을 상부 경추의 근골격 구조물뿐만 아니라 안구운동 조절과 균형에 대한 검사쪽으로도 방향을 잡아야 한다.

증상의 반응

움직임, 자세, 일상생활에서 기능적 활동에 의한 부하에 대하여 증상이 어떤 반응을 보이는지에 대해 조심스럽게 의문을 품는 것은 여러가지 목적이 있다. 기본적으로 기계적 부하에 의해 촉발되고 어떤 자세나 위치에 의해 감소되는 증상은 질환이 기계적인 근골격계 장애일 것이라는 확신을 준다. 좀더 자세히 들어가면, 임상의는 증상을 촉발시키는 활동이나 자세를 분석하고 환자가 일상 활동 중에 목을 이러한 촉발제에 노출시키는지 그리고 얼마나 노출시키는지 평가해야 할 필요성이 있다. 환자들은 처음에 증상을 촉발하는 특별한 활동을 알아내는 것이 어려울 수도 있으며 환자들에게 그들의 일상 생활에서 악화 인자들을 알아내는 임무를 주어 목의 치료 전략을 발전시킬 수 있도록 하는 것이 도움이 될 수 있다. 악화시키는 것이 아닌 증상을 경감시키는 환자의 활동, 움직임, 자세 등을 알아내는 것도 중요하다. 이러한 종류의 정보는 치료 전략을 세우고 환자에게 일상적인 기능에서 경추부에 작용하는 나쁜 스트레스를 줄이기 위한 자가 관리의 전략을 충고하는데 사용될 수 있다.

촉발 활동에 대한 증상 반응은 또한 통증 과정을 이해하는데 도움이 되는 정보를 줄 수도 있다. 목의 통증이 어떤 움직임이나 자세에 의해 촉발되고 촉발 스트레스가 없어졌을 때 통증이 호전된다면 이는 단순한 말초 유해수용성 기전에 의한 것이라고 생각될 수도 있다. 다른 한편으로는 사소한 움직임이나 활동으로도 높은 수준의 지속적인 통증이 촉발된다면 환자의 통증 증후군이나 신경병증성 통증 상태에 있어 중추신경계의 증가된 통증 과정이 존재한다는 가설이 힘을 얻는다. 이는 어떠한 신경병증성 통증 상태를 호소하는 환자들에게서 뿐만 아니라 적어도 중등도의 지속적인 증상을 호소하는 만성 교통사고 상해 증후군 환자와 좀 더 심각한 급성 교통사고 손상에서도 흔히 접할 수 있는 문제이다. 비정상적인 통증 과정이나 중추신경계의 민감성이 존재한다면 이학적 검사와 치료가 증상을 촉발시켜서는 안된다는 것은 아무리 강조해도 지나치지 않다.

임상의는 환자의 직업과 여가활동 또는 스포츠 활동에 대해 잘 이해해야 한다. 이러한 활동과 목 질환

사이의 관계와 목 질환이 직업과 활동에 어떻게 영향을 미치는지에 대한 이해와 또한 목 질환이 이러한 활동과 삶의 질에 미치는 영향에 대해 반드시 알고 있어야 한다. 작업공간의 인체공학적 분석이 요구될 수도 있다.

임상의는 환자가 증상을 표현하는 방법, 통증에 대한 반응, 활동과 일이 제한되는 방식 등을 잘 듣고 관찰해야 한다. 임상의는 이를 통해 우울, 불안, 일반적 고통, 두려움 회피 행동(fear avoidance behavior), 불량한 대응전략, 또는 교통사고 손상의 경우에는 외상후 스트레스 증상 같은 정신적 건강 양상(feature)들의 존재를 알아낼 수도 있다. 전에 논의한 바와 같이(7장), 이러한 정신적 반응의 많은 부분은 급성 또는 만성 통증 상태의 정상적인 반응일 수도 있다. 교통사고 손상 환자에 대하여 우리가 연구에서 밝혀낸 바와 같이, 적어도 통증과 장애가 적은 사람들에게서는 목의 통증이 감소되고 장애가 개선됨에 따라 많은 양상(feature)들이 해소된다.[38] 그러나 교통사고에 있어서 더 높은 수준의 통증과 다른 감각 및 운동 증상과 병합되어 나타나는 중등도 수준의 외상후 스트레스 증후군은 불량한 예후를 암시하는 것으로 밝혀져 있다. 지속적인 중등도 내지는 심각한 증상을 호소하는 환자들에게서는 외상후 스트레스의 증상들이 자발적으로 해소되지 않았다.[25, 26] 임상의는 침습적 생각이나 사건의 영상(자동차 충돌); 운전 회피 내지는 약물 남용 회피 같은 사건과 연관된 회피 행동; 공포 발작, 과다각성(hypervigilance), 수면 장애 같은 강한 각성반응(arousal)을 포함하는 이러한 증상들에 대해 주의해야 한다. 정신적 건강 양상이 검사와 치료적 접근법을 변화시킬 수도 있기 때문에 임상의는 어떠한 정신적 건강 양상이라도 인식해야만 한다. 일반 건강 설문지-28(General Health Questionnaire-28 : GH-28)[39], 사건 영향 척도(the Impact of Events Scale)[40] 같은 설문지들이나 또는 다른 적절한 설문지들은 환자의 정신적 양상을 알아내는데 유용하게 사용될 수도 있다(표 11.1).

일반적인 의학적 특성

임상의는 환자를 안전하게 치료하기 위해 환자의 목 질환을 환자의 일반적 건강, 다른 질병의 존재, 질환의 과거력의 측면에서 이해해야 할 필요가 있다. X-ray 결과나 다른 검사들도 살펴봐야만 한다. 환자가 목 통증 또는 다른 질환 때문에 먹고 있는 약과 그에 대한 반응을 기록하는 것은 필수적이다.

환자 면담의 결말에서의 임상적 추론

환자 면담의 결말에서 임상의는 질환의 상태와 환자의 기능적 상태에 미치는 영향에 대한 둘 또는 세 가지의 가설을 지니고 있어야 한다. 이는 이학적 검사의 방향성을 결정하고 검사의 우선순위를 정하도록 도와줄 뿐만 아니라 적절한 치료적 개입에 대한 정보를 제공할 수 있다. 이는 또한 임상의로 하여금 통증 상태에 따라 이학적 검사를 시행할 때 주의를 기울이게 할 수 있다.

참고문헌

1. *Jones M, Rivett D*. Clinical Reasoning for Manual Therapists. Edinburgh: Butterworth-Heinemann, 2004.
2. *Zimmermann M, Wolff R, Raabe A, et al*. Palliative occipito-cervical stabilization in patients with malignant tumors of the occipito-cervical junction and the upper cervical spine. Acta Neurochir 2002;144:783-790.
3. *Bogduk N*. Regional musculoskeletal pain. The neck. Baillieres Best Practice & Research Clinical Rheumatology 1999;13:261-285.
4. *Lee V, Brown Jr RB, Mandrekar J, et al*. Incidence and outcome of cervical artery dissection: a population-based study. Neurol 2006;67:1809-1812.
5. *Silbert P, Makri B, Schievink W*. Headache and neck pain in spontaneous internal carotid and vertebral artery dissections. Neurol 1995;45:1517-1522.
6. *Sturzenegger M*. Headache and neck pain: the warning symptoms of vertebral artery dissection. Headache 1994;34:187-193.
7. *Holden W, Taylor S, Stevens H, et al*. Neck pain is a major clinical problem in ankylosing spondylitis, and impacts on driving and safety. Scand J Rheumatol 2005;34:159-160.
8. *Kim D, Hilibrand A*. Rheumatoid arthritis in the cervical spine. J Am Acad Orthop Surg 2005;13: 463-474.
9. *Neva M, Kotaniemi A, Kaarela K, et al*. Atlantoaxial disorders in rheumatoid arthritis associated with the destruction of peripheral and shoulder joints, and decreased bone mineral density. Clin Exp Rheumatol 2003;21:179-184.
10. *Cornejo VF, Martinez-Lage J, Piqueras C, et al*. Inflammatory atlanto-axial subluxation (Grisel's syndrome) in children: clinical diagnosis and management. Childs Nerv Syst 2003;19:342-347.
11. *Frost M, Huffer W, Sze C, et al*. Cervical spine abnormalities in Down Syndrome. Clin Neuropathol 1999;18:250-259.
12. *Hughes D, Chadderton R, Cowie R, et al*. MRI of the brain and craniocervical junction in Morquio's disease. Neuroradiol 1997;39:381-385.
13. *Johnston V, Jull G, Souvlis T, et al*. Neck movement and muscle activity characteristics in office workers with neck pain. 2007 submitted for publication.
14. *Sterling M, Jull G, Vicenzino B, et al*. Characterisation of acute whiplash associated disorders. Spine 2004;29:182-188.
15. *Cleland J, Fritz J, Whitman J, et al*. The reliability and construct validity of the Neck Disability

Index and patient specific functional scale in patients with cervical radiculopathy. Spine 2006;31:598-602.

16. *Peolsson A*. Investigation of clinically important benefit of anterior cervical decompression and fusion. Eur Spine J 2007;16:507-514.

17. *Stratford PW, Riddle DL, Blinkley JM, et al*. Using the Neck Disability Index to make decisions concerning individual patients. Physiother Can 1999;51:107-112.

18. *Vernon H*. The Neck Disability Index: Patient assessment and outcome monitoring in whiplash. J Musculoskel Pain 1996;4:95-104.

19. *Sim J, Jordan K, Lewis M, et al*. Sensitivity to change and internal consistency of the Northwick Park Neck Pain Questionnaire and derivation of a minimal clinically important difference. Clin J Pain 2006;22:820-826.

20. *Bolton J*. Sensitivity and specificity of outcome measures in patients with neck pain: detecting clinically significant improvement. Spine 2004;29:2410-2417.

21. *Stratford P, Gill C, Westaway M, et al*. Assessing disability and change in individual patients: a report of a patient specific measure. Physiother Can 1995;47:258-63.

22. *Westaway MD, Stratford PW, Blinkley JM*. The patient-specific functional scale: validation of its use in persons with neck dysfunction. J Orthop Sports Phys Ther 1998;27:331-338.

23. *Bennett M, Smith B, Torrance N, et al*. The S-LANSS score for identifying pain of predominantly neuropathic origin: validation for use in clinical and postal research. J Pain 2005;6:149-158.

24. *Scholten-Peeters G, Verhagen A, Bekkering G, et al*. Prognostic factors of whiplash-associated disorders: a systematic review of prospective cohort studies. Pain 2003;104:303-322.

25. *Sterling M, Jull G, Vicenzino B, et al*. Physical and psychological predictors of outcome following whiplash injury. Pain 2005;114:141-148.

26. *Sterling M, Jull G, Kenardy J*. Physical and psychological factors maintain long term predictive capacity following whiplash injury. Pain 2006;122:102-108.

27. *Lance JW*. Mechanism and Management of Headache. 6th ed. Oxford: Butterworths- Heinemann Ltd, 1998.

28. *Radanov B, Di-Stefano G, Augustiny K*. Symptomatic approach to posttraumatic headache and its possible implications for treatment. Eur Spine J 2001;10:403-407.

29. *Dwyer A, Aprill C, Bogduk N*. Cervical zygapophyseal joint pain patterns: a study in normal volunteers. Spine 1990;15:453-457.

30. *Fukui S, Ohseto K, Shiotani M, et al*. Referred pain distribution of the cervical zygapophyseal joints and cervical dorsal rami. Pain 1996;68:79-83.

31. *Slipman C, Plastaras C, Patel R, et al*. Provocative cervical discography symptom mapping. Spine J 2005;5:381-388.

32. *Tanaka Y, Kokubun S, Sato T, Ozawa H*. Cervical roots as origin of pain in the neck or scapular regions. Spine 2006;31:E568-573.

33. *Jensen M, Karoly P, Braver S*. The measurement of clinical pain intensity: a comparison of six

methods. Pain 1986;27:117-126.

34. *Rasmussen P, Sindrup S, Jensen T, et al*. Symptoms and signs in patients with suspected neuropathic pain. Pain 2004;110:461-469.

35. *Bouhassira D, Attal N, Fermanian J, et al*. Development and validation of the Neuropathic Pain Symptom Inventory. Pain 2004;108:248-257.

36. *Poletti C, Sweet W*. Entrapment of the C2 root and ganglion by the atlanto-epistrophic ligament: clinical syndrome and surgical anatomy. Neurosurg 1990;27:288-291.

37. *Tesio L, Alpini D, Cesarani A, et al*. Short form of the Dizziness Handicap Inventory. Am J Phys Medical Rehabil 1999;78:233-241.

38. *Sterling M, Kenardy J, Jull G, et al*. The development of psychological changes following whiplash injury. Pain 2003;106:481-489.

39. *Goldberg D*. Manual of the General Health Questionnaire. Windsor: NFER-Nelson, 1978.

40. *Horowitz M, Wilner N, Alvarez W*. Impact of Event Scale: a measure of subjective stress. Psychosom Med 1979;41:209-218.

41. *Vernon H, Silvano M*. The Neck Disability Index: A study of reliability and validity. J Manipulative Physiol Ther 1991;14:409-415.

42. *Leak AM, Cooper J, Dyer S, et al*. The Northwick Park Neck Pain Questionnaire, devised to measure neck pain and disability. Br J Rheumatol 1994;33:469-474.

43. *Willis C, Niere K, Hoving J, et al*. Reproducibility and responsiveness of the Whiplash Disability Questionnaire. Pain 2004;110:681-688.

44. *Bolton J, Humphreys B*. The Bournemouth Questionnaire: a short-form comprehensive outcome measure. II. Psychometric properties in neck pain patients. J Manipulative Physiol Ther 2002;25:141-148.

45. *Jaeschke R, Singer J, Guyatt G*. Measurement of health status. Ascertaining the minimal clinically important difference. Control Clin Trials 1989;10:407-415.

46. *Ware J, Snow K, Kosinski M, et al*. SF-36 Health Survey: manual and interpretation guide. Boston, MA: The Health Institute, 1993.

47. *Kori S, Miller R, Todd D*. Kinesphobia: a new view of chronic pain behaviour. Pain Manag 1990: Jan/Feb 35-43.

CHAPTER 12

Clinical Assessment: The Patient Interview and History

임상적 평가: 경추의 이학적 검사

서론

이학적 검사는 평가, 개입, 재평가 그리고 반영(reflection)의 연속적인 과정이다.[1] 이학적 검사를 통해 네가지 결과물을 얻을 수 있다. 첫번째는 경추의 관절과 근육계에서 나타나는 장애, 비정상적인 감각 양상 및 감각 운동 조절의 장애, 환자의 증상과 기능적 장애 사이의 관계로부터 이학적인 진단을 얻어내는 것이다. 두번째는 자세와 움직임과 활동이 증상을 악화시키거나 완화시키는 측면에서 환자의 목 질환에 어떤 영향을 미치는지 이해하는 것이다. 세번째는 직업적 활동과 작업 환경, 스포츠, 일상 생활 활동이 질환에 어떠한 영향을 미치는지 실질적으로 이해하는 것이다. 네번째는 치료를 평가하고 진행할 수 있는 평가 도구(outcome measures)를 획득하는 것이다. 이러한 지식들은 다양한 치료법 중 적절한 치료법을 선택하고, 신체적 장애와 통증 증후군과 기능 사이의 관계를 이해하는데 도움이 된다.

잠재적으로, 이학적 검사는 다량의 정보를 제공할 수도 있다. 실제적으로, 두 개의 가이드라인(guideline)이 임상적 추론 과정에 도움을 준다. 첫번째는 검사 결과의 연관성(relevance)이다. 목 통증 환자들에게서는 이른바 이상적(ideal)인 것과는 다른 점들이 많이 관찰될 수 있다. 심지어 증상이 없는 사람들에 대한 이학적 검사 결과도 매우 다양하게 존재한다. 어떤 임상적 검사는 그 결과가 정상 범위 내에 있게 되어 이에 따라 실질적인 연관성이 없을 수도 있다. 임상의는 연관된 결과와 잠재적으로 연관성이 없는 결과 모두를 인식할 수 있어야 한다. 두 번째는 증상과 이학적 검사 결과 사이의 "패턴을 일치시키는 것"으로서 이는 검사 결과의 연관성을 결정하는데 도움을 줄 수도 있다. 간단한 예를 들면, 신체 어느 부위든지 관절 병리와 통증은 항상 근육계의 반응과 연관되어 있다. 따라서 경추의 근골격계 장애를 진단하기 위한 기본적인 가정은 적어도 움직임과 근육 기능장애에 패턴이 존재한다는 것이다. 이와 유사하게, 신경 조직의 기계적 과민성의 존재는 통증성 자세(antalgic posture), 연관된 경추 움직임의 제한, 신경 조직 유발 검사의 양성 반응, 특정 신경줄기(nerve trunk)를 촉진했을 때 기계적 무해자극통증이 나타나는 것(10장)으로 확정지을 수 있다. 이학적 진단의 신뢰도는 "패턴과 일치할 때" 증가한다. 단독적으로 나타나는 증상은 연관성을 확신할 수 없다. 치료 방향을 결정하는 근거는 또한 증상의 패턴과 장애가 일치할 때 더욱 강력해진다. 주의할 것은, "패턴을 일치시키고자" 하는 열정으로 임상적 추론 과정에서 확정 편견(confirmation bias)이나 고려해야 할 가설의 수를 너무 줄이는 것 같은 잠재적 오류를 발생시켜서는 안된다는 것이다.

또 다른 임상상 중요한 점은 증상과 기능적 행동과 특정 장애 사이의 연관성을 환자에게 설명하기 위해 노력해야 한다는 것이다. 이는 환자로 하여금 질환과 치료 이유 뿐만 아니라 환자 스스로가 목의 통증을 유발시킬 수 있는 부분들을 찾아내야만 하는 필요성을 이해하도록 도와주는 강력한 도구가 될 수 있다. 검사 시, 통증을 유발시키는 움직임을 재평가한 후 달라진 자세나 운동 치료에 대한 반응으로 나타난 긍정적인 변화를 보여주는 것은 강력한 교육적 도구가 된다.

표 12.1은 목 통증을 호소하는 환자들에 대한 이학적 검사를 제시하고 있다. 각각의 계통(system)에 대한 분리된 이학적 검사 프로토콜(protocol)이라기보다는 임상 진료실에서 사용되는 순서대로 나열되었다. 계통(system) 및 계통(system)이 증상과 기능에 미치는 영향 사이에서 나타나는 장애의 관계를 이해하는 임상적 추론 과정을 강조하고자 우리는 이러한 방법의 제시를 선택했다. 프로토콜은 환자의 자세에 의해 나누어져 있으며, 이로 인해 효과적인 검사가 가능해진다. 환자의 면담에서 시작된 임상적 추론 과정은 이학적 검사를 하는 동안에도 계속되어지며 평가의 성격과 범위를 결정한다. 목 부위에 대한 많은 임상적 검사들이 발표되어 왔으나 모든 환자에게 모든 검사가 요구되는 것은 아니다. 오히려 검사란, 이학적 검사의 문제해결 과정에서 적용되는 의사의 도구라고 할 수 있다. 검사는 환자의 통증과 치료에 대한 반응에 의해 결정되는 유동적이고 진보적인 과정으로 이해되어야 한다. 아마도 의사들에게 가장 큰 문제는 이학적 검사를 확장할 때를 아는 것이 아니라 줄여야 할 때를 아는 것이다. 이는 특히 급성이나 중등도에서 심각한 정도의 통증 상태에서 중요하다. 일반적으로 환자의 목 증상이 검사나 다른 치료에 의해 심해졌다면 판단의 오류가 존재한 것이다.

표 12.1 | 경추의 이학적 검사 개요

자세	평가	평가 요소
선 자세	자세 평가	• 척추의 자세 만곡 모양과 머리의 위치
		• 근육 형태와 안정시 견갑골의 위치
앉은 자세	동적 자세 분석	• 정위 중립 자세를 취할 수 있는 능력
		• 자세와 움직임에서 견갑 근육 조절의 동적 분석
	경추 움직임 분석	• 범위, 통증, 운동조절 패턴
	척추뇌저동맥 기능부전 검사 (vertebrobasilar insufficiency tests)	• 머리를 회전과 신전시킨 자세를 유지하는 것이 현훈(dizziness)에 미치는 영향에 대한 검사
누운 자세	신경계	
	신경학적 검사	• 팔의 통증과 다른 감각 증상을 호소하는 환자에 대한 감각, 근력, 반사 검사
	신경 조직 유발 검사	• 팔과 목을 정해진 순서에 따라 움직이는 동안 나타나는 통증과 보호성 근육 반응
	신경 촉진	• 신경의 무해자극통증(allodynia)
	감각 검사	• 압통 역치
		• 온각 통증 역치(냉각과 열감)
	도수 검사	• 경부와 경흉부의 생리적인 척추간 움직임에 대한 수동 검사
		• 두경부 인대 검사
엎드린 자세	도수 검사	• 경부, 경흉부, 흉부의 부수적인 척추간 움직임에 대한 수동 검사
	견갑 근육들의 검사	• 흉벽에 견갑골을 고정시키는 조절 패턴 분석
		• 정적 고정 능력 검사
	도수 재검사	• 양성 "관절 증후"에 미치는 상호 이완의 효과 판정
누운 자세	두경부 굴곡 검사	• 두경부 굴곡에 대한 단계적 검사를 수행할 수 있는 능력의 분석
		• 정적(static) 고정 능력 검사
	능동 신전 재검사	
	범위, 통증, 패턴	• 목의 심층 굴곡근 활성이 경추 신전의 원심성 및 구심성 조절에 미치는 영향 판정
	근육 길이 검사	• 경추와 경견갑 근육들의 길이 검사
무릎을 꿇고 엎드린 자세	견갑 안정성의 폐쇄 사슬 검사	
	(closed chain test) - 전거근	• 전거근의 길이와 고정 능력 검사
	경추 신전근 검사	• 두경부와 경흉부 신전의 패턴 검사
	축회전 검사	• 두경부 축회전의 패턴 검사
감각운동 조절		• 관절 위치 감각
		• 균형
		• 안구운동 조절
근력과 지구력	근력	• 두경부 굴곡근과 신전근의 근력 검사
		• 경흉부 굴곡근과 신전근의 근력 검사
	지구력	• 점차 증가하는 수축 강도에서 두경두와 경흉부 굴곡근과 신전근의 지구력 검사
작업 수행 검사		• 작업 공간과 작업 수행의 인체 공학적 평가
		• 좌식 작업 수행시 자세와 근육 조절의 동적 분석
		• 능동 작업 수행시 자세와 근육 조절의 동적 분석

기립자세에서의 검사

정적 자세(static posture) 평가

정적 자세 평가는 관습적으로 골반의 위치, 자세 만곡의 모양, 머리와 견갑대의 위치에 대한 평가와 분류뿐만 아니라 근육 형태의 시진까지 포함한다. 정적 자세는 개인마다 상당히 다양하게 존재한다. 문제는 환자의 자세가 나타나는 증후 및 증상과 연관성이 있는지 결정하는 것이다. 급성이 아닌 상황에서는 목 통증과 구조적 형상 사이에 연관성이 존재한다는 강력한 근거가 없다. 예를 들어, 기존 연구들도 나누어지고 두부 전방 자세(forward head posture)의 정적 측정과 목 통증 또는 목 통증과 두통 사이에 강력한 연관성이 존재한다는 명확한 근거를 제시하지 못했다.[2-6] 따라서 진료실에서 정적인 자세 평가로부터 얻어낸 정보만 가지고 판단하기에는 제한이 있을 수도 있다. 최근 연구들은 목 통증을 가진 사람들 중 컴퓨터에서 주로 앉아서 하는 직업을 가진 사람들에게서 시간이 경과함에 따라 머리가 점차 전방으로 이동하고 흉추 후만은 조금씩 증가하는 것으로 나타났으나 목 통증이 없는 사람들에게서는 이러한 현상이 나타나지 않는다는 것을 제시하고 있다(4장).[7,8] 경추 신전근과 상부 승모근의 점증 패턴(recruitment pattern)의 변화는 이러한 자세 변화와 연관되어 나타났다.[9]

이러한 근거에 비추어, 우리는 자세 평가에 있어 자세 조절의 동적 분석을 더 선호하게 되었다. 분석은 기립자세에서 시행될 수도 있지만, 일반적으로 목 통증 환자들에게는 앉아서 시행하는 것이 더 연관성이 있다. 자세의 동적 평가는 환자의 근육 조절 전략을 초기에 관찰할 수 있게 하며 척추의 위치를 중립상태로 만들기 위해 다른 척추 부위에서 적합한 움직임이 일어나고 있는지를 결정한다. 평가는 환자 개개인의 요구 사항에 더 잘 부합되도록 변경될 수도 있다.

앉은 자세에서의 검사

자세의 동적 분석

정위 중립 자세(upright neutral posture)의 평가

환자에게 지지하는 것 없이 앉아 있는 자세를 시켜서 그 또는 그녀가 바람직하게 "중립적인" 골반-척추 자세(pelvic-spinal posture)로 앉아있는지, 또는 반대로 바람직하지 않게 신전하거나 또는 굴곡된 요추골반 자세(lumbopelvic posture)로 앉아있는지를 알아본다. 요추골반 자세(lumbopelvic posture)를 교정하고 환자가 정위 중립 자세를 다시 취하고 유지할 수 있는지를 분석한다. 일반적인 굴곡된 요추골반 자세라면, 골반을 정위치로 상방 회전 시켰을 때 정상적인 요추 전만이 회복되며(이는 요추 다열근을 사용하

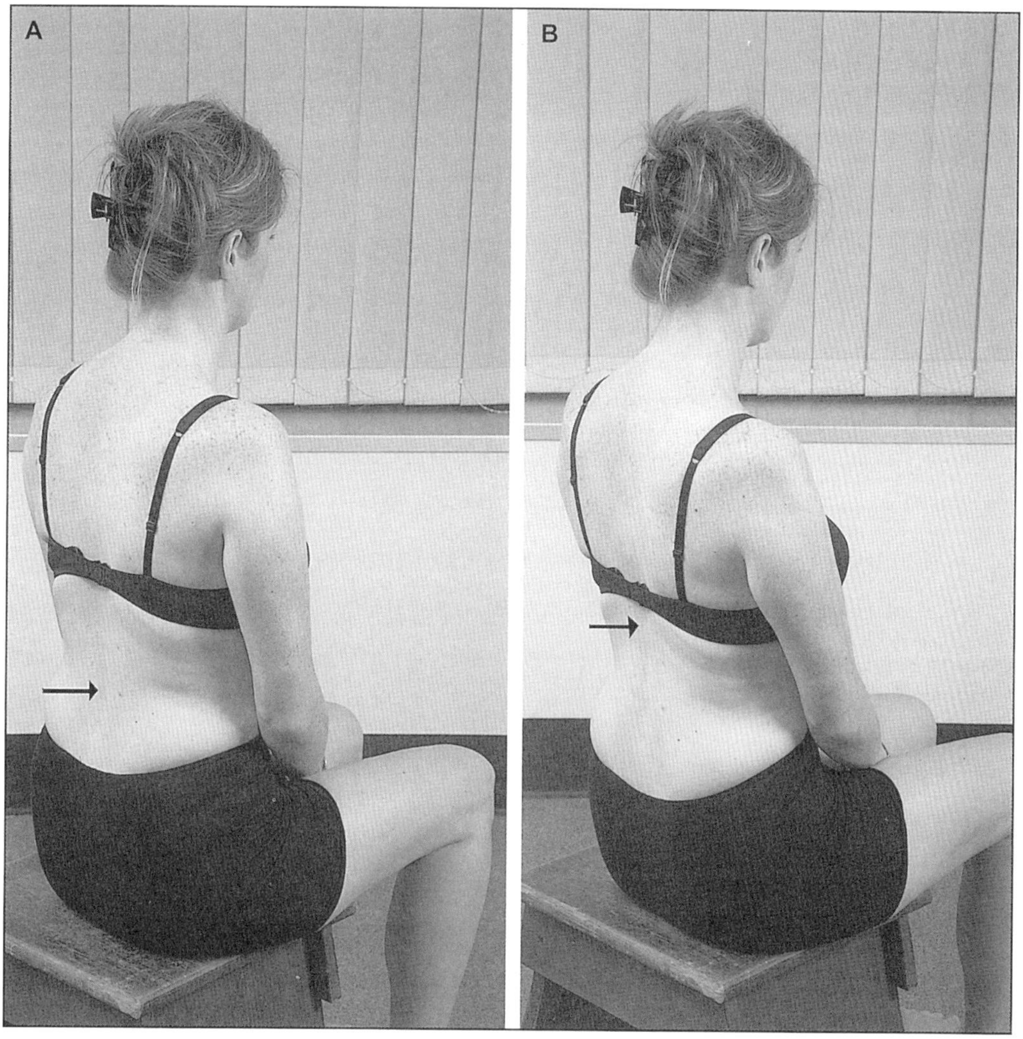

그림 12.1 | (A) 환자는 정위 중립 자세(upright neutral postural position)를 취하고 있으며, 골반에서부터 시작된, 요추의 다열근을 사용한 자연스런 요추 전만을 형성하고 있다. (B) 자세 교정 전략을 위해 흉요추 척추기립근(thoracolumbar erector spinae)을 사용해 흉요추 전만을 형성하고 있다. 골반(pelvis)과 요추는 굴곡된 채로 남아 있다.

고 있다는 증거가 된다), 흉추부는 견갑골이 흉벽에 같은 높이로 붙어 있는 후만 형태를 띄고, 목-머리의 자세는 중립으로 되는 정상적인 패턴이 관찰된다. 반대로 정위 자세가 흉요추 신전근을 우세하게 사용하여 유지될 때는 일반적으로 불량한 패턴이 나타나게 된다. 전만이 흉요추부나 하부 흉추부에서 형성되고 요추골반부는 굴곡된 채로 남아있게 되며(그림 12.1) 이는 요추부에서 조절의 불량한 패턴을 의미한다고 생각된다.[10]

정확한 중립 척추 자세를 취할 수 있는 능력은 경추 근육 기능에 직접적인 영향을 미친다. 실험실에서 실시한 연구들에서 우리는 특히 요추 전만을 회복시킨 상태로 앉아 있을 때가 단지 꼿꼿이 앉아 있을 때보다 경추의 심부 굴곡근과 요추의 다열근들의 활성이 더 크게 나타난다는 것을 확인했다.[11] 이러한 연구는 자세 유지근의 기능을 최적의 상태로 유지하기 위해서 골반척추의 정위 중립 자세를 재교육할 때 정밀성이 필요함을 지적하고 있다. 이 연구는 또한 목 통증과 요통 사이의 상호작용에 대한 임상적 관찰 결과를 지지함과 동시에 척추를 능동적으로 지지하는 핵심 체간 근육들 사이의 상호작용에 대한 이해를 제공하고 있다.[12]

자세와 움직임에 있어 견갑부 근육 조절에 대한 동적 분석

견갑골의 위치는 정위 중립 자세를 취하는 능력을 평가하는 동안 관찰되어야 한다. 견갑골의 "이상적인" 위치는 상각(superior angle)이 T2나 T3의 극돌기 수준에 위치하고, 견갑극은 T3나 T4 극돌기 수준에 위치하며, 하각(inferior angle)은 T7~9 극돌기 수준에 위치해야 한다.[13] 견갑극과 쇄골은 약간 상외측 방향으로 향해야 하며 견갑골은 흉벽의 시상면과 수평면에서 같은 높이를 유지하고 있어야 한다. 견갑골의 방향은 다양하게 나타나는 것이 일반적이다. 견갑극과 쇄골이 하외측 방향을 향하는 것은(보통 견갑골의 전인(protraction)과 연관되어 있다) 견갑골의 상방 회전 조절이 잘 안된다는 것을 의미한다. 내측면이 날개 모양으로 나오는 것(winging)은 견갑골의 과도한 하방 회전을 의미한다. 하각이 돌출하는 것은 과도한 전방 경사(anterior tilt)를 의미한다.

견갑골 방향의 변화와 견갑골의 능동적 안정성의 부족은 견갑골에 부하를 가할 때 더 명확해진다. 이는 환자가 약간의 팔운동(30-40° 이하의 동작)을 수행함으로서 측정될 수 있는데, 이 때 견갑골의 방향은 비교적 안정적으로 유지되어야 한다(3장). 다른 방법으로 환자가 약간의 저항에 대항해 어깨의 등척성 수축을 수행함으로서 측정될 수 있다. 어깨를 특정한 작은 범위에서 움직이거나 등척성 수축을 시키는 것은 견갑상완 근육들에 의한 힘(torque)을 유발하여 특정한 방향에 대한 견갑골 조절의 장애를 드러나게 할 수 있다. 부드러운 저항을 주어 어깨를 외전시키는 방향으로 등척성 수축을 시키는 것은 견갑골의 상방회전을 유지하지 못하는 것을 드러나게 하며, 저항 굴곡은 하방 경사를 유지하지 못하는 것을, 저항 외회전은 견갑골을 외측으로 회전시키지 못하는 것을 드러나게 할 것이다. 견갑골의 조절은 또한 상지를 최대 범위로 거상하는 동안 평가될 수도 있는데, 이 때 견갑골은 점차적으로 상방회전, 후방 경사, 외회전해야 한다(3장).

견갑골의 3차원적인 움직임을 조절하는 근육 활동의 복잡한 상호작용 때문에 한 시점에서 견갑골 기능장애의 원인으로 단일 근육을 지정하는 것은 어렵다. 그럼에도 불구하고, 승모근(trapezius)과 전거근(serratus anterior)의 장애는 분명하게 견갑골의 상방회전, 후방 경사, 외회전 능력을 감소시킨다(3장). 전거근(levator scapulae), 능형근(rhomboid), 소흉근(pectoralis minor) 같은 근육들의 과활성이나 휴식기 긴장도(resting tone)의 변화 또한 견갑골 위치의 하방회전 및 견인과 연관되어 있다. 견갑골 방향의 다른 변화와 관련된 특정 근육에 대한 검사의 자세한 내용은 Sahrmann[14]에 의해 잘 기술되어 있으니 독자들은 이 책을 참고하길 바란다.

견갑골 방향과 환자 증상 사이의 연관성에 대한 평가에도 동적 접근법이 사용된다. 견갑골의 방향이 비정상적으로 되어 있을 때, 의사는 손으로 견갑골을 정위치에 위치시켜 이동과 회전성 요소들을 교정해야 한다. 환자가 이 자세를 능동적으로 유지할 수 있는지 검사한다. 그 후 환자를 이완시키고 환자 스스로 견갑골을 재위치하도록 시킨다. 의사는 이러한 자세를 잡는데 사용되는 근육 전략을 관찰하고, 이는 교정을 위한 재활 전략을 수립하는데 도움이 될 것이다. 목 통증에 있어 견갑골 교정이 갖는 효과 또한 증상의 소실과 직접적인 연관성을 찾고자 평가될 수 있다. 환자는 견갑골 위치를 손으로 교정했을 때의 통증과 일반적인 상태일 때의 통증을 비교한다. 어떤 환자들은 교정된 위치에서 통증이 감소함을 느낄 것이고, 다른 환자들은 견갑골의 지지가 풀릴 때까지도 변화를 느끼지 못할 것이다. 운동 범위와 통증 반응이 견갑골 재위치에 의해 변화되었는지 알아보는 두번째 전략은 이전에 통증을 유발하는 것으로 평가된 경추의 움직임을 재현해보는 것이다. 세번째 전략은 위치 교정 전과 후에 견갑거근과 상부 승모근 같은 축견갑 근육들의 긴장도를 촉진하는 것이다. 이럴 경우 종종 감지할 수 있는 긴장도가 드라마틱하게 감소되기도 한다. 이러한 전략들은 목 질환에 대하여 비정상적인 견갑골 방향과 근육 조절 사이의 직접적인 연관성을 확인해줄 뿐만 아니라 통증의 감소와 적합한 근육 조절간의 확실한 연관성을 만들어 주며, 의사들은 이를 환자 교육과 운동 및 자가-도움 전략(self-help strategies)을 위한 동기 부여에 이용할 수 있다.

거상된 견갑골 위치는 또한 사실상 보호를 위한 것일 수 있다. 이는 일반적으로 신경 조직의 기계적 과민성과 연관되어 나타나며, 검사를 조심스럽게 수행해 증상을 악화시키는 일이 없도록 주의해야 한다는 것을 경고하는 것이다. 견갑골의 거상이 비록 가끔은 미세하게 나타나지만, 기계적 과민성을 벗어나고자 하는 방향으로 중심에서 하부 경추 쪽으로 조금이지만 명백한 외측 이동과 더불어 나타날 수 있다. 이학적 검사의 임상적 추론과정에서 이러한 방어적 자세는 신경 조직의 기계적 과민성 진단을 위한 "패턴과 일치하는" 4가지 다른 신체적 증후들과 연관되어 있을 것이다(10장).

경추 움직임의 분석

경추 움직임의 능동 범위와 통증 반응에 대한 검사와 측정은 핵심적인 접근 수단이다. 경추의 운동 범위 감소는 목 질환을 가진 환자들과 증상이 없는 사람들을 구별하기 위해 사용되어 왔다.[2, 15-17] 능동 운동의 평가는 운동의 조절뿐만 아니라 운동 범위의 정량적(quantitative) 수치와 통증 반응의 정성적

(qualitative) 수치를 제공한다. 몇몇의 경사측정기(inclinometer)는 경추 운동 범위를 측정하기 유용하도록 상업적으로 개발되었으며, 이들 측정기의 신뢰도는 적합한 것으로 알려져 있다.[18]

능동적 경추 운동 검사는 관절계, 근육계, 신경계의 통합성(integrity) 뿐만 아니라 환자의 자유 의지나 움직임에 대한 공포까지도 검사한다. 이 검사는 각 계통(system) 간의 연관성을 결정하는 강력한 수단이 된다. 운동 장애는 다차원적 기초에 근거한 해석이 필요하다. 운동 제한 패턴은 운동역학적(kinematic), 역학적(mechanical) 기초에 근거해 해석된다(3장). 움직임에 대한 통증 반응은 통증이 경추에서 근원한 것임을 확인시켜 주며 유력한 구조적 원인에 대한 매우 기초적인 지식(예를 들어, 관절인지, 신경 조직인지)을 제공한다. 움직임 패턴은 치료적 운동의 방향성에 대한 지침을 제시하며[19] 통증 반응 또한 치료 강도에 대한 지침을 제공한다. 이러한 사항들은 정형외과학과 도수치료 문헌에 자세하게 서술되어 있다.[1, 20] 능동 운동 평가의 기술에 있어 해석 과정을 확장하기 위해서는 근육 조절의 측면이 강조되어야 할 것이다.

능동 운동 검사 시 술기에 있어 중요한 점은 시각계와 목 근육 사이의 중추성 및 반사성 연결을 이용해야 한다는 것이다.[21, 22] 환자는 검사를 더 용이하게 하는 방법으로 검사 시작 시 움직이고자 하는 방향을 바라보도록 교육받아야 한다.

경추의 굴곡

환자는 아래를 바라보면서 머리와 목을 함께 숙인다. 신전근들은 처음에는 원심성으로 작용하고 머리를 다시 정위치시킬 때는 구심성으로 작용한다. 머리를 다시 중립 자세로 돌아오게 하는 패턴은 하부 경추부터 시작되어야 한다. 굴곡된 자세에서 돌아올 때 두경부 신전이 과도하게 일어난다면(앞으로 돌출된 턱) 이는 두반극근(semispinalis capitis) 같은 천층 신전근이 우세하게 작용하는 신호일 수 있으며, 이는 두경부 굴곡근들이 어떤 이유로 조절이 잘 안되어 두반극근의 작용에 의한, 원치 않는 두경부 신전을 제어하지 못해 발생하는 것일 수 있다. 두반극근은 목 뒤에 종축으로 융기된 부위에서 관찰될 수 있다. 경추 굴곡을 조절하는 동안 명확하게 나타나는 이 근육들의 과긴장성(hypertonicity)은 목 통증으로 고통받는 사람들에게 일반적으로 나타나며 이는 굴곡 운동을 제한하기 위한 보호적 반응이거나 심부 경추 신전근들에 대한 조절의 변화를 나타내는 신호일 수 있다. 경추 굴곡에 대한 감별 진단에서 두경부의 중립과 굴곡을 유지하는 것이 힘든 것은 신경 조직의 기계적 과민성에 의한 보호작용일 수 있다. 이는 하지를 거상하여(straight-leg raise) 예민하게 하는 자세를 동반하거나 또는 동반하지 않은 채로 두경부를 반복적으로 굴곡해보는 검사를 별도로 수행함으로써 더 확실하게 알 수 있다.

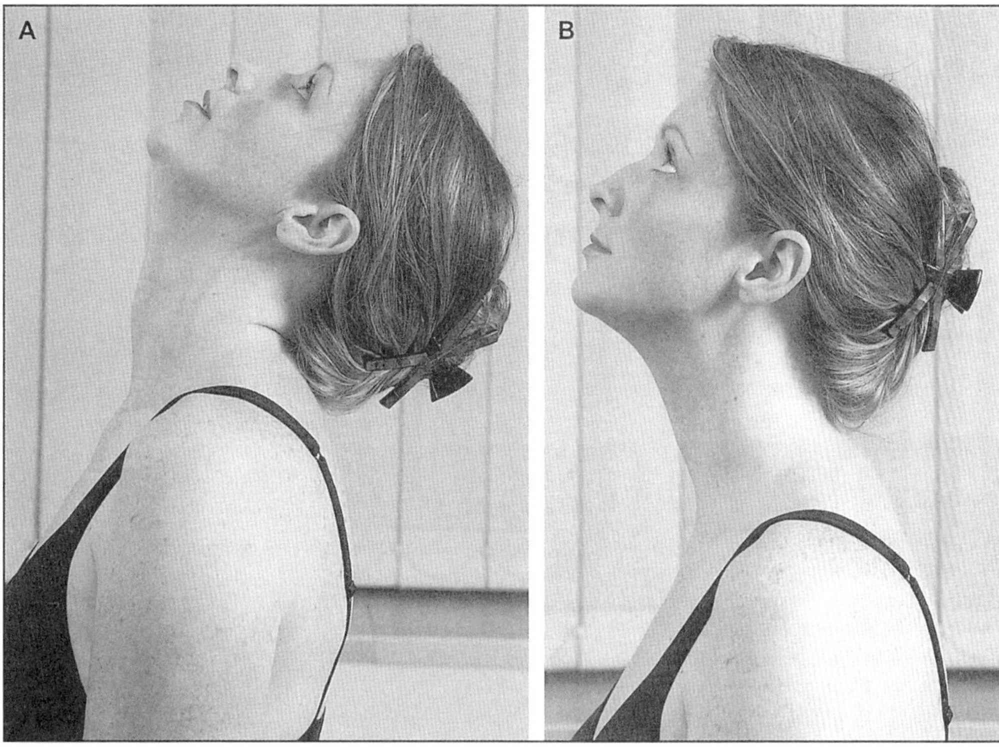

그림 12.2 | 경추 신전의 평가. (A) 머리의 무게 중심이 어깨의 관상면(frontal plane) 뒤쪽에 위치하도록 이동하고 조절된 정상적인 경추의 신전 패턴. (B) 중력의 영향을 최소화하기 위해 환자는 두경부의 신전이 우세한 경추 신전을 수행하고 있다. 이는 경추의 심층 굴곡근들의 약화를 감추기 위해 사용되는 일반적인 전략이다.

경추의 신전

환자로 하여금 천장을 쳐다보게 한 후 눈을 최대한 천장 뒤쪽으로 향하게 만든다. 경추의 신전은 종종 후방 관절 구조물들을 압박하거나 추간공(intervertebral foramen)을 좁아지게 만들어 통증을 유발하는 능동 운동이 될 수 있다. 신전은 모든 경추 근육 중 가장 약한 굴곡근들의 원심성 조절이 필요하다. 굴곡근들은 구심성 수축을 통해 머리를 중립 위치로 돌아오게 하기 전까지 머리의 무게를 조절하여 머리를 어깨 관상면(frontal plane)의 뒤에 위치하도록 조절한다. 경추가 신전됨에 따라 경추의 큰 천층 굴곡근들의 모멘트 암(moment arms)이 줄어들고[23] 두경부를 조절하기 힘들어지기 때문에 경추의 심층 굴곡근들의 역할이 더욱 크게 요구될 수 있다(3장). 경추의 심층 굴곡근들의 원심성 조절 능력의 감소는 두 가지 특징적인 움직임 패턴으로 나타난다:

- 환자는 중력의 영향을 최소화하기 위해 머리의 무게 중심이 어깨 관상면의 뒤쪽으로 이동하는 것을 원치 않는다. 따라서 두경부의 신전 패턴을 우세하게 만들어 머리가 뒤로 가는 움직임을 최소화한다(그림 12.2). 이는 경추를 신전하려고 노력하는 모습으로 오해받을 수 있으며 특히 개개인이 상부 경

추를 충분한 범위까지 신전시키고자 할 때 더욱 그러하다. 움직임을 교정한 후 머리가 신전 시 뒤로 움직인다면 이는 심층 굴곡근의 조절에 문제가 있다는 증거가 되며 이러한 움직임은 때때로 통증을 유발한다.

- 머리는 뒤로 움직이나 굴곡근들이 중력과 머리의 무게의 영향을 조절할 수 없는 경우도 있다. 머리를 신전시 일정한 위치에 다다르면 떨어지거나(drop) 뒤쪽으로 이동하여 골인대 구조물들(osteoligamentous structures)에 부하를 가한다. 이는 때때로 상당히 불편한 느낌을 유발하며, 조절이 잘 안될 경우 환자는 종종 곧바로 정위치(upright position)으로 돌아가고자 하며, 때로는 정위치시키는데 손을 사용하기도 한다. 환자는 "내 머리가 어깨 뒤로 떨어질 것 같아요" 라고 말하며 조절이 안되는 느낌을 표현하기도 한다.

완전히 신전된 머리가 중립 상태의 정위치로 돌아오는데에는 두경부와 경추 굴곡근들의 협조된 구심성 수축이 필요하다. 신전에서 돌아오는 움직임에서 우세하게 나타나는 불량한 패턴은 흉쇄유돌근(sternocleidomastoid)과 전사각근(anterior scalene)을 이용할 때 나타나며, 이 근육들은 경추의 굴곡을 유발하나 두경부의 굴곡을 유발하지는 않는다. 이러한 불량한 패턴에서는 두경부가 신전에서 다시 원위치하는 것이 다른 움직임 요소보다 늦게 나타난다.

두경부의 굴곡과 신전

두경부의 굴곡과 신전은 일반 경부와는 달리 환자에게 가능한 범위만큼 머리를 끄덕이게 함으로써 따로 평가한다. 일반 경부를 움직이지 않고 유지하면서 움직임을 수행하고 조절하는 능력 또한 평가된다.

경추의 회전

환자는 어깨 너머를 바라보면서 고개를 돌리고 이 때 경추의 상부와 하부에서 일어나는 움직임을 평가한다. 상부 경추의 회전이 제한된 환자는 단지 하부 경추만을 이용해 머리와 목의 상부를 회전시키는 것처럼 보이게 한다. 상부 경추의 회전은 경추를 굴곡한 상태에서 움직임을 평가함으로써 다른 경추의 회전을 배제하고 평가할 수 있다.[24, 25] 이는 C1-2의 관절 기능장애로 인한 경추성 두통 환자에서 장애 유무를 판별하는데 민감한 검사로 알려져 있다.[25, 26]

하부 경추에 제한이 있는 사람은 목 위에서 머리을 충분히 회전시키는 것으로 보이나 완전히 회전하지는 못한다. 목의 움직임이 제한받는 것은 또한 경흉추 연접부(cervicothoracic junction)나 상부 흉추에서의 움직임이 불충분하기 때문일 수도 있다. 이 부위에서 움직임이 제한되는 것은 경추 움직임이 끝범위(end-of-range)에서 제한되는 것으로 나타난다.

경추의 측굴

측굴 움직임에서의 제한은 비교적 독립적으로 나타나며 분절성 제한 때문에 나타날 수 있다. 반대로 사각근의 과긴장은 C2의 움직임과 더불어 더 상위 경추에서 일어나는 움직임까지 함께 제한할 수도 있다. 사각근의 과긴장이나 단축은 상부 흉곽 호흡 패턴이나 심층 목 굴곡근들의 지지가 감소된데 따른 보상이나[27] 기계적 과민성을 가진 신경 조직에 대한 보호반응을 나타내는 것일 수도 있다. 여러 가지 상완신경총 유발 검사(brachial plexus provocation test : BPPT) 중 팔을 앞으로 위치시킨 상태에서 측굴을 반복할 경우, 신경 조직의 기계적 과민성 패턴과 일치한다면 측굴 운동 범위와 통증 반응이 변하게 된다. 신경 조직의 기계적 과민성이 의심된다면 주의할 필요가 있으며 치료 프로그램에서 사각근 스트레칭을 포함시키지 말아야 한다.

흥미롭게도, 오래도록 지속되는 목 질환에서 측굴의 움직임 범위가 가장 적게 영향을 받는 것으로 보인다. 여러 연구들에서 목의 신전과 회전 범위는 지속적인 목 통증을 가진 사람들을 감별하는 것으로 밝혀졌지만, 측굴의 범위는 대조군과 유의한 차이를 보이지 않았다.[15, 17, 28]

경흉추 연접부와 상부 흉추의 움직임

경흉 부위와 흉추 부위의 정확한 움직임은 경추와 견갑 복합체의 정상적인 운동 범위에 있어 중요하다.[29, 30] 앉아 있는 자세에서 이러한 부위들의 움직임은 경추의 능동 운동과 팔 운동에 의해 검사될 수 있다. 팔의 한쪽 움직임은 경흉부의 측굴과 축회전을 이끌어내며[30] 양측 팔의 완전한 거상은 흉추의 신전을 유도한다.[29] 때때로 경추의 운동과 팔의 거상 시에 이 부위에서 분절적 과가동성 영역이 관찰되기도 한다. 상부 흉추의 분절성 운동의 소실은 목을 움직이는 동안 흉추 극돌기의 움직임을 손으로 촉지함으로써 확인할 수 있는데, 이러한 분절성 운동의 소실은 치료를 위한 지침을 제공한다.

추가적인 검사

능동 운동 검사는 환자의 증상 호소에 따라 수정되거나 발전시킬 수 있다. 치료 기술의 방향성을 선택하기 위한 목적으로 촉발시키는 조합이나 완화시키는 조합을 결정해 조합을 이루어 움직임을 검사할 수도 있다.[19] 능동 운동 범위와 수동 운동 범위가 유사한지, 또는 끝 범위에서 통증이 유발되지는 않는지 알아보기 위해 능동 운동 범위의 끝에서 가벼운 수동 압박을 가할 수도 있다.[1] 경추 신경병증이 의심되는 경우라면 Spurling의 압박 검사(Spurling' s compression test)나 목 견인 검사(neck distraction test) 같은 특수 검사를 시행할 수도 있지만, 명심해야 할 점은 이러한 검사들이 높은 민감성(sensitivity)을 가지고 있더라도 특이성(specificity)은 낮거나 중간 정도라는 것이며, 이는 예를 들어, 경추의 관절에 통증이 있다면

이런 검사들에 의해 영향을 받을 수도 있다는 것을 의미한다.[31]

추골동맥 기능부전 검사

현훈(dizziness)나 어찔어찔함(light-headedness) 등의 증상은 교통사고 손상을 입은 환자들, 좀 더 확장해 보면 경추성 두통 환자들에게서 드문 것이 아니다. 현훈증에 대하여 많은 원인들이 존재하며 경추 질환과도 연관되어 있을 수 있다. 일반적인 원인에는 전정성, 경추의 구심성 입력의 장애, 불안(anxiety) 등이 있다(6장). 도수치료사는 척추뇌저동맥 기능부전(vertebrobasilar insufficiency : VBI)을 나타낼 수 있는 현훈증에 대하여 잘 인식하고 있어야 한다. 비록 척추뇌저동맥 기능부전(VBI)이 목 통증 환자에게 있어 현훈증의 원인일 가능성이 적고 뇌저 동맥에 의해 공급되는 뇌 영역의 허혈성 증상이나 증후(예를 들어, 갑자기 쓰러진다던지, 언어장애, 연하장애, 복시, 시야 결손 등)가 없을지라도 항상 주의를 기울여야 한다. 추골동맥의 검사는 어지러움을 호소하는 환자와 치료에 있어 도수 요법을 고려중인 환자에게 시행되어야 한다. 기본적인 검사는 앉거나 똑바로 누운 상태에서 시행될 수 있는데, 여기에는 증상의 촉발을 위해 특히 경추의 회전과 신전 뿐만 아니라 도수치료 자세를 유지하는 것이 포함된다. 도수치료 전 추골동맥의 검사를 위한 임상 가이드라인은 계속 발전되어 왔다.[32] 민감성과 특이성의 관점에서 척추뇌저동맥 기능부전(VBI) 검사의 적절성은 아직까지 논란이 되고 있다.[33]

똑바로 누운 상태에서의 검사

신경계의 검사

신경계의 검사는 환자의 경상완통이나 목통증 및 두통의 가능한 원인을 감별하기 위해 환자 면담으로부터 얻은 정보에 추가해 실시한다. 네 가지 범주의 검사가 사용된다: (1) 임상 신경학적 검사;(2) 신경 조직 유발 검사;(3) 신경 줄기(nerve trunk)의 촉진;(4) 정량적 감각 검사. 10장에서 논의한 바와 같이, 의사는 환자의 통증 증후군에서 신경 조직 기능이상을 진단하기 위해서 임상 추론 과정 가운데 이학적 검사 결과와 더불어 증상의 특징을 고려할 필요가 있다.

신경학적 검사

임상 신경학적 검사는 목 통증 환자의 검사에 있어 통상적으로 선별 방법(screening procedure)으로 행해질 수도 있다. 이 검사는 상지(upper limb)에 나타나는 연관통(referred pain)이나 다른 감각 증상을 가진 환자들에게 있어 경추 신경근병증의 유무를 결정하는데 사용된다. 감각 검사(핀찌르기, 가벼운 접촉,

진동), 근육 강도, 척수 반사 등의 검사들이 전형적인 임상 검사들에 속한다. 이러한 검사들은 가벼운 말초 신경병증들은 감지할 수는 없는 것으로 보이나(10장) 말초 신경 전도 장애가 명확한 경우는 양성반응이 보다 잘 나타나는 것으로 보인다.

그럼에도 불구하고 한 연구에서는 의사들이 경추의 신경근병증을 진단하는데 오직 전형적인 임상 신경학적 검사에만 의존해서는 안되며 다른 검사들이 이 진단을 내리는데 더 큰 영향력을 발휘할 수도 있다는 사실을 밝혀냈다. Wainner 등[34]은 증상 표현 및 행동들의 선별과 더불어 실시한 임상 신경학적 검사의 전형적인 검사들, Spurling검사, Valsalva검사 견관절 외전(abduction), 견인(distraction), 상완신경총 유발(정중신경 및 요골신경에 편향된) 검사, 경추 운동 범위 등의 진단 정확도를 검사하였다. 그들은 주요한 신경학적 검사 중 전형적인 검사들이 유의성 있는 진단 정확도를 가지고 있다는 것을 발견했다. 그러나 어떤 검사의 조합(cluster of tests)이 가장 큰 진단 가능성을 가지고 있는지에 대한 조사에서 이러한 전형적인 검사들은 최종 결정에 포함되지 않았다. 가장 강력한 조합은 상완신경총 유발 검사(BPPT) 양성(정중신경에 편향된), 경추 회전이 60도 미만인 경우, 스펄링(Spurling) (A) 및 견인 검사 양성이었으며 이는 경추 신경근병증을 가진 환자를 90%의 확률로 감별하였다.

신경 조직 유발 검사

움직임에 대한 말초 신경 과민성의 존재 여부는 환자 면담과 자세 및 경추 움직임 분석에서 얻어낼 수 있으며 정형화된 신경 조직 유발 검사에 의해 더 자세히 알아낼 수 있다.[35, 36] 정중신경에 편향된 전형적인 상완신경총 유발 검사(BPPT)는 중립 자세에서 견갑대를 부드럽게 고정한 이후의 견관절 외전 및 외회전, 주관절 신전, 전완 회외, 완관절 신전으로 구성되어 있다. 검사 동작의 순서는 바뀔 수도 있으며 이 검사는 때때로 주관절 신전에 앞서 완관절을 신전한 채로 수행되며, 이 경우는 평가에 주관절 신전각 하나만 측정될 수 있다. 상완 신경총과 정중신경을 더욱 자극하기 위해 경추의 반대편 측굴도 추가될 수 있다. 이 검사는 또한 신경 구조물들이 전혀 포함되어 있지 않기 때문에 경추의 측굴이나 완관절의 신전 같은 검사 동작들을 추가하거나 빼서 통증의 증강이나 감소를 이끌어내어 구조물을 감별할 수도 있다. 또한 환자의 증상 호소에 맞추어 검사 동작의 순서나 방향을 바꾸어 척골신경이나 요골신경에 집중되게 스트레스를 가할 수도 있다.[35]

신경 조직 유발 검사를 통해 신경계에 스트레스를 가했을 때, 증상이 있는 상태와 없는 상태 양쪽 모두 보호성 근육 활동이 유발된다.[37-40] 이 근육 방어는 어떤 검사를 수행하던지 간에 인식하고 반영하여야 한다. 통증의 생산 및 재생산뿐만 아니라 마지막 검사 동작 요소의 감소된 운동 범위는 중요한 기준(criteria)이 된다. 이러한 요소들은 대조군 및 임상 환경에서 시행된 검사-재검사 연구에서 신뢰성이 있는 것으로 밝혀져 있다.[41] BPPT 검사의 고전적인 양성 반응은 증상이 있는 쪽이 증상이 없는 쪽에 비해 운동범위(예를 들어, 주관절 신전)의 제한과 더불어 증상이 재현되는 것이다.

예를 들어 경추성 두통처럼 관심이 상부 경추 구조물들에 집중되어 있을 때는 신경 구조물들의 두개 움직임(cranial movement)을 유발하는 기본적인 동작으로 두경부 굴곡을 이용한다. 경막(dura mater)은 대후두공(foramen magnum)과 C2 추체에 붙어 있고 또한 이 부위에 있는 소후두직근(rectus capitis posterior minor)과 황색인대(ligamentum flavum) 사이에는 섬유성 연결이 존재한다.[42, 43] 따라서 두경부를 굴곡하는 것은 이 부위의 신경 구조물들에 긴장을 가하는 기본적인 동작으로 작용한다. 두경부의 굴곡을 제한하는 다른 근육이나 관절 조직과 신경 조직을 임상적으로 감별하기 위해선 두경부 골곡은 처음에는 수동적으로 수행되어야 하며 범위, 저항, 통증 반응들을 평가한다. 좌우측 하지직거상(straight-leg raise)과 상완신경총 유발 검사(BPPT) 자세로 신경 조직에 미리 긴장을 가한 상태로 움직임을 반복한다.[44] 목이나 머리의 통증을 유발하면서 저항에 변화가 생기면 이는 신경 조직의 기계적 과민성을 경고하는 것이다. 이 검사는 신경병증성 원인에 의한 증상을 악화시키는 것을 피하기 위해 두경부 굴곡근 검사를 시행하기 앞서 의무적으로 시행해야 한다.

신경 조직 유발 검사가 경추의 신경근병증을 발견하는데 대해 높은 민감도를 가진 반면 특이도는 낮은데,[31] 이는 다른 상황에서도 검사가 양성으로 나올 수도 있다는 것을 의미한다. 이는 만성 교통사고 환자들에 대한 우리의 연구에서도 잘 나타나 있는데, 일반적으로 만성 교통사고 환자들의 양측 주관절 신전범위가 감소되는 것으로 나타났다. 이러한 현상은 이 환자군에서 상완신경총 유발 검사(BPPT)에 대한 전반적인 통각과민 반응(hyperalgesic response)이 있음을 나타내는 것이며, 이는 아마도 중추신경계의 과흥분성을 반영하는 것일 거라고 결론을 내렸다(10장).

따라서 의사들은 말초 또는 중추 신경계의 과민성이 존재할 경우 신경 조직 유발 검사를 이용하는 것뿐만 아니라 검사 결과를 해석하는 것에 대해 조심스럽게 접근해야 한다. 이 검사들의 낮은 특이성은 의사들에게 진단적 결정을 내리기 위한 임상 추론 과정에서 환자의 과거력과 이학적 검사 등의 모든 요소들을 고려해야 할 필요성을 강조하고 있다. 만약 말초 또는 중추 신경계의 과민성의 특징을 가지고 있는 것으로 보이는 경우엔, 증상을 촉발하지 않는 쪽으로 치료적 접근이 이루어져야 한다.

신경 촉진

신경 조직을 평가하는데 대한 다른 요소는 상완 신경총의 줄기(trunk)와 말초 신경들을 촉진하는 것이다. 경상완통(cervicobrachial pain)의 경우에는 정중신경, 척골신경, 요골신경이, 경추성 두통(cervicogenic headache)의 경우에는 C2 신경근과 대소후두신경(greater and lesser occipital nerve)이 해당된다. 말초신경 조직의 과민성이 존재하는 경우에는 신경을 부드럽게 촉진했을 때 긴장이나 통증이 유발되며, 이는 기계적인 무해자극통증(mechanical allodynia)으로 나타난다. 이러한 결과들은 이학적 검사와 물리 치료가 환자의 증상을 더욱 악화시키지 않도록 조심스럽게 수행되어야 할 필요성을 재강조하는 것이다.

감각 검사

최근의 연구들은 점진적으로 발병하거나 명백한 외상성 원인으로 인해 발생한 목 통증과 연관되어 나타나는 감각 장애는 국소적으로 또는 더 광범위하게 나타남을 밝혀냈다. 일부 환자들의 목 통증 질환에서 감각 장애가 나타나는 것은 중추신경계 내에 통증에 대한 증강된 신경생체학적 과정이 존재함을 나타내는 것이다(2장).

진료실에서 정량적 감각 검사를 실시하는 것은 유용한 진단도구가 없을 뿐만 아니라 결과를 해석하기 위해 필요한 비교 자료들이 없기 때문에 제약이 따른다. 그럼에도 불구하고 기계적 통증 역치는 상업적으로 유용하게 제작된 단순 압력 측정계(simple pressure algometer)를 이용해 측정될 수 있다. 목의 국소 부위와 상하지의 멀리 떨어진 부위들이 측정 대상이 된다. 온도 과민성(thermal sensitivity)(온각 및 냉각 통증 역치)은 미리 온도를 정해놓은 더모롤러(thermoroller)로 측정 가능하다.[46] 적어도 의사는 환자를 다룰 근거가 될 환자의 증상들과 통각과민 반응들간의 관계를 밝혀낼 필요가 있다. 목 통증 환자에게서 나타나는 감각 장애를 인식하고 이해하기 위해서는 임상적으로 유효하면서 유용한 감각 장애의 측정법들이 더욱 발전되어야만 한다.

경추 분절들의 도수 검사

경추 분절들의 도수 검사 기술들은 도수 치료 문헌들에 잘 나타나 있으니 독자들이 더 자세한 기술에 대해 알고 싶다면 이러한 책들을 참고하길 바란다.[1, 47] 분절 운동의 도수 검사는 질적인 평가로서 절대적인 평가법은 아니다. 증상 및 기능장애가 있는 분절을 알아내기 위해 조직 탄성(tissue compliance)과 통증 유발(pain provocation)을 평가한다. 과학적인 관점에서 최근의 체계적 문헌고찰(systematic review)[48]은 진단 정확도 연구들의 질적 평가(the Quality Assessment of Diagnostic Accuracy Studies : QUADAS) 도구[49]를 이용하여 경추의 도수 검사들에 대한 연구들을 엄격하게 평가하였다. 여러 연구들이 증상을 유발하는 경추의 관절 기능장애를 발견하기 위한 도수 검사들의 진단 가능성에 초점을 맞춘 반면, 몇몇 검사들이 방법적으로 부정확한 것으로 밝혀졌다. 이후 연구에서는 진단적 관절 차단술(diagnostic joint blocks)[50, 51] 같은 도수 검사의 결과를 평가할 수 있는 유용한 참고 기준을 사용할 것을 추천하였다.

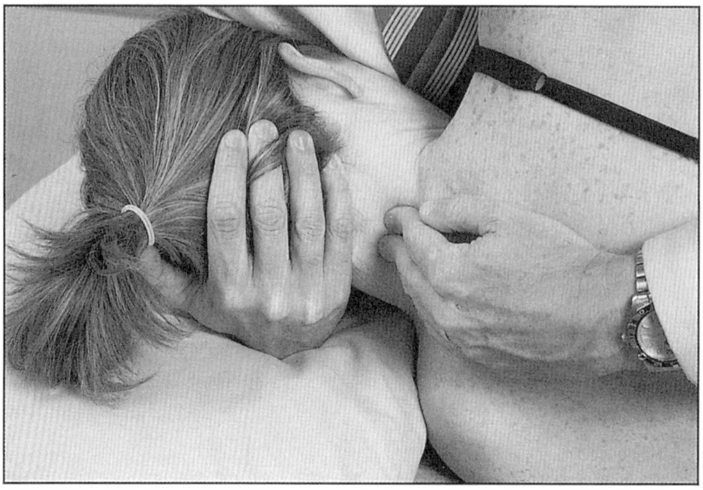

그림 12.3 | 시상면 활주(sagittal plane glide)의 도수 검사. 이 검사는 C2-7 동작 분절을 점진적으로 검사하기 위해 사용된다.

Humphreys 등[52]은 주요한 분절 저가동성을 발견하는 것에 대한 도수 검사의 유용성을 조사하는 연구에서 도수 검사에 대한 참고 기준으로 선천성 유합(congenital fusion)을 가진 대상자들을 이용했다. 이 연구자들은 미숙련된 검사자가 도수 검사를 시행했을 경우 도수 검사가 중등도의 민감도와 높은 특이도를 가지는 것을 알아냈다. 도수 검사를 과학적으로 평가하고 임상 평가 도구로 자리매김하기 위해서는 진단 정확도 연구들의 질적 평가(QUSDAS) 도구의 기준을 충족하도록 설계된 더 많은 연구들이 요구된다. 아직 더 많은 연구들이 필요함에도 불구하고, 경추 분절에 대한 도수 검사는 임상 현장에서 도수적으로 유발시킨 통증 반응 및 각 분절 운동의 일차적인 생리적 평면이나 복합된 평면 내에서 유발된 움직임에 대한 조직 탄성도에 관한 정보를 모으기 위해 지속적으로 사용되고 있다.

앙와위(supine position)에서의 도수 검사에는 목 전방에 위치한 연부 조직들의 촉진 뿐만 아니라 경추의 분절 단위로 이루어지는 수동 운동 검사까지 포함된다. 연부 조직의 촉진 시 사각근의 긴장이 증가된 것을 느낄수 있으며, 이는 임상적으로 목 통증 환자들에게서 흔하게 관찰되며 특히 만성이나 재발성 목 통증을 가진 환자들에게서 자주 관찰된다. 이러한 결과에 대해 임상적 추론 과정 상 적어도 세 가지 가능성을 고려해 볼 수 있다: (1) 목의 심층 굴곡근들의 수축력 부족을 보상하고자 사각근이 과도하게 사용되고 있는 경우; (2) 신경 조직의 기계적 과민성에 반응하고 있는 경우; (3) 불량한 상부 흉곽 호흡 패턴과 연관되어 사각근이 과사용되고 있는 경우. 세 요소들이 결합되어 있는 경우도 존재할 수 있다. 두경부 굴곡 검사(craniocervical flexion test : CCFT), 상완신경총 유발 검사(BPPT), 이완 시 호흡 패턴의 관찰 등의 결과들은 임상적 결정 과정에서 패턴을 일치시키는데 도움이 될 수 있다.

앙와위(supine position)에서, 후두부터 C7까지 각 경추 분절들의 생리적 운동은 각 운동 평면상에서 수동적으로 검사된다.[1] 각 분절들은 또한 후관절 면(facet plane)을 따라 생성된 움직임과 더불어 횡돌기(transverse process)의 전면을 경유하는 분절의 전방에서 후방으로의 활주(glide)를 이용하는 방법으로 압력을 줄 수 있다. 경추 분절들(C2-7)의 시상면 활주(sagittal plane glide)와 경흉 관절들(cervicothoracic joints : C7-T4)의 생리적 운동을 검사하기 위해서 환자는 측와위를 취한다. 의사는 임상적 추론 과정에서 환자가 호소하는 임상 증상에 더하여 증상을 유발하는 분절의 기능장애를 발견하기 위해 조직 탄성과 움직임에 대한 어떠한 비정상적인 특징 뿐만 아니라 분절 수준에서 재현되는 어떠한 통증이라도 놓쳐서는 안된다.

목 통증을 호소하는 어떤 환자들에게선 두경부의 인대 복합체에 대한 검사가 필요할 수도 있다. 류마토이드 관절염(rheumatoid arthritis)과 강직성 척추염(ankylosing spondylitis) 같은 염증성 관절질환들(infl ammatory arthridites)이나 다운 증후군(Down' s syndrome) 같은 질병이 있으면 명백한 불안정성이 발생할 수 있다.[53-55] 자동차 충돌로 인한 외상 또한 두경부 인대 복합체에 손상을 유발할 수 있으며,[56,57] 따라서 교통사고 환자들, 특히 심한 통증과 장애를 호소하는 환자들에게서는 반드시 두경부의 인대 복합체에 대한 검사가 고려되어야 한다.[58] 최근의 논란은 이러한 손상의 발생률에 초점이 맞춰져 있다. 자기공명영상기술(magnetic resonance imaging techniques)로 영상화된 익상 인대(alar ligament)의 염좌(strain)나 파열(rupture)이 얼마나 신뢰할 수 있는지에 대해서는 아직도 논란의 대상이 되고 있다.[59-61]

두경부 인대에 대한 임상 검사들이 소개되었지만,[62] 이들의 신뢰성에 대해서는 의문점이 많다.[63,64] 따라서 불확실한 상태에서 의사는 적응증이 된다면 인대 검사를 시행할 것이 권장되나 결과의 해석에는 주의가 요구된다. 또한, 결과에 대한 신뢰성은 환자에 대한 전체적인 증상에 의거해 평가되어야 한다. 심한 목 통증과 장애, 현저한 현훈(dizziness), 외상 후 근육 방어(muscle guarding) 등을 호소하는 환자들은 비록 자기공명영상에서 골절이나 인대 파열이 발견되지 않았을지라도 주의깊게 다루어야 한다.

복와위(prone lying)에서의 검사

도수 검사

복와위(prone lying)에서도 도수 검사는 계속된다. 뒤쪽의 연부조직들을 부드럽게 촉진한다. 의사는 경추 신전근 덩어리를 가운데 쪽으로 옮겨서 후관절(zygapophyseal joints)의 추궁판(laminae) 위에 있는 심층 신전근들을 촉지할 수 있다(그림 12.4). 증상을 유발하는 후관절 위에서 때때로 별도의 근육 "비후(thickening)"가 촉지될 수 있다. 두경부의 심층 근육들 또한 촉지될 수 있다. 대후두직근(rectus capitis posterior major)은 C2의 극돌기와 후두골 사이에서, 하두사근(obliquus capitis inferior)은 C2의 극돌기와

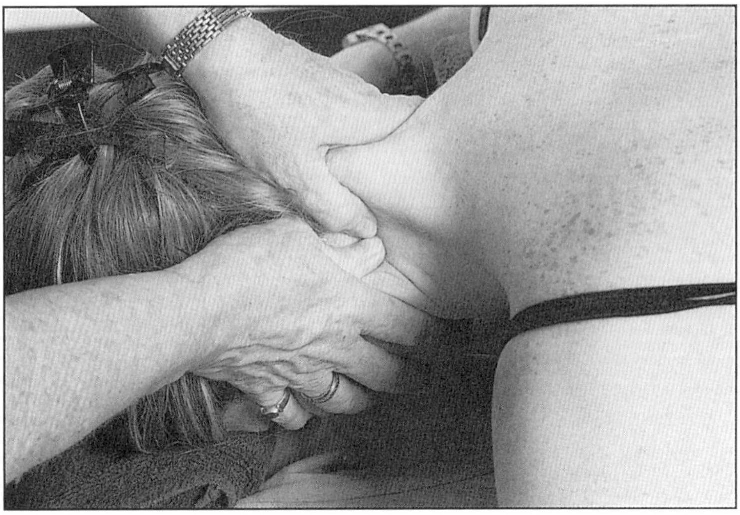

그림 12.4 | 후관절(zygapophyseal joint) 위에 위치한 심층의 신전근들은 먼저 천층 신전근들을 내측으로 이동시킨 후 외측 접근법(lateral approach)을 사용해 부드럽게 촉진할 수 있다.

C1의 횡돌기 사이에서 촉지된다. 상부 흉추 질환을 가지고 있는 환자들에게서는 일반적으로 이 근육들이 비후되어 있는 것을 느낄 수 있다.

척추 사이의 중심부과 후관절에 각각 편중되게 스트레스를 가하기 위해 경추와 상부 흉추의 각 분절들에서 극돌기와 후궁판(laminae)에 후방에서 전방으로 직접적인 압박을 가하여 부드럽게 움직여본다. 움직임에 대한 저항을 감지하거나 통증 반응을 평가한다. 이 도수 검사의 형태는 별도의 통증 유발 검사로서도 고려할 수 있다. 또한 기능장애가 있는 분절을 알아내기 위해 조직 탄성, 통증 반응, 분절 위에 위치한 근육의 압박 유발 검사에 대한 반응 등을 평가한다. 환자에게는 재평가를 위해 증상을 유발하는 분절에 대한 도수 검사시 느끼는 통증을 0-10까지 등급을 부여하도록 요구한다.

견갑골 고정 검사

환자가 견갑골의 위치를 바르게 위치시키고 유지할 수 있는지에 대하여는 중력에 대항하여 하부 승모근에 전형적인 3등급의 근육 검사를 시행함으로써 평가할 수 있다.[65] 이 검사를 수행함에 있어 팔은 환자의 측면에 편안하게 두어 팔의 부하를 배제하고 수행한다. 이 검사에서, 처음에 의사는 흉벽의 후벽에 대해 견갑골을 수동적으로 정위치시키고 환자로 하여금 현재의 자세를 유지하도록 요구한다(그림 12.5) 두 가지 측면이 평가될 수 있다. 첫째는 환자가 견갑골 위치를 유지할 때 사용하는 근육 활동의 패턴이고 두 번째는 낮은 부하 조건에서 견갑골 위치를 정위치로 유지하는 근육들의 기능적 역할과 유사한 작업을 수행하게 하여 근육들의 유지 능력을 평가하는 것이다. 만약 상완신경총 유발 검사(BPPT)에서 신경 조직들

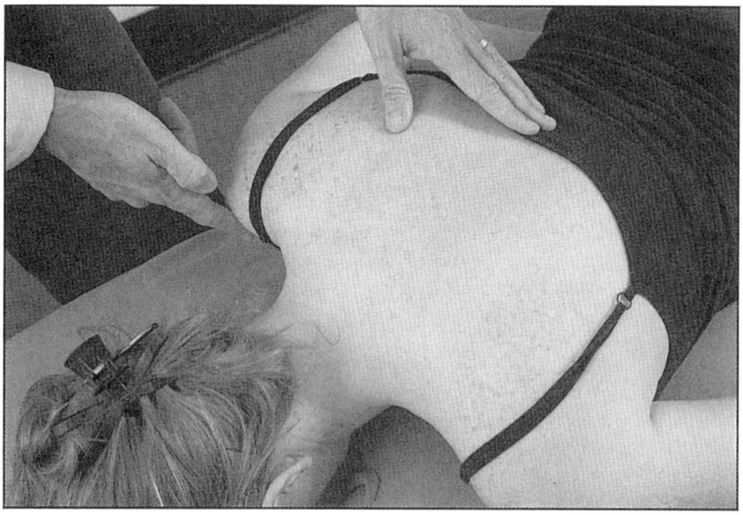

그림 12.5 | 견갑골 지지 근육들의 고정 능력(holding capacity) 검사

이 현저한 기계적 과민성을 보였다면, 이 검사는 미루어야 하며, 특히 신경 조직을 보호하기 위한 상부 승모근 활성이 관찰될 때는 더욱 그러하다.

이 검사에서 의사는 하부 승모근과 중부 승모근의 활성도와 다른 관련 근육 활성과의 "균형"을 관찰한다. 주관절을 들어올리고 팔을 외회전하면서 견갑골의 위치를 고정하기 위해 노력하는 동안, 환자는 적절하지 못한 다른 근육들을 활성화시켜 승모근 활성을 대체하고자 하는데, 광배근(latissimus dorsi : 팔과 견갑골의 하강)을 주로 사용할 수도, 능형근이나 견갑거근(rhomboid or levator scapulae : 견갑면의 거상과 하방 회전)을 주로 사용할 수도, 심지어는 극하근(infraspinatus)이나 소원근(teres minor) 등을 주로 사용하는 것처럼 보일 수도 있다. 의사는 환자의 학습을 도와주기 위해 말로 설명하면서 견갑골을 흉벽상에서 수동적으로 부드럽게 움직이는 것을 반복한다. 환자로 하여금 능동적으로 견갑골을 원위치시키도록 하여 의사는 환자가 정확한 동작을 학습했는지를 평가할 수 있다.

이 검사의 두번째 측면은 낮은 부하 조건에서 근육의 유지 능력을 평가하는 것이다. 환자로 하여금 대략 10초 동안 견갑골 위치를 고정하도록 요구하며, 의사가 정확한 검사 결과를 얻을 때까지 5회 정도 반복한다. 환자가 견갑골 위치를 고정하지 못하고 바깥쪽으로 견갑골이 미끌어지거나, 근육이 피로해서 떨리게 되거나, 환자가 견갑골 위치를 유지하기 위해 다른 근육 전략을 사용한다면 이는 근육 활성의 장애를 의미한다.

이 검사가 임상적으로 유용한 또 하나의 측면은 견갑골 거상근(특히 견갑거근)과 이들의 경추 부착부에 작용하는 것으로 보이는 상호 이완 효과(reciprocal relaxation effect)이다. 이 검사를 수행하는 동안 하부 승모근이 활성화되는 것은 견갑거근을 이완시키고 견갑거근의 경추 부착부의 부하를 줄여주는 것으로 보인다. 견갑골 유지 검사 후 즉시 통증이 유발되었던 경추 분절을 후방에서 전방으로 촉지했을 때 긴장도의 변화가 감지되는 것은 드문 일이 아니다. 이러한 반응은 또한 환자로 하여금 통증의 감소와 적절한 근육 조절 사이의 관계를 이해하여 운동과 자세 훈련에 대한 동기를 유발시킬 수도 있다.

앙와위에서 검사의 지속

두경부 굴곡 검사

우리의 연구는 급성 및 만성 상태 양쪽 모두에서 목의 심층 굴곡근 장애와 목 통증 사이의 연관성을 강조하였다(4장). 이 근육들은 두경부 굴곡 검사(CCFT)를 통해 검사한다. 이 검사에서는 낮은 부하가 가해지며 급성 또는 만성 어느 쪽이던지 대부분의 환자들에게 초기 평가로서 수행될 수 있다. 이 임상 검사는 대조군으로부터 목 통증 환자를 감별할 수 있으며 운동 프로그램의 결과로서 나타나는 변화를 감지하기에 적합한 측정법으로 밝혀졌다.[66-69]

검사를 수행하기에 앞서 환자의 두경부 운동 범위가 평가되어야 한다. 이는 환자로 하여금 검사 동작에 익숙해지도록 하며, 의사로 하여금 정식 검사에서 사용될 움직임 분석을 위한 기초 자료로서 환자의 정확한 두경부 굴곡 범위를 얻어낼 수 있도록 한다. 동작을 취함에 있어 신경 조직의 기계적 과민성의 존재유무를 밝혀야 하며, 이는 하지를 직거상하거나 상완신경총 유발 검사(BPPT) 자세를 취하여 신경 조직을 긴장시킨 상태에서 움직임을 반복함으로써 알아볼 수 있다. 만약 이러한 예비 긴장 자세에서 목이나 머리의 통증이 나타난다면 두경부 굴곡 검사(CCFT)는 미루어져야 하며 경추성 두통 환자의 10% 정도에서는 과민한 신경 조직의 치료가 우선되어야 한다.[68, 70]

두경부 굴곡 검사(CCFT)는 앙와위에서 목을 중립 상태(베게 없이)로 놓아 얼굴선이 수평이 되고 목을 종축으로(longitudinally) 이등분한 선이 검사면에 수평이 된 상태에서 시행된다. 만약 머리가 약간 신전된 상태로 보인다면 몇 장의 수건을 머리 밑에 놓아 중립 자세를 만들 수도 있는데(그림 12.6) 이는 경흉부나 흉부의 과도한 후만(kyphosis)를 보이는 환자에게서 나타난다. 수건은 후두골 밑에 정렬해 놓아 상부 경추 부위에 압력 생체되먹임 장치(pressure biofeedback device : Stabilizer, Chattanooga, USA)를 놓을 공간을 만든다. 어떤 환자들은 때때로 사각근의 긴장과 연관되어 경추가 굴곡된 자세로 놓여있기도 한다. 이러한 환자들은 일반적으로 두경부 굴곡 검사(CCFT)를 제대로 수행하지 못하며 임상적으로 종종 재활에 있어 더 큰 어려움에 부딪치곤 한다.

경추의 중립 자세가 완성되면, 팽창되지 않은 압력 생체되먹임 장치를 목 뒤에 놓아 후두골에 닿게 하

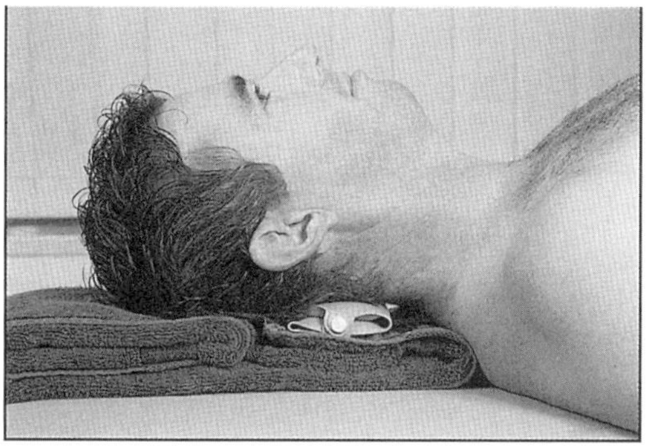

그림 12.6 | 두경부와 경부는 필요하다면 몇 겹으로 겹친 수건을 이용해 중립 자세를 취한다. 압력 생체되먹임 장치(pressure biofeedback unit)는 목의 뒤쪽에 두어 후두부에 닿게 한다.

여 경추의 심부 굴곡근들을 수축시켜 경추가 평평해짐에 따라 경추의 모양이 변하는 것을 가장 효과적으로 감지할 수 있도록 한다.[71] 압력 센서는 기준 압력인 20mmHg까지 팽창되며, 이는 검사면과 목 사이의 공간을 채우기에 충분한 기준 압력이지만 목을 눌러 전만을 이루면 안된다. 검사를 시행하기 전에 압력은 안정되어 있어야 한다. 환자에게는 이 검사가 세기(strength)를 측정하는 것이 아닌 정밀함(precision)과 조절(control)을 측정하는 것임을 주의깊게 설명해주어야 한다. 우리의 연구에 따르면 이 검사는 수축 요소와 고유수용성(proprioceptive) 요소 모두를 가지고 있는 것으로 보인다.[72] 환자에게 최초 20mmHg부터 최대 30mmHg까지 5회에 걸쳐 2mmHg씩 점차적으로 압력을 증가하는 것을 목표로 하여 머리를 끄덕이는 동작(마치 "예"라고 말하는 것처럼)을 수행하고 저부하 지구력 검사(low-load endurance test)에서는 자세를 계속 유지하도록 지시한다. 움직임은 부드럽고 느리게 이루어져야 하며 머리가 들리는 것을 막기 위해 환자에게 머리의 뒤쪽이 침대를 미끄러져 올라가는 것 같은 느낌으로 하라고 지시한다. 환자는 정식 검사에 앞서 되먹임 없이 동작을 연습한다.

정식 검사 과정

정식 검사는 두 단계로 이루어진다.

1단계 : 두경부 굴곡 동작을 점진적인 5단계로 나누어 동작을 분석함.

2단계 : 환자가 정확한 두경부 굴곡 동작을 수행하게 되는 시점에서 목의 심층 굴곡근들의 등척성 수축력을 측정함.

1단계의 동작 분석에서 환자는 압력 센서로부터 되먹임을 받고, 머리를 천천히 끄덕여 목표 압력을 20에서 22mmHg로 올린 후 이완하기 전에 자세를 2내지 3초간 유지하도록 한다. 이 과정은 검사의 남은 4단계 각각에 걸쳐 반복 시행한다(그림 12.7). 환자가 정확한 두경부 굴곡을 수행할 수 있고 잠깐 동안 유지할 수 있게 되는 것이 이 단계에서 수행의 목표가 된다. 의사는 두가지 요소를 관찰한다. 첫번째는 두경부를 굴곡하는 동안 머리의 움직임이다. 두번째는 천층 굴곡근의 근육 활성도이다.

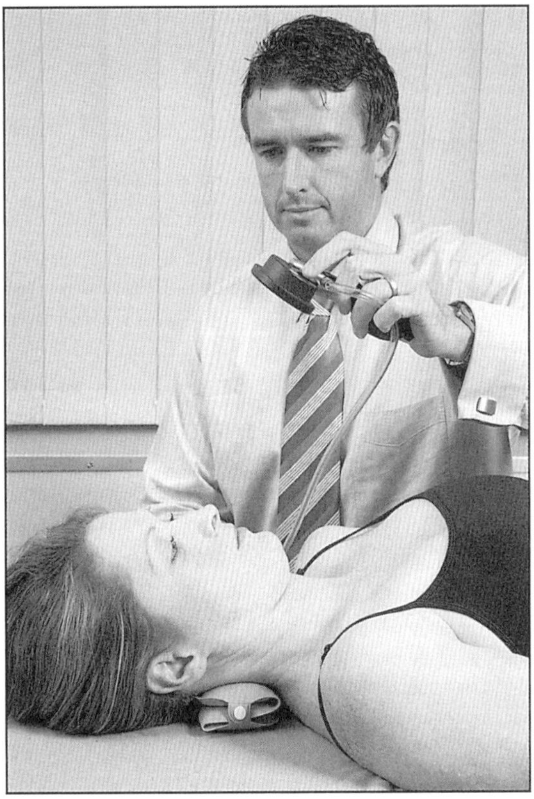

그림 12.7 | 환자는 압력이 점차적으로 증가하도록 머리를 끄덕이는 동작을 수행한다. 의사는 두경부 굴곡에 대한 머리 회전 동작을 분석하며 천층 굴곡근들의 비정상적인 활성을 관찰하거나 촉진한다.

검사의 단계가 진행하는 동안 머리의 움직임은 운동 범위가 증가하는 회전 동작이 되어야 한다.[73] 운동 범위의 점진적인 증가 기대치는 의사가 이전에 수동적으로 평가한 두경부의 굴곡 범위를 참고해 결정한다. 목 통증 환자들에게서는 여러 가지의 비정상적인 패턴이 관찰될 수 있다. 두경부의 굴곡 범위가 점차적으로 증가하지 않을 수도 있다. 환자는 운동 전략을 바꿔 검사에서 요구되는 점차적인 압력 증가를 얻기 위해 머리를 좀더 후인(retraction)하는 동작을 취할 수도 있다.[74] 또한 환자는 목표 압력에 도달하고자 머리를 들어올리거나 동작을 빠르게 수행하기도 한다. 이는 다시 말하면 머리를 굴곡하는 방향으로 빠르게 움직이는 것인데, 이는 보통 위약(weakness)을 감추기 위한 것이다. 이 외에 전략에 상관 없이 모든 검사 단계를 수행하지 못하는 경우도 있는데 이는 증상이 없는 사람에게서는 매우 드문 일이다.

천층 굴곡근들에 관해서는 무증상의 대상자들에게서 일정 정도의 흉쇄유돌근(sternocleidomastoid)과 전사각근(anterior scalene)의 활성이 기록되었는데, 천층 굴곡근들의 활성이 우세한 경우는 없었다. 목 통증이 점진적으로 발병했는지 외상성인지 상관 없이 목 통증 환자에게서 측정된 결과는 이보다 유의성이 높았다.[74-76] 임상에서는 이러한 활성이 의사에 의해 관찰되거나 촉지될 수 있다. 만약 환자가 상부 흉곽을 이용해 호흡한다면 검사는 전사각근의 과활성이 최소화되도록 느리게 숨을 내뱉는 동안 수행되어야 한다.[77] 다른 대체 전략은 심층 근육들의 수축을 증가시키기 위해 설골근(hyoid muscle)을 사용하고자 하는 것이다. 환자는 두 가지 전략 중 한가지를 사용할 수 있다. 하나는 턱을 다무는 것이고 다른 하나는 턱을 연 채로 두경부를 굴곡하는 것이다. 이러한 전략들은 또한 환자에게 턱을 휴식 자세로 취하게 하여 교정하여야 한다. 즉, 검사를 수행하기 전이나 검사 동작을 반복할 때 환자로 하여금 혀를 가볍게 입 천장에 붙이고 입술과 치아를 약간 떨어뜨리게 하는 것이다.

휴식 자세로 돌아올 때 비정상적 증후들이 관찰되는 두 가지 서로 다른 상황이 나타난다. 첫번째는 계획된 압력으로 돌아올 때 생체되먹임 장치의 계기판이 기준선인 20mmHg보다 압력이 더 낮게 나오는 것이다. 이는 검사를 시작하기 전 챔버(chamber)내의 압력이 바르게 안정화되지 않을 경우에도 일어날 수 있지만, 이를 배제한다면, 이는 움직임에서 돌아오는 과정에서 고유수용능력의 장애로 인해 환자가 머리의 중립 자세를 벗어난다는 것을 의미한다(6장). 또한, 처음 자세로 돌아왔을 때 눈금이 20mmHg보다 더 크게 나올 수도 있다. 이 역시 고유수용능력의 장애로 인해 환자가 머리의 중립 자세에 못미치는 것을 의미하지만 그보다도 수축 후 근육을 이완시키는 능력이 떨어지는 것을 의미하는 것으로 생각되며(4장), 이는 목을 약간 굴곡된 자세로 유지시킨다. 이는 때때로 사각근을 촉지해 긴장이 느껴지면 쉽게 인지할 수 있다. 턱을 중립자세로 들어주면 눈금바늘이 20mmHg로 돌아올 뿐만 아니라 사각근을 부드럽게 하고 이완시킬 것이다.

1단계 검사를 수행하는 동안 분석 결과를 기록한다. 이는 2단계 검사의 방향성을 제시할 뿐만 아니라 굴곡근 협응(flexor synergy)을 재교육할 때도 사용할 수도 있다.

2단계 검사는 저부하에서 경추의 심층 굴곡근들의 등척성 수축력을 검사하는 것이다. 이 단계는 비록 환자가 모든 목표 압력에 도달하지 못했을지라도 정확한 두경부 굴곡 동작을 수행할 수 있다면 시행될 수 있다. 만약 1단계에서 환자가 대체 움직임을 사용했다면(예를 들어, 머리를 후인(retraction)하는 경우) 이 단계는 미루어져야 한다. 부정확한 근육과 움직임 전략을 사용한다면 유지 능력을 측정하는 것이 의미가 없다. 지구력을 측정하기 전에 먼저 움직임 전략을 재교육할 것이 요구된다.

목의 심층 굴곡근들의 저부하 지구력은 천층 근육들의 활성을 최소화한 상태에서 환자가 10초간 버틸 수 있는 압력을 측정함으로써 검사할 수 있다. 검사는 가장 낮은 압력(22mmHg)에서 시작하며, 만약 환자가 10초 유지를 10회 반복해서 달성할 수 있다면 검사는 다음 압력 목표를 향해 진행한다. 의사는 환자가 사용하는 움직임 전략을 지속적으로 관찰해 두경부의 굴곡이 유지되는 것을 확인해야 한다. 만약 환자가 목표한 수준까지 압력을 유지하지 못하고 떨어진다면(비록 환자가 머리를 굴곡된 자세로 유지하고 있는 것 같더라도) 이는 검사가 잘못된 증거이다. 또한 천층 굴곡근들이 명백하게 개입하거나 압력 수준은 유지되지만 덜덜 떨리는 동작이 보인다면 이 역시 잘못된 것이다. 후자의 경우는 환자가 압력 수준을 유지하기 위한 근육 전략을 찾고 있는 것이며 대부분 경추의 심층 굴곡근들의 위약(weakness)이나 피로(fatigue)를 의미하는 것으로 생각된다.

목의 통증이 없는 사람들이 유지 검사를 수행한다면 결과가 다양하게 나타나지만,[67,75] 대부분의 무증상인 사람들은 적어도 3단계나 4단계까지(26~28mmHg) 성공적으로 검사를 수행할 수 있다. 그러나 목 통증을 가진 환자들은 종종 검사의 1단계나 2단계 이상 성공하지 못한다.[67,68] 환자가 성공한 검사 단계는 훈련을 시작하는 단계의 기준이 된다.

능동적 경추 신전의 재검사와 도수 촉진

두경부 굴곡 검사(CCFT) 후에 목의 심층 굴곡근 활동이 경추 신전의 원심성 및 구심성 조절에 미치는 영향을 알아보기 위해 앉은 자세에서 능동적 경추 신전을 재검사한다. 때때로 통증의 감소와 더불어 신전 범위가 즉각적으로 개선되는 경우가 있다. 또한, 복와위에서 도수적 분절 검사도 반복될 수도 있다. 우리는 최근 두경부 굴곡 검사(CCFT) 후에 긴장도(tenderness)가 감소한다는 것을 밝혀냈으며,[78] 이는 아마도 상호 이완 효과(reciprocal relaxation effect)를 반영하는 것으로 생각된다. 이러한 재평가들을 통해 환자에게 특정 근육의 활성과 통증 감소의 관계를 설명함으로써 운동 치료를 독려할 수도 있다.

근육 길이 검사

근육 길이-장력 관계의 변화는 목의 자세에 대한 검사 뿐만 아니라 견갑골의 방향, 움직임, 견갑골 유지 검사에서도 관찰될 수 있다. 이러한 관찰 결과들은 정식 근육 길이 검사에 의해 확인될 수 있다.[79,80] 그럼에도 불구하고 우리는 특히 중등도나 심한 통증 증후군을 가진 환자들이나 신경 조직의 기계적 과민성을 보호하기 위하여 단축된 근육들(사각근, 후두하 신전근, 상부 승모근 등)을 가진 환자들은 근육 길이 검사를 수행하는 것을 유보해야 한다.

무릎 꿇고 엎드린 상태(four-point kneeling)에서의 검사

견갑골 안정성의 폐쇄-사슬 검사(closed-chain test)

환자는 무릎을 꿇고 엎드려(four-point keeling) 엉덩이와 팔이 체간에 대해 바른 각도를 유지하면서 척추 곡선이 중립 자세를 취하도록 만든다. 환자로 하여금 흉곽을 견갑골 사이에 가라앉게 한다. 그 후 환자로 하여금 팔을 밀면서 환자가 견갑골이 정위치에 도달했다고 생각될 때까지 흉곽을 견갑골 쪽으로 올리고 그 자세를 유지하도록 하게 만든다. 이는 부하를 가한 상태에서 흉벽에 대해 견갑골을 정위치 상태로

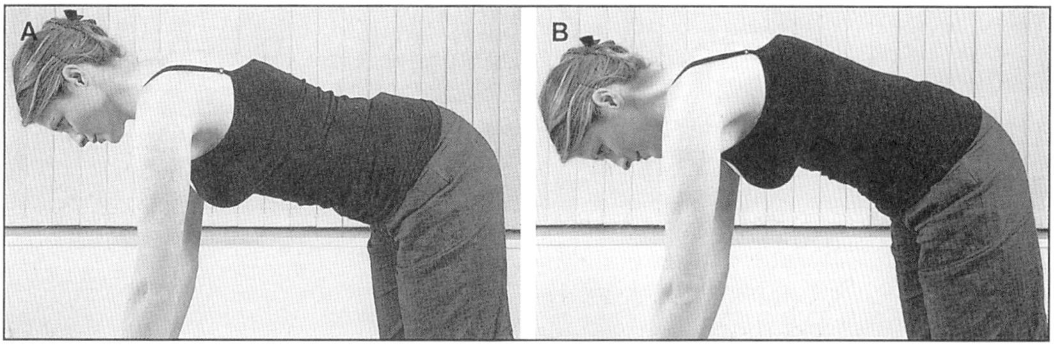

그림 12.8 | 견갑 근육을 평가하기 위한 무릎 꿇고 엎드림 검사(The four-point test). (A)는 전거근(serratus anterior)검사를 위한 체간의 바른 자세이고 (B)는 잘못된 자세이다.

유지하는 축견갑 근육들(axioscapular muscles)의 능력을 검사하는 것이다. 견갑골의 내측면(medial border)이 날개 모양으로 명확하게 나타나는 것은 축견갑 근육, 특히 전거근(serratus anterior)의 조절이 불량한 것을 가리킨다. 전거근은 또한 흉곽을 더 올려서 견갑골을 흉벽을 따라 전인(protract)시킨 후 내측 범위를 측정해 검사할 수도 있다. 견관절의 전인(protraction)에 대한 보상 전략으로서 흔하게 사용되는 것은 체간을 굴곡하는 것이다(그림 12.8). 전거근의 동작을 더욱 잘 평가하기 위해서는 이러한 비정상적인 동작은 교정되어야만 한다.

경추의 신전근들

경추의 모든 신전근들은 중력에 저항해 머리의 무게를 지지하는 것 뿐만 아니라 무릎을 꿇고 엎드린 자세(또는 팔꿈치로 지탱하고 엎어져 있는 자세(prone-on-elbow position))에서 머리와 목을 신전하는 역할을 담당한다. 목에 통증이 있으면 신전근들의 구조적 변화가 나타나는 것으로 알려져 있는데, 대부분의 변화는 후두하근(suboccipital muscle), 분절성 다열근(segmental multifidus), 경반극근(semispinalis cervicis)에서 일어나는 것으로 알려져 있다.[81, 82] 신전근들의 검사에서 중요한 점은 경추의 고유수용성감각기(proprioceptor)로서의 역할과(3장), 또한 경추의 관절들과 전만을 지지하는(3장), 후부 두경부 근육들과 전형적인 경부의 심층 신전근들을 검사하고 촉진하는(facilitating) 것이다.

첫번째 검사는 후두하 신전근들(대소후두직근(rectus capitis major and minor))과 후두하 회전근들(상하두사근(obliquus capitis superior and inferior)) 위주로 시행한다. 치료사는 움직임을 상부 경추 부위에 한정하기 위해 C2 추체를 부드럽게 고정한다. 환자에게 경추의 중립 자세를 유지하면서 귀를 관통하는 운동축을 설정해 두경부의 신전과 굴곡(끄덕이는 동작)을 작은 범위에서 반복하도록 지시하여 두경부 신전근들의 구심성 동작과 원심성 동작을 평가한다. 또한 환자에게 작은 범위에서 머리를 회전하도록 지시

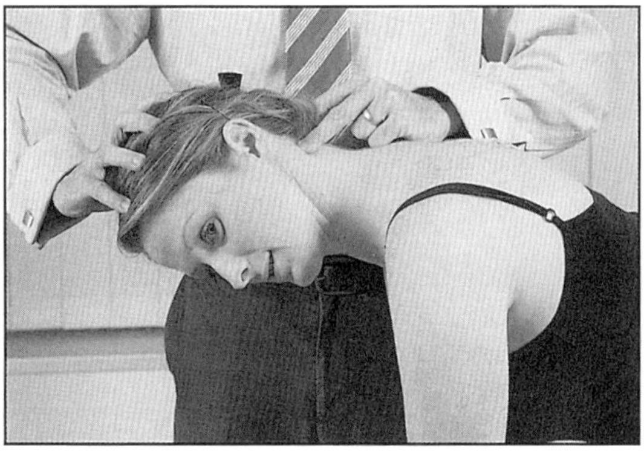

그림 12.9 | 두경부 회전에 따른 상하두사근(obliquus capitis superior and inferior)의 촉진(facilitation). C2는 C1-2에서의 움직임을 촉진(facilitate)하기 위해 고정되어야 한다.

하는데(C1-2 회전으로 40도를 넘지 않도록 한다.) 이 움직임은 목 위에서 일어나는 머리의 순수한 회전이다(그림 12.9). 이 검사에서 두경부의 신전근들과 회전근들에서 나타나는 비정상적인 모습은 환자가 부드럽고 협조된 동작을 시행하지 못하는 것과 일반 경추에서 과도한 움직임이 일어나는 것이다.

두번째 경추의 신전 검사는 두판상근(splenius capitis)과 두반극근(semispinalis capitis) 같은 천층 근육들보다는 경추의 심층 신전근들(경반극근(semispinalis cervicis)/다열근군(multifidus group)) 위주로 시행한다. 환자는 C7 추체를 지나는 가상의 회전 축을 상상한다. 환자는 두경부를 중립 자세로 유지하면서 경추 신전(후인(retraction) 동작이 아닌 회전 동작)을 시행한다. 교육 과정 중에 환자는 C2에 가해지는 의사의 도수 접촉과 촉진(facilitating)에 의식을 집중한다. 우선, 환자는 부드럽게 목을 둥글게 굴곡한(원심성 동작) 이후에 목을 둥글게 신전한다(구심성 동작). 이 동작을 통해 경추 전체가 신전될 것이나 두경부를 중립으로 유지하도록 주의하여 두판상근(splenius capitis)과 두반극근(semispinalis capitis)이 우세하게 작용하지 않도록 해야한다. 굴곡에서부터 중립 자세로 돌아오는 동안 두경부의 중립 자세를 유지하지 못하고 두반극근(semispinalis capitis)을 과도하게 사용하여 두반극근(semispinalis capitis)이 현저하게 융기된다면 이는 장애가 있음을 나타내는 것이다. 중립 자세에서 신전 범위의 끝까지 신전하는 동안 두경부의 신전이 약간 일어나야 하는데 이것이 과도하게 일어나며 환자가 경추를 완전히 신전시켰거나 신전시키고자 할 때 일반 경부를 신전할 수 없다면 이는 장애가 있음을 나타내는 것이다. 대부분의 경우에 있어서, 좌위에서 경추를 신전할 때 통증이 있는 환자라도 이 검사에서는 통증을 유발하지 않는다. 만약 검사 도중에 통증이 유발된다면, 통증이 없는 범위(예를 들어, 굴곡 자세에서 중립 자세까지) 내에서만 검사를 시행할 수도 있다. 반대로, 약한 통증과 장애를 가지고 있는 환자라면, 큰 신전 근육군을 정확하게 검사하기 위해 동작을 여러 번 반복하거나 때때로 머리 위에 가벼운 부하를 가하는 것이 필요할 수도 있다.

감각운동조절 장애의 평가

만약 목 질환이 있는 환자가 현훈(dizziness), 어찔어찔함(lightheadedness), 불안정한 느낌(feelings of unsteadiness) 등을 호소한다면, 의사는 자세조절계의 장애를 반영하는 특징들을 검사해야 한다. 이러한 증상들을 명백하게 호소하지 않는 사람들에게서도 자세조절계 검사에서 장애가 발견되기 때문에(6장) 목 통증을 호소하는 모든 환자들에게 이러한 검사들을 통상적으로(routinely) 시행해야 하는가에 대하여 최근 논란이 가중되고 있다. 여기에는 세 가지 검사법이 해당된다: 경추 관절 위치 감각 검사, 균형 검사, 안구운동조절 검사. 어떠한 장애가 발견되더라도 경추성 원인과 전정성(vestibular) 원인을 감별하는 것은 항상 어려운 일이며, 특히 균형 장애인 경우는 더욱 그러하다(6장).

경추관절의 위치감각

진료실에서 경추의 역동학적 감각을 평가하는데 일반적으로 사용되는 방법은 시야를 가린 채로 환자가 머리를 중립 위치로 다시 되돌릴 수 있는지를 측정하는 것이다.[83] 관절위치이상(joint position error : JPE)은 시작할 때 중립에 있는 머리의 위치와 목을 움직인 후 머리의 위치에 따른 각도의 차이를 측정하는 것이다. 이상(error)은 일반적으로 경추 신전 및 좌우 회전에서 중립 자세로 돌아온 후 나타나며, 굴곡과 측굴에서 돌아오는 것 역시 측정은 하지만 일반적으로 이상(error)이 나타나지는 않는다. 정해진 지점의 범위내에 재위치시키는 정확도와[84] 그림을 이용해 패턴을 추적하는 것[85] 또한 경추 역동학을 평가하는데 사용되어진다. 비록 임상적 상황에서 중등도의 이상은 시각적으로 판단되어질 수 있을지라도, 3-4° 정도로 작은 관절 위치 이상(JPE)은 경추관절 위치감각에 장애가 있음을 나타내나 시각적으로 판단하는 것은 어려울 수도 있다. 정량적 측정은 간단한 것이 더 좋으며 치료 효과를 재판정하기 위한 측정법으로서도 더 가치가 있다. Revel 등[83]이 사용한 방법으로 머리 위에 가벼운 밴드를 이용해 레이져 포인터(laser pointer)나 연필형 전등(pencil torch)을 달아 간단하게 검사를 시행할 수 있다(그림 12.10). 환자는 레이

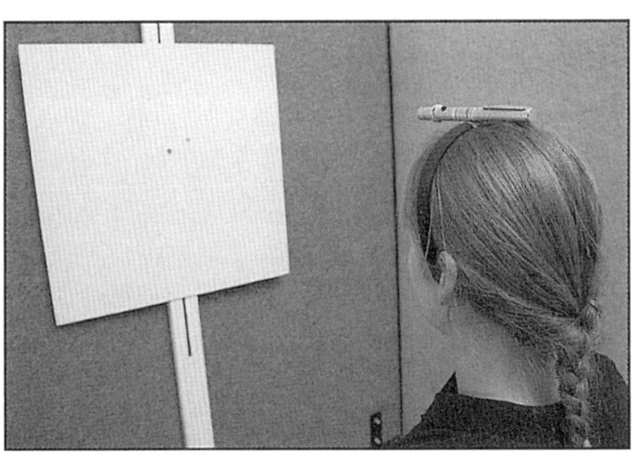

그림 12.10 | 레이저 포인터(laser pointer)를 이용한 관절 위치 감각 검사. 관절 재위치 이상(error)의 측정은 시작 위치와 돌아온 위치 사이의 거리를 측정하여 얻을 수 있다. 세번 실시해서 평균값을 구한다.

져 포인터가 (laser pointer) 벽에서부터 90cm 떨어지도록 앉아서 레이져가 벽에 투사하는 지점을 시작 점으로 잡아 표시한다. 검사 동작을 수행한 후 마지막 지점을 표시하고 두 표시된 점의 간격을 센티미터 단위로 측정해 음수값이나 양수값으로 표현하며, 이는 목표 지점에 못미치거나 벗어난 것을 의미한다. 그 외에도, 중력을 이용한 각도계(goniometer) 역시 측정 도구로서 사용될 수 있다.

만약 환자가 경련성 움직임(jerky movements)을 보인다던지, 시작 위치를 모르거나 찾는다던지, 시작 위치를 벗어난다던지, 현훈증이 반복된다던지, 눈을 감고 수행하는 운동 패턴과 눈을 뜨고 수행하는 운동 패턴 사이에 명확한 차이가 나타나는 경우 역시 임상적으로 비정상적인 역동학적 감각을 나타내는 것일 수도 있다.

기립 균형

임상적으로 평형을 유지하는 환자의 능력을 평가하는 데에는 일반적인 감각 조직화 검사(the standard sensory organization test)가 사용된다. 이 검사는 주위의 정보와 체성감각계에서 이용되는 시각 자극을 바꿔서 체계적으로 감각 선택 과정을 변화시킨다.[88]

기립 균형을 측정하는 임상 검사에서 환자는 발의 위치, 시각 자극, 서 있는 바닥면 등을 바꾸어 자세 체계를 유지하는 것을 점차적으로 어렵게 만드는 과제를 수행해 나간다. 환

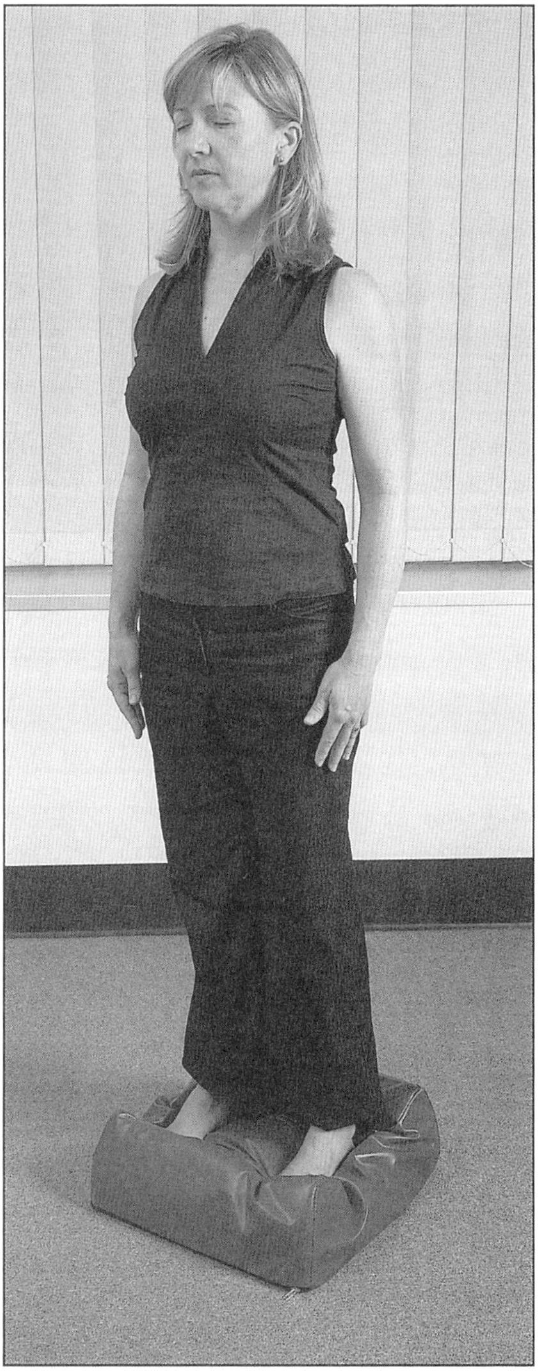

그림 12.11 | 부드러운 표면에서 눈을 감고 편안하게 선 자세로 균형을 검사하는 모습.

자를 단단한 표면과 10cm 두께의 발포 고무(10-cm-dense foam) 같은 물렁물렁한 표면 위에 서 있게 하고 편안한 자세(comfortable stance)에서 균형을 유지하는 것을 평가한 이후에 좁게 선 자세(narrow stance)에서 균형을 유지하는 것을 평가한다(그림 12.11). 이 검사는 눈을 뜬 상태와 감은 상태 모두에서 시행하여야 한다. 60세 이하의 사람이라면 편안한 자세와 좁게 선 자세 검사에서 30초 이상 안정성을 유지할 수 있어야 한다. 흔들림이 점점 커진다던지, 흔들리는 것을 바로 잡는 반응이 느리다던지, 과도하게 흔들리는 것을 막기 위해 경직된다던지, 균형을 유지하는 것이 불가능하다던지 하는 것들은 비정상적인 반응들이다. 검사 수준과 반응을 기록한다.

검사의 난이도를 높이려면, 환자는 딱딱한 표면 위에서 발을 일렬로 하고(in tandem) 다음에 한발로 서서 검사를 수행하며, 눈을 뜬 상태와 감은 상태 모두 측정한다. 45세 이하의 환자들은 이러한 고난이도의 검사를 수행할 수 있어야 한다.[89] 점진적으로 발병한 목 통증이나 외상성의 목 통증을 가지고 있는 환자들, 특히 이 중에서도 현훈(dizziness)이나 불안정성(unsteadiness)을 호소하는 환자들은 대조군보다 딱딱한 표면에서 한발로 서는 과제를 수행하는 것을 더욱 어려워하는 것으로 밝혀졌다.[89,90]

목 질환을 가진 환자들에게서 자세 안정성 검사와 동적이고 기능적인 작업 수행 사이의 관계에 대해선 아직 밝혀진 바가 없다. 그러나 신경학적 증상을 가지고 있거나 나이든 환자들, 특히 현훈(dizziness), 불안정성(unsteadiness), 균형 장애(loss of balance) 등을 호소하는 목 통증 환자들에게는 닿기와 발딛기(reach and step) 및 바깥에서 흔들기(external perturbation) 같은 동적 검사를 시행하는 것을 고려해볼 수도 있다. 기능적 보행 검사(functional step test),[91] 시간내 10m 걷기(the timed 10-metre walk), Singleton 검사(Singleton' s test),[92] 동적 보행 지수(the Dynamic Gait Index)[93] 같은 검사들은 진료실에서 기능적인 동적 균형을 측정하기 위해 쉽게 시행할 수 있는 검사들이다.

안구운동 평가

시각적 자세 체계는 세가지 안구 운동 체계로 구성되어 있다: 원활추종체계(the smooth-pursuit system), 단속주시체계(the saccadic system), 시운동체계(the optokinetic system). 원활추종체계는 움직이는 목표에 느리게 눈을 따라가게 하여 선명한 영상을 만들어내고, 단속주시체계는 고정점을 바꿈으로써 빠른 눈 움직임을 가능하게 하며, 시운동체계는 사람이 움직이고 있거나 걷고 있을 때 목표에 시선을 고정시킬 수 있도록 한다. 이 과정에는 여러 반사 기전들이 포함되어 있다(5장)

경추 구심신경으로부터 유입된 자극은 시각계에 영향을 미칠 수 있으며 다른 계통(system)의 기능 또한 변화시킬 수 있다.[94] 따라서 안구운동의 평가는 눈 운동의 모든 방면에 대한 평가를 포함해야 한다. 검사에는 다음과 같은 것들이 포함된다:

1. 머리를 움직이는 동안 시선을 유지하는 능력 - 응시 안정성(gaze stability)
2. 머리가 움직이지 않는 상태에서 눈이 따라가는 것 - 원활추종(smooth-pursuit)
3. 눈과 머리가 움직이고 있을 때 시선을 유지하는 것 - 눈-머리 협응(eye-head coordination)

검사는 보통 환자가 앉아 있는 상태에서 실시된다. 환자의 증상에 따라 검사 시작과 이후의 치료 과정에서 시작 자세는 앙와위에서 시작하거나 다른 자세로 발전될 수도 있다. 목을 돌리고 앉은 자세나(경추 구심신경 자극의 유입을 증가시키기 위해) 다양한 선 자세를 취하는 식으로 검사방식을 발전시킬 수 있다. 움직임의 속도 또한 안구운동 체계에 영향을 줄 수 있다. 요구되는 평가의 수준은 환자의 호소하는 증상과 전체적인 이학적 검사 결과에 달려있다. 작업을 수행하기 어렵거나 불가능한 경우, 증상이 재발되는 경우, 머리나 눈의 움직임이 요동치거나 매끄럽지 못한 경우 등은 비정상적인 검사 반응에 속한다. 일반적으로 목과 연관된 안구 운동의 장애를 가진 환자들은 안정 상태나 이러한 검사들을 수행하는 동안 안진(nystagmus)을 호소하지는 않는다. 안진이 나타난다면 이는 전정기관의 병리를 나타내는 것일 수도 있다.

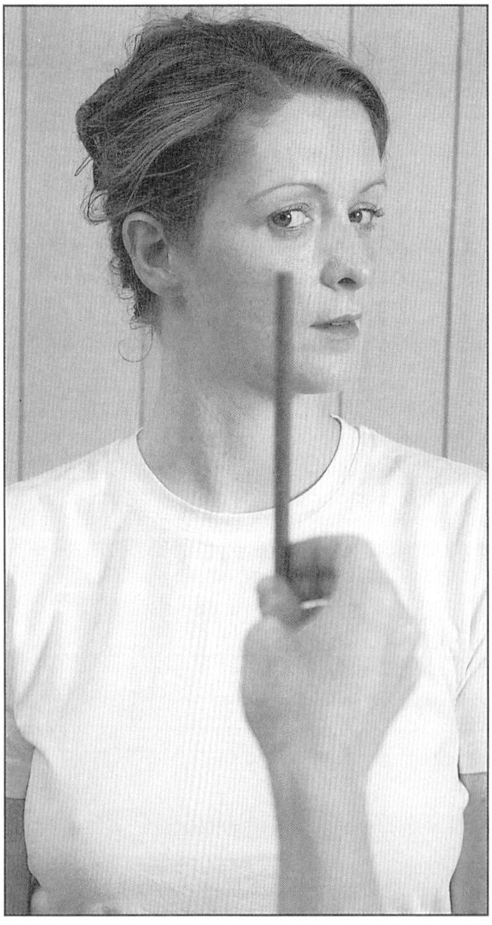

그림 12.12 | 머리를 회전시키는 동안 응시 안정성을 검사하는 모습.

응시 안정성(Gaze stability)

응시 안정성(Gaze stability)은 환자에게 머리를 굴곡, 신전, 좌우 회전하는 동안 눈을 목표물에 고정하도록 하여 평가한다(그림 12.12). 뚜렷한 증상을 호소하는 환자의 경우엔 환자를 앙와위로 취하도록 하고 의사가 머리를 수동적으로 움직이게 하는 것이 필요할 수도 있다. 예상되는 반응들은 목표물에 시선을 고정하는 것을 유지하지 못하거나 어지러움(dizziness), 시야가 흐릿해지거나(blurring of vision), 오심(nausea) 등의 증상이 재현되는 것이다. 환자에게 시선을 목표물에 고정한 후 눈을 감을 상태로 움직이게 하는 식으로 검사방식을 발전시킬 수도 있다. 머리를 움직인 후 눈을 떠서 환자들이 목표물을 안정적으로 주시하는 것을 유지하였는지 확인한다. 이 검사는 상상 주시(imaginary gaze)라고 명명되었다.[92]

안구추시(Eye follow)

안구추시(Eye follow)는 원활추종 목 비틀림 검사(smooth-pursuit neck torsion test)를 사용하여 평가할 수 있다.[95] 환자는 머리를 고정하고 움직이는 목표물에 대해 눈으로 최대한 바싹 따라가도록 한다(그림 12.13). 목표물은 한쪽 측면에서 다른쪽 측면으로 그리고 위와 아래로 천천히 움직이며, 검사방식은 H 모양을 따라가는 식으로 진행된다. 의사는 환자가 잘 따라가는지 면밀하게 관찰하며 눈의 움직임이 어떠한 율동성을 보이거나 목표물을 따라잡을려는 움직임이 있는지 또는 증상이 재현되는지 등을 살펴본다. 그

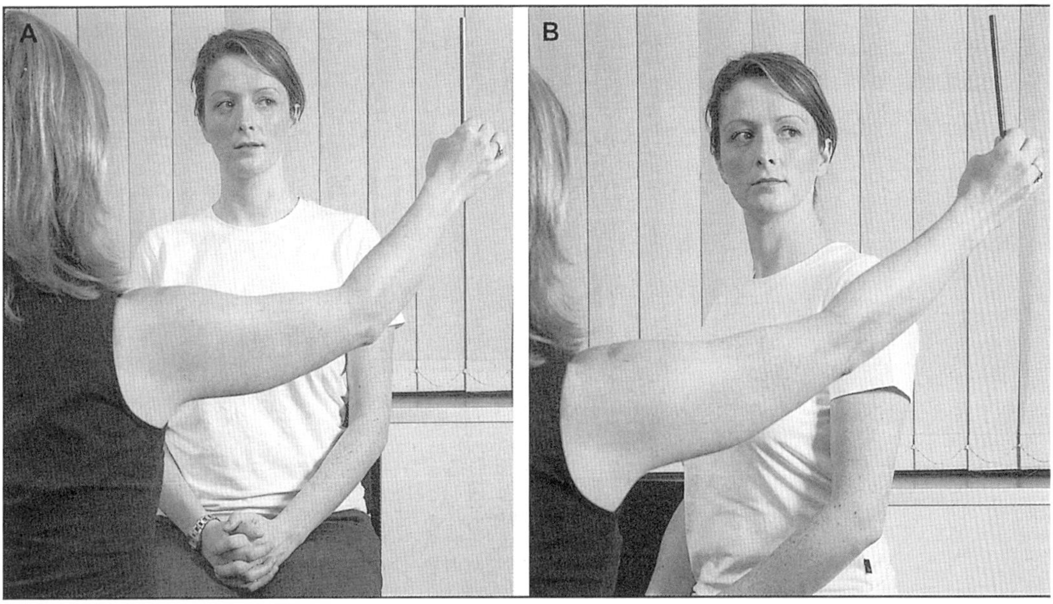

그림 12.13 | 안구추시(Eye follow)는 (A) 목을 중립 위치에 둔 상태로 검사하고 (B) 체간을 회전시켜 목을 비틀은 상태로 다시 실시한다. 중립 위치에 비해 목을 비튼 상태에서 안구추시(Eye follow)가 잘 안된다면 이는 안구 운동 조절에 생긴 장애의 원인이 경추에 있음을 나타낸다.

후에 의사는 환자의 머리를 고정한 채로 체간을 45° 이상 또는 통증을 유발하기 바로 직전까지 회전시킨다. 상대적으로 목이 회전되어 있는(비틀린) 이 자세는 전정 수용체에는 영향을 미치지 않는 반면 경추의 수용체들을 편중되게 자극한다. 그 후 환자는 머리를 고정한 상태로 안구 추시 과제를 반복한다. 그 다음 체간을 반대편으로 회전시킨 후 검사를 반복한다. 증상이 전정부가 원인이 아닌 경추성으로 발생한 것임을 나타내는 양성 증후는 예를 들어, 안구 추시에 있어 차이가 나거나(단속주시(saccades)의 증가) 중립 자세에 비해 목을 비튼 자세에서 증상이 재현되는 것 등이다. 안구 운동 체계 검사의 난이도를 조정하기 위해 시작 자세, 속도, 초점 등은 바뀔 수 있다.

눈-머리 협응

눈-머리 협응은 세가지 검사를 통해 평가한다. 첫번째로 환자에게 하나의 목표물에 초점을 맞추어 눈과 머리를 같은 방향으로 움직이도록 하는데, 눈을 먼저 목표물에 도달하게 하여 시선을 목표물에 고정한 후 머리를 움직인다. 이 검사는 좌 우 양쪽으로 시행한다. 두번째로 환자에게 미리 정해놓은 한 지점에 시선을 유지하면서 눈과 머리를 서로 반대방향으로 움직이도록 한다. 마지막으로 환자에게 두 점에 초점을 두고 눈을 먼저 움직인 후 머리를 움직이도록 하는데 시선은 두 목표물 사이를 바라보게 한다. 목표점은 수평 또는 수직으로 위치해야 하며 환자는 시선의 초점을 두 점 사이에서 유지해야 한다(두점 초점(two-point focus)).

자세 조절 체계에 장애를 야기하는 다른 원인들

일차적인 전정성 병리(vestibular pathology)가 교통사고 손상 후에 발생할 수 있으며 이는 이러한 환자들의 증상을 야기하는 원인이 될 수 있다. 그러나 목이 전정 기능(vestibular function)에 직접적인 영향을 줄 수도 있다는 좀 더 간접적인 근거들이 존재한다(5장).[96] 목에서 유입되는 자극의 변화는 경추와 전정계로부터 유입되는 감각 자극의 부조화를 유발하여 전정안구반사(vestibulo-ocular reflex : VOR)의 불균형을 일으킨다.[97] 목 통증과 정상적인 전정 기능을 가진 환자들은 경추에서 기원한 VOR의 불균형을 가지고 있을 가능성이 높다.[98] 그러므로 목 통증 환자를 평가할 때는 전정기능이 감각운동 조절에 미치는 이차적인 영향을 고려할 필요가 있을 수도 있다.

본문에서 설명한 전정계와 경추의 근골격계를 평가하는 여러 검사들은 그 반응에 있어 겹치는 부분들이 존재한다. 일부 환자들에게 있어 전정 기능을 좀더 세밀하게 보고자 한다면 추가 검사들이 필요할 수도 있다. 여기에는 동적 균형과 기능적 보행에 대한 검사 뿐만 아니라 동적 시력 검사(dynamic visual acuity test)[92]나 두부 충동 검사(head impulse test)[99]같은 전정안구반사(vestibulo-ocular reflex : VOR)에 대한 좀더 특수한 검사들이 포함된다. 양성 발작성 체위성 현훈(benign paroxysmal positional vertigo)이 의심되는 경우에는 Hallpike-Dix 검사(Hallpike-Dix maneuver)가 선별 검사로서 사용된다.[92] 전정계의 평가에 대한 좀더 자세한 사항을 알기 위해 의사는 특별히 이러한 목적으로 만들어진 문헌들을 참고해야 한다.[92] 현훈(dizziness)이나 감각운동 체계의 장애를 일으키는 경추성 원인을 입증할 수 없을 경우에는 전정계나 중추신경계에 대해 좀더 면밀한 조사를 위한 의뢰가 필요할 수도 있다.

목 통증에 수반되는 감각운동 조절의 장애를 일으키는 다른 원인들도 존재한다. 여기에는 당뇨(diabetes)와 단순한 노화 인자(factor of aging) 같은 의학적인 조건들이 포함된다. 전정기능은 나이를 먹어감에 따라 나빠진다.[100] 노인들에게 발생한 목 통증은 자세 조절계의 장애 정도를 확대시킬 수도 있다.[101] 그렇다고 해도 이러한 요소들이 함께 나타나는 것을 재활 프로그램에서 무시하여서는 안되며 회복 속도나 예후에 영향을 미칠 수도 있다.

근력과 지구력

목 통증과 연관되어 근력, 지구력, 근피로도에 대한 장애는 목의 굴곡근들과 신전근들 뿐만 아니라 상부 승모근(upper trapezius)같은 축견갑근들에서도 증명되었다(4장). 진료실에서 부차적인 평가 중 초기 근력 검사로서 시행되는 근력에 대한 검사들은 증상을 악화시킬 수도 있으며, 반대로 통증 억제가 검사 결과를 어긋나게 할 수도 있다.

경추 굴곡근들과 신전근들의 근력과 지구력의 측정은 동력 측정기(dynamometry measures)(그림 12.14)[102, 103]를 사용하거나 점진적으로 머리에 부하를 가하거나 필요시 머리에 아령(free weights) 등을 올

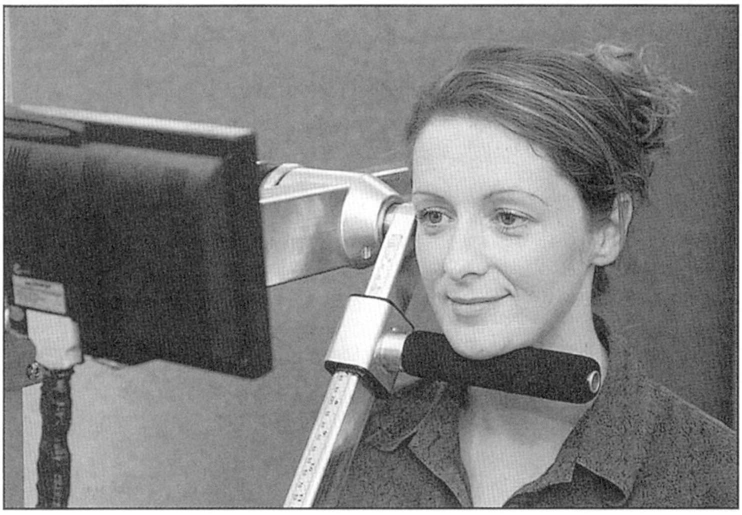

그림 12.14 | 동력 측정기(dynamometry, Neckmetrix)를 이용해 두경부 굴곡근들의 근력과 지구력을 검사하는 모습.

려 놓는 방법으로 검사할 수 있다. 동력 측정기(dynamometry measurement)를 사용한 연구들에서 주목해야할 점은 목 근육들의 수축 강도 전반에 걸쳐 수축력의 장애가 발견되었다는 것이다. 경추 근육들의 최대 근력이 감소했을 뿐만 아니라 최대 자발 능력(maximum voluntary capacity)의 50%와 20~25%의 준최대 부하(submaximal loads)에서 지구력과 근 피로도가 불량하게 나타나는 것으로 밝혀졌다.[104, 105] 이러한 결과는 이 정도의 수축이 평균적인 개인의 목 기능에 있어 기능적으로 적절한 부하이므로 근 수행능력의 검사 뿐만 아니라 최대 근력 검사에 있어서는 이 정도 수준의 수축 강도를 사용해야 한다는 것을 가리키는 것이다.

작업 수행 검사

개인의 일상 생활, 직업, 또는 스포츠 활동 방식은 목 통증을 악화시키거나 지속시키는데 기여할 수 있다. 악화 요소들이나 습관들을 바로잡지 않는다면 가장 좋은 물리 치료라도 효과를 지속시킬 수 없을 것이다. 직업적 건강 및 인체 공학을 전문으로 하는 연구자들과 의료인들에 의해 작업 공간을 설계하고 작업 습관을 교정하는 것은 대단한 이득이 있다. 그러나 적절한 작업 환경에서 일한다고 해도 직장에서 목 통증은 지속적으로 발생하며, 특히 직장과 집 양쪽에서 컴퓨터 사용이 증가하는 경우 더욱 그러하다.[106, 107] 이렇게 목 통증이 발생하는 데는 신체적, 정신적, 사회적 등 여러가지 요인들이 관여한다.[108, 109] 의사는 정규 면담과 평상시 대화 등을 통해 환자의 작업 환경과 작업 습관을 알아야 하며, 환자의 어떠한 습관들이 목 통증을 유발하는지 알아야 한다.

직업이 경상완 신경근육 구조물들(cervicobrachial neuromusculoskeletal structures)의 기능에 미치는 신체적 영향과 직업과 관련된 장애에 대한 지식들이 날로 증가하고 있다. 예를 들어, 목 통증을 가지고 있는 환자들은 컴퓨터 작업을 할 때 목의 위치가 좀더 전방으로 이동하며,[7, 8, 110] 목의 신전근, 굴곡근, 상부 승모근의 근육 점증 패턴(muscle recruitment pattern)이 변화되며,[111, 112] 상부 승모근에서 높은 피로도가 나타나고[113] 작업을 수행하는 동안 상부 승모근을 효과적으로 이완하지 못하는 것으로 밝혀졌다.[114, 115] 작업 습관의 신체적 측면을 이해하는 것은 환자의 자세와 근육 점증 패턴(muscle recruitment patterns)을 최적화시키고자 하는 치료의 목적을 달성하는데 있어 매우 중요하다. 비록 의사가 작업 습관을 평가하기 위해 작업의 모의실험을 시행할 수도 있으나, 실제 직장에서 작업자를 평가하는 것이 더 좋다. 사무실이나 경공업 작업장을 분석하는데 있어 주목해야 할 핵심적인 신체적 특징들에는 예를 들어 작업 시작시 척추의 자세와 수 분안에 일어나는 시간에 따른 척추 방향의 변화 등이 포함된다.[8] 작은 범위에서 팔을 거상시키는 동안 견갑골에 부하가 걸리는 컴퓨터 작업 같은 경우 뿐만 아니라 오랜 기간 반복적으로 작은 범위의 상지 움직임이 요구되는 많은 종류의 좌식 작업(bench work)의 경우에는 견갑골의 방향을 관찰한다.

견갑골을 지속적으로 조절할 수 있는 축견갑 근육들의 능력, 즉, 상방 회전을 유지하고 전방 경사 및 내회전을 막는 능력을 관찰한다. 조절 능력은 또한 환자의 작업 수행에 맞게 부하, 속도, 범위 등을 증가시켜 검사할 수도 있다. 비정상적으로 증가된 활성여부를 판단하기 위해 목과 상부 승모근과 견갑거근을 관찰하고 촉진한다.

중요한 것은, 환자는 이에 대하여 피드백(feedback)을 받아야 하며 불량한 작업 습관과 목 통증을 위한 지침들을 잘 알고 있어야 한다. 이는 습관을 교정하고 환자가 재활 프로그램에 능동적으로 참여하도록 하기 위해 필수적인 것이다.

결론

환자 면담, 과거력, 이학적 검사로부터 드러난 정보들은 임상적 추론 과정에 포함되어 임상의에게 환자에 대한 이해, 목 질환의 바탕에 깔려 있는 정신신체학적 과정들에 대한 이해, 질환이 환자의 직업과 사회적 삶, 그리고 일반적인 삶의 질에 미치는 영향에 대한 이해를 제공한다. 평가 결과들은 통증, 장애, 기능회복, 신체적 및 정신적 장애에 대한 치료 효과들을 평가하기 위해 사용될 것이다. 중요한 점은, 증상, 기능장애와 계통(systems)내 및 계통간의 장애 간의 상호관계에 대한 지식의 축적이 가장 적합한 치료적 접근법에 대한 방향을 제시할 것이라는 점이다.

참고문헌

1. *Maitland GD, Hengeveld E, Banks K, et al*. Maitland' s Vertebral Manipulation. 7th edn. London: Butterworth, 2005.
2. *Dumas JP, Arsenault AB, Boudreau G, et al*. Physical impairments in cervicogenic headache: traumatic vs. nontraumatic onset. Cephalalgia 2001;21:884-893.
3. *Griegel-Morris P, Larson K, Mueller-Klaus K, et al*. Incidence of common postural abnormalities in the cervical, shoulder, and horacic regions and their association with pain in two age groups of healthy subjects. Phys Ther 1992;72:425-431.
4. *Lee H, Nicholson LL, Adams RD*. Cervical range of motion associations with subclinical neck pain. Spine 2003;29:33-40.
5. *Treleaven J, Jull G, Atkinson L*. Cervical musculoskeletal dysfunction in post-concussional headache. Cephalalgia 1994;14:273-279.
6. *Watson DH, Trott PH*. Cervical headache: an investigation of natural head posture and upper cervical flexor muscle performance. Cephalalgia 1993;13:272-284.

7. *Szeto G, Straker L, Raine S.* A field comparison of neck and shoulder postures in symptomatic and asymptomatic office workers. Appl Ergon 2002;33:75-84.

8. ***Falla D, Jull G, Russell T, et al.*** The effect of neck exercise on sitting posture in patients with chronic neck pain. Phys Ther 2007;87:408-417.

9. *Szeto GP, Straker LM, O' Sullivan P.* The roles of upper trapezius and cervical erector spinae in controlling the neck-shoulder postures in symptomatic office workers performing continuous keyboard work: towards developing an etiological model for work-related neck and upper limb disorders. Seoul, Korea: IEA XVth Triennial Congress, 2003. Abstract no 1153.

10. ***Richardson C, Hodges P, Hides J.*** Therapeutic Exercise for Lumbopelvic Stabilization: A Motor Control Approach for the Treatment and Prevention of Low-back Pain, 2nd edn. Edinburgh: Churchill Livingstone, 2004.

11. ***Falla D, O' Leary S, Fagan A, et al.*** Recruitment of the deep cervical flexor muscles during a postural-correction exercise performed in sitting. Man Ther 2007;12:139-152.

12. ***Moseley G.*** Impaired trunk muscle function in sub-acute neck pain: etiologic in the subsequent development of low-back pain? Man Ther 2004;9:157-163.

13. ***Sobush DC, Simoneau GG, Dietz KE, et al.*** The Lennie test for measuring scapular position in healthy young adult females: a reliability and validity study. J Orthop Sports Phys Ther 1996;23:39-50.

14. ***Sahrmann SA.*** Diagnosis and Treatment of Movement Impairment Syndromes. St. Louis:Mosby, 2002.

15. ***Dall' Alba P, Sterling M, Treleaven J, et al.*** Cervical range of motion discriminates between asymptomatic and whiplash subjects. Spine 2001;26:2090-2094.

16. ***Sterling M, Jull G, Vicenzino B, et al.*** Characterisation of acute whiplash associated disorders. Spine 2004;29:182-188.

17. ***Zwart JA.*** Neck mobility in different headache disorders. Headache 1997;37:6-11.

18. ***Youdas J, Carey J, Garrett T.*** Reliability of measurements of cervical spine range of motion - comparison of three methods. Phys Ther 1991;71:98-104.

19. ***Edwards BC.*** Manual of Combined Movements, 2nd edn. Edinburgh: Churchill Livingstone, 1999.

20. ***Grant R.*** Clinics in Physical Therapy of the Cervical and Thoracic Spines, 3rd edn. St Louis: Churchill Livingstone, Elsevier Science, 2002.

21. ***Berthoz A, Grantyn A.*** Neuronal mechanisms underlying eye-head coordination. Prog Brain Res 1986;64:325-343.

22. ***Vidal P, Roucoux A, Berthoz A.*** Horizontal eye position-related activity in neck muscles of the alert cat. Exp Brain Res 1982;46:448-453.

23. ***Vasavada AN, Li S, Delp SL.*** Influence of muscle morphology and moment arms on moment-generating capacity of human neck muscles. Spine 1998;23:412-422.

24. ***Amiri M, Jull G, Bullock-Saxton J.*** Measuring range of active cervical rotation in a position of full head flexion using the 3D Fastrak measurement system: an intra-tester reliability study. Man Ther

2003;8:176-179.

25. *Hall T, Robinson K*. The flexion-rotation test and active cervical mobility - a comparative measurement study in cervicogenic headache. Man Ther 2004;9:197-202.

26. *Ogince M, Hall T, Robinson K, et al*. The diagnostic validity of the cervical flexion-rotation test in C1/2-related cervicogenic headache. Man Ther 2007;12:256-262.

27. *Falla D, Bilenkij G, Jull G*. Patients with chronic neck pain patients demonstrate altered patterns of muscle activation during performance of a functional upper limb task. Spine 2004;29:1436-1440.

28. *Jull G, Amiri M, Bullock-Saxton J, et al*. Cervical musculoskeletal impairment in frequent intermittent headache. Part 1: subjects with single headaches. Cephalalgia 2007;27:793-802.

29. *Crawford H, Jull GA*. The influence of thoracic posture and movement on range of arm elevation. Physiother Theory Pract 1993;9:143-148.

30. *Stewart S, Jull G, Willems J, et al*. An initial analysis of thoracic spine motion with unilateral arm elevation in the scapular plane. J Manual Manipul Ther 1995;3:15-21.

31. *Rubinstein S, Pool J, van Tulder M, et al*. A systematic review of the diagnostic accuracy of provocative tests of the neck for diagnosing cervical radiculopathy. Eur Spine J 2007;16:307-319.

32. *Magarey M, Rebbeck T, Coughlan B, et al*. Pre-manipulative testing of the cervical spine review, revision and new clinical guidelines. Man Ther 2004;9:95-108.

33. *Thiel H, Rix G*. Is it time to stop functional pre-manipulation testing of the cervical spine? Man Ther 2005;10:154-158.

34. *Wainner R, Fritz J, Irrgang J, et al*. Reliability and diagnostic accuracy of the clinical examination and patient self report measures for cervical radiculopathy. Spine 2003;28:52-62.

35. *Butler D*. The Sensitive Nervous System. Adelaide: NOI Group Publications, 2000.

36. *Elvey R*. Physical evaluation of the peripheral nervous system in disorders of pain and dysfunction. J Hand Ther 1997;10:122-129.

37. *Balster S, Jull G*. Upper trapezius muscle activity in the brachial plexus tension test in asymptomatic individuals. Man Ther 1997;2:144-149.

38. *Coppieters M, Stappaerts K, Wouters L, et al*. Aberrant protective force generation during neural provocation testing and the effect of treatment in patients with neurogenic cervicobrachial pain. J Manipul Physiol Ther 2003;26:99-106.

39. *Coppieters M, Stappaerts K, Staes F, et al*. Shoulder girdle elevation during neurodynamic testing: an assessable sign? Man Ther 2001;6:88-96.

40. *van der Heide B, Allison GT, Zusman M*. Pain and muscular responses to a neural tissue provocation test in the upper limb. Man Ther 2001;6:154-162.

41. *Coppieters M, Stappaerts K, Janssens K, et al*. Reliability of detecting 'onset of pain' and 'submaximal pain' during neural provocation testing of the upper quadrant. Physiother Res Int 2002;7:146-156.

42. *Alix ME, Bates DK*. The proposed etiology of cervicogenic headache: the neurophysiologic basis and anatomical relationship between the dura mater and rectus posterior capitus minor muscle. J

Manipul Physiol Ther 1999;22:534-539.

43. *Hack GD, Koritzer RT, Robinson WL, et al.* Anatomic relation between the rectus capitis posterior minor muscle and the dura mater. Spine 1995;20:2484-2486.

44. *Jull G.* Management of cervical headache. Man Ther 1997;2:182-190.

45. *Sterling M, Treleaven J, Jull G.* Responses to a clinical test of nerve tissue provocation in whiplash associated disorders. Man Ther 2002;7:89-94.

46. *Jensen T, Baron R.* Translation of symptoms and signs into mechanisms in neuropathic pain. Pain 2003;102:1-8.

47. *Kaltenborn F, Evjenth O, Kaltenborn TB, et al.* Manual Mobilization of the Joints: The Spine, vol. 2, 4th edn. Oslo: Norli, 2003.

48. *Hollerwoger D.* Methodological quality and outcomes of studies addressing manual cervical spine examinations: a review. Man Ther 2006;11:93-98.

49. *Whiting P, Rutjes A, Reitsma J, et al.* The development of QUADAS: a tool for the quality assessment of studies of diagnostic accuracy included in systematic reviews. BMC Med Res Methodol 2003;3:25.

50. *Jull G, Bogduk N, Marsland A.* The accuracy of manual diagnosis for cervical zygapophysial joint pain syndromes. Med J Aust 1988;148:233-236.

51. *King W, Lau P, Lees R, et al.* The validity of manual examination in assessing patients with neck pain. Spine J 2007;7:22-26.

52. *Humphreys B, Delahaye M, Peterson C.* An investigation into the validity of cervical spine motion palpation using subjects with congenital block vertebrae as a 'gold standard'. BMC Musculoskel Disord 2004;5:19.

53. *Holden W, Taylor S, Stevens H, et al.* Neck pain is a major clinical problem in ankylosing spondylitis, and impacts on driving and safety. Scand J Rheumatol 2005;34:159-160.

54. *Kim D, Hilibrand A.* Rheumatoid arthritis in the cervical spine. J Am Acad Orthop Surg 2005;13:463-474.

55. *Swinkels R, Beeton K, Alltree J.* Pathogenesis of upper cervical instability. Man Ther 1996;1:127-132.

56. *Krakenes J, Kaale B, Moen G, et al.* MRI assessment of the alar ligaments in the late stage of whiplash - a study of structural abnormalities and observer agreement. Neuroradiol 2002;44:617-624.

57. *Taylor J, Taylor M.* Cervical spinal injuries: an autopsy study of 109 blunt injuries. J Musculoskel Pain 1996;4:61-79.

58. *Kaale B, Krakenes J, Albrektsen G, et al.* Whiplash-associated disorders impairment rating: neck disability index score according to severity of MRI findings of ligaments and membranes in the upper cervical spine. J Neurotrauma 2005;22:466-475.

59. *Krakenes J, Kaale B.* Magnetic resonance imaging assessment of craniovertebral ligaments and membranes after whiplash trauma. Spine 2006;31:2860-2826.

60. *Roy S, Hol P, Laerum L, et al.* Pitfalls of magnetic resonance imaging of alar ligament. Neuroradiol 2004;46:392-398.

61. *Volle E.* Functional magnetic resonance imaging - video diagnosis of soft-tissue trauma to the craniocervical joints and ligaments. Int Tinnitus J 2000;6:134-399.

62. *Aspinall W.* Clinical testing for craniovertebral hypermobility syndrome. J Orthop Sports Phys Ther 1990;12:47-53.

63. *Cattrysse E, Swinkels R, Oostendorp R, et al.* Upper cervical instability: are clinical tests reliable? Man Ther 1997;2:91-97.

64. *Swinkels R, Oostendorp R.* Upper cervical instability: fact or fiction? J Manipul Physiol Ther 1996;19:185-194.

65. *Hislop H, Montgomery J.* Daniels and Worthingham' s Muscle Testing: Techniques of Manual Examination, 8th edn. Philadelphia: W.B. Saunders, 2002.

66. *Chiu T, Law E, Chiu T.* Performance of the craniocervical flexion test in subjects with and without chronic neck pain. J Orthop Sports Phys Ther 2005;35:567-571.

67. *Jull G, Barrett C, Magee R, et al.* Further characterisation of muscle dysfunction in cervical headache. Cephalalgia 1999;19:179-185.

68. *Jull G, Trott P, Potter H, et al.* A randomized controlled trial of exercise and manipulative therapy for cervicogenic headache. Spine 2002;27:1835-1843.

69. *Jull G, Sterling M, Kenardy J, et al.* Does the presence of sensory hypersensitivity influence outcomes of physical rehabilitation for chronic whiplash? A preliminary RCT. Pain 2007;129:28-34.

70. *Zito G, Jull G, Story I.* Clinical tests of musculoskeletal dysfunction in the diagnosis of cervicogenic headache. Man Ther 2006;11:118-129.

71. *Mayoux-Benhamou MA, Revel M, Vallee C, et al.* Longus colli has a postural function on cervical curvature. Surg Radiol Anat 1994;16:367-371.

72. *Jull G, Falla D, Treleaven J, et al.* Retraining cervical joint position sense: the effect of two exercise regimes. J Orthop Res 2007;25:404-412.

73. *Falla D, Campbell C, Fagan A, et al.* Relationship between cranio-cervical flexion range of motion and pressure change during the craniocervical flexion test. Man Ther 2003;8:92-96.

74. *Falla D, Jull G, Hodges P.* Patients with neck pain demonstrate reduced electromyographic activity of the deep cervical flexor muscles during performance of the craniocervical flexion test. Spine 2004;29:2108-2114.

75. *Jull GA.* Deep cervical neck flexor dysfunction in whiplash. J Musculoskel Pain 2000;8:143-154.

76. *Jull G, Kristjansson E, Dall' Alba P.* Impairment in the cervical flexors: a comparison of whiplash and insidious onset neck pain patients. Man Ther 2004;9:89-94.

77. *Cagnie B, Danneels L, Cools A, et al.* The influence of breathing type, expiration and cervical posture on the performance of the craniocervical flexion test in healthy subjects. Man Ther 2008;in press.

78. *O' Leary S, Vicenzino B, Falla D, et al.* Specific therapeutic exercise of the neck induces immediate local hypoalgesia. J Pain 2008;in press.

79. *Evjenth O, Hamberg J.* Muscle Stretching in Manual Therapy. Alfta: Alfta Rehab Forlag, 1984.

80. *Janda V.* Muscles and motor control in cervicogenic disorders: assessment and management. In: Grant R (ed) Physical Therapy of the Cervical and Thoracic Spine. 2nd edn. New York: Churchill Livingstone, 1994:195-216.

81. *Elliott J, Jull G, Noteboom J, et al.* Fatty infiltration in the cervical extensor muscles in persistent whiplash associated disorders (WAD): an MRI analysis. Spine 2006;31:E847-E855.

82. *Elliott J, Jull G, Noteboom T, et al.* MRI study of the cross sectional area for the cervical extensor musculature in patients with persistent whiplash associated disorders (WAD). Man Ther 2008;in press.

83. *Revel M, Andre-Deshays C, Minguet M.* Cervicocephalic kinesthetic sensibility in patients with cervical pain. Arch Phys Med Rehabil 1991;72:288-291.

84. *Loudon JK, Ruhl M, Field E.* Ability to reproduce head position after whiplash injury. Spine 1997;22:865-868.

85. *Kristjansson E, Hardardottir L, Asmundardottir M, et al.* A new clinical test for cervicocephalic kinesthetic sensibility: "the fly". Arch Phys Med Rehabil 2004;85:490-495.

86. *Kristjansson E, Dall'Alba P, Jull G.* A study of five cervicocephalic relocation tests in three different subject groups. Clin Rehabil 2003;17:768-774.

87. *Treleaven J, Jull G, Sterling M.* Dizziness and unsteadiness following whiplash injury - characteristic features and relationship to cervical joint position error. J Rehabil Med 2003;35:36-43.

88. *Shumway-Cook A, Horak F.* Assessing the influence of sensory integration on balance. Phys Ther 1986;66:1548-1550.

89. *Treleaven J, Jull G, LowChoy N.* Standing balance in chronic whiplash - comparison between subjects with and without dizziness. J Rehabil Med 2005;37:219-223.

90. *Field S, Treleaven J, Jull G.* Standing balance: a comparison between idiopathic and whiplash induced neck pain. Man Ther 2008;in press.

91. *Hill K, Bernhardt J, McGann A, et al.* A new test of dynamic standing balance for stroke patients: reliability, validity and comparison with healthy elderly. Physiother Can 1996;48:257-262.

92. *Herdman S.* Vestibular Rehabilitation. Philadelphia: Davis, 2000.

93. *Shumway-Cook A, Baldwin M, Polissar N, et al.* Predicting the probability for falls in community-dwelling older adults. Phys Ther 1997;77:812-819.

94. *Fischer A, Huygen P, Folgering H, et al.* Vestibular hyperreactivity and hyperventilation after whiplash injury. J Neurol Sci 1995;132:35-43.

95. *Tjell C, Rosenhall U.* Smooth pursuit neck torsion test: a specific test for cervical dizziness. Am J Otol 1998;19:76-81.

96. *Hikosaka O, Maeda M.* Cervical effects on abducens motoneurons and their interaction with vestibulo-ocular reflex. Exp Brain Res 1973;18:512-530.

97. *Fischer A, Verhagen W, Huygen P.* Whiplash injury. A clinical review with emphasis on neurootological aspects. Clin Otolaryngol 1997;22:192-201.

98. *Padoan S, Karlberg M, Fransson P, et al.* Passive sustained turning of the head induces asymmetric gain of the vestibulo-ocular reflex in healthy subjects. Acta Otolaryngol 1998;118:778-782.

99. *Halmagyi G, Curthoys I.* Clinical testing of otolith function. Ann NY Acad Sci 1999;871:195-204.

100. *Speers R, Ashton-Miller J, Schultz A, et al.* Age differences in abilities to perform tandem stand and walk tasks of graded difficulty. Gait Posture 1998;7:207-213.

101. *Poole E, Treleaven J, Jull G.* The influence of neck pain on balance and gait parameters in community dwelling elders. Man Ther 2008;in press.

102. *O' Leary S, Falla D, Jull G, et al.* Muscle specificity in tests of cervical flexor muscle performance. J Electromyogr Kinesiol 2007;17:35-40.

103. *O' Leary S, Vicenzino B, Jull G.* A new method of isometric dynamometry for the craniocervical flexors. Phys Ther 2005;85:556-564.

104. *Falla D, Rainoldi A, Merletti R, et al.* Myoelectric manifestations of sternocleidomastoid and anterior scalene muscle fatigue in chronic neck pain patients. Clin Neurophysiol 2003;114:488-495.

105. *O' Leary S, Jull G, Kim M, et al.* Craniocervical flexor muscle impairment at maximal, moderate, and low loads is a feature of neck pain. Man Ther 2007;12:34-39.

106. *Jensen C.* Development of neck and hand-wrist symptoms in relation to duration of computer use at work. Scand J Work Environ Health 2003;29:197-205.

107. *Korhonen T, Ketola R, Toivonen R, et al.* Work related and individual predictors for incident neck pain among office employees working with video display units. Occup Environ Med 2003;60:475-482.

108. *Johnston V, Jimmieson N, Souvlis T, et al.* Interaction of psychosocial risk factors explain increased neck problems among female office workers. Pain 2007;129:311-320.

109. *Ostergren P, Hanson B, Balogh I, et al.* Incidence of shoulder and neck pain in a working population: effect modification between mechanical and psychosocial exposures at work? Results from a one year follow up of the Malmo shoulder and neck study cohort. J Epidemiol Commun Health 2005;59:721-728.

110. *Szeto G, Straker L, O' Sullivan P.* A comparison of symptomatic and asymptomatic office workers performing monotonous keyboard work - 2: neck and shoulder kinematics. Man Ther 2005;10:281-291.

111. *Johnston V, Jull G, Souvlis T, et al.* Neck movement and muscle activity characteristics in office workers with neck pain. 2008;in review.

112. *Szeto G, Straker L, O' Sullivan P.* A comparison of symptomatic and asymptomatic office workers performing monotonous keyboard work - 1: neck and shoulder muscle recruitment patterns. Man Ther 2005;10:270-280.

113. *Falla D, Farina D.* Muscle fiber conduction velocity of the upper trapezius muscle during dynamic contraction of the upper limb in patients with chronic neck pain. Pain 2005;116:138-145.

114. *Fredin Y, Elert J, Britschgi N, et al.* A decreased ability to relax between repetitive contractions in patients with chronic symptoms after trauma of the neck. J Musculoskel Pain 1997;5:55-70.

115. *Veiersted K, Westgaard R, Andersen P.* Electromyographic evaluation of muscular work pattern as a predictor of trapezius myalgia. Scand J Work Environ Health 1993;19:284-290.

CHAPTER 13

Principles of Management of Cervical Disorders

경추 질환의 치료 원칙

서론

근거 중심의 임상이 강조됨에 따라 경추 질환에 대한 다양한 치료 방식과 기법의 효과를 검증하기 위한 연구가 활발하게 진행되었다. 저명한 코크란 협회(Cochrane Collaboration)에서 발표된 몇몇 체계적 문헌고찰에서는 목의 통증을 가지고 있는 다양한 환자군을 대상으로 하여 물리 치료를 통한 경추 질환의 치료 방법에 대해 연구하였다. 여기에는 교통사고 후유증에 대한 수기법과 가동술,[1] 운동,[2] 경추 견인,[3] 마사지,[4] 전기치료,[5] 침,[6] 다각적인 생물심리사회학적 치료,[7] 보존적 치료의 효과에 대한 내용이 담겨져 있다. 또한, 급성 목 통증이 특발성 그리고 교통사고 후유증인 경우[9]와 만성교통사고후유증[10]의 관리에 대한 실제적인 임상 가이드라인이 출판되었다.

이러한 체계적 문헌고찰과 실제적인 임상 가이드라인은 일반적인 근거 중심의 치료 방향을 제시해주고 있지만 임상 환경과의 연관성에서 무작위 임상연구(randomized clinical trials, RCT)가 가진 문제점이 지적되고 있다. 무작위 임상연구(RCT)는 대개 목 질환의 이질성을 고려하지 않기 때문에 어떤 치료 방법이 연구된 전체 대상에 반응성을 나타낸다고 가정한다. 가장 넓은 맥락에서 무작위 임상연구(RCT)는 단지 목의 질환들을 다음과 같이 분류할 뿐이다: 시기별 - 급성, 아급성, 만성 질환; 통증 부위 - 목의 통증, 목과 팔의 통증, 두통; 해부병리학적으로 - 특발성 혹은 외상성(예, 교통사고). 하지만 이러한 분류만으로는 충분하지 않으며 예를 들어, 급성 그리고 만성 교통사고 환자군으로 표현되는 이러한 하위분류에 포함된다 하더라도 환자가 표현하는 다양한 증상을 전부 반영하지는 못한다.[11,12] 게다가, 환자 관리에 대하여 일반적인 근거 중심의 치료 방향을 제시한다고 해도, 실제 임상에서 개개의 환자들에게 필요한 정확한 치료 기법을 제시하지도 않는다. 이러한 문제로 인해 전체적인 연구의 방향이 재설정되었고 경추 질환에 대한 새로운 분류 방법에 대해 연구하려는 움직임이 일고 있다. 물리치료사들은 목의 통증을 분류할 수 있는 다른 방법들을 조사하기 시작했다. 이러한 연구들에서는 주로 임상적 특성과 물리적 장애에 대하여 언급하고 있으며 어떤 치료법이 좀 더 나은지 결정하거나 혹은 치료 결과를 예측하기 위한 연구가 진행되고 있다.[13-17] 따라서 미래의 무작위 임상연구(RCT)를 디자인할 때에는 임상 현실을 좀 더 잘 반영할 수 있고 증상의 특이성과 "실제" 임상에서 쓸 수 있는 실용적인 성격의 치료 처방이 고려되어야 한다는 점이 요구되고 있다.

실제 임상에서는 치료 방법을 결정할 때 Sackett 등[18]이 주장한 것처럼 이론적 근거를 바탕으로 이루어진다. 치료 방법의 결정은 다음 세 가지 기본적인 요소를 포함한다: (1) 전문가의 임상 기술, (2) 체계적 문헌고찰을 통한 가장 유용한 이론적 근거 탐색, 그리고 특히, (3) 환자 개개인의 환경. 이러한 체계적 문헌고찰을 통해 이론적 근거들이 쌓이게 되면 경추 질환 환자들의 치료에 대한 다각적인 관리가 가능하게 된다. 이것은 경추 근골격계 질환들의 다양한 기전에서 장애의 정도와 특성에 관한 많은 양의 연구를 근거로 하였기에 놀랄만한 일은 아니다. 하나의 기전이나 한 가지 방식으로 접근해서 "모든 것을 치료"할 수 있다고 믿는 것은 순진한 생각이며 현재까지의 이론적 근거를 바탕으로 이러한 생각은 바뀌게 될 것이다.

실제 임상에서는 근거 중심이라는 뼈대 안에서 환자 개개인의 증상에 대한 정확한 관리가 이루어진다. 여기에는 과거력, 현병력, 이학적 검진을 통해 얻은 감각, 운동, 심리적 체계에서의 특정한 장애까지 고려하고 있다. 또한 환자의 과거 경험, 태도, 생각과 이와 관련된 사회심리학적 환경들도 고려하고 있다. 경추 질환의 이질적인 특성들로 인해, 환자들은 단순한 목의 통증에서부터 복잡하고 다방면에 걸친 통증 증후군을 다양하게 호소하고 있다. 따라서 환자의 관리는 한 명의 임상의가 치료하는 비교적 간단명료한 것에서부터 경우에 따라서는 여러 전문가의 도움이 필요한, 매우 실험적인 시도까지 다양하다.

이번 장에서는 최근의 의학적 지식을 바탕으로 자세하고 구체적인 술기를 언급하기 보다는 다양한 체계의 치료 원리를 나열하여 경추 질환의 관리에 대해 설명하고자 한다. 독자들이 관절과 신경계에 관한 치료 방법에 대해 참고할 수 있는 몇 가지 수기 치료 서적들이 있다.[19-25] 그리고 운동계와 감각운동 조절의 장애에 관한 우리의 연구와 다른 연구들을 바탕으로 경추 질환에 적용할 수 있는 운동 프로그램의 임상적 활용에 대해 다음 장에서 자세하게 설명할 예정이다.

환자

환자는 치료의 중심이다. 환자를 자신이 겪고 있는 목의 통증 상태를 이해하고 의사와 환자 사이에 서로 약속한 치료 목표인 정상적이고, 일반적인 상태 혹은 경우에 따라 기능이 수정된 상태가 되도록 참여시키는 것은 매우 중요하다. 따라서 질병을 설명해 주고, 확신을 심어주면서, 환자들을 교육시키는 것은 성공적인 환자 관리에서 중추적인 역할을 한다. 그런 교육과 설명은 환자 관리 전반에 걸쳐 제공되어야 하고 환자들과 공감대를 형성해 궁금한 것들을 편하게 질문할 수 있도록 하고 종종 필요한 일이지만 반복적인 교육을 받을 수 있도록 이끌어줘야 한다.

이러한 조언, 설명, 교육은 환자가 가지고 있는 질병의 종류나 특성에 따라 다양하게 적용될 것이다. 환자들에게는 기본적인 해부병리학적 용어를 통해 그들의 질병에 대해 알기 쉽게 설명해주는 것이 가장 좋다. 단순한 목의 질환들을 마치 목이 삔 것처럼 아주 간단하게 설명할 수 있을 것이다. 종종 사지 관절 모형을 사용해서 환자들이 질환에 대해 눈으로 확인할 수 있다면 설명하기가 보다 쉬워질 것이다. 임상의들은 정보를 제공하는데 있어 전공과 관련된 전문용어를 사용하는 것에서 벗어나야 한다; 전문용어들은 환자들을 이해시키기 보다는 주눅들게 만들 것이다. X-ray 판독 결과를 보여주고 설명해 주는 것은 사진상에 변화가 있던 없던 간에 심리적인 안정을 가져다 줄 것이다. 그리고 환자들에게 이 질환은 심각한 것이 아니고 근골격계 질환이며 일반적으로 목의 통증은 예후가 좋다는 확신을 준다면 환자들이 마음의 짐을 내려놓는데 도움을 줄 수 있을 것이다.

반대로, 환자들은 급성 혹은 만성기 모두에서 좀 더 복잡한 통증 증후군을 가지고 있을 수 있다. 통증 기전에 대한 교육은 다른 설명과 함께 이루어졌을 때 보다 확신을 줄 수 있다. Moseley 등[26]은 요통 환자들이 대상이긴 하지만, 그런 교육이 통증을 대하는 태도나 신체 활동 업무에서 악화되는 정도를 측정한 결과가 전통적인 해부학이나 생리학적인 교육을 했을 때보다 더 효과적이라는 사실을 밝혀냈다. 재활의학의 관점에서는 그런 교육이 장애의 자가 보고(self-reported)에서 의미 있는 변화를 나타내지는 않는다. 말초와 중추 모두에서 발생할 수 있는 통증 기전과 중추성 통증의 증가 과정이 가지는 역할, 중추신경계의 일부 레벨이 통증을 자각하고 조절하는데 미치는 영향을 이해하는 것은 환자들에게 신뢰감을 줄 수 있을 뿐만 아니라 치료 방법을 선택하는 원리와 환자들이 일상 생활 속에서 스스로 치료할 수 있는 동작이나 계획을 세우는데 있어서도 타당한 근거를 제공해 줄 수 있을 것이다.

반드시 그런 것은 아니지만 환자들이 목의 통증에 관하여 어느 정도의 걱정이나 불안 혹은 두려움을 갖는 것은 정상적이고 당연하다. 목의 통증으로 인해 이러한 반응들이 나타나거나 심해지면 종종 증상의 악화, 급성 혹은 만성화, 삶의 질이나 업무에 영향을 미칠 수 있다(7장). 또한 교통사고 후유증의 경우, 환자가 추돌 사고에서 잘못이 없었다면 상대방에게 책임을 돌리는 상황도 벌어지게 된다. 환자들은 교통사고로 인한 두려움으로 인해 회피 반응이나 외상후 스트레스 증후군과 같이 일반적인 스트레스와 관련된 또 다른 정신과적 상태에 놓이게 된다. 임상의들은 이러한 상태들을 인식하고 환자들에게 확신을 심어주고 교육하여 이러한 걱정들을 줄여주고 행동을 수정할 수 있도록 물리치료 환경을 잘 만들어야 할 것이다. 그리고, 이러한 상태가 줄거나 해결되면 통증도 완화되고 기능도 회복될 것이다.[11,27,28] 그 반대의 경우에는 교통사고 후유증과 관련된 외상후 스트레스 증후군으로 진행될 수 있다. Sterling 등[29, 30]이 언급한것처럼 그냥 시간이 지나간다고 이러한 증상들이 항상 해결되는 것은 아니며 이는 장기간이 소요되는 나쁜 예후를 보이는 특성 중 하나이다. 통증 관련 설문지를 통해 증상이나 다양한 행동 방식에 대한 정량적 정보를 얻을 수도 있다. 만약 그런 정신과적 특성들이 증상이 감소해도 변하지 않거나 이로 인해서 회복에 영향을 준다면, 환자 관리를 위해서 건강 관련 심리학자와 같은 전문가의 도움을 통한 다각적인 접근 방식이 필요할 수도 있을 것이다.

통증의 관리

통증은 환자들이 일반적으로 자신의 목 통증을 치료하기 위해 도움을 찾는 주된 이유이다. 통증 기전(2장)과 환자들이 호소하는 통증의 특성에 대한 최신 지견은 모든 치료 방법을 적용하는데 영향을 주고 있다. 치료에 대한 기본적인 가이드라인은 물리치료가 목의 통증이나 다른 어떤 증상도 자극해서는 안 된다는 점이다. 이는 통각 정보의 증폭 과정이 존재한다고 생각될 경우 절대적으로 중요하다. 추가적인 자극으로 인해 통증 증후군이 더욱 심해질 수 있다. 이는 치료를 중단하거나 축소시키라는 의미가 아니며 증상에 맞는 적절한 치료를 해서 통증을 자극시키지 말라는 의미이다. 환자에게 처방된 자기 관리 프로그램 역시 통증을 자극하지 않도록 유의해야 한다.

환자가 적절한 약물 치료를 통해 통증을 관리하는 것은 필수적이다. 약물 복용이 보다 가벼운 통증 증후군에서는 꼭 필요한 것이 아닐 수도 있다. 하지만 급성기와 중등도 혹은 심한 통증 증후군 그리고 특히 신경인성 통증 상태로 의심되는 경우에서는 약물 치료를 반드시 고려해야 한다. 환자들이 통증 관리를 할 경우에는 전문의와의 상담을 통해 이루어져야 한다. 환자가 효과적인 통증 관리를 받고 있다면 재활 치료 역시 보다 효율적으로 진행할 수 있을 것이다.

재활 치료 과정 중에 사용되는 많은 물리치료 방법은 통증을 완화시키는 효과가 입증되어 있다. 이러한 치료 방법을 선택한 근거에 대해서 치료 과정 중에 환자에게 충분히 설명한 후에 진행하여야 한다.

수기 치료

무엇보다 수기 치료 과정에서 얻을 수 있는 가장 큰 효과는 통증에 대한 효과이다. 임상연구를 통해 수기치료가 목의 통증을 감소시키는 것을 확인할 수 있었으며 수기 치료와 운동이 함께 이루어졌을 때 보다 좋은 효과를 나타냈다.[1] 또한 수기 치료 효과의 생리적 기전에 대한 연구도 늘고 있다. 이는 수기 치료 과정이 진통 효과를 나타내기 위해 중추신경계의 다양한 레벨에서 여러 시스템(감각, 운동, 교감신경계)을 변화시키는 역할을 하는 것으로 생각된다.[31-35]

역사적으로 수기 치료 방법에는 여러 가지가 있는데 목의 질환에 적용된 수기 치료에 관한 최근의 임상연구 결과에서 다양한 치료 방법들이 모두 비슷한 결과를 나타냈다.[36-38] 이와 마찬가지로, 공통적으로 교감신경 흥분 효과를 조사한 실험실적 연구에서 다양한 가동술들이 비슷한 효과를 나타냈다.[35,39,40] 따라서 결정적인 변수는 어떤 수기법 그 자체가 아니라 증상이 있는 부위나 주변 구조에 적용시킨 국소적인 수기법의 움직임인 것으로 생각된다. 그런데 Bolton과 Budgell[41]은 최근의 연구에서 관절의 수기법과 가동술이 신경계에 미치는 영향이 다를 수 있다는 가설을 제시했는데 수기법이 근육의 깊은 곳에 위치한 수용체를 좀 더 자극시키며 가동술은 비교적 얇은 부위의 근육을 자극한다는 것이다. 좀 더 많은 연구를 통해 이 가설을 뒷받침하거나 반박하는 내용들이 나오겠지만 현재까지는 두 가지 치료 테크닉 범주의 효과가 어떤 차이가 있는지 증명할 수 있는 확실한 근거 자료는 아직 없는 상황이다.[42]

운동

운동 치료 역시 목의 통증에 대해 특히 수기 치료와 결합되었을 때 단기간과 장기간 모두에 걸쳐 통증을 완화시키는 효과가 있다고 밝혀졌다. Kay 등[2]의 체계적 문헌고찰 연구에서, 운동 조절 기능 향상을 위한 저부하 운동(low-load exercises) 프로그램과 감각운동 기능 향상을 위한 근력강화 운동 프로그램에 대한 연구들을 통해 운동이 목의 통증을 완화시킨다는 내용을 발표했다. 따라서 모든 운동 프로그램은 통증에 긍정적인 효과를 가져올 수 있지만 경추 질환의 다양한 단계에 적합한 각각의 운동 프로그램을 적용할 수 있도록 여러 상황들까지 고려하여야 한다. 운동 처방을 할 때에는 환자의 통증 정도나 기전을 반드시 고려해야 하는데 시작부터 어설프게 고부하(high-load) 근력 운동을 하는 경우에 통증을 완화시키기보다는 통증을 악화시킬 수 있다. 또한 어떤 운동들은 몇 가지 특별한 효과를 가지고 있다는 것이 밝혀졌는데 최근의 연구에 따르면 심부 경부 굴곡근에 대한 특수 저부하 훈련을 통해 환자가 통증을 호소하고 있던 척추관절돌기 관절에서 (고부하로 머리를 들어올리는 운동에서는 나타나지 않던) 즉각적인 국소적 진통 효과가 나타났다.[43] 또한 경추성 두통 환자들을 대상으로 경부 굴곡근에 초점을 맞춘 6주간의 저부하 훈련 프로그램을 실시했는데 치료 후 장시간(12개월 동안 추적 관찰)에 걸쳐 상부 경추 관절에서 촉지되는 압통이 감소하였다. 이를 통해 이러한 운동 프로그램이 목의 통증과 두통을 감소시킬 뿐만 아니라 국소적으로 긍정적인 지속 효과를 나타내는 것을 알 수 있었다.[37] O' Leary등[43]의 연구에 따르면 흥미롭게도 심부 경부 굴곡근의 특수 저부하 훈련이 기계적 진통효과를 나타내지만 교감신경을 흥분시키는 작용은 없다는 것이 밝혀졌다. 이러한 사실을 통해 수기치료와 특수 저부하 운동의 효과가 서로 다른 기전을 통해 나타나는 것을 알 수 있으며 이것은 두 가지 치료 방법이 상호보완적 관계가 되는 이유 중 하나가 될 것이다.

또한 유산소 운동을 포함한 일반적인 형태의 운동 역시 전신적인 진통 효과를 나타내었다.[44] 따라서 목의 통증을 가진 환자들은 목의 통증을 자극하지 않는 수준에서 걷기 운동과 같은 일반적인 운동을 하도록 장려해야 한다. 이는 일반적인 행복감을 줄 뿐만 아니라 통증 치료 전반에 걸쳐 좋은 효과를 가져 올 것이다. 휴식보다 지속적으로 움직여주는 것이 목의 통증 질환에 더 도움이 된다는 확실한 근거 자료가 있다.[9] 따라서 운동은 국소적, 신체부위별, 전신적 수준에서 처방되고 장려되어야 한다.

전기생리적 요법

목의 통증 치료에 전기생리적 요법의 효과에 대한 확실한 근거는 아직 없으며,[5] 다만 단기간의 연구에서 침이 진통 효과가 있다는 몇몇 근거가 알려져 있다.[6] 이러한 사실은 목 통증 위한 전기치료 프로그램에 반하는 내용들이다. 그럼에도 불구하고, 임상 경험을 통해 온열 치료나 전기생리적 요법은 다각적인 치료 계획의 부가적인 치료 방법으로서 적절하게 사용되고 있다. 하지만 목의 통증을 치료하기 위한 부가적인 역할을 하는 전기생리적 요법을 사용하여 연구 계획을 세울 때에는 좀 더 신중하게 진행할 필요가 있다.

관절 계통의 관리

신체 일부분의 움직임이 감소하거나 국소적으로 통증성 분절의 비정상적인 움직임이 나타나는 것은 경추 질환의 기계적 특성이며,[45-51] 손상, 염좌 혹은 퇴행성 병변의 후유증에 해당된다.[46,51-53] 수기 치료와 능동 운동 모두 이러한 움직임 장애를 개선시키기 위한 치료 전략들이다. 이 치료법들은 관절 가동 범위와 기능을 개선시키고 통증 상태를 완화시키기 위한 두 가지 목적으로 적용된다. 근거 자료를 통해 밝혀졌듯이 수기 치료는 운동 치료와 함께 적용되었을 때 목의 통증을 치료하는데 가장 효과적인 것으로 알려져 있다.[1]

수기 치료

수기 치료 기법을 선택할 때에는 이학적 검진을 통해 움직임 장애의 방향과 특성에 대해 확인을 하고 환

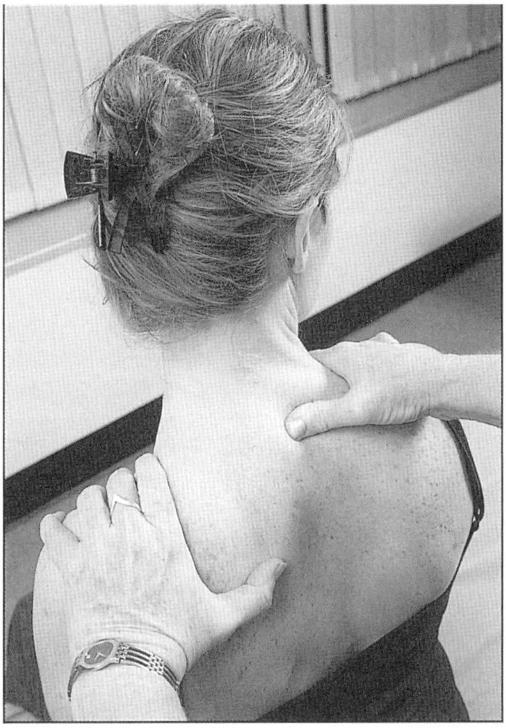

그림 13.1 | 상부 흉추 관절에서 흉추 극돌기를 이용한 수평 활주(transverse glide) 가동술. 이때 환자는 흉추 분절의 회전을 교정시키는 가동술의 효과를 증가시키기 위해 경추를 능동적으로 회전시킨다.

자가 호소하는 통증의 특징, 반응, 정도까지 파악해야 한다. 치료 기법을 변경하거나 계속 진행할 때에도 치료 효과에 대한 지속적인 평가와 통증 및 움직임의 변화를 관찰하면서 실행되어야 한다.[23] 앞서 언급했듯이, 역사적으로 수기 치료 기법은 다양한 발전을 거듭했는데,[20-24] 많은 무작위 임상연구(RCT)를 통해 수기 치료가 다각적 치료 프로그램의 일부분으로서 효과가 있음이 증명되고 있다. 치료상의 움직임은 임상의에 의해 수동적으로 행해지거나 환자들의 능동적 참여가 일부 포함된 수동적인 형태로 이루어진다. 최근에는 모든 치료법으로부터 지식과 기술들을 총동원하여 환자들의 증상에 가장 적합한 기법을 선택하고 있다.

치료는 주로 분절의 장애가 있는 국소 부위나 부분적 역할을 담당하는 다른 부위까지 적용한다. 예를 들면, 분절적 저가동성은 경추와 흉추 부위에서는 드물지 않은데 보통 머리 전체가 측위(excursion)될 때 그러한 움직임이 나타난다(그림 13.1). 치료가 진행되는 동안 경추와 상부 흉추 분절, 늑골까지 반복적이고 숙련된 이학적 검진이 지속되어야 한다. 초기 치료 시에 근육의 보호기전으로 인해 분절의 장애가 심해지거나 가려질 수 있으며 이 때문에 치료 기법을 효과적으로 적용하거나 진행하기 위하여 지속적으로 관찰할 필요가 있는 치료 반응에서 차이가 나타날 수도 있다.

적당한 치료를 함으로써 절대로 환자의 증상을 자극시켜서는 안 되며, 특히 급성기 혹은 중등도에서 심한 정도의 통증이 있는 경우는 더욱 주의해야 한다. 우리는 모든 교통사고 후유증 환자들에게 특별한 주의와 관심을 가져야 하지만, 특히 일반화된 과민성(generalized hypersensitivity)을 가지고 있는 경우에는 더욱 유의해야 하며 이는 급성기 그리고 만성기 모두에서 나타날 수 있다. 신경인성 통증으로 확정되었거나 의심이 되는 경우 혹은 감각이상이나 감각소실의 증상들은 이것이 외상성으로 인해 발생했든지, 내재적 요인으로 인해 발생했든지 간에 어떤 치료 기법으로도 그 증상이 다시 나타나서는 안 된다. 마찬가지로 경추 부위의 치료를 통해 경추성 두통을 자극해서는 안되며 어지러움과 같은 어떤 증상도 나타나서는 안 된다.

목의 외상성 통증인 경우, 해부생리학적 관점에서 수기 치료 기법의 방식을 선정하는데 주의를 기울여야 한다. 내재적인 구조적 손상에 대한 특성이나 범위가 확실한 것은 없으며 방사선 사진이나 인대의 불안정성(3장과 12장)에 대한 임상 검사의 결과에서 얻을 수 있는 도움도 그다지 많지 않다. Panjabi등[54]에의해 언급된 "임상적 불안정성(clinical instability)"이란 뼈와 인대의 불안성보다 더 넓은 의미를 내포하고 있으며, 관절 및 근육, 신경 조절에서의 문제를 포함하고 있다. 이 이론은 생체역학과 신경생리에 관련된 수많은 연구에서 지지되고 폭넓게 받아들여지고 있다. 관절 계통과 관련해서는, 작은 분절의 불안정성으로 인해 조절 기능이 소실되거나 중립 위치의 움직임(neutral-zone movements)이 증가할 수 있다. 여론 조사 방식 연구(consensus-based studies)를 통해 경추의 임상적 불안정성으로 인한 증후군의 가능성을 보여주는 증상들이나 증후들을 선별할 수 있었다.[55,56] 하지만, 표준화된 진단 방법이 없는 상태에서, 이렇게 제시된 임상 패턴의 민감성이나 특이성을 증명하는 것은 쉽지 않다. 경추 분절의 관절 복합체에서 인대의 안정성을 손상시킬 수 있는 위험성이 있는 경우 운동 조절 재활 치료를 할 때에는 임상의의 주의가 요구된다.

비록 작은 손상이더라도 심각한 부작용이 발생할 수 있는 경추 부위에 고속 비틀림(thrust) 수기 테크닉을 사용해야 하는가의 여부에 대해서는 논란이 있다. 이들 중 가장 많이 알려진 것은 경동맥의 손상으로 인해 뇌졸중이 생기거나 사망까지 일으킬 수 있다는 것이다.[57] 경추의 수기 치료에서도 경추 디스크의 파열이 발생한 경우가 보고되어 있다.[58] 고속 비틀림 기법을 계속 사용할 것을 주장하는 치료사들은 경추의 수기 치료 역시 이와 관련된 위험성이 있다고 강하게 제시하고 있지만[59,60] 이와 마찬가지로 다른 사람들 역시 그들이 그 테크닉을 계속 사용해야만 하는 필요성을 찾지 못하고 있다.[42] 경추의 가동술과 수기법의 임상적 효과를 상대적으로 비교하는 연구가 거의 없지만, 관련 연구 자료를 통해 두 기법 모두 비슷한 효과를 가지고 있는 것으로 나타났다.[42] 임상에서는, 비록 한 가지만 사용하지는 않지만, 적어도 오스트레일리아의 물리치료사들은 경추 관절 가동술을 더 선호하는 경향이 있다. 경추성 두통의 관리에 대한 임상 연구에서, 치료사들은 가동술이나 수기법 중 하나를 자유롭게 선택하여 사용하고 있었다.[62] 100명의 환자들에게 1090번의 치료를 시행한 결과, 치료사들은 77.6%에서 경추 관절 가동술만을 선택해서 사용하였다. 경추 수기 치료의 위험성과 관련해서, 미국의 Cleland 등[63]은 목의 통증을 치료할 때 또다른 선택으로 좀 더 안전한 방법인 흉추 수기법의 효과에 대한 예비 연구를 진행하였다. 연구 결과 경추 부위의 통증 수치에서 즉각적인 효과가 나타났다. 따라서 앞으로도 경추 수기 치료의 사용이나 필요성에 대해서는 다소 불확실한 면이 있으며 좀 더 확실한 비교 연구가 나오지 않는 한 쉽게 해결되지는 않을 것이다. 임상에서 경추 수기 치료를 사용할 때에는 반드시 확실한 적응증, 환자의 동의와 더불어 어떠한 금기증도 없는 상황에서 시행되어야 한다. 수기 치료 전 X-ray의 필요성에 대해서는, Maigne 등[64] 이 문헌고찰에서 수기치료를 받은 후 발생하는 합병증과 방사선상의 증상을 서로 연결시킬 수 있는 자료가 부족하다고 하였지만, 의료법적인 문제와 환자들을 세심히 관리한다는 원칙에서 볼 때 수기 치료 전의 X-ray는 현명한 선택이 될 수 있다.

관절 가동 범위의 능동 운동

능동 운동은 경추의 부위별, 분절적 움직임의 범위를 회복시키기 위한 재활 치료의 기본적인 요소이다. 운동 부위를 고려해서 관절 가동 범위에 대한 운동은 앉아서 실시할 수도 있으며 혹은 급성 통증으로 움직임이 제한되는 경우, 무릎 꿇고 엎드린 자세(four-point kneeling position)에서 운동을 할 수도 있다. 후자의 자세가 동작의 굴곡/신전과 회전의 범위에서 좀 더 편하게 움직일 수 있게 한다. 앉아 있는 자세와 무릎 꿇고 엎드린 자세에서 움직임의 차이가 생기는 이유는 확실하지는 않지만 이론적으로 무릎 꿇고 엎드린 자세를 취할 경우 시상면에서 바깥쪽과 안쪽으로 몸을 움직이는 동안 강한 신전 근육군에 집중되는 머리 무게를 분산시키고 축성 방향으로 받는 중력 하중을 줄일 수 있다는 점을 들 수 있다. 또한 시각계와 목 근육들 사이에 존재하는 중추성 및 반사적 관계도 활용되어야 하는데[65,66] 모든 운동들은 환자들이 처음 보는 움직임의 방향으로 진행되어야 한다.

연구를 통해 수기 치료 과정 후에 관절 가동 범위가 즉시 증가하는 것으로 나타났지만[67,68] Nansel 등[68]은 이러한 가동 범위의 증가가 48시간 이내에 소실된다고 보고하였다. 이러한 현상을 부정적으로 보기보다는, 치료사들은 수기 치료 과정 직후에 관절의 움직임이 증가하는 것을 이용하고 능동 운동을 통해 이를 보강해야 한다. 실제로, Dishman과 Bourke[31]은 수기 치료가 운동 뉴런의 흥분을 일시적으로 억제하는 사실을 밝혀냈는데, 임상적 관점에서 볼 때 이는 수기 치료 직후에 근육이 이완되면서 관절 가동 범위의 능동적 움직임을 촉진시키는 것으로 볼 수 있다.

능동적 운동은 움직임 제한이 있는 분절의 위치와 방향에 집중되어야 한다. 능동적 가동술에서 보인 이러한 정밀함을 국소적 분절의 수기 치료 기법에 적용하면 치료 효과를 증강시킬 수 있다. 환자들은 국소적 움직임이 나타나는 분절의 위치를 자신의 손가락을 이용하여 촉진하는 방법을 배우거나(그림 13.2) 다른 방법으로 Mulligan이 설명한 것처럼, 동작 테크닉을 혼자 할 수 있도록 보조 끈(assistive straps)을 활용하는 방법도 있다(그림 13.3).[24,69] 경추 부위에 능동적 운동의 초점을 맞출 수도 있다. 앉거나 무릎 꿇고

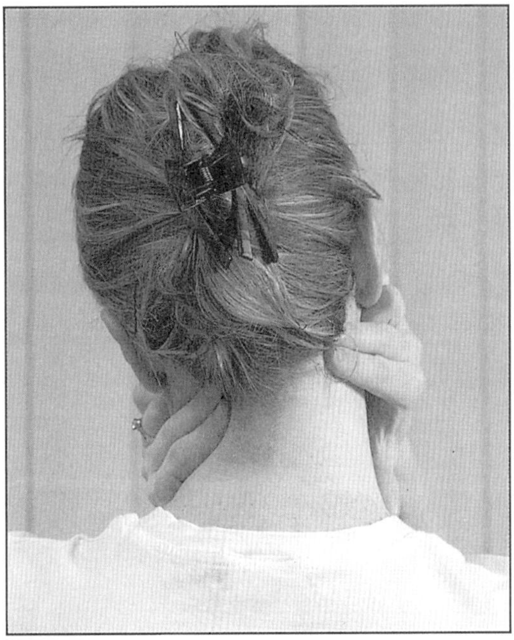

그림 13.2 | 환자가 C3 분절을 촉지/고정하고 C2-3 높이에서 국소적으로 측굴하는 자가-가동 기법(self-mobilization technique)을 시행하고 있다.

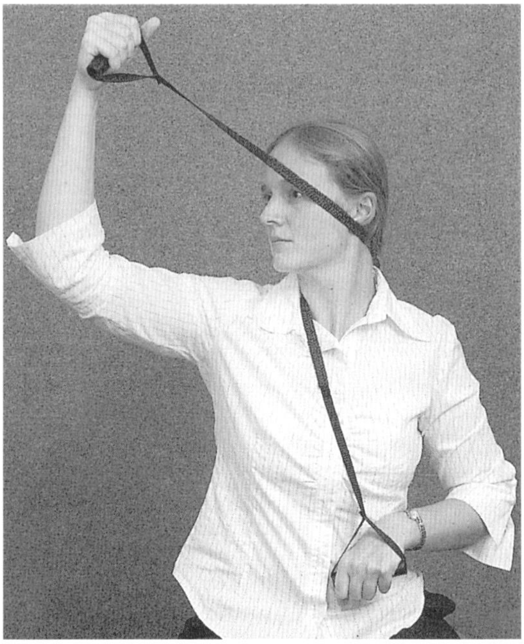

그림 13.3 | C1-2 분절에서의 자가-가동 움직임 기법(self-mobilization with movement technique)

엎드린 자세에서 턱을 들어 올리거나 고개를 끄덕이는 운동으로 두경부 굴곡/신전의 움직임을 만들 수 있다. 앉거나 반듯하게 누워서 경추와 흉추를 미리 굴곡시키고 머리를 회전시키면 두경부 회전(C1-2)은 더욱 강조된다.[70,71] 머리를 완전히 회전시키면 T2-3 분절까지 같은 방향의 회전이 일어나며 견갑골을 통해 상지를 완전히 거상(elevation)시키면 상부 흉추 분절에서 동측 회전과 측굴이 나타나는 것을 확인할 수 있다.[72] 따라서 이 때문에 경흉추 부위에서 저가동성이 있는 경우 이에 적합한 능동 운동인 머리 회전과 상지 거상을 결합하기도 한다. 기본적으로, 임상의들은 수동 가동술 기법에서 관절을 움직이거나 위치를 교정할 때 나타나는 분절의 움직임을 그대로 따라 하면서 능동적 운동을 디자인해야 한다. 예를 들어, 내측 후관절의 미끄러짐(glide)과 완전한 범위의 신전을 만들기 위해 미리 관절을 어느 정도 신전시켜 놓고 분절을 측굴시키는 수동적 관절 가동술 기법을 사용했다면, 집에서 하는 분절의 능동적 측굴 운동도 동일하게 관절을 미리 어느 정도 신전을 시켜놓고 연습을 해야 한다.

신경계의 치료

경상완통의 증상에서 신경계 문제가 동반되는 경우 경추의 뚜렷한 신경근병증, 좀 더 내재적인 작은 신

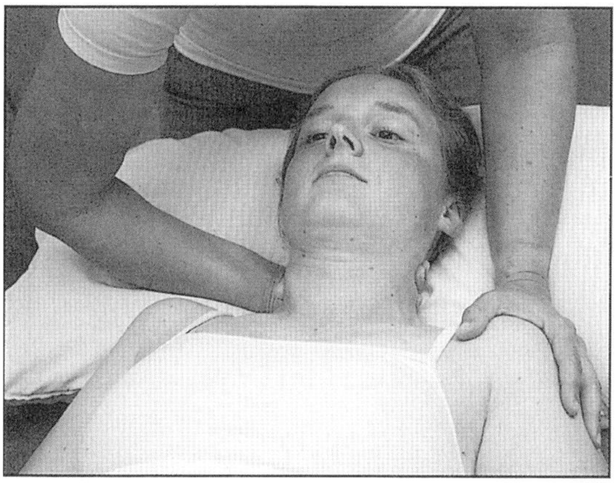

그림 13.4 | C5-6에 적용된 경추 측방 활주 기법(cervical contralateral glide technique). 견갑대를 지지한 자세에서 활주 방향은 통증의 반대 방향으로 진행된다.

경의 손상, 혹은 흥분성 내지는 과민성 신경 조직의 형태로 나타날 수 있다(10장). 경추성 두통의 경우 C2 신경 혹은 대후두신경에서 무해자극통증(allodynia)이 나타날 수 있다. 가장 우선되어야 하는 원칙은 적용된 치료법이 신경 조직 자체 뿐만 아니라 환자가 호소하는 통증 증후군의 통각과민(sensory hyperalgesia)이나 무해자극통증과 관련되어 나타나는 어떤 통증이나 다른 어떤 증상도 자극해서는 안 된다는 것이다. 신경인성 통증의 경우, 환자들은 물리 치료와 더불어 적절한 약물 요법이 필요할 수도 있다. 더욱이 경추 신경근병증의 경우에는, 신경학적 징후를 유심히 관찰해야 하며 증상이나 징후가 악화되거나 치료에 대한 반응이 없는 경우 외과적 관점이 필요할 수도 있다.

신경인성 원인으로 확진되거나 의심되는 경상완통의 치료에 활용 가능한 몇 가지 수동적 가동 기법이 있다. 해부학적 관점에서, 경추의 신경근병증을 가진 환자를 치료할 때 어떤 기법도 추간공(intervertebral foramen)의 크기를 손상시켜서는 안 된다는 전통적인 원칙은 여전히 의미가 있다. 경상완통의 치료에 쓰이는 특별한 수기법으로 경추 측방 활주 기법(cervical lateral glide technique, 그림 13.4)이 있다.[73,74] 몇몇 초창기 임상 연구에서 경상완통에 경추 측방 활주 기법이 효과적이라는 긍정적 연구 결과가 있지만[75-78] 그 기법의 효과가 확실히 평가되려면 대규모의 임상 연구가 시급하다.

경추의 신경근병증의 경우 예전부터 경추 견인법이 활용되어 왔다. 하지만 최근의 체계적 문헌고찰[3]에서는 대상으로 삼은 연구의 질적 수준이 낮은 이유로 경추 견인법의 사용에 대한 명확한 근거를 제시하기 어렵다는 결론을 내렸다. 과거에는 간헐적인 경추 견인이 유용할 것이라는 가정이 있었다. 질적 수준이 낮은 사례 보고에서는 급성 경추 신경근병증(12주 이하)의 경우 경추 견인이 유용하다고 발표하였다. 경추 신경근병증을 나타내는 환자에 대한 경추 견인의 유용성을 지지하기 위해서(혹은 지지하지 않기 위해서) 이들 환자를 대상으로 한 치료 방법에 관한 임상 연구는 분명히 필요하다.

신경 조직에서는 신경 줄기를 따라 나타나는 국소적 압통과 목과 사지에서 신경을 신장시키는 동작으로 인해 나타나는 통증과 같은 기계적 과민증상이 나타날 수 있으며 이는 임상적 징후의 패턴과 상완 신경총 유발 검사(brachial plexus provocation test, 10장)에 대한 반응으로 유추할 수 있다. 물리치료사를 비롯하여 임상의들은 지난 20-30년 동안 발전된 동작 중심(movement-based)의 치료 체계를 도입하면서 신경조직의 기계적 과민증상을 언급하고 있으며 독자들은 그 자료들을 참고할 수 있다.[19,25,82,83] 목과 상지에서의 연속된 동작과 이러한 동작들의 조합은 신경과 신경대(nerve bed)를 완만하게 움직이거나 활주운동을 하게 하는데 사용된다. 이러한 기법의 생리학적 효과는 고무적이며 최근에 발표된 자료에 따르면 활주 기법(sliding technique)이 신경의 긴장을 유발하는 연속 동작 기법(movement sequence)보다 신경을 덜 긴장시킨다고 한다.[84] 이러한 사실은 신경의 기계적 과민상태에서 어떤 긴장성 테크닉을 사용하기 보다는 이 기법을 사용하는 것이 염증이 있거나 증상이 악화된 신경 줄기에서 자연스럽게 나타나는 이소성 활동(ectopic activity)의 위험성을 피할 수 있다는 것을 알 수 있다(10장). 과민하게 반응하는 염증 상태의 신경섬유들은 정상적인 사지의 움직임 동안 신경이 신장(stretch)되는 범위에서 단 3%의 신장(stretch)만으로도 흥분되는 것으로 나타났다.[85] 연속 동작 기법(movement sequencing technique)은 초기 치료에 사용될 수 있으며 혹은 수동적 가동 기법(passive mobilization techniques)과 함께 사용될 수도 있다. 이러한 기법들은 실제 임상에서 경상완통을 치료하는데 성공적이라고 알려져 있지만 이를 뒷받침하는 근거는 훨씬 뒤처져 있으므로, 이 기법들의 역할과 효과를 입증하기 위한 좀 더 특정한 임상 연구가 필요하다.

그럼에도 불구하고 신경 조직이 기계적 과민상태가 되어 다소간 경추성 통증 증후군에 영향을 미칠 수 있다는 사실에는 의심의 여지가 없다. 이러한 상황에서 관절과 신경 조직에 대한 모든 가동술과 기타 운동 기법들을 사용할 때에는 주의를 기울여야 한다. 예를 들면, 견갑근(scapular muscle)과 두경부 굴곡근 훈련(craniocervical flexor training)은 신경 조직에 기계적 과민증상이 있는 경우 수정되어야 할 필요가 있는데 이러한 기법들이 기계적 과민증상이 있는 신경 구조에 과도한 긴장을 야기하고 통증을 자극할 수 있기 때문이다. 또한 만성 교통사고 후유증에 관한 우리의 연구에서 관찰된 바에 의하면, 상완신경총 유발 검사에서 위양성(false-positive)이 나타날 가능성을 인식하는 것도 중요하다.[86] 이러한 환자들은 팔의 통증 유무에 상관없이 주관절 신전이 양측 모두에서 소실되는 것으로 나타났다. 그러한 비특이적 반응은 중추 신경계 감작(10장)으로 인한 과민성 굴곡 저항 반응을 의미하며, 이런 경우 신경 조직의 가동 기법을 사용해서는 안 된다.

근육계의 치료

사지에서 많이 관찰되는 것과 같이 경추 근육 기능의 장애는 통증과 관절 손상/병리가 있을 경우 필연적으로 나타난다. 더우기 통증이 완화되었다고 해서 정상적인 기능이 자연적으로 회복된다는 어떠한 근거도 없다. 오히려 그 반대로, 증상이 완화되었음에도 불구하고 경추 근육 기능의 장애가 지속될 수 있다는 사실이 확인되었다.[37,87] 목의 통증은 그 장애가 지속되거나 재발하는 경향이 있으며 60% 이상의 사람들에서 처음 발병한 이후 수 년 동안 어느 정도의 통증이 지속될 수 있다고 알려져 있다.[88] 이러한 환자들에 대한 재활 치료의 목적은 재발하거나 지속되는 통증으로 진행하는 것을 감소시켜 목의 통증이 있었던 사람들이 정상 생활을 다시 시작하고 삶의 질을 즐기도록 하는데 있다. 적당한 지지력 및 경추에 대한 조절 능력을 복구하기 위한 근육계 재활은 논리적으로 이러한 목표에 커다란 기여를 할 수 있다.

근육은 통증과 손상에 즉시 반응한다. 따라서 근육계 재활에서 목의 질환을 가진 환자를 치료할 때에는 처음부터 가장 문제가 있는 부분을 잡아내야 한다. 경추 근육 기능의 장애는 다양하고 광범위하며 각각의 장애에 초점을 맞춘 전문적인 운동 처방에 관한 근거도 있다(4장). 앞서 말한 대로, 목 통증에 관한 연구에서 밝혀진, 경추 질환에 적용할 수 있는 운동 치료의 임상적 적용에 관한 전체적인 내용은 다음 장에서 설명할 것이다.

감각운동 조절 장애의 치료

경추 운동감각의 인지, 안구 운동의 조절과 균형의 장애는 경추 질환과 관련되어 나타날 수 있으며 무수한 증상들의 원인이 되거나 혹은 영향을 미칠 수 있다(6장). 교통사고 후유증과 관련한 몇몇 연구 자료들을 통해 이러한 장애들이 목의 통증이 발생한 초기에 나타난다는 사실을 확인할 수 있으며(6장), 이는 재활 프로그램을 조기에 고려해야 한다는 주장을 뒷받침하고 있다. 이러한 변화는 경추의 기계적 자극 수용기에서 나오는 구심성 신호의 장애를 의미하는 것으로 알려져 있다. 따라서 이러한 감각운동 조절의 변화를 치료하는 것은 비정상적인 경추의 구심성 자극(afferent input)의 잠재적인 원인과 그것이 시각과 전정계(vestibular systems)에 미치는 영향 뿐만 아니라 전정계와 같이 어떤 이차적인 적응성 변화까지 생각하는 것이 필요하다. 감각운동 조절을 위한 특수 운동과 더불어 통증을 다루고 근육 기능을 강화하는 치료법들을 조합한다면 중복되는 장점들로 인해 치료에 가장 효과적일 수 있다. 예를 들면 경추 관절의 위치, 눈-머리의 협응(eye-head coordination), 응시 안정성(gaze stability)을 훈련하는 전통적인 프로그램[92, 93]을 비롯하여 수기치료,[89-91] 특수 근육 훈련[92]은 관절 위치 감각과 통증에 효과가 있는 것으로 나타났다. 이러한 치료 방법들은 비정상적인 경추의 구심성 자극이 전정 자극 및 시각 자극(vestibular and ocular input)과 상충될 때 이러한 장애의 내재적 원인은 물론 감각운동 조절의 변화를 선택적으로 다룰 수 있을 것이다. 하지만 목의 통증을 가진 환자들에서 이러한 장애를 관리하는 가장 효과적인 치료 방법을 결정하기 위해서는 보다 광범위한 연구가 필요할 것이다. 재활 치료 마찬가지로 다음 장에서 논의될 것이다.

작업과 생활방식 훈련

작업 혹은 생활방식(lifestyle) 훈련에서 내재되어 있는 목의 비정상적인 긴장을 예방하고 직장과 집의 환경을 최적화하는 것은 목의 질환을 치료하는데 있어 가장 중요한 요소들이다. 임상의들은 기본적인 인간 환경 공학의 원리(ergonomic principles)에 대해 잘 알고 있고 사무실 디자인, 컴퓨터 단말기의 위치, 최적의 의자 형태, 작업대의 높이 혹은 환자들의 작업 혹은 생활방식 훈련과 관련된 다른 요인들과 같은 것들에 대해 환자들에게 설명할 수 있다. 그 분야의 전문가들로부터 정식으로 업무 공간을 평가받을 수 있도록 권하는 것도 좋다. 가장 잘 디자인된 작업장에서조차 인간적인 요소(human factor)와 사람들이 어떻게 활동하는지에 따라 다를 수 있다. 여기에서는 작업 및 생활방식 훈련을 개선하기 위하여 환자가 할 수 있는 것에 초점을 맞춘 재활과 예방 전략(preventive strategies)에 대해 논의하고자 한다.

작업 혹은 생활습관을 훈련하고 바꾸거나 교정하는데 가장 중요한 것은 교육이다. 근거 자료는 명료하게 제시되어야 하며, 가능한 경우, 어떤 동작이나 목의 구조에 대한 긴장과 통증과의 관계에 대하여 실제적인 설명이 되어야 한다. 환자들이 증상을 자극하는 그리고 특히 통증 없이 이를 편하게 수행할 수 있다는 작업 혹은 생활방식 훈련을 알도록 해야 한다. 배우는 과정에서 환자들은 긴장 혹은 증상의 악화와 관련하여 이러한 훈련에서 좋은 요소들과 나쁜 요소들을 알게 된다. 임상의는 환자들이 좋은 자세, 좋은 운동, 좋은 베게 혹은 수면 자세라고 생각하는 것과 실제로 환자들의 증상에 보다 더 도움이 되는 것이 서로 일치하지 않음에 유의하여야만 한다. 환자들은 반복되는 비정상적이고 불필요한 목 구조의 긴장이 현재 그리고 장기간의 예후에 어떤 결과를 초래하는지 잘 이해하고 있어야 한다. 환자들은 증상을 치료하고 향후의 재발을 막기 위한 새로운 작업 혹은 생활방식 훈련에서 자신들의 역할과 책임을 이해해야 한다.

몇몇 신체적 자세는 직장과 집 모두에서 컴퓨터를 사용하게 되면서 목, 목과 팔의 통증, 혹은 경추성 두통이 발생했다는 보고와 관련이 있는데 예를 들면 목의 통증을 가진 사람들은 컴퓨터 작업 시 머리를 좀 더 앞으로 내미는 경향이 있다.[94-96] 따라서 환자들은 이러한 자세 유발을 제한하기 위해 의자에서 똑바로 앉아 있으면서, 일정한 간격을 두고 골반에서 시작되는 척추의 바른 중립 자세를 자발적으로 취하도록 교육해야 한다(14장). 환자들은 업무를 지속할 때나 짧은 휴식 시간에도 최소 10-15초 동안 이 자세를 유지하도록 노력해야 한다. 자세에서의 이러한 변화는 구조의 지속적인 긴장을 완화시켜줄 뿐만 아니라 경추 만곡을 지지해주는 심부 굴곡근(deep flexor)을 활성화시켜 줄 것이다.[97] 이미 알려진 것처럼 몇 분 동안의 작업만 하더라도 자세가 굽어지기 때문에 자세 교정 운동은 대략 매 15분 마다 시행되어야 한다.[94] 하루 동안 반복적으로 하는 훈련이 지속적으로 중립 자세를 취하도록 요구하는 것보다 환자들이 버티는데 더 좋은 결과를 보였는데, 이는 지속적인 중립 자세가 피로를 일으키고 운동을 빨리 포기하게 만들었기 때문이다. 반복적인 훈련을 통해, 환자들은 일반적으로 자세를 유지하는 지구력을 키우고 더 좋은 작업 자세에 대하여 새로운 감각을 향상시키게 된다.

정규적인 운동 치료를 통해 심부 경부 굴근의 활성도와 긴장 지속 능력(tonic endurance capacity)을 훈련하게 되면서 머리 자세의 위치를 조절하는 능력 역시 향상되었다.[94] 환자들은 훈련 초기에 정위 중립 자세의 위치(upright neutral spinal postural position)를 잡기 위하여 계속하여 상기시켜 주는 것(reminder)이 필요하다. 컴퓨터 혹은 시계에 미리 세팅해 놓은 알람의 형태도 될 수 있으며, 혹은 하루에 반복되는 활동, 예를 들면 전화 통화 시의 동작과 결합하여 교정 운동을 시행할 수도 있다. 구부정하거나 머리를 앞으로 내밀어 일하는 자세는 컴퓨터 업무 종사자들에게만 국한되는 것이 아니며, 많은 직업에서 발생한다. 반복적으로 정적 긴장을 완화시키고 자세 유지근을 활성화시키는 원리를 환자의 직업이나 활동과 연관된 방식으로 적용할 수 있다. 힘의 분배(즉, 업무 수행의 다각화)는 지속적인 업무/근수축에 비해 근 피로를 줄여주고 근 활성 재분배를 야기한다고 볼 때 이러한 원리는 중요한 의의를 가진다.[98]

목의 통증을 호소하는 컴퓨터 혹은 사무직 근로자들에게서 천층 경추 신전근, 굴곡근, 상부 승모근의 활성이 변한다는 것 역시 알려져 있다.[99,100] 심부와 천부의 경추 굴곡근 사이에서 운동 패턴이 변하는 것을 두경부 굴곡 검사(craniocervical flexion test)를 통해 확인할 수 있었으며[101] 심부 경추 굴곡근의 정규적인 훈련을 통해 천부 굴곡근의 활성도가 상당히 감소되었다.[11] 하지만 활성도의 이러한 감소가 앉은 자세에서의 기능적 업무(functional tasks)까지 곧바로 이어지지는 않는 것으로 보인다.[102]이러한 사실은 심부 경부 근육에 대한 업무에 기반한 특수 훈련(task-specific training)이 필요하다는 것을 강조하고 있다. 이는 업무의 종류에 맞는 심부 굴곡근 훈련이 필요함을 반증한다. 일을 하는 동안 똑바른 척추 중립 자세 위치로 자주 교정하여 심부 경추 굴곡근을 반복적으로 활성화시킴으로서 이러한 목적을 이룰 수 있다. 하지만 이러한 자세 교정 운동이 타이핑과 같은 기능적 업무를 하는 동안 천부 굴곡근의 활성도를 감소시키는가는 아직 밝혀지지 않았다.

상부 승모근 부위와 견갑거근 기시부의 통증은 주로 사무직 및 기타 공정 작업자들(process workers)과 주로 연관되어 있다고 보고되어 있다. Szeto 등[96]은 목의 통증을 가진 사람들은 컴퓨터 작업을 하는 동안 견갑골의 위치가 좀더 앞으로 당겨지는(protracted) 위치로 미세하게 변한다는 것을 밝혀냈다. 사무직 및 컴퓨터 사용과 관련된 상부 승모근의 근전기적 활성(myoelectric activity)에 관해서는 폭넓은 연구가 진행되어 왔다. 예를 들면, 상부 승모근은 반복적인 업무 동안 근육의 이완 능력이 감소하고 휴지기가 감소하며 또한 정신적인 면을 포함한 업무를 하는 동안에는 활성이 증가하기 쉬운 것으로 나타났다(4장). 견갑골 조절과 상부 승모근 기능의 문제를 치료하고자 할 때 사용할 수 있는 몇 가지 치료 전략이 있다. 견갑부 근육과 견갑골의 자세상의 위치(postural positioning)는 기능적 필요에 따라 훈련될 필요가 있다. 운동 역시 업무에 기반한 특수 훈련(specific task-based training)을 포함하여야 환자들이 증상이 없는 반대쪽과 유사한 근육 패턴을 동반한 자세와 기능을 유지할 수 있다(14장). 업무에 기반한 특수 훈련(task-specific training)은 작업장에 편입된다. 예를 들어, 환자는 일과 중에 정위 중립 척추 자세의 위치(upright neutral spinal postural position)에 대한 반복적인 교정을 통해 견갑부 근육을 활성화하고 견갑골의 위치를 교정하도록 교육받는다. 이러한 자세를 가지게 되면서 흔히 견갑거근과/혹은 상부 승모근이 이완되며 압통점이 감소된다.

작업장에서 목의 통증을 증가시키는데 영향을 줄 수 있으며, 신체적 그리고 사회심리적 모두를 포함하는, 수많은 다양한 작업장에 관한 변수들이 있다. 임상의는 환자들과 함께 이러한 것들을 구분하는데 노력하여 불필요한 긴장이나 목의 통증 혹은 경상완통이 악화되지 않기 위해 환자들이 기능적 업무를 수행하는 방법을 수정할 수 있도록 도와줘야 한다. 이것은 오락이나 가정 내의 활동에도 적용된다. 조언의 대부분이 상식적인 것처럼 보이지만 이러한 전략들이 환자들에게 적용된 적이 없었을 수 있으며 보다 강조해야 한다. 그런 전략들은 간단한 적응을 통해 환자들이 그들의 일상생활을 지속할 수 있도록 도움이 될 수 있다. 예를 들면, 환자들은 극장이나 디너 파티에서 장시간의 회전된 자세를 피하기 위해 가운데 좌석을 선택하도록 조언을 받아야 하며 들 수 있는 무게를 제한하는 것을 포함하여 올바르게 물건을 들고 나르는 방법을 배워야 한다. 이는 쇼핑백, 핸드백, 서류가방, 혹은 손가방의 무게에도 적용된다. 청소하거나 정원을 가꾸는 것과 같은 집안일은 여러 날 동안, 가볍거나 심한 정도를 수없이 번갈아 가며 생기게 된다. 환자들의 개인적 환경을 이해하고 확인하는 것은 목에 불필요하게 악영향을 미치는 긴장 없이 기능적 활동을 유지할 수 있도록 전략을 세우는데 도움이 된다.

자기 관리 전략들

장시간에 걸친 성공적 결과를 위해서는 환자들이 자신의 치료에 적극적으로 참여하는 것이 필요하다. 이번 장의 여러 부분에서 논의된 것처럼, 모든 치료적 관점은 집에서 하는 운동 프로그램으로 보완된다. 이것은 통증을 완화하고, 분절적, 국소적 움직임과 근육의 역할을 증진시키며, 무엇보다도 기능 회복과 같은 치료의 목표를 이루는데 필수적이다. 작업 혹은 생활방식 활동의 교정과 관련된 운동과 조언은 환자들에게 운동의 세부사항들을 기억할 수 있도록 손으로 직접 써서 전달하여야 하며 그렇지 않은 경우 환자들은 지키려 하지 않는다. 개인적으로 쓰여진 운동 프로그램을 이해할 수 있는 단어나 그림으로 만들어 운동하는데 보다 좋은 참고자료가 되도록 환자들에게 제공한다면 더욱 좋을 것이다. 집에서 하는 프로그램은 환자의 증상과 운동 및 수기 치료의 진행을 함께 고려하여 규칙적으로 재평가하고 진행하여야 한다. 퇴원할 때, 환자는 목의 통증이 새롭게 재발하였을 경우를 대비한 자기 관리 전략은 물론 퇴원 시의 상태를 장시간 유지하기 위한 실제적인 프로그램을 가지고 있어야 한다.

작업과 생활방식을 수정하는 훈련은 물론 운동 프로그램에 대한 순응도는 환자들이 재활 치료 과정에 대한 연관성 필요성을 얼마나 충분히 이해하고 있는가에 달려 있다. 순응하지 못하는 경우, 교육이나 대화 전략(communication strategies)에서의 변화를 줌으로써 이러한 바람직하지 못한 상황을 바꿔 놓을 수도 있다.

결과의 평가

결과의 평가는 치료 기간 전체에 걸쳐 지속되는 과정이며 치료와 그 진행 방향을 결정한다. 몇몇 가지의 결과를 관찰할 수 있는데 우선적인 것은 기능 상태와 통증의 변화인데 이는 환자에게 그리고 실제로 임상의에게도 중요하다. 왜냐하면 이를 통해 치료 방법의 지속 여부를 결정하거나 혹은 치료 프로그램을 되돌아보고 재평가하며 수정이 필요한지를 알 수 있기 때문이다. 두 번째는 환자가 자기 관리 프로그램에 순응하고 있는지의 여부이다. 지속적인 치료 과정에서 자기 관리 전략에 대한 질문을 가장 먼저 하는 것은 전반적인 치료 계획에 있어서 임상의가 중요하게 생각하고 있다는 것을 환자가 느끼게 한다. "직장에서 자세 교정을 할 때를 어떤 방식으로 기억해 내고 있습니까-" 혹은 "하루 중 정식으로 운동을 하기에 좋은 시간은 언제입니까-" 와 같은 질문에 포함된 내용은 임상의와 환자 모두에게 유익한 정보가 된다. 세 번째는 환자가 호소하는 증상과 관련된 감각, 관절, 근육, 신경계의 신체적 장애를 측정하여 그 변화를 평가하는 것이다. 그러한 재평가를 통해 임상의는 그러한 결과를 향한 지속적인 계획 속에서 정보를 알게 되고 특정한 치료 요소(treatment component)를 지속하거나 방향을 재설정하게 된다. 목 통증 질환에서 자가 보고 통증(self-reported pain)과 장애 수준, 신체적 손상의 정도 사이에는 양의 관계가 있는 것으로 나타났다.[12,99,103] 이것은 외상성으로 왔건 잠행성으로 왔건 아니면 제 3의 지불 보증인(third-party payers; 역주: 사보험, HMO, POS, PPO 등을 의미)이 관련되어 있는지의 여부와는 관련이 없다. 따라서 자가 보고와 신체적 징후의 변화 사이에는 어떤 일관성이 있어야만 한다. 결과를 평가하는 적절한 도구에 대한 논의가 진행되어 왔으며(11장) 환자 증상이 급성 혹은 만성인지에 알맞은 공식적인 설문지를 주기적으로 사용해야 한다.

결과를 고려하게 되면서 어떤 결과를 예상하여야 하는지 그리고 치료를 얼마나 지속해야 하는지에 관해 의문이 생기게 된다. 목의 질환에 대한 치료에서 어느 정도가 "적정량(dosage)" 의 치료인지에 대해 조사한 연구가 거의 없기 때문에 근거 자료를 바탕으로 답하기에 이는 어려운 문제이다. 그로 인해, 많은 임상 연구에서 치료 기간을 2주에서 10-12주까지 다양하게 마음대로 선택하였고 이는 환자 개개인을 위한 실제 임상까지 연결되지 않고 있다. 게다가 환자의 치료 반응율 역시 질환의 경과 시기, 병리적으로 의심되는 병리/손상의 크기, 통증의 내재적 기전과 그 밖의 신체적, 사회심리적 문제에 따라 다양하게 나타날 수 있다.

일단 임상에서는 대충 자가 보고 통증과 장애 점수가 정상 범위 내에 있거나 혹은 그 점수에 변화가 없을 때에는 더 이상 치료에 의한 긍정적인 효과가 없다는 것을 의미하므로 치료를 중단해야 한다고 말한다. 이러한 규칙들이 특히 비용 문제와 연관되어 긍정적으로 받아들여질 수도 있겠지만 다른 여러 관점을 통해, 특히 재활 치료의 목적이 근골격계 통증에서 재정적 부담의 주요 원인인 재발성 통증을 막기 위한 것이라면, 문제점으로 지적될 수 있다. 예를 들어, 정상 근육 기능을 회복하고 척추를 지기하기 위하여 목의 통증과 관련되어 나타나는 근신경 순응(neuromuscular adaptations) 상태를 변화시키거나 되돌리는 작용이 나타나는데 얼마나 오래 걸릴까? 이처럼 현 시점에서 답변을 할 수 없는 수많은 질문들이 존재한다. 통증은 비교적 빨리 완화될 수 있겠지만, 재활 치료 과정에는 많은 경우 6-8주, 일부에서는 12주까지 혹은 그 이상의 시간이 소요될 것으로 보인다. 현재의 지식에서 치료의 적정량은 기능적, 이학적 장애에 관한 결과 도구 상의 변화에 비용 측면까지 고려하여 도출되어야 한다.

이상적인 것은 통증과 신체적 장애가 해결되는 것이다. 통증은 해결되었지만 신체적 장애가 일부 남아 있는 경우 그 환자는 가능한 한 임상의에게 간헐적으로 추가적인 진료를 받으면서 운동을 지속해야 할 필요가 있다는 것을 의미한다. 통증과 신체적 기능에 변화가 없거나 추가적인 변화가 없다는 것은 치료사의 기술에 한계가 왔다는 의미이고, 환자를 그 분야에서 좀 더 전문적인 임상의나 다른 분야의 임상의에게 의뢰할 시기라는 것을 의미이다. 정반대로 이는 환자들이 일정 정도의 통증과 생활 방식의 수정을 받아들일 필요가 있다는 것을 의미할 수도 있으며, 환자들이 값비싼 전통의학 혹은 대체의학의 회전목마에 올라타는 것을 막기 위해서는 이러한 사실을 충분히 환자와 함께 의논하여야 한다.

참고문헌

1. *Gross A, Hoving J, Haines T, et al*. A Cochrane review of manipulation and mobilization for mechanical neck disorders. Spine 2004;29:1541-1548.

2. *Kay T, Gross A, Goldsmith C, et al*. Exercises for mechanical neck disorders. Cochrane Database Syst Rev 2005;3:CD004250.

3. *Graham N, Gross A, Goldsmith C*. Mechanical traction for mechanical neck disorders: a systematic review. J Rehabil Med 2006;38:145-152.

4. *Haraldsson B, Gross A, Myers C, et al.* Massage for mechanical neck disorders. Cochrane Database Syst Rev 2006;3:CD004871.

5. *Kroeling P, Gross A, Goldsmith C.* A Cochrane review of electrotherapy for mechanical neck disorders. Spine 2005;30:E641-E648.

6. *Trinh K, Gross A, Goldsmith C, et al.* Acupuncture for neck disorders. Cochrane Database Syst Rev 2006;3:CD004870.

7. *Karjalainen K, Malmivaara A, van Tulder M, et al.* Multidisciplinary biopsychosocial rehabilitation for neck and shoulder pain among working age adults. Cochrane Database Syst Rev 2003;2:CD002194.

8. *Verhagen A, Peeters G, de Bie R, et al.* Conservative treatments for whiplash. Cochrane Database Syst Rev 2004;1:CD003338.

9. *Australian Acute Musculoskeletal Pain Guidelines Group.* Evidence Based Management of Acute Musculoskeletal Pain. Brisbane: Australian Academic Press, 2004.

10. *Scholten-Peeters G, Bekkering G, Verhagen A, et al.* Clinical practice guideline for the physiotherapy of patients with whiplash-associated disorders. Spine 2002;27:412-422.

11. *Jull G, Sterling M, Kenardy J, et al.* Does the presence of sensory hypersensitivity influence outcomes of physical rehabilitation for chronic whiplash? A preliminary RCT. Pain 2007;129:28-34.

12. *Sterling M, Jull G, Vicenzino B, et al.* Characterisation of acute whiplash associated disorders. Spine 2004;29:182-188.

13. *Childs J, Fritz J, Piva S, et al.* Proposal of a classification system for patients with neck pain. J Orthop Sports Phys Ther 2004;34:686-696.

14. *Clair D, Edmondston S, Allison G.* Physical therapy treatment dose for nontraumatic neck pain: a comparison between 2 patient groups. J Orthop Sports Phys Ther 2006;36:867-875.

15. *Clare H, Adams R, Maher C.* Reliability of McKenzie classification of patients with cervical or lumbar pain. J Manipul Physiol Ther 2005;28:122-127.

16. *Jull G, Stanton W.* Predictors of responsiveness to physiotherapy treatment of cervicogenic headache. Cephalalgia 2005;25:101-108.

17. *Sterling M.* A proposed new classification system for whiplash associated disorders. Man Ther 2004;9:60-70.

18. *Sackett D, Richardson W, Rosenberg W, et al.* Evidence-based Medicine. How to Practice and Teach EBM. London: Churchill Livingstone, 1997.

19. *Butler D.* The Sensitive Nervous System. Adelaide: NOI Group Publications, 2000.

20. *Edwards BC.* Manual of Combined Movements, 2nd edn. Edinburgh: Churchill Livingstone, 1999.

21. *Grieve GP.* Common Vertebral Joint Problems. Edinburgh: Churchill Livingstone, 1988.

22. *Kaltenborn F, Evjenth O, Kaltenborn TB, et al.* Manual Mobilization of the Joints: The Spine, vol. 2, 4th edn. Oslo: Norli, 2003.

23. *Maitland GD, Hengeveld E, Banks K, et al.* Maitland' s Vertebral Manipulation, 7th edn. London:

Butterworth, 2005.

24. *Mulligan B.* Manual Therapy 'NAGS', 'SNAGS', 'MWMS', 5th edn. Wellington: Plane View Press, 1995.

25. *Shacklock M.* Clinical Neurodynamics. Edinburgh: Elsevier, 2005.

26. *Moseley G, Nicholas M, Hodges P.* A randomized controlled trial of intensive neurophysiology education in chronic low-back pain. Clin J Pain 2004;20:324-330.

27. *Sterling M, Kenardy J, Jull G, et al.* The development of psychological changes following whiplash injury. Pain 2003;106:481-489.

28. *Wallis B, Lord S, Bogduk N.* Resolution of psychological distress of whiplash patients following treatment by radiofrequency neurotomy: a randomised, double-blind, placebo controlled trial. Pain 1997;73:15-22.

29. *Sterling M, Jull G, Kenardy J.* Physical and psychological factors maintain long term predictive capacity following whiplash injury. Pain 2006;122:102-108.

30. *Sterling M, Jull G, Vicenzino B, et al.* Physical and psychological predictors of outcome following whiplash injury. Pain 2005;114:141-148.

31. *Dishman J, Burke J.* Spinal reflex excitability changes after cervical and lumbar spinal manipulation: a comparative study. Spine J 2003;3:204-212.

32. *Haavik-Taylor H, Murphy B.* Cervical spine manipulation alters sensorimotor integration: a somatosensory evoked potential study. Clin Neurophysiol 2007;118:391-402.

33. *Skyba D, Radhakrishnan R, Rohlwing J, et al.* Joint manipulation reduces hyperalgesia by activation of monoamine receptors but not opioid or GABA receptors in the spinal cord. Pain 2003;106:159-168.

34. *Sterling M, Jull G, Wright A.* Cervical mobilisation: concurrent effects on pain, motor function and sympathetic nervous system activity. Man Ther 2001;6:72-81.

35. *Vicenzino B, Collins D, Benson H, et al.* An investigation of the interrelationship between manipulative therapy-induced hypoalgesia and sympathoexcitation. J Manipul Physiol Ther 1998;21:448-453.

36. *Hoving JL, Koes BW, deVet HC, et al.* Manual therapy, physical therapy or continued care by a general practitioner for patients with neck pain. Ann Intern Med 2002;136:713-722.

37. *Jull G, Trott P, Potter H, et al.* A randomized controlled trial of exercise and manipulative therapy for cervicogenic headache. Spine 2002;27:1835-1843.

38. *Rosenfeld M, Gunnarsson R, Borenstein P, et al.* Early intervention in whiplash associated disorders: a comparison of two treatment protocols. Spine 2000;25:1782-1787.

39. *Moulson A, Watson T.* A preliminary investigation into the relationship between cervical snags and sympathetic nervous system activity in the upper limbs of an asymptomatic population. Man Ther 2006;11:214-224.

40. *Sterling M, Jull G, Wright A.* The effect of musculoskeletal muscle pain on motor activity and control. J Pain 2001;2:135-145.

41. *Bolton P, Budgell B*. Spinal manipulation and spinal mobilization influence different axial sensory beds. Med Hypotheses 2006;66:258-262.

42. *Gross A, Kay T, Kennedy C, et al*. Clinical practice guideline on the use of manipulation or mobilization in the treatment of adults with mechanical neck disorders. Man Ther 2002;7:193-205.

43. *O'Leary S, Vicenzino B, Falla D, et al*. Specific therapeutic exercise of the neck induces immediate local hypoalgesia. J Pain 2008; in press.

44. *Hoffman M, Shepanski M, Mackenzie S, et al*. Experimentally induced pain perception is acutely reduced by aerobic exercise in people with chronic low-back pain. J Rehabil Res Dev 2005;42:183-190.

45. *Amevo B, Aprill C, Bogduk N*. Abnormal instantaneous axes of rotation in patients with neck pain. Spine 1992;17:748-756.

46. *Dall'Alba P, Sterling M, Treleaven J, et al*. Cervical range of motion discriminates between asymptomatic and whiplash subjects. Spine 2001;26:2090-2094.

47. *Dvorak J, Froehlich D, Penning L, et al*. Functional radiographic diagnosis of the cervical spine. Flexion/extension. Spine 1988;13:748-755.

48. *Jull G, Amiri M, Bullock-Saxton J, et al*. Cervical musculoskeletal impairment in frequent intermittent headache. Part 1: Subjects with single headaches. Cephalalgia 2007;27:793-802.

49. *Jull G, Zito G, Trott P, et al*. Inter-examiner reliability to detect painful upper cervical joint dysfunction. Aust J Physiother 1997;43:125-129.

50. *Kristjansson E, Leivseth G, Brinckmann P, et al*. Increased sagittal plane segmental motion in the lower cervical spine in women with chronic whiplash-associated disorders, grades I-II: a case-control study using a new measurement protocol. Spine 2003;28:2215-2221.

51. *Zwart JA*. Neck mobility in different headache disorders. Headache 1997;37:6-11.

52. *Hagen K, Harms-Ringdahl K, Enger N, et al*. Relationship between subjective neck disorders and cervical spine mobility and motion-related pain in male machine operators. Spine 1997;22:1501-1507.

53. *Reading I, Walker-Bone K, Palmer K, et al*. Utility of restricted neck movement as a diagnostic criterion in case definition for neck disorders. Scand J Work Environ Health 2005;31:387-393.

54. *Panjabi MM, Lyndon C, Vasavada A, et al*. On the understanding of clinical instability. Spine 1994;19:2642-2650.

55. *Cook C, Brismee J, Fleming R, et al*. Identifiers suggestive of clinical cervical spine instability: a Delphi study of physical therapists. Phys Ther 2005;85:895-906.

56. *Niere K, Torney S*. Clinicians' perceptions of minor cervical instability. Man Ther 2004;9:144-150.

57. *Ernst E*. Manipulation of the cervical spine: a systematic review of case reports of serious adverse events, 1995-2001. Med J Aust 2002;176:376-380.

58. *Tseng S, Lin S, Chen Y, et al*. Ruptured cervical disc after spinal manipulation therapy: report of two cases. Spine 2002;27:80-82.

59. *Dabbs V, Lauretti WJ*. A risk assessment of cervical manipulation vs NSAIDs for the treatment of

neck pain. J Manipul Physiol Ther 1995;18:530-536.

60. *Haldeman S, Kohlbeck FJ, McGregor M.* Risk factors and precipitating neck movements causing vertebrobasilar artery dissection after cervical trauma and cervical manipulation. Spine 1999;24:785-794.

61. *Ernst E, Canter P.* A systematic review of systematic reviews of spinal manipulation. J R Soc Med 2006;99:192-196.

62. *Jull G.* The use of high and low velocity cervical manipulative therapy procedures by Australian manipulative physiotherapists. Aust J Physiother 2002;48:189-193.

63. *Cleland J, Childs J, McRae M, et al.* Immediate effects of thoracic manipulation in patients with neck pain: a randomized clinical trial. Man Ther 2005;10:127-135.

64. *Maigne J, Goussard J, Dumont F, et al.* Is systematic radiography needed before spinal manipulation? Recommendations of the SOFMMOO. Ann Readapt Med Phys 2007;50:111-116.

65. *Berthoz A, Grantyn A.* Neuronal mechanisms underlying eye-head coordination. Prog Brain Res 1986;64:325-343.

66. *Vidal P, Roucoux A, Berthoz A.* Horizontal eye position-related activity in neck muscles of the alert cat. Exp Brain Res 1982;46:448-453.

67. *Martinez-Segura R, Fernandez-de-las-Penas C, Ruiz-Saez M, et al.* Immediate effects on neck pain and active range of motion after a single cervical high-velocity low-amplitude manipulation in subjects presenting with mechanical neck pain: a randomized controlled trial. J Manipul Physiol Ther 2006;29:511-517.

68. *Nansel D, Peneff A, Cremata E, et al.* Time course considerations for the effects of unilateral lower cervical adjustments with respect to the amelioration of cervical lateral-flexion passive end-range asymmetry. J Manipul Physiol Ther 1990;13:297-304.

69. *Mulligan B.* Self Treatments for Back, Neck, and Limbs, A New Approach. Wellington: Plane View Press, 2003.

70. *Amiri M, Jull G, Bullock-Saxton J.* Measuring range of active cervical rotation in a position of full head flexion using the 3D Fastrak measurement system: an intra-tester reliability study. Man Ther 2003;8:176-179.

71. *Hall T, Robinson K.* The flexion-rotation test and active cervical mobility - a comparative measurement study in cervicogenic headache. Man Ther 2004;9:197-202.

72. *Stewart S, Jull G, Willems J, et al.* An initial analysis of thoracic spine motion with unilateral arm elevation in the scapular plane. J Manual Manipul Ther 1995;3:15-21.

73. *Elvey R.* Treatment of arm pain associated with abnormal brachial plexus tension. Aust J Physiother 1986;32:225-233.

74. *Hall T, Elvey R.* Nerve trunk pain: physical diagnosis and treatment. Manual Ther 1999;4:63-73.

75. *Allison G, Nagy B, Hall T.* A randomized clinical trial of manual therapy for cervicobrachial pain syndrome - a pilot study. Man Ther 2002;7:95-102.

76. *Cowell I, Phillips D.* Effectiveness of manipulative physiotherapy for the treatment of a neurogenic

cervicobrachial pain syndrome: a single case study - experimental design. Man Ther 2002;7:31-38.

77. *Coppieters M, Stappaerts K, Wouters L, et al.* The immediate effects of a cervical lateral glide treatment technique in patients with neurogenic cervicobrachial pain. J Orthop Sports Phys Ther 2003;33:369-378.

78. *Hall T, Elvey R, Davies N et al.* Efficacy of manipulative physiotherapy for the treatment of cervicobrachial pain. Tenth Biennial Conference of the MPAA. Melbourne: MPAA, 1997. Bartram (ed) pp 73-74.

79. *Constantoyannis C, Konstantinou D,Kourtopoulos H, et al.* Intermittent cervical traction for cervical radiculopathy caused by large-volume herniated disks. J Manipul Physiol Ther 2002;25:188-192.

80. *Moeti P, Marchetti G.* Clinical outcome from mechanical intermittent cervical traction for the treatment of cervical radiculopathy: a case series. J Orthop Sports Phys Ther 2001;31:207-213.

81. *Olivero W, Dulebohn S.* Results of halter cervical traction for the treatment of cervical radiculopathy: retrospective review of 81 patients. Neurosurg Focus 2002;12:ECP1.

82. *Elvey R.* Brachial plexus tension test and the pathoanatomical origin of arm pain. In: Glasgow E, Twomey L (eds) Aspects of Manipulative Therapy. Lincoln: Institute of Health Sciences, 1979:105-110.

83. *Elvey R.* Physical evaluation of the peripheral nervous system in disorders of pain and dysfunction. J Hand Ther 1997;10:122-129.

84. *Coppieters M, Butler D. Do* 'sliders' slide and 'tensioners' tension? An analysis of neurodynamic techniques and considerations regarding their application. Man Ther 2008: in press.

85. *Dilley A, Lynn B, Pang S.* Pressure and stretch mechanosensitivity of peripheral nerve fibres following local inflammation of the nerve trunk. Pain 2005;117:462-472.

86. *Sterling M, Treleaven J, Jull G.* Responses to a clinical test of nerve tissue provocation in whiplash associated disorders. Manual Ther 2002;7:89-94.

87. *Sterling M, Jull G, Vicenzino B, et al.* Development of motor system dysfunction following whiplash injury. Pain 2003;103:65-73.

88. *Gore D, Sepic S, Gardner G, et al.* Neck pain: a long-term follow-up of 205 patients. Spine 1987;12:1-5.

89. *Heikkila H, Johansson M, Wenngren B-I.* Effect of acupuncture, cervical manipulation and NSAID therapy on dizziness and impaired head repositioning of suspected cervical origin: a pilot study. Manual Ther 2000;5:151-157.

90. *Palmgren P, Sandstrom P, Lundqvist F, et al.* Improvement after chiropractic care in cervicocephalic kinesthetic sensibility and subjective pain intensity in patients with nontraumatic chronic neck pain. J Manipul Physiol Ther 2006;29:100-106.

91. *Reid S, Rivett D, Katekar M, et al.* Sustained natural apophyseal glides (SNAGs) are an effective treatment for cervicogenic dizziness. Man Ther 2008: in press.

92. *Jull G, Falla D, Treleaven J, et al.* Retraining cervical joint position sense: the effect of two exercise regimes. J Orthop Res 2007;25:404-412.

93. *Revel M, Minguet M, Gergoy P, et al.* Changes in cervicocephalic kinesthesia after a proprioceptive rehabilitation program in patients with neck pain: a randomized controlled study. Arch Phys Med Rehabil 1994;75:895-899.

94. *Falla D, Jull G, Russell T, et al.* The effect of different neck exercise regimes on control of sitting posture in patients with chronic neck pain. Phys Ther 2007;87:408-417.

95. *Szeto G, Straker L, O' Sullivan P.* A comparison of symptomatic and asymptomatic office workers performing monotonous keyboard work - 2: neck and shoulder kinematics. Man Ther 2005;10:281-291.

96. *Szeto G, Straker L, Raine S.* A field comparison of neck and shoulder postures in symptomatic and asymptomatic office workers. Appl Ergon 2002;33:75-84.

97. *Falla D, O' Leary S, Fagan A, et al.* Recruitment of the deep cervical flexor muscles during a postural correction exercise performed in sitting. Man Ther 2007;12:139-152.

98. *Falla D, Farina D.* Periodic increases in force during sustained contraction reduce fatigue and facilitate spatial redistribution of trapezius muscle activity. Exp Brain Res 2007;182:99-107.

99. *Johnston V, Jull G, Souvlis T, et al.* Neck movement and muscle activity characteristics in office workers with neck pain. Spine 2008; in press.

100. *Szeto G, Straker L, O' Sullivan P.* A comparison of symptomatic and asymptomatic office workers performing monotonous keyboard work - 1: neck and shoulder muscle recruitment patterns. Man Ther 2005;10:270-280.

101. *Falla D, Jull G, Hodges P.* Neck pain patients demonstrate reduced activity of the deep neck flexor muscles during performance of the craniocervical flexion test. Spine 2004;29:2108-2114.

102. *Falla D, Jull G, Hodges P.* Training the cervical muscles with prescribed motor tasks does not change muscle activation during a functional activity. Man Ther 2008; in press.

103. *Hermann K, Reese C.* Relationships among selected measures of impairment, functional limitation, and disability in patients with cervical spine disorders. Phys Ther 2001;81:903-914.

CHAPTER 14

Therapeutic Exercise for Cerivical Disorders: Practice Pointers

경추 질환의 운동 치료: 실전 지침

서론

경추 질환을 가진 환자들에게 목의 근육이나 감각운동 조절(sensorimotor control)에 문제가 발생할 가능성이 있다는 근거들이 발표되었다.(4장과 6장). 이러한 증상들에 대한 평가(12장)를 통해 운동 처방이 내려진다. 실제 임상에서, 다양한 변화들을 다뤄야 하는 운동(exercises)은 협력적으로 운용되어 경추 질환의 다각적인 치료 안에서 통증 관리 전략, 수기 치료, 능동적 관절 가동 운동, 자가-관리 프로그램과 통합된다. 각기 다른 증상에 적용된 다각적 치료 프로그램에서 구성 요소 사이의 상호 작용을 지속적으로 평가하는 것은 치료사들이 치료 효과의 상호 관계를 이해하는데 도움이 되고 다양한 재활 치료 단계에서 우선되거나 보다 강조되어야 할 하나 혹은 그 이상의 치료 시스템의 필요성을 결정하는데 도움을 줄 수 있다.

운동 치료에 관한 몇 가지 기본 원리는 다음과 같다 :

- 운동 치료는 재활 초기 단계, 일반적으로 환자가 처음으로 증상을 호소하기 이전에 시작한다
- 운동은 목의 통증을 자극해서는 안 된다
- 운동은 근육과 운동감각 기능에서 확인된 특정한 변화들을 다루도록 구성된다
- 동작 재교육 과정(motor relearning process)에서는 운동의 정확성이 강조된다
- 근육은 특수하게 그리고 기능적이며 특정한 업무 환경을 반영하도록 훈련한다

- 적절한 근육 조절(muscle control)과 움직임을 설정하거나 재설정하기 위한 학습 과정에서 반복은 필수이다
- 환자들은 운동 치료의 다양한 단계와 구성 요소들을 뒷받침하는 근본 원리를 이해하고 있어야 한다. 환자들의 운동 프로그램에 대한 참여 및 순응도는 학습 과정에서 결정적인 역할을 한다

이러한 원리들은 운동감각 기능의 변화가 신속히 나타남, 통증에 따른 근활성도의 변화, 목의 통증과 관련된 근육 속성(muscle properties) 상의 특정한 변화에 관한 근거 자료와 환자가 가지고 있는 질환에서 발생할 수 있는 복잡하면서도 다양한 질환에 대한 특정한 운동의 근거 자료에서 도출되었다(4장과 6장). 또한 증상이 경감되는 모든 환자들에서 이러한 운동 조절의 변화가 저절로 회복될 것이라고 기대해서는 안 된다는 근거를 이 책 전반에 걸쳐 제시하였다. 이러한 변화는 만성 단계 혹은 재발하는 경우뿐만 아니라 급성 단계에서도 나타난다.
적절하게 잘 구성된 운동 프로그램은 경추 질환 환자의 재활 치료에서 통증이 재발하거나 만성화되는 것을 예방하는 것뿐만 아니라 최선의 회복을 보조하는데 필수적이다. 이번 장에서는 현재까지의 연구 근거를 바탕으로 운동 치료를 설명하고자 한다. 내용을 명확하게 하기 위해, 근육계의 재활 운동 치료와 운동감각, 안구 운동 조절, 균형의 변화와 관계된 운동감각 조절의 재활 운동 치료를 따로 설명할 것이다.

근육계

경추의 근골격계 질환에서는 경추와 축견갑(axioscapular) 근육들의 운동 조절에 변화가 생기고 동시에 근육 자체에서 말초성 적응(peripheral adaptation)이 일어난다. 근거에 의하면 근신경(neuromuscular)의 기능 변화 시 나타나는 것은 다음과 같다 : 목과 축견갑 근육들에서 조절 전략(control strategies)의 변화, 경추부 근육에서 사전에 프로그램된 활성(preprogrammed activation)의 부족, 피로도의 증가, 최대 근력과 지구력의 감소, 저부하 그리고 중등도 부하에서 지구력의 저하(4장).
운동 프로그램의 목적은 정규적인 운동과 기능성 운동 모두를 포함하는, 세 단계로 구성된 점진적 운동 학습 및 훈련 프로그램을 통해 근신경 장애를 다루는 것이다. 1단계는 심부 경추 근육과 축견갑 근육들을 활성화시키고 경추부와 축견갑 부위의 기본적인 동작 패턴을 훈련하기 위한 저부하 정확성 운동(low-load precision exercise)에 초점을 맞추고 있다. 저부하 지구력 운동(low-load endurance exercise)은 심부 경추 근육과 축견갑 근육의 기능적인 역할(functional role)을 훈련하기 위해 사용되며 자세 교정 운동에서 자주 활용되도록 권장되고 있다. 이어서 2단계는 업무에 기반한 특수 훈련(task-specific exercise)을 비롯, 목과 견갑대의 근 협응(muscle coordination)과 움직임 패턴의 훈련, 심부 자세 유지근의 동시 활성화(coactivation)를 이용하여 근육을 재교육한다. 이 단계에서는 점차적으로 운동에 부하를 넣기 시작한

다. 3단계에서는 근력와 근지구력을 다루게 되는데 환자의 업무, 여가 혹은 운동에서 요구되는 수준에 맞는 훈련을 진행한다. 이러한 단계들 사이에서 경계가 불분명하다는 것을 유념할 필요가 있다.

1 단계

앞에서 말한 대로, 운동 프로그램의 첫 번째 단계는 심부 경추 근육과 축견갑 근육을 정확한 운동으로 활성화하고 훈련하면서 기립 자세에서 기능적인 지지 역할(functional supporting role)을 할 수 있도록 동작을 통합하는데 목표를 두고 있다. 저부하 지구력 운동은 지지 기능 역할에 맞도록 심부 근육을 훈련하기 위해 실시된다. 초기 운동 프로그램과 점진적 운동 프로그램은 각각의 근육군에 개별적으로 적용되며, 각 근육군에 대한 운동들은 동시에 이루어져야 한다는 것도 유의해야 한다. 초기부터 정규적인 훈련과 더불어, 근육들은 기립 자세의 재교육에서 기능적으로 훈련된다.

두경부 굴곡근 훈련

두경부 굴곡근인 두장근(longus capitis)과 경장근(longus colli)의 초기 훈련은 똑바로 누운 자세에서 실시한다. 이 자세는 머리의 하중이 없어서 대상이 되는 근육에만 초점을 맞출 수 있다. 궁극적인 목표는 자세 유지 기능의 지구력을 향상시키는 것이다. 하지만 첫 번째 단계에서 환자는 천부 경추 굴곡근, 흉쇄유돌근, 사각근에서의 불필요한 과도한 근육의 활성 없이 두개를 회전하는 올바른 방식으로 두경부 굴곡에 적합하도록 두장근과 경장근을 활성화시킬 수 있어야 한다. 훈련에서 나타나는 일반적인 실수는 근육 단축에 대한 보완 전략(substitution strategy)을 알지 못하고(12장) 부적절한 보완 자세로 훈련을 지속한다는 것이다. 움직임 패턴은 두장근과 경장근의 지구력 훈련 이전에 교정되어야 한다.

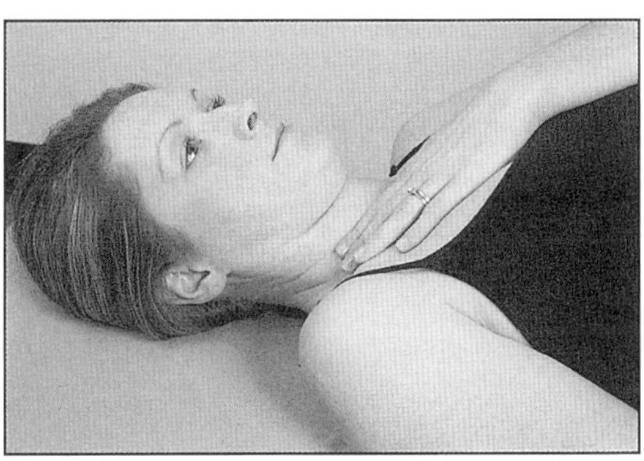

그림 14.1 | 환자는 흉쇄유돌근과 전사각근의 불필요한 활성이 나타나는지 스스로 점검하면서 두경부 굴곡 움직임을 훈련한다.

표 14.1 | 두경부 굴곡 훈련 : 근육과 움직임 실수의 교정

실수	치료 전략
환자가 두경부 굴곡시 올바른 회전 동작 보다는 목을 뒤로 당기는 움직임을 취한다	이는 두경부 굴곡근이 약화되었거나 혹은 운동감각이 떨어지는 것을 의미한다. 촉진법이 필요하다. 1. 올바른 두경부 굴곡 움직임일 때 침대에서 환자의 머리 뒷부분이 미끌어진다는 것을 깨닫게 만들어라. 두경부 신전에서 굴곡까지 큰 범위로 천천히 움직이면서 움직임을 점차 인식할 수 있도록 만들어준다. 2. 환자가 눈으로 동작을 시작할 수 있게 가르쳐준다. 눈은 아래를 바라보고 시선을 따라 턱을 조절해 가면서 천천히 내린다. 눈만 천장을 바라보면서 턱을 다시 중립 위치에 놓는다. 초기 단계에서 움직임을 좀 더 이해하기 위해 신전까지 운동을 진행시킬 수도 있다. 이는 심부 굴곡근을 촉진하는데 좋은 방법이며 1번 전략에 이어서 시행할 수 있다.
과도한 천부 경추 근육의 활성화를 통해서 압력의 변화가 이루어진다	움직이는 동안 환자가 흉쇄유돌근과 사각근을 만지도록 해서, 천부 근육이 수축되는 시점을 알게 한다. 천부 근육이 활동해서 생기는 근수축이 만져지기 바로 직전까지 두경부 굴곡의 범위를 제한하라. 처음에는 환자가 움직임에 대한 감각을 얻도록 하기 위해 충분한 편위(excursion)를 통해 신전 동작까지 하도록 한다.
환자에게 상부 늑골 호흡 패턴이 있거나 숨을 참는다	환자들이 긴장을 풀고 호기하는 동안 두경부 굴곡 동작을 실시하도록 훈련한다.[30] 환자들에게 기저 호흡(basal breathing) 패턴을 가르쳐준다.
두경부 동작을 보조하기 위해 턱을 꽉 다물고/거나 턱(설골)을 아래로 누른다 환자가 약간의 두경부 굴곡 자세로 있거나 혹은 동작 후에 중립 위치로 못 돌아오고 약간 굴곡된 자세로 두경부를 유지한다 사각근의 긴장이 만져진다	환자에게 턱이 이완되는 자세를 가르쳐 준다; 혀의 앞쪽 1/3을 입천장에 붙이고, 입술은 다물지만 치아는 떨어지게 한다. 중립 자세를 인식하도록 교육한다. 환자는 머리 위 천장에 눈의 초점을 맞추고 나서 턱을 들어 중립의 두경부 자세를 완성한다. 동시에 흉쇄유돌근과 사각근을 만져서 굴곡 자세와 중립 자세에서의 긴장도 차이를 인식할 수 있게 해준다. 반복을 통해서 환자는 중립 자세에 대한 새로운 감각을 가지게 된다. 환자가 상부 늑골 호흡 패턴을 가진 경우, 기저 호흡 패턴이 호흡 보조근의 긴장을 푸는데 도움이 된다는 것을 가르쳐 준다.
환자가 중립 자세를 넘어서 두경부가 약간 신전된 위치로 돌아가서, 경추 운동감각의 장애가 의심된다	중립 자세를 인식하도록 교육한다. 반복을 통해서 환자는 중립 자세에 대한 새로운 감각을 가지게 된다.

두경부 굴곡근의 움직임 재교육

두경부 굴곡근은 반드시 정확성과 조절에 중점을 두어 낮은 속도에서 능동적으로 움직이도록 훈련한다(그림 14.1). 이학적 검사로 시행되는 두경부 굴곡 검사에서 간혹 심부 경추 굴곡근의 약화나 조절 장애가 나타난 경우, 환자는 해당 과제를 수행하기 위해 하나 혹은 그 이상의 보완 전략을 사용할 수도 있다. 일반적으로 나타나는 실수와 더불어 치료 전략에 대한 내용이 표 14.1에 나와 있다. 중요한 것은, 두경부 굴

곡 움직임에 대한 연습은 급성 혹은 만성 경부통의 모든 경우에서 통증 없이 이루어져야 하며 이는 대부분의 경우에서 가능하다는 것이다. 급성 통증이나 손상이 있는데도 운동을 시작하는 것에 대해서는 운동이 잠재적으로 통증이나 병리 기전에 영향을 줄 수 있다는 것 때문에 주저함이 있을 수 있다. 만약 운동으로 인해 병리 기전을 악화시킬 수 있는 위험성이 있다면 그것은 환자가 '예' 라고 대답하면서 고개를 공손하게 끄떡이는 자세도 통증 없이는 할 수 없다는 것과 마찬가지인데 사실 이러한 경우는 거의 드물다. 만약 통증이 이런 조심스러운 운동에서도 나타난다면, 이것은 환자가 운동을 너무 과격하게 했거나 혹은 상부 경추 부위를 뒤로 미는 동작(push-back action)에서 전단력이 작용하여 움직임이 이루어졌다는 신호이다. 움직임은 정확성과 움직임에 내재되어 있는 두개 회전에 중점을 두고 재교육되어야 한다. 다른 촉진 전략(facilitation strategies)이 필요할 수도 있다. 하지만 운동 시 나타나는 통증은 이학적 검진을 할 때 사전 스크리닝 검사에서 기계적 과민성을 가진 신경 조직이 확인되지 않았다는 것을 가리킬 수도 있다. 후자의 경우라면, 환자는 신경 조직에서 가해지는 어떠한 긴장도 최소화하기 위해 두 팔은 복부에 걸쳐 놓고 몸을 구부려 누운 자세를 취한다. 이러한 방법에도 두경부 굴곡 자세에서 통증이 나타난다면, 첫 번째 단계에서 머리의 굴곡은 바깥 범위(즉, 두경부 신전)에서 중립 자세 혹은 자극이 없는 굴곡 자세까지만 연습을 해야 한다.

압력을 이용한 바이오피드백은 두경부 움직임의 초기 훈련에서는 사용되지 않는다. 오히려 환자들은 움직임을 촉진하기 위한 다른 피드백이나 전략을 사용한다(표 14.1). 초기 단계에서는 능동적인 움직임과 그것의 특성에만 주의를 집중시켜야 함에도 불구하고 임상적으로 압력 센서를 통한 피드백은 종종 환자의 주의를 지배한다고 알려져 있다. 움직임에 대한 정규 연습은 하루에 두세 번 정도 해야 하는데, 예를 들면 환자가 아침에 침대 밖으로 나오기 전과 밤에 잠자리에 들기 전에 실시한다. 편한 대로, 매번 대략 10회 정도 반복하는 것이 충분할 것으로 보인다. 대부분의 환자들은 며칠간의 연습으로 올바른 움직임 패턴을 완성한다.

심부 경부 굴곡근의 지구력 훈련

심부 경부 굴곡근의 유지 능력(holding capacity) 혹은 낮은 수준의 지구력을 훈련시키는 것은 환자가 두경부 굴곡 움직임을 올바르게 수행할 수 있게 되면 바로 시작한다. 압력을 이용한 바이오피드백(pressure biofeedback)을 사용하여 훈련을 도와준다. 이 피드백이 없다면, 임상의 혹은 환자 모두 근수축(contraction)이 유지되고 있는지를 알기 어렵다. 피드백은 목표 지점으로부터 압력이 떨어지는 것으로 두장근/경장근(longus capitis/ colli)의 수축이 소실되었다는 신호를 보내주는데 목 통증 환자에서 목표 수준(target level)의 수축력을 유지하는데 있어 불량한 정밀도(accuracy)를 나타낸다.[1] 계기판의 바늘이 지속적으로 변동하는 것은 피로로 인한 근경련을 반영하기도 한다.[2] 바이오피드백은 또한 환자들에게 동기부여를 유발해 치료에 응하도록 도움을 주며 임상의에게는 운동 지속 여부를 결정할 수 있도록 호전 정도를 정량적으로 알 수 있게 해준다. 훈련은 천부 굴곡근을 대신 사용하거나 우선적으로 사용하지 않는 상태로 좋은 움직임 패턴을 동반하면서 지속적으로 유지할 수 있다고 측정된 압력 수준에서 시작한다. 이는 종종 검사의 최저 수준(22 or 24 mmHg)이 되기도 한다. 움직임은 굴곡 방향으로 눈을 움직여 촉진할 수 있으며 항상 정확성과 조절에 중점을 두어야 한다. 빠르게 움직이거나 혹은 갑자기 움직이는 것은 심부 경추 굴곡근의 동작에서 부적절한 움직임이 감춰질 수 있기 때문에 삼가 해야 한다. 환자는 근육들을 스스로 촉진하여 천부 근육들의 불필요한 움직임을 지속적으로 관찰해야 한다. 두경부 굴곡 시에 불량한 패턴을 가진 일부 환자들은 바이오피드백을 사용한 지구력 훈련에서 다시 그 패턴으로 돌아가기도 한다. 이 경우에, 그런 환자들은 우선적으로 두경부 굴곡 동작에 초점을 맞춰야 하고 그리고 나서 압력 계기판을 보면서 도달할 수 있는 압력 수준을 유지해야 한다. 모든 경우에서, 훈련은 피로감이 없도록 해야 하므로 부정확한 패턴은 삼가한다.

집에서의 연습은 적어도 하루에 두 번이 권장되며 아침에 기상 전과 저녁에 잠자리에 들 때 연습하던 패턴을 계속 유지해야 한다. 이는 운동이 환자의 일상 활동을 너무 방해해서는 안 된다는 것을 뜻한다. 각각의 압력 수준에서, 유지 시간은 10초까지 올리며, 10번 정도 반복한다. 우선 일정 압력 수준에서 수축을 유지하는 것이 가능해지면, 그 다음 수준의 압력에서 지구력을 훈련하도록 운동을 진행한다. 연구를 통해 증상이 없는 대부분의 사람들은 26에서 30 mmHg의 압력 수준을 만들 수 있으며[3-6] 10초에서 10번 반복하는 동안 압력을 지속적으로 견딜 수 있다고 알려져 있다. 목 통증을 가진 환자들에서의 목표는 최적 수준(30mmHg)까지 근육을 훈련하는 것이며 목 통증이 있는 대부분의 환자들은 이런 높은 수준에 도달할 수 있다.[7]

압력 센서를 통한 바이오피드백을 이용하는 훈련은 일반적으로 병원 시설에서 시행된다. 집에서 훈련하는 것을 대비하여, 환자들은 목표 압력 수준을 눈으로 확인하고 자세를 지속적으로 유지하는 연습을 한다. 일단 환자들이 운동과 바이오피드백에 익숙해지면, 자세를 지속적으로 유지하는 동안 심부 경부 굴곡근의 특성과 움직임을 느끼고 집중할 수 있게 하도록 한다. 환자들은 두경부 굴곡 움직임과 시각적 바이오피드백으로 동작을 유지하는 연습을 하고, 그리고 나서 눈을 감고 그 자세를 다시 잡을 수 있도록 시도해 본다. 환자들은 계기판을 다시 체크하면서 정확도에 대한 피드백을 얻을 수 있으며 또한 10초 후에 자신들이 자세를 유지하고 있는지를 확인하기 위해 다시 한번 체크해 볼 수 있다. 이를 통해 환자들은 운동에 대해 깊이 이해하게 되며 집에서의 효과적인 연습을 준비할 수 있게 된다. 환자들은 기술이 향상됨에 따라 점차적으로 수준을 높여 연습한다. 또한 무작위로 5개의 압력 수준을 맞추는 훈련을 하기도 한다.

이런 특수한 방식의 훈련에는 또 다른 장점이 있는데 관절 위치 이상이 감소함으로써 경추의 운동 감각 능력이 향상되는 것으로 밝혀졌다.[8] 이는 아마도 훈련 계획에 내재된 재위치 훈련은 물론 근육 기능의 향상, 두 가지 모두와 관련이 있을 것으로 생각된다.

두경부 검사의 다섯 레벨을 유지하고 완성하는데 걸리는 시간은 다양하지만 보통 4-6주 안에 완성될 수 있다. 좀 더 복합적인 목의 증상을 가진 일부 환자들은 더 길어질 수 있지만 반면에, 다른 사람들에서는 더 짧은 시간 안에 완성될 수도 있다. 최근 만성 교통사고 후유증에 대한 무작위 대조군 연구를 통해 임상적인 중요성이 부각되고 있는데 자가-관리(self-management)군에 무작위로 선정된 환자들에게 두경부 굴곡에 대한 훈련 계획이 모두 담긴 기재 사항을 주고 감독 없이 10주간 연습을 시켰다. 감독을 받은 치료군과는 달리, 자가-관리군에서는 두경부 굴곡 검사에 대한 추후 평가에서 아무런 호전이 나타나지 않았다.[9] 이는 임상의가 원하는 결과에 도달하기까지 전 과정을 통해 훈련을 감독, 관찰하는 것이 필요하다는 것을 말해주고 있으며 편리하다는 이유만으로 집에서 하는 훈련 프로그램 정도로 가볍게 생각한다면 절대로 이러한 결과를 얻을 수 없다.

경추 신전근 훈련

후두하근과 경추 신전근(suboccipital and neck extensor muscles)에 대한 초기 훈련 계획은 이학적 검진에서 이 근육들을 평가할 때 사용되었던 움직임과 검사를 재연하는 것이다. 운동은 무릎 꿇고 엎드린 자세 (four-point kneeling position)에서 실시하거나 혹은 무릎 꿇고 엎드린 자세에서 손목이 불편한 경우에는 팔꿈치로 엎드린 자세(prone-on-elbows position)로 실시할 수도 있다. 무릎 꿇고 엎드린 자세 시, 처음에는 척추와 견갑골의 자세에 주의를 기울여야 한다. 엉덩이와 대퇴는 체간과 올바른 각도를 유지하면서 체간의 무게는 상지에 골고루 실려야 한다. 임상의는 환자가 치료대 위에서 머리를 수평으로 한 "중립" 자세를 취한 상태에서 요추, 흉추, 경추의 만곡을 유지하기 위해 체간의 자세를 촉진시킬 필요가 있다. 전거근(serratus anterior)과 같은 견갑근은 견갑골이 흉벽 위에 잘 위치할 수 있도록 촉진할 필요가 있다. 무릎 꿇고 엎드린 자세는 중력에 대항하여 머리 무게를 지지하는 모든 경부 신전 근육들에 잠재적인 영향을 줄 것이다. 따라서 운동은 목의 신전 근육군에 속한 개별적인 목표 근육들의 해부학적 움직임에 따라 설계된다.

첫 번째 운동은 핵심적인 고유수용성 기능(proprioceptive function), 상부 경추 관절을 지지하고 조절하는 역할, 목의 통증이 있을 경우 이들 근육에 발생하는 변화에 대한 근거 자료(3-5장)를 고려하면서 대후두직근과 소후두직근(rectus capitis posterior major and minor)에 집중된다. 환자는 경추의 중립 자세를 유지한 상태에서 두경부 신전과 굴곡(머리를 끄덕이는) 운동을 수행한다. 대개 이 동작은 "네" 라고 말할 때의 익숙한 동작이기 때문에 환자들이 즉시 배운다. 두 번째 운동은 상두사근과 하두사근(obliquus capitis superior and inferior)을 촉진하는데 역시 "(고개를 저으며)아니요" 라고 말하는 익숙한 동작으로 실시한다. 40° 이하의 회전 동작은 두경부의 회전에 초점을 맞출 필요가 있다. 일부 환자들은 잘 협응된 C1-2의 회전을 수행하는데 다소간의 어려움을 가지고 있다. 임상의는 환자에게 머리가 국소적으로 움직이는 감각을 알려주기 위해 C2 추체를 손으로 안정화시키는 촉각적인 단서(tactile cues)를 사용하거나, "가볍게 머리를 흔드세요" 와 같은 말을 사용하기도 하고, 혹은 움직임을 돕기 위해 고정 응시법(gaze fixation)을 활용할 수도 있다. 환자는 표면 위의 한 점에 시점을 고정시키고, 그 점을 계속 응시하면서 머리를 회전시킨다. 안구운동 조절(oculomotor control) 연습에 관한 단락에서 논의될 예정이지만, 이 운동은 다양한 자세로 연습할 수 있다.

세 번째 운동은 심부 경추 신전근(deep cervical extensors), 경반극근/다열근(semispinalis cervicis/multifidus) 훈련에 집중된다. 운동은 두경부를 중립 자세로 유지한 상태에서의 일반 경추의 신전으로 구성되어 있다(그림 14.2). 따라서 운동은 두판상근이나 두반극근과 같이 좀 더 강력한 토크를 만들어내는 머리의 신전근에 집중되지 않는다. 이러한 운동의 초기 단계에서도, 심부 신전근은 두경부가 신전되지 않도록 하면서 중립 자세를 조절하는 심부 경추 굴곡근과 함께 작동하게 되는데, 만약 천부 두개 신전근(superficial cranial extensors)이 우세할 경우 두경부는 신전될 수도 있다.

이 운동은 환자들이 처음 시도할 때 조금은 이해하고 시행하기 어려운 운동이 될 수도 있다. 이 동작을 촉진하도록 몇 가지 방법이 사용될 수도 있다. 임상의가 전형적인 목의 신전과 두경부 신전을 비교해 보여주면서 하부 경추 부위에 있는 운동 축의 끝 부분에 대해 설명해주면 환자가 이해하는데 도움이 될 것이

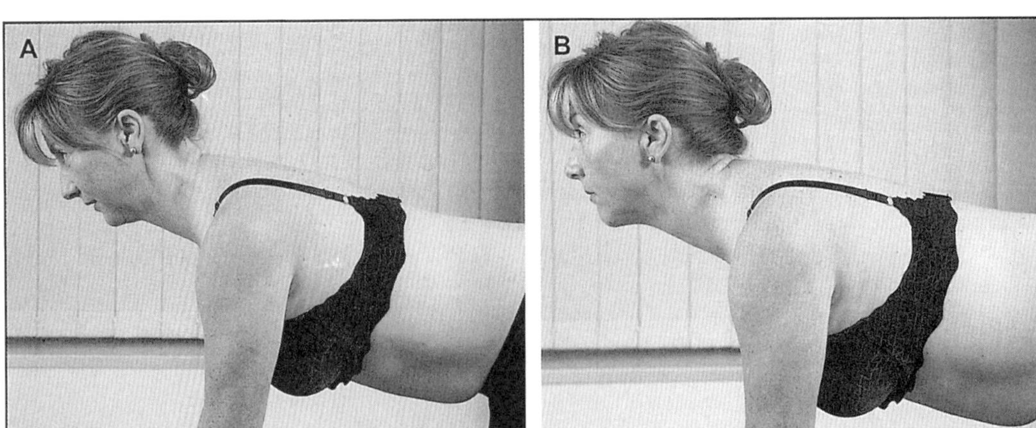

그림 14.2 | 일반 경추 부위의 신전근 운동 (A) 올바른 자세로 운동하고 있으며 두경부는 목이 신전되는 동안 중립 자세를 유지한다. (B) 운동에 두경부 신전이 포함되어 잘못된 운동을 하고 있다 : 이 자세는 두판상근이나 두반극근과 같은 근육들의 움직임을 일으킬 수 있다.

다. 임상의가 C2 극돌기와 목을 부드럽게 잡아서 환자에게 그 동작이 어디에서부터 시작하는지의 느낌을 알게 해줄 수도 있다. 목을 말거나(curling) 굽히는(curving) 교육을 통해 환자들이 목을 뒤로 당기려는 유혹을 방지할 수도 있다. 처음 시도에서, 이러한 목 신전 운동은 목을 굴곡 방향으로 말았다가 중립 위치로 돌아오는 것까지만 제한할 수도 있다. 이는 목의 완전한 신전을 방지하는 것으로, 급성기 환자들에게만 종종 임시로 사용하는 움직임이다. 좀 더 중요한 것은, 흔히 환자들이 운동으로 인해 매우 빨리 피로해진다는 점이다. 처음 시도에서 운동을 신전 이상의 범위에서 중간 범위로 제한하려는 것은 이러한 피로감과 약화 때문이다. 또한 환자들은 자신들이 시행하는 경추 신전근 운동이 얼마나 정확한지를 스스로 체크해볼 수도 있다.

중립 위치로 목이 돌아왔을 때, 환자들이 중립 두경부 자세를 잘 유지했다면 환자들의 시선은 양 손 사이(손의 앞쪽이기 보다는)의 침대 표면에 위치해야 한다. 또한 두반극근의 두드러진 줄기가 확실히 보인다면 이는 두경부 신전 동작이 우세하다는 신호이다. 일단 환자들이 바깥 범위(outer-range)에서 중립 위치까지 이 운동을 완성했다면, 다음에는 안쪽 범위(inner-range) 방향으로 신전을 진행한다. 이 또한 천부 신전근의 과활동을 막기 위해 두경부 신전을 최소화하는데 중점을 둬야 하지만 안쪽 범위의 신전에서 어느 정도의 두경부 신전은 예상하고 있어야 한다. 턱을 올리지 말고 머리와 목을 뒤로 (말아)올리는 것을 가르쳐야 한다. 신전근 훈련을 통해서 목이 신전되는 범위는 운동 프로그램 중 이 단계에서 점차적으로 증가되어야 한다. 두경부와 경추 신전근의 훈련은 자기 실시 운동운동으로 통합되어 세트를 구성하게 된다. 예를 들어, 두경부의 신전, 회전 그리고 경추부 신전을 각각 5번 반복해서 한 세트로 하는 것이 초기의 운동량이 될 수 있다. 이것을 5번 반복하여 3 세트로 증가시키고 최후에는 최대 10번 반복하여 3 세트까지 하는 것도 가능하다.

무릎 꿇고 엎드린 자세나 팔꿈치로 엎드린 자세로 운동하기 힘든 환자들을 위한 대안으로 똑바로 누운 자세에서 부드러운 등척성 운동으로 경추의 신전근 훈련을 시작할 수도 있다. 머리와 목은 두경부 굴곡 훈련처럼 중립 자세를 잡고 환자에게 몸이 뒤로 말리는(curling-back) 동작을 상상하면서 머리 뒷면으로 바닥을 지긋이 눌러 압력을 가하도록 지시한다. 특히 환자들이 처음에 턱을 드는 동작으로 두경부를 신전시키면서 천부 신전근이 활성을 나타내지 않도록 하거나, 혹은 반대로 목을 뒤로 당기는 동작으로 두경부를 굴곡하지 않도록 해야 한다. 운동은 최대 노력(maximum effort)의 20% 이하의 강도로 시행한다. 임상의는 운동을 하는 동안 올바른 심부 경부의 다열근/반극근 그룹의 수축을 위해 천부 두반극근의 불필요한 수축을 촉지하면서, 움직임과 관련된 경추 분절의 양측 추궁판(lamina) 위를 촉지하는 것이 가능하다. 종종 불량한 수축 반응이 천부 신전근의 비대칭 동작과 관련된 기능 부전을 가지고 있는 쪽의 심부 근육에서 나타나기도 한다. 이러한 불균형을 다루기 위해 촉각을 이용한 촉진법이 부드럽게(그리고 통증 없이) 해당 분절의 심부 근육에 적용될 수 있다. 우선 근육의 올바른 수축과 노력(effort)에 주의를 기울여야 한다. 이러한 심부 경부 신전근의 저부하 지구력을 향상시키기 위해 반복적이면서 지속적인 수축을 하는 데까지 연습을 진행해 나간다. 그리고 나서 무릎 꿇고 엎드린 자세에서 전체 범위의 움직임까지 운동을 진행한다.

견갑 근육 훈련

자세와 상지 운동 시 적절한 견갑골의 방향성과 조절을 훈련하는 것은 임상적으로 목의 질환을 위한 재활 프로그램에 있어 필수적인 측면으로 여겨지고 있다. 그럼에도 불구하고 문헌을 찾아보면 견갑골의 움직임, 근육의 기능부전, 병리역학이 대부분의 연구에서 어깨 질환과 연관되어 있다고 알려져 있다(3장). 현재까지 경추 질환과 연관된 견갑 근육 장애를 정식으로, 구체적으로 진행한 연구는 거의 없다. 하지만, 이러한 임상적 특성과 재활에 대해서는 임상 교과서에서 오랫동안 강조되어 왔으며[10,11] 목의 통증을 가진 환자의 치료에 관한 임상 연구와 사례 연구에서 견갑근 훈련은 성공적인 치료법으로 포함되어 있다.[7,12,13] 견갑골의 자세 및 움직임과 목의 통증 사이의 관계에 관한 초기 연구가 있다. 예를 들면, 목의 통증을 가진 사람이 타이핑 작업을 하는 동안 견갑골의 자세가 변하고(머리가 앞으로 나가면서 견갑골이 전방으로 견인됨)[14] 견갑골을 움직이고 안정화시키기 위해 견갑거근(levator scapulae)을 주로 사용함으로써 경추 구조에 나쁜 압박성 긴장(compressive strain)을 야기하며,[15] 목의 통증을 가진 사람이 팔을 반복적으로 들어 올리는 동안 상부 승모근(upper trapezius)이 피로해지는 것으로 나타났다.[16] 견갑골의 병리역학과 근육 부하가 특히 목의 통증에 미치는 영향, 그리고 이에 대한 치료가 목의 통증에 대해 가지는 효과를 완전히 이해하기 위해서는 좀 더 구체적인 연구가 필요하다. 현재는, 목의 통증에 대한 견갑근 훈련의 효과를 임상적으로 평가하고 재평가하여 환자 개개인의 치료 방향을 설정한다.

정위(upright position)에서의 견갑골 위치 훈련

정위에서의 견갑골 위치 훈련은 척추 자세의 훈련에 포함되어 실시되는데 다음 섹션에서 논의될 예정이다. 대개 첫 치료 과정에서 시작되며, 늦어도 두 번째 과정에서는 시작한다. 초진 시에, 환자들은 견갑골의 비정상적인 방향성과 조절이 목의 통증에 어떻게 관련되어 잠재적인 영향을 미치는지 이해하고 있어야 한다. 가장 효과적인 교육 도구는 견갑골이 적절한 자세로 유지될 때 나타나는 견갑거근/상부 승모근 부위에서 만져지는 압통의 감소 혹은 경추 회전 범위의 증가이다. 견갑골의 방향성과 움직임을 재교육할 때 숙련도는 환자와 의사 모두에게 중요하다. 견갑골은 환자의 직접적인 시각 밖에 있기 때문에 견갑골 자세를 향상시키는데는 미세하면서도 때때로는 다평면적인 변화가 필요하다. 두 개의 거울을 이용한 시각 피드백, 촉각 피드백, 올바른 교정 동작에 대한 미세 저항, 그리고 무엇보다도 흉벽 위에서의 견갑골의 움직임에 대한 환자의 인지도를 증가시키는 것과 같은 하나 혹은 그 이상의 다양한 촉진 기법이 사용될 수 있다. 초기 학습 단계에서 교정 동작은 환자가 움직임에 대한 감각이 증가할 때까지 과장하여 여러 부분으로 나눌 수도 있다.

견갑골의 잘못된 위치가 확인되면, 우선 견갑골이 흉벽 위에서 제대로 된 방향성을 가지도록 손으로 직접 도와줘야 하는데, 이를 대개 몇 번 반복하면 환자들이 움직임과 위치를 배우는 데 도움이 된다. 그 다음에 보조적 능동 촉진 움직임을 사용한다(그림 14.3). 그리고 나서 환자는 직접 견갑골을 재위치시키는 연습을 하고 임상의는 환자의 숙련도를 평가한다. 어떤 환자들은 꽤 빠르게 움직임에 대한 감각을 얻는다. 다른 환자들은 다른 학습 전략이 필요할 수도 있다. 예를 들면, 목의 통증 환자에게 흔히 관찰되는 잘못된 자세는 견갑거근과 대흉근의 지나친 과사용으로 인해 견갑골의 위치가 아래로 회전되거나, 앞으로 기울어지거나, 전방으로 견인되는 자세이다. 교정에 도움이 되는 방법으로 환자의 반대측 손을 소흉근을 따라 위치시키고 식지를 오훼돌기(coracoid process) 위에 올려놓는다. 환자는 손의 방향을 따라서 손가락 끝에서 오훼돌기를 상방으로, 멀어지는 방향으로 움직인다.[17] 이 미세한 동작은 승모근과 전거근의 모든 부분에서 협응 작용을 촉진하여 회전을 교정하고 흉벽 위에서 견갑골을 재위치시키는 목적을 가지고 있다. 특정 근육이 강조되도록 자세를 잡을 필요도 있는데, 예를 들면 전거근의 역할을 증가시키기 위해 손바닥으로 대퇴부를 부드럽게 누르면서 교정된 견갑골 위치를 유지하는 것이다. 이는 전거근을 촉진하여 흉곽에 견갑골의 상승을 고정하여 견갑거근을 이완하는 효과도 있다. 또는 견갑골이 전방견인되기도 한다. 가슴 앞쪽을 열거나 펼치는 간단한 교정 동작으로도 승모근의 중부와 하부 섬유들을 적당한 정도로 활성화시킬 수 있다.

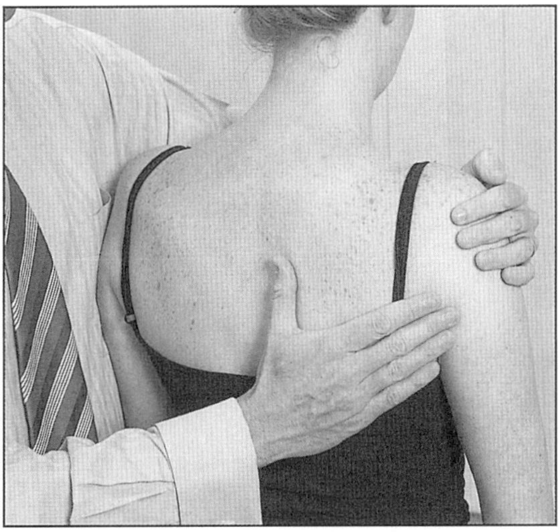

그림 14.3 | 임상의는 환자의 견갑골이 재위치 되도록 돕는다 : 왼쪽 손은 상방 회전과 후방 견인을 조절하고, 오른쪽 손은 견갑하각의 외측 상방 회전과 후방 경사를 조절한다.

환자의 견갑골 교정 전략은 치료가 지속되는 과정에서 정기적으로 재평가되어야 한다. 교정 운동에 대한 재교육이 종종 필요한 경우가 있다. 학습 과정에서, 환자들은 위치를 지나치게 교정하거나 근육의 움직임을 과도하게 사용하는 경우도 있어서 이 때 근육을 덜 사용하도록 지시받을 필요가 있다. 환자들이 견갑골을 상완에 고정시킴으로써 견갑흉곽 근육(scapulothoracic muscles)보다는 견갑상완 근육에 의한 견갑골 움직임을 사용하거나 혹은 흉추 신전을 견갑흉곽 움직임으로 대체하는 것과 같은 좋지 않은 방법을 사용할 수도 있다. 이러한 실수들은 교정되어야 한다. 환자들이 견갑골의 위치에 대한 감각을 잡을 수 없다면 테이핑을 사용할 수도 있다.

일단 환자들이 견갑골의 올바른 방향성을 습득했다면, 새로운 자세에 대한 습관을 잡는 훈련으로 초점이 옮겨간다. 이는 학습하고 기술을 습득하는 과정 전체에 걸쳐 반복적인 연습이 자주 필요하다. 연습은 척추 자세의 교정과 함께 이루어진다.

주의해야 할 한 시점이 있는데 견갑골 방향성(미세하게 상승)이 기계적으로 과민한 신경 조직에 대한 보호 반응으로 나타날 때이다. 신경 조직의 어떠한 기계적 과민성도 견갑골의 재훈련이 시작되기 이전에 관리되어야 하며, 그렇지 않으면 증상은 심해질 것이다. 일단 기계적 과민성이 감소하면, 견갑골의 필요에 따라 남은 자세를 평가하고 교정을 진행한다.

견갑골 안정화 근육의 지구력 훈련

견갑 근육의 지구력은 기립 자세에서 견갑골의 자세적 방향성 훈련과 연관되어 정식으로 진행된다. 이 훈련은 견갑골의 위치를 조절할 때 이들 근육에 기능적으로 필요한 장력 유지 능력에 따라 저부하로 실시한다. 훈련은 일반적으로 옆으로 누운 자세에서 팔을 대략 140° 외전시킨 상태에서 시작한다(그림 14.4). 이 자세의 장점은 광배근의 불필요한 사용을 막고 견갑골을 미리 어느 정도 상방 회전시켜 놓는다는 점이다. 전방 견인에서 후방 견인까지 견갑골을 넓은 각도의 범위에서 운동시키고 견갑 내측면을 하강시키는

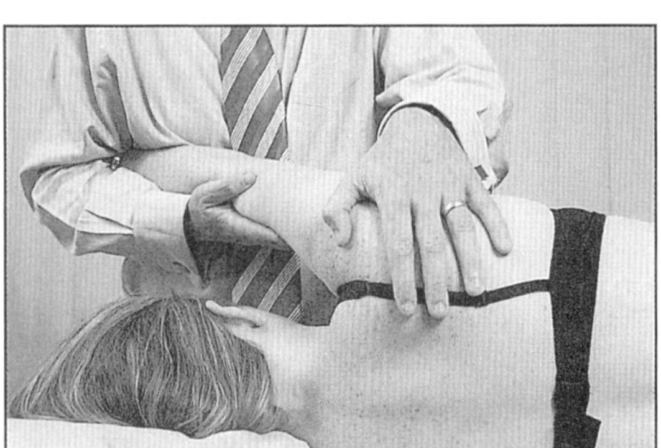

그림 14.4 | 옆으로 누운 자세에서 견갑근의 촉진. 환자가 흉벽 위를 지나 미끄러져 내려가는 견갑골의 움직임과 기립 자세에서 견갑골의 방향성을 훈련할 때 따라 했던 감각을 느끼는데 중점을 둔다.

것은 환자가 흉벽 위에서의 견갑골의 움직임을 인식할 수 있도록 초기에 사용된다. 또한 이 운동에서는 하부 승모근이 지속적으로 수축하는 것이 강조된다.

집에서 연습할 때에는, 베개 두 개로 환자의 팔을 지지한다. 환자들이 흉벽 위에서 견갑골의 움직임에 집중하도록(팔에 대한 어떤 관심보다도) 지시한다. 환자는 견갑골 움직임을 시행하면서 10초간 그 자세를 유지한 후에 전거근을 사용해 베개 위로 팔을 다시 올려놓는다. 이 운동은 10회 반복한다. 이 동작을 두경부 굴곡 훈련과 함께 하루에 두 번 즉, 아침 기상 전에 그리고 저녁 잠자리에 들기 전에 실시한다. 그 다음에 엎드린 자세에서, 팔에 중력 부하를 더하기 위해 견갑골 유지 검사(scapular holding test)처럼 팔은 옆에 둔 채로 운동을 진행한다. 그 다음 10×10초 지속하도록 구성된 치료 계획을 세워본다. 좀 더 진행되면 하부 승모근에 대한 3 단계 근육 검사처럼 팔을 거상한 자세로 운동을 할 수도 있다. 팔에 부하를 주는 이 운동을 통해 모든 근육들 사이의 조절과 협응을 훈련할 수 있지만 최대 근력의 낮은 수준에서 지구력을 훈련하는 이번 단계에서는 마지막 과정까지 서두르지 말아야 한다.

중립 척추 자세의 재교육

하루 종일 규칙적인 간격으로 정위 중립 척추 자세를 능동적으로 유지하면 환자에게는 수많은 긍정적인 이점과 결과가 생긴다. 기계적 관점에서, 정위 중립 자세는 경추 구조의 수동적 하중과 그로 인해 발생하는 통증을 완화시키는 것으로 보인다. 컴퓨터 혹은 다른 좌식 업무를 하는 동안 흉추 후만이 증가하고 견갑대가 전방 견인되면서 머리를 앞으로 내미는 자세를 취하는 경향이 있는 사람들에게 운동은 반드시 필요하다.[14,18] 게다가 반복해서 하는 경우 하루 종일 기능적으로 작용을 하고 있는 심부 경부 굴곡근을 활성화시키는데 시간 대비 효율적인 주요한 활동이며 이를 통해 이 근육군에 대한 정규적인 훈련을 강화시킨다.[19]

척추와 골반의 자세 조절을 재교육하는 것은 초진에서부터 시작한다. 통증이 없으며 실제로는 통증을 없애기 위한 운동이다. 정위 중립 척추 자세는 초기에는 앉아서 훈련한다. 교정은 허리와 골반 부위에서부터 시작한다. 똑바로 앉아 있도록 지시만 하는 것은 자세 곡선(postural curves)을 유지하는데 중요한 근육들인 두장근/경장근과 요추 다열근의 활성화가 덜 나타나는 것으로 밝혀진 바가 있기 때문에 정확함이 요구된다.[19] 처음에는 정상 요추 전만의 형태를 유지하면서 정위 중립 자세로 골반을 들어 올려 자세를 교정한다. 이 자세를 촉진할 수 있는 여러 가지 방법들이 있다. 환자들이 비교적 빠르고 쉽게 배울 수 있는 한 가지 방법은 L5 극돌기 위에 압력을 가한 상태로 자세를 촉진하는 것이다(그림 14.5). 이 방법은 골반에 부착되어 흉요추 부위에서 전만을 형성할 수 있는 기다란 흉요추 신전근을 사용하기 보다는 다열근을 사용하여 요추의 전만을 회복시키는데 중점을 둔다. 흉추와 경추의 자세는 종종 요추와 골반의 자세를 바로 잡으면 자동적으로 교정된다. 미세하게 흉골(sternum)을 올리도록 지시함으로써 남아 있는 흉추 후

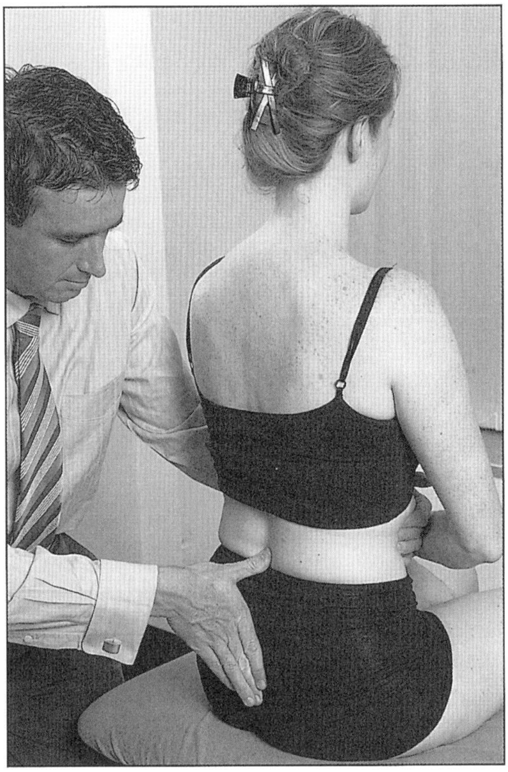

그림 14.5 | L5 극돌기에 압력 자극을 사용하여 똑바로 된 중립 자세를 촉진

만을 교정할 수도 있으며 또는 반대로 흉곽이 너무 지나치게 신전되어 경직된 상태로 있다면 흉골을 약간 내려서 휴식을 취하게 할 수도 있다. 추가적으로 한 쌍의 거울을 가지고 시각적 피드백을 이용해 자세가 매우 어색하게 느끼는 환자들에게 도움을 줄 수도 있다. 자세 훈련 초기에 환자들에게 자가 촉진법(self-facilitation)을 알려줘서 L5 극돌기에 자신들의 엄지나 다른 손가락을 올려 놓고 임상의의 촉진 방법을 따라 하게 한다. 환자들이 자세와 교정에 사용되는 근육들을 인식할 수 있을 때까지 촉진을 통해 교정이 이루어진다.

환자들이 하루에 최소 15분 자세 교정 운동을 연습하고 동작을 하는 동안 최소 10초간 자세를 유지하도록 지시한다. 이 연습은 그 시간대의 환자 활동에 따라 눕거나 혹은 서서 시행할 수 있다. 환자는 특히 초기 단계에서 능동적으로 자세를 교정하는 습관이 생길 때까지 신호를 보내 주거나 기억을 되살리게 도와줄 필요가 있다. 이는 심부 근육을 활성화하는데 시간 대비 효율이 좋고 방해가 되지 않은 운동이며 자연스럽게 자세를 잡는 습관을 만들기 위하여 반복적으로 연습한다면 시간이 지남에 따라 올바른 자세를 잡는 기술이 향상될 것이다.

자세를 위한 재교육의 두 번째 단계에서는 이전에 논의된 전략을 가지고 견갑골의 방향성을 추가하게 된다. 척추의 자세위(postural position)를 배우는데 어려움이 있는 환자의 경우 간혹 두 번째 치료까지 지연되기도 한다. 이러한 두 번째 견갑골 요소를 더해주면서 환자가 나쁜 척추 자세로 되돌아가지 않는지 유의할 필요가 있다. 어떤 경우엔 기술을 부분적인 요소들로 나눠서 단계적으로 과제를 추가하여 한 번에 한 가지 요소에 집중하는 것이 필요할 수도 있다. 자세 교정 운동의 마지막 요소는 추가적으로 부드럽게 후두부를 들어올리도록(환추로부터 후두가 1mm 들리는 것을 상상하면서) 요구하는 것이다. 이와 같이 미세한 두경부 굴곡 동작이나 혹은 목을 부드럽게 신장시키는 것은 경장근을 활성화하는 것으로 알려져 있으며[20] 능동적인 척추 자세 교정 운동으로 만들어지는 근육의 자연스런 수축을 강화시켜 준다.

요약

운동 프로그램에서 특히 강조되는 1단계는 목의 통증을 가진 환자들에서 손상된 근육 기능을 다루는 운동 교육과 운동의 특수성에 초점을 두고 있다. 이러한 장애를 회복하기 위한 운동의 효과에 대한 모델로 경추 굴곡근을 사용한 연구가 진행되었다(4장). 이러한 저부하 운동신경 재교육 치료법은 두경부 굴곡 검사에서 심부 경추 굴곡근의 활성도를 증가시키고,[7,9,12] 천부 경부 굴곡근의 불필요한 움직임을 감소시킨다고 알려져 있다.[9,21] 훈련을 통해 불안정한 자세가 발생하였을 때의 심부 굴곡근의 활성 속도가 증가하였는데, 이는 경부 굴곡 근력-훈련(neck flexor strength-training) 방식에서는 흔히 보이지 않던 특징이다.[21] 그럼에도 불구하고 목의 통증이 없는 사람들에게 시행하는 정도의 불안정성 과제(perturbation task)를 시행하는 6주간의 훈련 프로그램에도 심부 경부 굴곡근의 타이밍에는 변화가 없었다. 좀 더 장기적인 훈련 프로그램으로 이것이 가능한지의 여부를 확인하기 위해서는 추가적인 연구가 필요하다. 또한 두경부 굴곡근에 대한 특수 훈련은 장시간의 착석 자세 동안 경추의 기립 자세를 유지하는 능력을 향상시키는 것으로 나타났다. 경추 근육에 대한 6주간의 고부하 근력 및 지구력 훈련에서는 비슷한 결과가 나타나지 않았다.[18,21] 게다가, 이 특수 훈련을 통해 경추의 운동 감각 능력이 향상되었다.[8]

다소 놀라운 것은, 6주간의 훈련 기간 후 두경부 굴곡근의 근력과 더불어 최대 힘의 50%에서 버티는 지구력이 향상되었다는 것이다.[22] 이러한 향상은 운동 단위들의 거대한 동기화(synchronization)와 같은 근신경의 적응과 관련이 있는 것으로 보인다.[23] 주로 중등도 혹은 심한 수준의 통증을 호소하는 환자에서 고부하 운동을 하는 경우에 나타날 수 있는 통증 유발의 위험성을 동반하지 않으면서 이러한 결과가 나타났다.

따라서 재활의 첫 번째 단계에서의 운동 학습이 가진 장점들이 점차 연구되고 있다. 근육계과 신경운동 조절의 변화는 목의 통증과 함께 빠르게 일어나며(4장) 환자 관리 초기에 고려해야 할 필요가 있다. 이 단계에서의 운동은 손상된 경추 구조에 무리를 주지 않으며 오히려 이 운동 프로그램은 통증을 감소시키는 것으로 밝혀졌다.[7,9] 중요한 것은, 운동은 저부하이고 본래 통증을 자극하지 않으며 환자가 심한 경추 통증 증후군을 가지고 있더라도 치료에 즉시 적용될 수 있다는 것이다.

2단계

운동 프로그램의 2 단계는 운동 학습에 중점을 두고 있지만 또한 이번 단계에서의 정규 운동과 기능적 운동 모두에서 부하를 증가시키기 시작한다.

주기적인 안정화 운동

Mayoux-Benhamou 등[24]은 심부 경부 굴곡근과 신전근에 대해 경추와 관절들을 지지하는 근육 소매(muscle sleeve)라고 환자를 교육하기에 효과적인 설명 방식으로 적절하게 기술했다. 이 근육들의 협동은 건강한 사람들이 목을 움직이는 동안 관찰된다.[25] 자기-저항(self-resisted)에 대한 주기적인 안정화 혹은 교대로 하는 등척성 운동이, 특히 축 회전에서, 심부 굴곡근과 신전근의 협동 훈련을 위해 발전된 방법으로 이번 단계의 운동 프로그램에 추가된다.

앉은 자세에서 운동을 수행하는데 환자는 우선 정위 중립 척추 자세를 취한다. 부드러운 저항을 가하기 전에 두장근/경장근의 활성을 미리 촉진시키기 위하여 후두를 올려서(occipital lift) 올바른 자세 위치(postural position)를 잡는다. 회전 동작 시에 환자의 손바닥을 얼굴 한쪽에 대어 저항을 주고, 동작의 방향으로 눈을 돌린 후 운동을 시작한다. 환자는 천부 근육들이 추가로 함께 활성화되는 것을 막기 위해 근육을 수축할 때 자신이 줄 수 있는 힘의 약 10%의 저항력을 사용하여 천천히 시작하였다가 천천히 이완시키는데 중점을 두면서 교대로 등척성 수축을 시행한다. 이 운동은 하루에 두 번 실시하며 일상적인 업무 속에 쉽게 포함될 수 있다.

경추의 신전 조절 훈련

경추의 신전은 일상 생활에서 위를 올려보거나 손을 뻗을 때 필요한 일상적인 움직임이며 목의 통증을 가진 환자에게는 종종 고통스럽거나 잘 조절되지 않는 움직임이기도 하다. 경추 신전은 앉거나 선 자세에서 신전근을 통해 시작하는데 이때 경추 굴곡근, 특히 두경부 굴곡근의 편심성 조절(eccentric control)이 빠르게 일어나야 한다(3장). 환자는 이 운동을 시작하기 이전에 두개 굴곡 지구력 훈련(cranioflexion endurance training)에서 높은 수준(28-30 mmHg)에 도달했을 것이다.

머리가 어깨의 관상면을 지나 통증이 없고 조절 가능한 범위 안에서 천천히 신전되도록 하기 위해 환자는

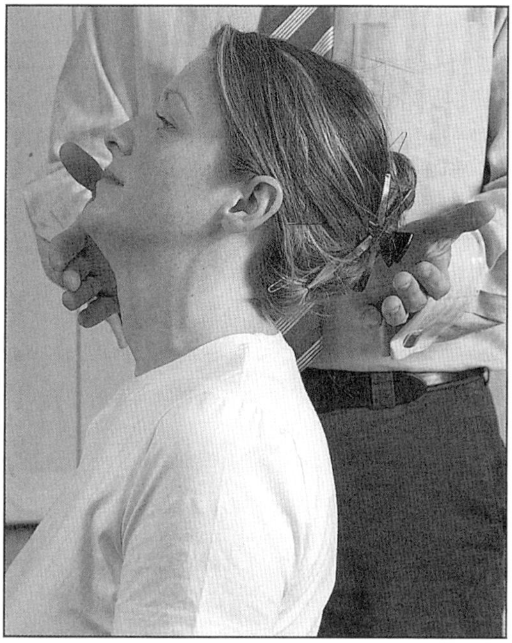

그림 14.6 | 중력과 머리 무게의 하중을 버티면서 두경부와 경추 굴곡근의 수축력을 유지하는 훈련. 두경부 굴곡 자세는 전체 운동에서 계속해서 유지되어야 한다.

천장을 바라 보고 눈은 천장의 뒤쪽을 향해서 가게 한다. 정위 자세로 돌아오는 동작은 동심성 조절(concentric control)을 훈련하는 것으로 심부 경추 굴곡근의 움직임을 촉진하기 위하여 두경부 굴곡을 통해 시작된다. 심부 경추 굴곡근의 약화가 있는 경우 흉쇄유돌근의 주도적 움직임으로 인해 상부 경추 부위에서 신전을 일으켜서는 안 된다. 머리가 신전 방향으로 움직이는 범위는 조절 능력이 향상되고 통증이 괜찮을 때 점차적으로 증가시킨다.

운동의 두 번째 단계에서는 전체 범위에서 위치에 따른 등척성 유지(isometric holds)를 추가하여 경추 굴곡 협력 운동의 근력과 지구력 훈련을 시작한다. 환자는 머리와 목을 조절이 가능하고 통증이 없는 범위에서 예정된 위치로 머리를 신전한다. 이 자세에서 임상의는 머리를 지지해주고 환자는 긴장을 푼다. 아래를 내려다 보면서 가볍게 두경부 굴곡 동작을 하여 수축 상태를 유지한다. 이 자세를 잡을 수 있게 되면, 환자는 머리 들기를 시작하고 머리를 받치고 있는 임상의의 손에 느껴지는 무게는 없어진다.(그림 14.6). 중립의 똑바로 선 자세로 목을 젖히기 전에 5초 동안 이 자세를 유지한다. 이 운동을 5번 혹은 환자가 할 수 있을 만큼 반복한다. 집에서 연습할 때에는, 임상의가 받치던 손은 환자의 손으로 대신한다. 운동을 실시하는 신전 범위를 점차 늘려가면서 운동을 진행한다. 뒤로 갈수록 비교적 많은 하중이 가해지므로 환자의 목의 통증을 자극하지 않도록 주의를 기울여 진행해야 한다.

팔의 움직임과 부하를 통한 견갑골 조절 훈련

자세 상의 견갑골의 방향성 조절 훈련은 환자의 기능적인 활동 혹은 작업 활동에 필요한 상지의 움직임 또는 부하 상태에서 진행한다. 이러한 작업 활동들은 종종 통증을 자극하기도 한다. 또한, 목의 통증을 가진 사람들이 이러한 과제를 수행할 경우 견갑골의 방향성이나 축견갑 근육들에서 근육의 조절이 변화되는 것으로 나타났다(4장).

상지를 거상하는 초기 단계에서 견갑골의 방향성에는 작은 변화만 일어난다; 키보드나 마우스 사용, 작업대에서의 단순 공정 업무와 수많은 집안일들과 같이 작업 활동을 반복해야 하는 환경들(3장). 초진 시에는 40° 이하로 팔을 거상시키는 움직임으로 견갑골의 방향성을 조절하는데, 이 때 축견갑 근육들은 팔의 움직임을 지지하는데 정적이면서 안정적인 바탕을 제공해야 한다. 환자는 작은 범위로 팔을 거상하거나 혹은 회전하는 동작을 수행하면서, 그리고 마우스 조작과 같이 이전에 통증을 야기하는 동작을 수행하면서 교정된 견갑골의 방향성을 유지시킨다(그림 14.7). 근전도 바이오피드백이 견갑거근/상부 승모근에 사용될 수 있으며 혹은 임상의가 견갑골의 방향성을 관찰하면서 수행능력을 평가하기 위해 근육을 만져 볼 수도 있다. 그와 동시에, 천부 경추 굴곡근의 불필요한 동작이 있을 수 있으므로 머리와 목의 자세를 감시한다(4장). 지구력이 향상되면서 업무에 기반한 특수 훈련을 진행할 수 있다. 견갑골 위치에 대한 축견갑 근육들의 조절은 환자의 기능적 요구에 맞춰서 팔을 빠르게 움직이거나 아니면 세라밴드(Theraband, Pro-Med Products)와 같은 저항성 있는 끈을 사용해 가벼운 부하를 주면서 훈련할 수도 있다. 촉진 기법을 활용해 팔을 완전히 거상시켜 축견갑 근육들에 의한 견갑골의 방향성과 조절 훈련을 하는 것

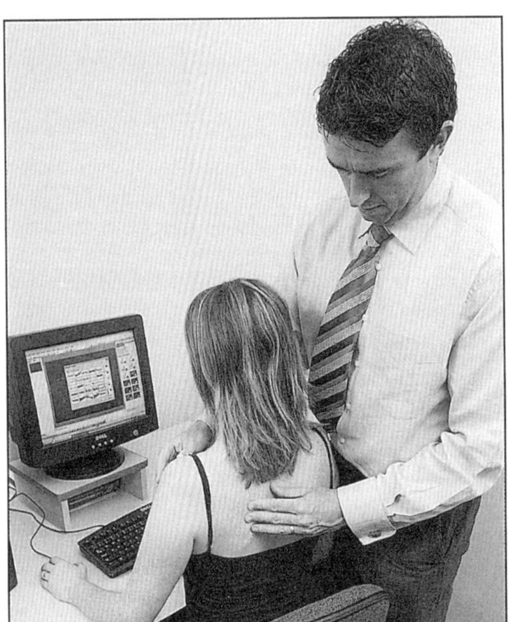

그림 14.7 | 마우스 사용과 같은 기능적 동작 중에 견갑골의 방향성과 척추 자세의 조절 훈련

이 필요할 수도 있다. 또한 목의 통증을 가진 사람들이 반복적으로 팔을 올리는 작업을 하는 동안 상부 승모근의 심각한 피로가 나타나는 것으로 확인되었다.[16] 따라서 축견갑 근육 조절 패턴과 이러한 근육들의 지구력 훈련은, 특히 그러한 반복적인 팔의 동작이 필요한 작업 환경에서 일하는 환자들에게 주의가 필요하다. 환자의 기능적인 요구에 부합하게 하면서 팔의 동작에 점진적인 부하를 더해 나가야 한다. 두개경흉부(craniocervicothoracic) 자세의 조절은 그러한 모든 운동에서 유지되고 세심하게 관찰해야 한다.

근육의 길이

임상 검사를 통해 경추 질환과 관련하여 근육의 단축이 발생하는 것으로 밝혀졌다.[4,26,27] 견갑골의 방향성이 변하는 것은 예를 들어 견갑거근 단축과 같이 근육 길이의 변화를 동반할 수도 있으며 혹은 견갑골의 위치가 하방으로 회전되는 것은 과활성과 연관이 있을 수 있다. 근육의 길이를 관리하는데 있어 우리가 처음에 선호하는 치료 방법은 교정된 견갑골 위치를 촉진하는 것인데, 견갑골이 하방으로 회전하는 예를 들면, 승모근의 세 구역과 전거근의 재교육을 통해서 견갑거근을 늘릴 수 있다. 유사하게, 후두하 신근(suboccipital extensors)이 짧아지는 경우엔 우선 두경부 굴곡근을 훈련하는데, 이를 통해 상호 이완(reciprocal relaxation)과 후두하 신근의 신장을 증진시킨다.

일반적인 운동 프로그램이나 운동 교재에서는 상부 승모근에 대한 스트레칭이 종종 언급된다. 상부 승모근 부위는 통증이 빈발하는 곳이나 스트레칭 처방을 내릴 때는 주의를 기울여야 한다. 예를 들어 견갑골의 하방 회전이 있는 경우, 상부 승모근은 약화되고 신장된 위치로 있을 가능성이 높기 때문에 추가적인 스트레칭을 지시해서는 안 된다. 게다가 상부 승모근의 미세한 단축을 의미하는 견갑골의 경미한 상승은 기계적 자극에 과민한 신경 조직이 보이는 방어 반응일 수도 있다. 또한 확실하게 사각근 단축이 있는 경우 신경 조직을 고려해야만 한다. 이러한 경우에 스트레칭은 금지되고 있다.

우리는 목의 통증을 가진 환자들에게 적용할 수 있는 근육 스트레칭을 적용하지 않는다고 말하는 것이 아니다. 그것은 틀린 말이다. 단축될 경우 효과적인 견갑골의 방향성 훈련을 할 수 없게 만드는 소흉근(pectoralis minor)과 같은 근육들의 경우는 대상이 될 수 있다. 많은 경우에서 근육의 단축 문제를 다루는 대안들이 오히려 오랜 기간 동안 지속된 장애를 관리하는데 보다 성공적일 수 있다는 것을 말해주고 있다.

3단계

이번 단계는 근력과 지구력 훈련에 중점을 둔다. 이번 단계는 근육의 조절과 증상이라는 관점 모두에서 주의를 갖고 접근해야 한다. 프로그램에서 근육계에 점점 더 하중을 늘려가면서, 근육의 수행능력이 유지되는지 확인하기 위해 두경부 검사와 같은 검사를 통해 심부 근육들의 수행능력을 지속적으로 재평가해야 한다. 척추와 견갑골의 방향성을 조절하는 근육의 수행능력도 역시 반복적으로 체크해야 한다. 조절능력을 넘어서는 운동은 너무 빠르게 진행된 것이다. 증상이라는 관점에서, 환자의 통증은 완만한 상태로 감소되어 있어야 하며 이 세 번째 단계를 시작하기에 안정적인 상태가 되어야 한다. 여전히 불안한 통증과 다른 증상들이 남아있다면 병리나 병태생리가 근골격계 구조에 부하를 주는 이번 단계에 충분한 대비가 되지 않았다는 것을 의미한다. 근력 훈련을 너무 일찍 시작해서 증상을 악화시키지 않도록 주의를 기울여야 한다. 또한 근력 훈련의 수준을 결정할 때는 환자의 기능적 요구와 환자의 나이 그리고 성별까지 고려해야 한다. 높은 수준의 근력 운동은 일부 환자들에게 필요할 수는 있지만 모든 환자들에게 필수적인 것은 아니다.

근력 운동에 사용되는 방법은 의사와 환자의 환경 그리고 활용할 수 있는 장비에 따라 다양할 수 있다. 저항감을 주기 위해서, 중력과 머리 하중, 저항력이 있는 탄력성 밴드 혹은 체중을 사용할 수도 있으며 또는 목의 근육을 운동하는 기계들을 경추[28] 혹은 특정한 두경부 근육 훈련에 사용하기도 한다.[29] 어떤 방법이든지, 훈련은 환자의 능력 안에서 적절하게 시작해야 하며 신중하게 진행되어야 한다. 예를 들어, 경추 굴곡근 근력 훈련을 위해 머리의 무게와 중력을 사용하는 경우, 중력의 부하를 줄이기 위해 베게 두 개 혹은 충분한 수건을 사용해 머리를 지지한 상태에서 운동을 시작한다. 머리를 들어올리기에 앞서 지지면에서 머리 무게를 없애기 위해 두경부를 굴곡한 후에 경추를 굴곡시켜야 하며 두경부 굴곡 자세는 운동 전체를 통해 지속되어야만 한다(그림 14.8). 환자들은 1-2초 유지하는 것을 5번 반복하는 한 세트의 동작으로 시작하며, 환자가 호전되는 것에 따라 점차적으로 반복하는 횟수를 증가시킨다. 기대되는 훈련 효과에 따라

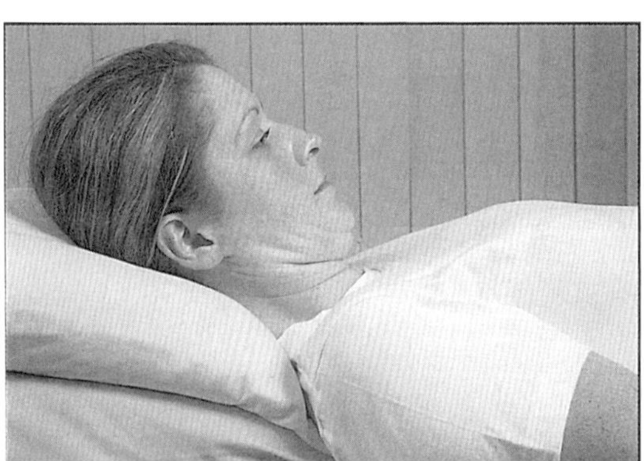

그림 14.8 | 경추 굴곡근에 대한 근력 훈련은 베게 두개로 지지하는 것에서부터 시작한다. 흉쇄유돌근이 주로 작동하게 되면서 두경부가 신장되지 않도록 주의를 기울인다.

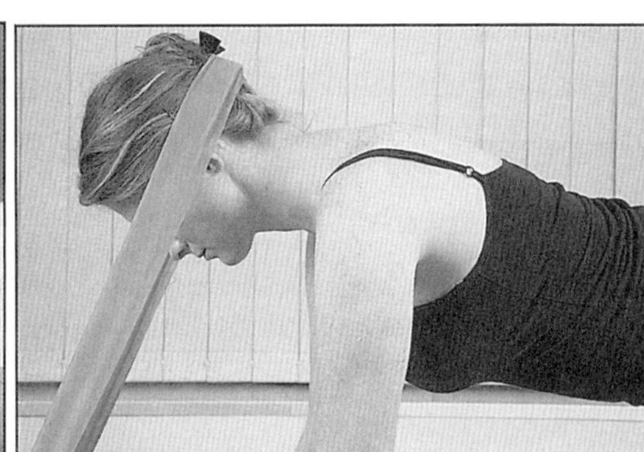

그림 14.9 | 세라밴드를 사용한 경추 신전근의 근력 훈련. 필요한 만큼 밴드의 강도를 증가시켜 운동을 진행할 수 있다.

서, 반복하는 횟수나 세트의 수를 운동에 대한 환자의 반응이 허용하는 만큼 증가시키거나 혹은 자세를 유지하는 시간을 늘림으로써 지구력 요소를 포함시킬 수도 있다. 마지막에는 베게 하나를 사용하여 운동을 진행할 수도 있다. 편평한 바닥에서 머리를 들어 올리는 것은 종종 너무 어렵기 때문에 일반적으로 이 정도가 많은 환자들에게 적당하다.

신장력은 누워서 훈련하거나 혹은 세라밴드(그림 14.9)와 같은 저항 밴드나 체중에 대항하여 무릎 꿇고 엎드린 자세/팔꿈치로 지탱하면서 엎드린 자세로 훈련한다. 여기에 초기 훈련 단계에서 능동적 자율 운동으로 실시되었던 이전의 경추 신전 운동에 저항을 주면서 진행할 수 있다. 또한, 근력과 지구력 훈련은 환자들의 여가, 업무, 운동 능력에 필요한 수준에 맞춰 실시된다.

일부 환자들은 일반적인 건강을 위해 체육관 프로그램에 참여하기도 한다. 이 때 환자들이 유산소 혹은 웨이트 트레이닝 프로그램에서 하고 있는 운동 프로그램에 대해 질문하는 것은 중요하다. 운동이 자세 위치, 움직임, 부하의 측면에서 목과 축견갑 부위에 미치는 영향을 분석해야 한다. 운동이 경상완 부위에 해롭지 않고 유익하기 위해서는 조언과 조정이 자주 필요하다.

감각운동 조절 장애의 재활

목의 통증을 가진 환자들에서 고유수용감각의 결손, 안구 운동 조절의 장애, 자세 조절의 장애가 관찰된다(6장). 다음에 나오는 운동 방법은 감각운동 조절 장애에 관하여 현재 활동가능한 지식과 근거 자료를 바탕으로 하고 있다(5장과 6장). 운동은 위치 재위치 연습, 응시 안정, 안구 추시(eye follow), 눈-머리의 협응, 균형 운동으로 구성되어 있다. 운동 과제는 재활 프로그램의 첫 번째 혹은 두 번째 치료 세션에서 일찍 시작할 수도 있다. 일시적으로 현훈 증상이 악화되는 것은 감수해야 할 필요도 있지만 운동은 통증 혹은 다른 증상을 만들어 내거나 악화시키지 않도록 시행되어야 한다. 흥미롭게도 임상의들은 급성 교통사고 후유증에서 발생할 수 있는 심각한 목의 통증 증후군을 가진 환자들을 때때로 만날 수도 있으며 이때 환자들의 통증 상태로 인해 치료 초기 단계에서 관절과 근육계에 대한 운동 치료를 축소할 수도 있다. 하지만 목을 움직이지 않는 안구 추시 혹은 균형과 같은 운동들은 능동적 재활 프로그램을 시작하는데 사용될 수 있다.

운동 프로그램의 요소들은 임상적으로 평가된 장애 수준에 따라 구성된다. 임상의는 경추의 운동 감각, 안구 움직임 조절, 균형에 대한 각각의 이학적 검사 결과와 증상을 바탕으로 어떤 운동이 장애를 개선시키는데 가장 효과적인지를 결정한다(12장). 환자가 각각의 영역에서 감각운동 조절의 장애를 나타난다면, 초진 시에는 각각의 영역에 대하여 한 개 혹은 두 개의 운동이 가장 적합할 것이다. 운동은 하루에 두세 번 실시하며, 점차적으로 난이도와 운동 시간을 늘려 나간다.

경추의 관절 위치 감각 훈련

경추의 관절 위치 감각은 환자가 머리를 자연스런 자세나 범위 내에서 미리 예정된 위치로 재위치 시키는 것으로 훈련한다. 모든 움직임의 방향, 경추의 굴곡, 신전, 회전, 측굴은 몇 가지 과제를 통해 두경부에 특별히 중점을 두어 훈련을 진행한다. 처음에 환자들은 눈을 뜬 상태에서 연습을 하고, 이후에 눈을 감고 연습을 하는데 항상 올바른 자세 위치를 유지하면서 앉아 있어야 한다. 동작 수행에 대한 피드백은 정확성을 키우기 위해 필수적이다. 이것은 환자의 자연스런 머리 자세와 목표 위치를 벽에 그려진 점을 기준으로 하여 나란하게 하고 이 위치로 다시 돌아가는 정확도를 시각적으로 체크하는 것이다. 하지만, 정확도를 나타내기 위해서는 레이저 포인터나 연필형 토치(pencil torch)를 사용하는 것이 훨씬 더 정밀하고 효과적이다. 평가를 목적으로 헤어밴드에 레이저 혹은 볼펜형 토치를 붙인 상태로 훈련을 하는데 이는 집에서도 쉽게 만들어 사용할 수 있다. 환자는 벽에서 1 미터의 거리에 위치하고 머리의 자연스런 자세 위치를 가리키는 점을 표시하거나 레이저 포인터나 토치 광선의 중심을 벽 위의 한 점과 일치시킨다. 앞서 언급한 대로, 움직임 이후에 이 점으로 재위치하는 연습을 처음에는 눈을 뜬 상태로 하고, 이후에는 눈을 감은 채로 연습을 진행한다. 환자들은 재위치하는 정확도를 체크한다. 이것은 집에서 사용하기에 간단하면서도 저렴한 도구이며 훈련의 정밀도를 향상시키는데 중요한 역할을 한다. 또한 피드백은 환자에게 중요한 동기를 제공하고 치료에 대한 순응도를 향상시킨다.

관절 위치 감각은 더 높은 수준의 기술을 이용하여 훈련할 수 있다. 눈을 뜬 상태로 일정 속도와 거리에서 움직이는 목표물을 따라가다가 다음에는 눈을 감고 동일한 속도와 거리로 따라가는 것이다. 다시 눈을 떠서 동작 수행을 확인하여 피드백을 제공한다. 레이저 혹은 토치 광선은 벽에 숫자 8자와 같은 복잡한 패턴을 그리는데 사용된다. 이 운동은 특히 두경부 움직임을 강조한다. 이 과제는 속도를 변화시키고 편위된 운동으로 진행할 수도 있다. 가상 현실 기술이 진보하게 되고 점차 일반 대중들이 여기에 접근하게 되면서 미래에는 동작 수행에 대하여 훨씬 더 강력한 시각적, 청각적인 움직임 피드백을 사용할 수 있는 기회가 제공될 수 있을 것이다.

운동감각 훈련은 다른 운동들에 포함하여 실시할 수도 있다. 예를 들어 두경부 굴곡근 훈련을 하는 동안 시각적 피드백을 사용하거나 사용하지 않고 동일하지 않은 압력 수준에 도달하는 목표로 연습하는 예는 앞에서 소개한 바 있다. 다른 방법도 있다. 움직임 패턴에 대한 피드백을 제공하기 위해 능동적 가동범위 운동 및 근신경 조절 운동을 수행하는 동안 레이저 혹은 토치가 있는 헤어밴드를 착용할 수도 있다. 예를 들면, 두경부 굴곡 동작을 훈련할 때, 올바르게 끄덕이는 동작이 이루어지면 불빛이 아크를 그리겠지만 만약 환자가 부적절하게 뒤로 당기는 동작으로 대신한다면, 빛의 움직임은 거의 보이지 않을 것이며, 이는 환자에게 이런 잘못된 움직임 패턴임을 알려주는 것이다. 비슷하게, 무릎 꿇고 엎드린 자세로 두경부 회전 연습을 하는데 빛이 앞뒤로 직선 형태를 이루는 것은 경추의 중립을 유지하면서 회전이 이루어졌다는 것을 알려준다. 환자가 올바른 움직임과 경추의 위치를 유지할 수 없다면, 선에서 벗어난 불빛을 보게 될 것이고 미세한 부분까지 운동을 교정할 수 있을 것이다.

안구 운동의 훈련

안구 운동 조절에 대한 운동 프로그램은 개별 환자마다 다르게 진행되며 이학적 검진을 통해 안구운동을 평가하여 환자가 나타내는 움직임 정도를 바탕으로 한다. 운동은 꽤 간단해 보이지만 현훈, 두통, 목의 통증과 같은 증상을 상당히 악화시킬 수도 있다. 현훈이 발생하는 지점에서 운동을 연습할 수는 있지만 통증을 자극해서는 안 된다. 현훈, 어찔어찔함, 통증이 있는 일부 환자에서는 누워있는 자세로 시작할 필요가 있으며, 이후에 앉거나 서 있는 자세로 진행한다. 반대로 말하면, 어떤 운동이 증상을 악화시킬 경우, 환자의 자세는 좀 더 안정적인 자세로 바꾸어야 하는데 예를 들면 앉은 자세에서 눕는 자세로 변경하거나 반복하는 횟수 혹은 속도를 감소시키는 것 등이다.

고정된 머리에서 안구 추시

일반적으로 안구 추시를 재교육할 때는 환자가 앉은 자세에서 시작하지만 두드러지게 나타나는 증상을 가진 일부 환자들은 똑바로 누운 자세에서 운동을 시작할 수도 있다. 환자는 모든 운동에서 머리를 정지한 상태를 유지하며, 오직 눈만 목표물을 따라서 움직인다. 임상의(혹은 집에서 연습하는 환자들)는 펜이나 다른 적당한 물건을 들고 좌우 상하로 움직인다(그림 14.10). 안구 추시 초기에는 환자들이 통증이나 현훈 증상이 지속되지 않는 상태로 물체를 응시하는데 집중하고 조절할 수 있는 편안한 속도로 수행한다. 예를 들어, 운동에 대한 초기 반응을 평가하기 위하여 10초간 응시하는 연습을 하루에 5번 정도로 시작하는 것이 좋다. 시간은 30초 동안 목표를 응시할 수 있을 때까지 빠르게 증가시킬 수 있다.
처음에는 과제를 쉽게 증상이 허용하는 범위에서 운동을 진행할 수 있는 몇 가지 방법이 있다. 원활추종 목 비틀림 검사(smooth-pursuit neck torsion test)의 원리(6장)와 비슷하게 체간부를 미리 회전시킨 자세(최대 45°)에서 안구 추시 운동을 수행할 수 있다. 또한 안구 추시의 속도를 증가시킬 수 있고 서 있는 자세에서의 운동으로 진행할 수 있다. 환자가 좋아지면, 무작위적인 안구 위치에서 물체의 움직임을 순간적 혹은 빠르게 편위시키는 방식으로 시도해 볼 수도 있다. 이후에는 운동감각 조절을 위하여 균형 운동과 결합되어 운동을 시행할 수도 있다.

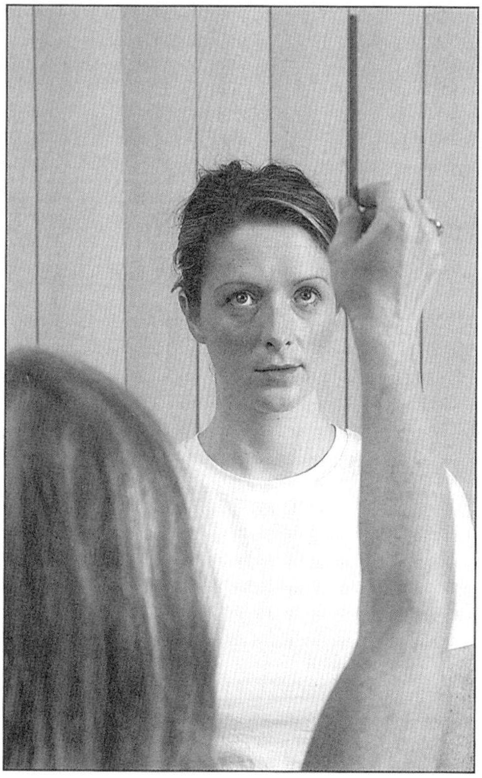

그림 14.10 | 환자는 위와 아래 방향으로 안구 추시를 연습한다.

머리 움직임에 따른 응시 고정

이 운동을 할 때 환자는 머리를 움직이는 동안 목표 지점에 시선을 고정하도록 집중한다. 훈련은 이 운동을 조심스럽게 할 수 있을 정도의 환자들에서 똑바로 누운 자세로 시작할 수 있다. 이 과정에서는 천장의 한 점에 시선을 고정한 상태로 머리를 임상의가 수동적으로 혹은 환자가 능동적으로 움직일 수 있다. 그러한 초기 훈련은 수기 치료법이나 두경부 굴곡 움직임 훈련과 쉽게 통합될 수 있다.

응시 고정 훈련은 일반적으로 앉은 자세로 시작하거나 혹은 이 자세를 하고 나서 기립 자세로 빠르게 진행한다. 환자는 모든 능동적 움직임 방향에서 머리를 움직이는 동안 시선을 목표물에 고정한다. 임상의는 환자가 목표물을 응시하는 동안 수동적으로 체간을 움직이게 할 수 있다. 모든 응시 고정 과제는 주변 시야를 제한함으로써 좀 더 난이도를 높여서 진행할 수도 있다. 주변 시야를 제한하기 위해 수경(swimming goggles)을 검게 하고 양쪽의 중심 부위만 조그맣게 투명한 상태로 남겨서 사용한다.

고정 응시 운동을 진행할 수 있는 다른 몇 가지 전략들이 있다. 여기에는 머리 움직임의 속도와 범위를 증가시키는 것, 목표물의 배경에 복잡한 패턴(예를 들면, 줄무늬 혹은 체크 무늬)을 추가하는 것 혹은 단지 한 점에 초점을 유지하기보다 단어를 초점으로 사용하는 것 등을 포함한다. 후자는 환자가 컴퓨터(예를 들면, 파워포인트 프레젠테이션)를 사용하여 쉽게 만들어 집에서 사용할 수 있으며 혹은 인쇄된 종이를 집에 있는 냉장고나 알림판에 붙여서 사용할 수도 있다. 기능적 활동을 하는 동안, 예를 들면 교차로에 접근하면서 앞에 있는 다른 차를 바라보거나, 쇼핑 복도를 걸어가면서 선반 위의 어떤 물건을 찾는 경우에 환자는 시선을 고정할 수 있어야 한다. 따라서 시선 고정은 다양한 환경, 예를 들면 치료용 공(therapy ball)이나 흔들리는 판과 같은 불안정한 면에 앉아 있거나 혹은 두 발의 발꿈치-발끝 자세(heel-toe position)로 불안정한 지지대에 서 있는 상태에서 연습을 할 수도 있다. 최종적으로 응시 고정은 걷거나 머리를 돌리면서 연습할 수 있어야 한다(그림 14.11).

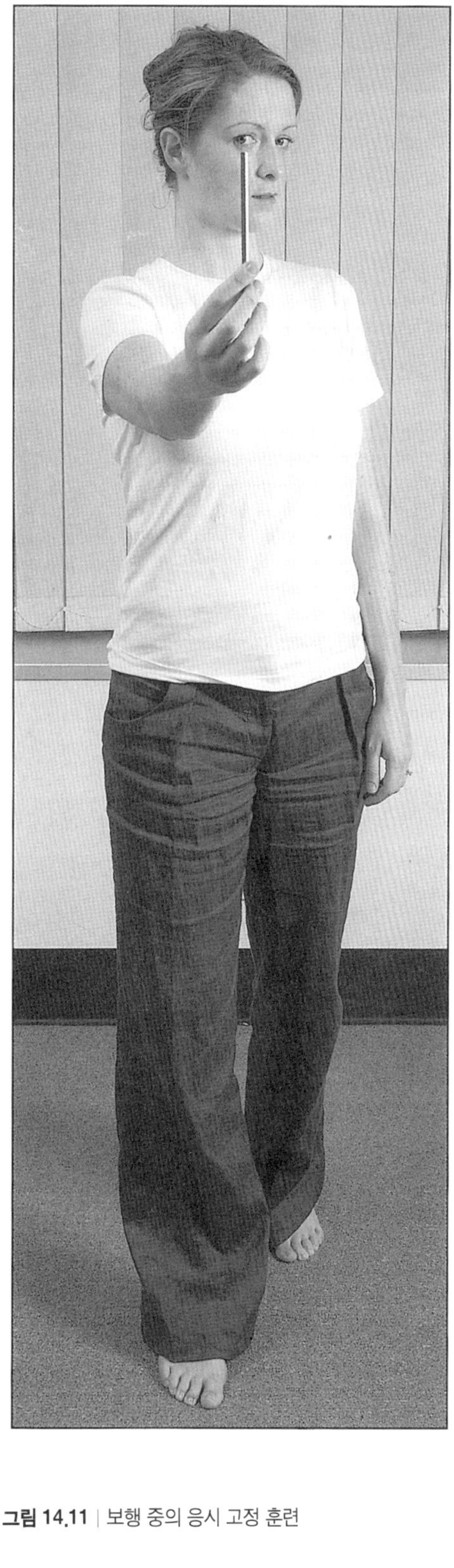

그림 14.11 | 보행 중의 응시 고정 훈련

눈-머리 협응 운동

눈-머리 협응 운동은 앉거나 서 있는 자세에서 수행한다. 환자의 눈과 머리를 위, 아래는 물론 좌우의 동일한 방향으로 돌리는 것으로 시작한다. 이러한 눈-머리 협응은 치료와 검사의 모든 능동적 움직임 동작에서 강조된다. 두 번째 운동은 환자가 우선 눈을 목표물로 향하고 머리를 끌어오는 훈련을 하는데 이때 눈은 목표물에 확실히 초점을 고정시켜야 한다. 좀 더 진행되면, 눈이 먼저 움직이고 나서 머리가 움직여서 수직 혹은 수평으로 위치한 두 개의 목표물 사이를 주시한다. 환자는 주변 시야를 제한한 상태에서 천천히 움직이는 목표물을 따라 능동적으로 목의 회전을 연습할 수도 있다. 마지막으로 환자는 좌우측 방향 모두에서 눈과 머리를 서로 반대 방향으로 돌리는 연습을 한다.

다른 안구 운동과 마찬가지로, 눈-머리 협응 운동에서 운동의 속도와 범위를 늘리거나, 목표물의 배경에 복잡한 패턴을 추가하거나 혹은 단지 점에 초점을 유지하기보다는 단어를 초점으로 사용하는 것으로 진행할 수 있다. 운동감각 협응을 좀 더 향상시키기 위해 균형 운동과 함께 운동을 시행할 수도 있다.

균형 훈련

균형 훈련은 목의 통증을 가진 환자를 위한 감각운동 조절 프로그램의 세 번째 구성 요소이다. 균형 훈련 과제를 환자가 실패했거나 어려움이 있었던 수준에서 다시 한번 시작한다. 이는 편안한 상태이거나 좁은 바닥 또는 두발 혹은 한발로 선 상태가 될 수도 있다. 환자는 30초 동안 꾸준하게 균형을 유지할 수 있을 때까지 그 정도 수준에서 훈련을 한다. 목의 통증을 가진 환자에서 하는 균형 훈련의 상태는 다른 근골격계 혹은 신경 질환을 가진 환자들과 비슷해서 눈을 뜨고, 감는 것에서 시작하여 스펀지나 불안정한 바닥처럼 여러 가지 바닥에서 서는 것까지 진행한다. 또는 어떤 환자에게는 선택적으로 트램펄린이나 흔들리는 판에서 하는 운동을 적용하는 것도 좋다.

경추 질환이 있는 노인이나 일부 교통사고 환자에서 나타나는 뚜렷한 균형 장애가 보이는 사람들이 집에서 훈련을 할 때에는 환자의 안전에 각별히 유의해야만 한다. 필요하다면 균형을 쉽게 잡을 수 있는 집안의 구석에서 균형 훈련을 할 수도 있다.

균형 훈련은 재활 마지막 단계에서 다양한 환경이나 과제를 추가하여 진행할 수 있다. 재위치 훈련이나 안구운동 연습을 균형 운동에 추가할 수 있다. 손을 뻗거나 보행하는 것과 같은 좀 더 기능적인 과제가 추가될 수도 있으며 외부적인 동요를 줌으로써 안정성의 한계를 시험해 볼 수도 있다. 환자들은 머리를 다양한 방향으로 움직이거나 보행 방향과 속도를 유지하면서 앞, 뒤, 옆으로 보행하는 것과 같은 과제로 난이도를 좀 더 높일 수도 있다. 보행 범위를 넓히고 목의 움직임과 걷는 속도를 증가시키면서 진행해 나간다.

총론

운동은 경추 질환 환자를 치료하는데 필수적인 부분이며 13장에서 기술된 다각적인 치료적 접근법의 다른 요소들과 통합된다. 언급된 운동 프로그램은 세 가지 기본 단계를 통해 진행되는 단계별 프로그램이다. 임상의는 환자들에게 프로그램을 "팔고(sell)", 장애(impairments)를 설명하면서, 무엇보다 참여도를 높이기 위해 수행 능력이 향상되는 것에 대한 피드백을 제공해야 한다. 또한 치료의 초기 세션에서 운동을 시작하는 것은 운동이 통증에 미치는 긍정적인 효과를 설명해주는 것뿐만이 아니라 운동에서 환자가 중요한 위치를 차지한다는 것을 알려준다. 운동 프로그램은 지속적인 평가 과정에서 나타나는 변화에 따라서 지속적으로 진행되어야 하며, 집에서 하는 프로그램도 규칙적으로 재고되고 수정되어야 한다.

운동이 얼마나 오래 지속하여야 하는지에 대해 환자와 임상의는 모두 규칙적으로 질문을 던져야 한다. 이것은 어려운 질문이며 현 시점에서 과학적으로 답변하기는 불가능하다. 일부에서는 근육과 감각운동 조절이 적당히 재활된다면 정상 동작이 회복되어 적절한 기능을 유지할 수 있어서 더 이상의 정규 운동은 필요하지 않게 되기를 바랄 것이다. 실제로 이는 목의 통증을 한 차례만 보이고 재발이 없었던 환자의 40%에서 나타날 수 있다. 다행스럽게도 연구를 통해 제공되는 운동 치료에 대한 기초에 근거하면 이러한 비율은 증가할 수 있다는 것이다. 하지만 활동성의 퇴행 과정인 척추후관절의 원발성 골관절염, 뚜렷한 외상이 있거나 또는 지속적으로 경추 근골격계에 긴장을 주는 작업 환경을 가지고 있는 환자의 경우에서 근육계와 신경 조절에 기저 병리가 미치는 영향을 억제 혹은 촉진하기 위해서는 운동이 지속적으로 필요한 것이 사실이다.

이러한 프로그램은 환자가 운동을 장시간 지속해야 한다면 실질적이어야 하며 운동은 일상적인 습관 혹은 동작과 연계되어야 한다. 예를 들면, 일을 할 때 심부 경추 근육이나 견갑대 근육을 촉진하는 자세 교정 운동을 지속하는 습관을 들이는 것은 좋은 일이다. 환자가 보행을 마친 후에 체육관 프로그램 혹은 정리 운동에 속하는 몇 가지 선택적인 목 운동을 하는 것도 일부 환자들에게는 좋을 수 있다. 환자가 재활 프로그램에서 수행하는 중요한 운동 동작을 매주 자가 체크하게 되면 원하는 수준으로 근육을 유지하기 위해서 프로그램을 한 주 혹은 두 주 정도 해야 할 필요성을 알게 될 것이다. 중요한 것은, 목의 뻣뻣함, 쑤심, 통증과 같은 어떠한 증상이라도 나타나게 된다면 이는 운동 프로그램을 즉시 다시 시작해야 함을 알려주는 것이다. 이런 치료 전략은 환자와 함께 논의하여야 하며 환자는 목의 통증이 재발하지 않도록 프로그램을 지속하는데 가장 효율적인 시간과 움직임을 결정해야 한다.

참고문헌

1. *O' Leary S, Jull G, Kim M, et al.* Craniocervical flexor muscle impairment at maximal, moderate, and low loads is a feature of neck pain. Man Ther 2007;12:34-39.
2. *Gandevia SC.* Spinal and supraspinal factors in human muscle fatigue. Physiol Rev 2001;81: 1725-1789.
3. *Chiu T, Law E, Chiu T.* Performance of the craniocervical flexion test in subjects with and without chronic neck pain. J Orthop Sports Phys Ther 2005;35:567-571.
4. *Jull G, Barrett C, Magee R, et al.* Further characterisation of muscle dysfunction in cervical headache. Cephalalgia 1999;19:179-185.
5. *Jull GA.* Deep cervical neck flexor dysfunction in whiplash. J Musculoskel Pain 2000;8:143-154.
6. *Jull G, Kristjansson E, Dall' Alba P.* Impairment in the cervical flexors: a comparison of whiplash and insidious onset neck pain patients. Man Ther 2004;9:89-94.
7. *Jull G, Trott P, Potter H, et al.* A randomized controlled trial of exercise and manipulative therapy for cervicogenic headache. Spine 2002;27:1835-1843.
8. *Jull G, Falla D, Treleaven J, et al.* Retraining cervical joint position sense: the effect of two exercise regimes. J Orthop Res 2007;25:404-412.
9. *Jull G, Sterling M, Kenardy J, et al.* Does the presence of sensory hypersensitivity influence outcomes of physical rehabilitation for chronic whiplash? A preliminary RCT. Pain 2007;129:28-34.
10. *Janda V.* Muscle and cervicogenic pain syndromes. In: Grant RE (ed) Physical Therapy for the Cervical and the Thoracic Spine. New York: Churchill Livingstone, 1988:153-166.
11. *Janda V.* Muscles and motor control in cervicogenic disorders: assessment and management. In: Grant R (ed) Physical Therapy of the Cervical and Thoracic Spine, 2nd edn. New York: Churchill Livingstone, 1994:195-216.
12. *McDonnell M, Sahrmann S, Dillen LV.* A specific exercise program and modification of postural alignment for treatment of cervicogenic headache: a case report. J Orthop Sports Phys Ther 2005;35:3-15.
13. *Petersen S.* Articular and muscular impairments in cervicogenic headache: a case report. J Orthop Sports Phys Ther 2003;33:21-30.
14. *Szeto G, Straker L, Raine S.* A field comparison of neck and shoulder postures in symptomatic and asymptomatic office workers. Appl Ergon 2002;33:75-84.
15. *Behrsin JF, Maguire K.* Levator scapulae action during shoulder movement. A possible mechanism of shoulder pain of cervical origin. Aust J Physiother 1986;32:101-106.
16. *Falla D, Farina D.* Muscle fiber conduction velocity of the upper trapezius muscle during dynamic contraction of the upper limb in patients with chronic neck pain. Pain 2005;116:138-145.
17. *Mottram S.* Dynamic stability of the scapula. Man Ther 1997;2:123-131.
18. *Falla D, Jull G, Russell T, et al.* Effect of neck exercise on sitting posture in patients with chronic

neck pain. Phys Ther 2007;84:408-417.

19. *Falla D, O'Leary S, Fagan A, et al.* Recruitment of the deep cervical flexor muscles during a postural correction exercise performed in sitting. Man Ther 2007;12:139-152.

20. *Fountain FP, Minear WL, Allison PD.* Function of longus colli and longissimus cervicis muscles in man. Arch Phys Med Rehabil 1966;47:665-669.

21. *Jull G.* Cervical flexor muscle retraining: physiological mechanisms of efficacy. In: Cairns M, Comerford M, Gibbons S et al (eds). Kinetic Control and Manipulation Association of Charted Physiotherapists: pp L01.

22. *O'Leary S, Jull G, Kim M, et al.* Specificity in retraining craniocervical flexor muscle performance. J Sports Phys Ther 2007;37:3-9.

23. *Conley MS, Stone MH, Nimmons M, et al.* Resistance training and human cervical muscle recruitment plasticity. J Appl Physiol 1997;83:2105-2111.

24. *Mayoux-Benhamou MA, Revel M, Vallee C.* Selective electromyography of dorsal neck muscles in humans. Exp Brain Res 1997;113:353-360.

25. *Conley MS, Meyer RA, Bloomberg JJ, et al.* Noninvasive analysis of human neck muscle function. Spine 1995;20:2505-2512.

26. *Treleaven J, Jull G, Atkinson L.* Cervical musculoskeletal dysfunction in post-concussional headache. Cephalalgia 1994;14:273-279.

27. *Zito G, Jull G, Story I.* Clinical tests of musculoskeletal dysfunction in the diagnosis of cervicogenic headache. Man Ther 2006;11:118-129.

28. *Burnett A, Naumann F, Price R, et al.* A comparison of training methods to increase neck muscle strength. Work 2005;25:205-210.

29. *O'Leary S, Vicenzino B, Jull G.* A new method of isometric dynamometry for the craniocervical flexors. Phys Ther 2005;85:556-564.

30. *Cagnie B, Danneels L, Cools A, et al.* The influence of breathing type, expiration and cervical posture on the performance of the craniocervical flexion test in healthy subjects. Man Ther 2008; in press.

SECTION FIVE Conclusion

CHAPTER

15

Future Directions

앞으로 나아갈 길

특히 과거 10-20년 동안은 경추 질환에 대한 연구의 발전 및 이로 인한 지식의 축적이 급격히 이루어진 시기였다. 결과적으로 임상의들은 현재의 근거를 기반으로 하여 여러 가지 경추 질환을 가진 환자를 대상으로 진단과 치료 방법의 선택 모두에서 좀 더 많은 정보를 가지고 의사결정을 할 수 있게 되었다. 중요한 것은 건강 관리의 기풍에서 변화가 생겼고, 일반적인 건강 관리가 더욱 환자 중심적이 되었다는 것이다. 환자는 치료에서 그리고 목표를 설정하는데 있어서 능동적인 참여자가 되었다.

이 책에서 언급한 바와 같이 경추 질환의 치료에 있어서 보존적인 접근 방법이 진보하고 있으며 더욱 이성적인 근거를 갖추어가고 있다는 것은 의심의 여지가 없다. 그럼에도 불구하고 다음 10년 동안 근골격계에 관한 지식에서 임상 및 기초 과학 양쪽에서 확실히 더욱 많은 진보를 보게 될 것이며 이는 경추의 근골격계 질환에 대한 치료를 더욱 향상시킬 것이다. 목 통증에 대한 궁극적인 목표는 예방하거나 적어도 가장 적합한 방법으로 치료하여 만성으로 이행하지 않거나 통증이 재발하지 않도록 하는 것에 있다. 그러므로 미래에 임상의와 연구자들 모두가 필요로 하는 여러 분야의 작업들의 몇 가지 예를 들면서 이 책을 마치는 것이 적합한 일일 것이다.

물리치료에 대하여 잘 반응하는 사람과 반응하지 않는 사람을 알아내기

미래의 연구에서 가장 시급한 분야는 목 질환이 있는 사람 중에서 보존적인 물리치료에 잘 반응하는 사람과 부분적으로 반응하는 사람과 반응하지 않는 사람을 알아내는 것이다. 이는 치료에 돈을 내는 사람뿐만이 아니라 환자와 임상의에게 모두 공정한 일이다. 잘 반응하는 사람과 잘 반응하지 않는 사람을 인식하는 것은 회복에 관한 예후 인자는 물론 목 질환에 대하여 적합한 분류와 하위분류 체계를 가지고 있는가와 밀접한 관련이 있다.

한 가지 확실한 것은 경추성 두통, 교통사고 상해 증후군, 경상완통, 작업 관련 목 통증, 비특이성 목 통증 같은 최근의 광범위한 분류 내에서도 경추 질환을 가지고 있는 사람의 임상 양상에 있어 이질성이 존재한다는 것이다. 이러한 이질성은 잠재적인 병리, 통증 기전, 운동감각 기능의 변화라는 병태생리적인 과정, 관련된 심리사회적인 영향에서의 차이점을 반영하는 것으로 보인다. 물리치료 및 예후을 위해 필요한 정보를 제공하던 제공하지 않던지간에, 어떠한 하위분류 체계라도 치료 알고리즘 속에 이러한 요소들의 조합을 고려해야 할 것이라고 생각된다. 이러한 알고리즘은 환자 중심의 치료 계획에서 요구되듯이 필연적으로 다른 건강법, 작업장, 건강 보험, 다른 인적 자원의 역할과 유입을 포함할 것이다.

그 동안 물리치료사들은 환자에게 적합한 치료 유형을 더 능숙하게 선택하거나 예후 및 치료 결과를 예상하기 위하여, 치료 방법론에 대한 반응을 비롯하여 임상적인 증상과 운동 양상의 제시라든지, 감각, 운동, 심리사회적 체계에서의 병태생리학적인 과정 등에 대하여 연구를 수행하여 왔다.[1-6] 병태생리학적인 면을 고려할 때 교통사고 상해 증후군에서는 괄목할만한 진보가 이루어지고 있다.[5,6] 그러나 경추성 두통, 비특이적 목 통증, 경상완통과 같은 다른 질환에 있어 물리치료적인 관점에서 이루어진 진보는 빈약한 실정이다. 현재의 지식은 향후 필요한 작업의 방향을 설정하는데 도움이 될 수 있다.

더 많은 작업이 시급히 필요한 도전 분야에는 예를 들어 뚜렷한 또는 미묘한 신경병성 통증이 존재하는 상태와 통증의 신경생물학적 과정에서 변화가 존재하는 상태에서의 물리치료의 역할 등이 포함된다. 물리치료에 반응을 보이는 사람이 가지고 있는 특성은 고사하고 경추 신경근증에 대한 물리치료의 유효성에 대해서도 확고한 근거가 거의 없다. 적어도 만성 교통사고 상해 증후군 환자의 치료에 있어서만큼은 몇몇 유형의 감각 장애의 존재가 미치는 영향에 대한 몇 가지의 기초적인 근거가 존재할 뿐이다. 기계적 통각과민만을 가진 환자들이 치료에 잘 반응하는 것에 비해 냉각을 포함하여 기계적 자극에 대한 광범위한 과민이 있는 환자는 다중물리치료에 덜 반응한다.[7] 수기치료나 특수운동 같이 물리요법 단독치료에 의한 통증 완화는 광범위하고 다발성의 감각 이상을 가진 특수한 통증 증후군 환자에 있어서의 신경생물학적인 과정을 성공적으로 다루지 못할 수도 있다. 이러한 기초적인 소견에 타당성을 부여하고 환자들의 재활에 있어 물리치료의 역할에 대해 더 깊이 이해하기 위해서는 중추신경계에서 증폭된 통증 과정의 존재가 물리치료의 결과에 미치는 영향에 대한 계속적인 탐색이 필요하다. 확실히, 근골격계 기능의 재활을 위한 좀 더 나은 환경을 제공하기 위하여 우선 적절한 의학적 통증 치료를 강조하면서 다면적인 치료를 제공할 필요성을 나타내는 신호들이 존재한다.

물리치료에 대해 반응을 보이는 사람과 반응을 보이지 않는 사람을 구별하려 하는 과정에서 통증의 급성, 혹은 만성 혹은 강도와 같은 특성보다는 통증의 과정을 조사하고 이해하려는 미래의 연구 방향에 대해 향후 더 많은 지원이 있을 것이다. 예를 들어, 18-60세의 연령대를 가진 경추성 두통 환자의 치료에 관한 임상시험에서 환자의 나이, 두통의 강도 및 만성도는 치료결과를 예상할 수 있는 요인이 아니며, 이러한 요소들이 물리치료를 통해 두통이 완화되는 것에 영향을 미치지 못한다는 것이 밝혀졌다.[4] 그럼에도 불구하고 Hoving 등[8]은 일차진료를 의뢰한 18-70세의 목 통증 환자 집단을 연구하면서 고령과 특히, 요통 수반의 여부는 예후인자이지만 예측능력은 매우 약하다고 하였다. 경추성 두통에 대한 우리의 소견과 마찬가지로 그들은 병력, 목 통증 및 장애 정도, 통상적이면서 어느 정도 피상적인 이학적 검사는 예후를 예측하는데 도움이 되지 못한다는 것을 밝혔다.

우리 생각에, 이러한 몇몇 예들은 더 좋은 예후인자를 알기 위해 감각, 운동, 심리사회적인 체계 내에서의 병태생리적인 과정은 물론 목 통증 질환에서의 이들의 상호작용에 대해 좀 더 심화된 조사를 할 필요성을 나타낸다고 보여진다. 이는 결과적으로 보존적인 물리치료에 대해 잠재적으로 잘 반응하는 사람과 잘 반응하지 않는 사람에 대하여 더 잘 알 수 있을 것이기 때문에 연관된 치료 방법의 종류에 관해서 더 나은 정보를 제공해 줄 수 있을 것이다.

치료방법의 생리적 효과

우리는 이 책에서 경추 근골격계 질환에서 나타날 수 있는 병태생리학적인, 특히 운동 조절 및 감각운동 기능에서의 변화를 설명하였다. 우리는 모델로서 경추 굴곡근을 이용한 운동의 생리적 유효성에 대한 몇몇 초기 연구를 수행하고 보고하였으며(4장) 실제로 감각운동 기능에서 생리학적 변화를 야기하려 한다면 특정한 운동을 수행해야 할 필요가 있다는 사례를 발표하였다. 그러나 이러한 유형의 연구는 특히 경추 근골격계에 대한 저부하 훈련의 생리적 효과를 연구한 것으로서 아직 걸음마 단계이다. 대답해야 할 많은 질문들과 검사해야 할 많은 근육과 기능들이 여전히 존재한다. 예를 들어 우리는 많은 환자에게서 특수한 저부하의 두개부 굴곡(craniocervical flexion) 훈련을 통해 작은 변화를 일으켜 심부 경추 굴곡근의 활성화 속도를 빠르게 할 수 있다는 것을 안다. 그렇지만 우리는 변화가 나타나지 않는 환자들의 특성에 대해서는 아는 것이 없다.[9] 우리는 목 통증이 없는 대상에서 관찰되는 것처럼 심부 경추 굴곡근의 앞먹임(feedforward, 역자 주: 제어계에 변화가 보이기 전에 필요한 정정 동작을 행하는 제어) 활성화가 재설정될 수 있는지 그리고 그러한 변화를 일으키기 위해서 이러한 유형의 운동이 어느 정도나 필요한지 알지 못한다. 또 우리는 목 근육의 앞먹임(feedforward) 조절을 증진시키거나 재설정하는 것이 통증의 재발을 방지한다는 너무나 중요한 목적과 얼마나 관계가 있는지도 잘 모른다.

근육계에 관해서는 도수치료의 생리적 효과에 대해 그리고 실제로 우리가 경추부의 도수 척추 검사를 할 때 얻을 수 있는 것이 무엇인지에 대해 심도 있는 이해를 할 필요가 있다. 논문 중에는 인식되는 운동과 도수 검사에 대한 통증 반응에 대해 매우 애매한 결과를 나타낸 검사자 신뢰도 연구가 많다. 그러니 이러한 검사 방법은 그 검사 방법의 폐기를 주장할 수 있는 근거에도 불구하고 임상에서 계속해서 사용되고 있다. 도수검사 방법에 숙련된 임상의들은 경추의 도수 검사에서 분절 진단과 치료 방향 모두에 대한 값진 정보를 얻어낸다고 주장한다. 그러나 그 정보라는 것이 정확히 무엇을 말하는 것인가? 도수검사의 첫째 특징인 분절적인 순응(compliance)과 움직임에 기초한 결과는 과학적으로 옹호하기 힘들다. 임상의가 얻는 정보가 국소적인 유발성 도수 압력이 반사 근육 활성 상태의 감각(통증)계와 중추신경계에 가해지는 것 이상의 의미가 있는가? 도수검사의 진단적 지표를 이해하기 위해서는 이에 대해 더 세심하게 계획된 연구가 필요하다.

도수치료의 생리적 효과에 대해서는 그 동안의 수많은 연구가 있다. 예를 들어 도수치료 기법은 신경근 조절에 영향을 미치고[10-12], 일시적인 가소성 피질 변화를 야기하고[13], 감각계는 물론 교감신경계의 변화를 일으킨다고 알려져 있다.[12,14-17] 감각계와 교감신경계에서 측정된 효과는 도수치료 기법을 적용하면서 점진적으로 치료함에 따라 반복적으로 발생한다.[18] 도수치료가 기계적 자극에 대한 과민에 영향을 미친다는 몇몇 근거에도 불구하고 도수치료는 온도감각 과민에 대해 (최소한 열감 과민에서는) 영향을 미치지 않는 것으로 보인다.[12,16] 도수치료가 냉각 과민에 미치는 영향은 알려져 있지 않지만 열감 과민과 유사할 것이라고 생각해 볼 만하다. 이는 광범위한 기계적 자극에 대한 과민을 가진 만성 교통사고 상해 환자가 물리치료에 반응을 나타내는 이유와 이와는 반대로 광범위한 기계적인 자극에 대한 과민과 냉각 과민을 가진 자가 그다지 반응을 나타내지 않는 이유를 부분적으로 설명하고 있다.[7] 도수치료의 생리적 효과에 관한 향후의 연구에서는 도수치료의 작동 기전의 이해에 더 근접할 수 있을 것이다.

치료 기법

여러 기법의 생리적 효과는 물론 경추 근골격계 질환에서 여러 계통에서 나타나는 장애의 성격에 대해 점차 근거가 늘어나고 있다는 사실은 새로운 물리치료 방법론의 개발 또는 최소한 기존의 기법의 변형, 적용, 정밀화를 지시하고 있는 것이다. 이러한 진화는 연구와 연구가 서로 영향을 주고 받으면서 계속되어야 한다. 미래에는 물리치료를 현시대뿐만 아니라 미래까지 내다볼 수 있도록 하기 위해 새로운 근거들에 기초하여 평가와 치료에 대한 새로운 기법들의 발전과 인증을 보게 될 것이다.

연구결과들은 다중치료가 더 큰 효과가 있다고 지적하고 있다. 향후의 연구는 다중접근방법의 유용성을 향상시킬 것이라고 생각되고 있다. 경추 질환을 치료하기 위해 사용되는 여러 가지 기법들의 몇몇 생리적인 효과에서는 겹치는 부분이 쉽게 관찰된다. 이러한 기법들의 상호작용을 더 잘 이해하면 치료를 처방하는데 도움이 되며 다중접근방식의 유용성을 극대화하고 편리하면서 비용-효과적으로 치료를 시행하기 위해 기법들의 효과를 어떻게 하면 가장 잘 이용할 수 있는지에 대한 정보를 제공받을 수 있게 된다. 경추성 현훈과 경추 관절의 위치감각 장애는 그 예가 될 수 있다. 우리는 수기치료가 현훈, 통증, 관절의 위치 감각을 개선시킬 수 있다는 것을 안다.[19,20] 그리고 초기의 연구에서는 균형에서의 개선이 보였다.[21] 두개경추 굴곡근 재훈련[22]은 물론 재위치 기법, 눈-머리 협응, 응시 안정성[22,23]의 특수 프로토콜도 마찬가지로 증상과 관절의 위치감각을 개선시킬 수 있다. 우리는 연관된 체계의 일차적인 장애에 대해 각각의 치료방법이 가진 특정한 효과를 내기 위해 세 개의 치료방법을 모두 동시에 적용하는 것에 대해 이 책에서 옹호하였는데 이는 또한 사실상 다른 체계에 대하여 동시에 존재하는 효과를 가능한 한 이용하는 것이다. 그러나 이러한 방법을 사용하였을 때 세 가지 치료방법이 진짜 누적된 효과가 존재하는지 아니면 사실 세 가지 치료방법 중 한 개나 두 개가 똑같이 효과적인지에 대해서는 알려져 있지 않다. 그럼에도 불구하고 우리는 재위치 기법, 눈-머리 협응, 응시 안정성의 프로토콜이 두경부 굴곡 훈련[22]보다 회전 위에서 관절 위치 이상을 더 잘 개선시켰으며 재미있게도 경추성 두통 치료 시험에서 도수치료 및 특정 운동에 잘 반응하지 않는 사람을 예측할 수 있는 유일한 요소는 현훈 또는 어찔어찔함의 존재 여부였다는 것을 알게 되었다.[4] 재위치 기법, 눈-머리 협응, 응시 안정성 운동만의 프로그램이 시험 대상으로 포함되지는 않았기 때문에 더욱 특수한 훈련에 따라 결과는 달라질 수도 있었다고 생각할 수 있다. 그럼에도 불구하고 우리는 잘 모르며 경추성 현훈에 대한 다중접근방식의 필요성과 유용성을 충분히 이해하기 위해 더 많은 연구를 진행해야 할 필요가 있다.

경추성 현훈을 생각할 때 마지막 요점은 새로운 물리치료 방법의 개발과 다시 연관된다. 지금의 눈-머리 협응과 응시 안정성 운동 프로토콜은 전정기능이상과 같은 다른 질환을 위한 훈련 요법에서 나온 것이다. 비록 경추 질환에 대한 그 방법들의 적절성이 생리학적 기초에서 충분히 논증되었으며 경추성 두통에 대한 유용성이 입증되었음에도 불구하고 경추의 체성감각계에 대하여 더욱 특수성을 가지도록 디자인되거나 조정된 다른 운동이나 치료전략이 있을 수 있지 않겠는가하는 의문은 있을 수 있다.

다각적인 치료

복잡하지 않은 경추 질환을 나타내는 많은 환자는 일반적으로 개업의 혼자서도 매우 잘 치료할 수 있다. 그러나 더욱 복잡한 질환, 예를 들자면 심한 통증 증후군, 뚜렷이 나타나는 병리, 뚜렷하게 나타나는 심리적 반응, 심한 심리사회적 문제를 나타내는 환자에게는 다각적인 치료가 필요한 것이 분명하다. 치료가 더 어려운 경추 질환이나 보존적인 물리치료가 단독으로 사용되었을 때 이에 불응하는 사람들을 대상으로 한 다각적인 치료의 잠재적인 이점을 조사한 연구는 많지 않다.

현재로서는 만성 목 통증 환자에 대한 표준적인 다각적인 생체심리사회학적 재활 프로그램의 이점에 대한 근거는 명확하지 않다.[24,25] 이러한 프로그램의 원칙 또는 실제 적용 중 다수는 만성 요통의 치료에서 사용되는 것을 가져와서 만성 목 통증에 적용한 것이며, 이는 근본적인 단점이 될 수 있다. 목 통증 질환의 신체적, 심리학적, 심리사회적인 특징 중 다수는 그 성격과 빈도에서 차이점이 있으며 이는 목 질환에서 나타나는 문제들이 좀 더 특수하게 다루어진다면 이러한 프로그램이 더 많은 효과를 나타낼 수 있다는 것을 암시한다(7장). 예를 들어 교통사고 증후군에서 외상후 스트레스 증후군은 불량한 예후를 예상할 수 있는 특성 중 하나이다.[5,6] 그러므로 이 상태가 확실히 진단되었을 때는 물리치료와 함께 특수한 심리 치료가 준비되어야 한다는 것을 알 수 있다.[26] 더구나 손상 이후에 반응은 바로 나타나며[27] 이는 교통사고 증후군이 만성이 될 때까지 기다리지 않고 질환의 급성기 혹은 아급성기에 이러한 다각적인 치료가 시행되었다면 더 유효할 수 있다는 것을 암시한다.

다각적인 치료의 특정 분야에 대해서도 연구가 이루어져야 한다. 예를 들어 경추 등쪽가지(dorsal ramus)의 내측지 신경에 대하여 외과적 처지인 고주파 신경절리술(radiofrequency neurotomy)을 시행하여 통증 완화가 이루어진 이후에 능동적인 재활 프로그램을 추가하는 것이 이득이 있는가? 경추 후관절에서 심한 통증이 발생하는 교통사고 상해 증후군, 경추성 두통 중 조절하기 힘든 경우의 치료에 있어서만 이러한 외과적 기법이 사용되고 있다. 흔히 이런 환자들은 이전의 보존적인 내과적 또는 물리치료에 대해서 반응하지 않았다. 주로 통증 완화에 대한 경추 고주파 신경절리술(radiofrequency neurotomy)의 유효성을 지지하는 몇 가지 연구가 존재한다.[28-32] 그러나 통증 완화는 계속 유지되지 않고 신경이 재생된다. 통증 완화 기간은 다양하며 대부분의 경우 수 개월에서 일 년 정도 지속되며 신경절리술을 반복하게 된다. 근본적인 장애, 감각 및 운동계로부터의 유입 자극의 이상이 지속되는 것으로 생각된다. 신경절리술 이후의 통증 완화기 동안 공격적이지 않으면서 특수한 근육 기능 및 운동감각 조절 재활을 추가하는 것을 연구함으로써 이러한 복합적이면서 다각적인 치료 방법으로 더욱 영속적인 통증 완화를 이룰 수 있는지를 밝힐 수 있다. 다각적 치료의 잠재적 이점이 시험될 필요가 있는 많은 예들이 존재한다.

비용-효용성

인구의 노령화에 따라 보건 체계에 대한 요구가 더 많아지게 되고, 건강 보험 회사나 정부는 이에 동반되는 보건 비용의 증가에 직면하게 되면서 치료 기법의 비용-효용성 근거에 대한 요구가 점차 늘어나고 있다. 향후의 모든 임상 시험에서는 작업 시간의 손실과 같은 부수적인 비용은 물론이고, 치료 비용을 평가할 필요가 있다. 서로 다른 임상 전문가에 의한 치료 비용은 물론이고 서로 다른 치료 방법의 비용, 치료 빈도를 평가하는 연구들이 이미 존재한다.[33-35] 비용과 관련하여 원하는 결과를 달성하기 위해 필요한 치료 용량에 관하여 명확한 지침을 제공할 수 있는 연구를 시행하는 것이 중요하다. 이는 단지 통증 완화나 기능적인 결과의 관점에서뿐 만이 아니라 감각운동 기능의 적절한 재활의 관점에서 중요하다. 치료적 운동이 경추의 운동 조절 및 다른 감각운동 기능의 장애의 변화를 일으키기 위해 필요한 양과 시간에 관해서는 광범위하게 규명하여야 한다. 단기간 많은 비용을 들이는 것이 장기적이고, 재발성이거나 만성적인 통증으로 인해 더 많은 비용이 드는 것을 방지할 수도 있다.

결론

연구를 통해 점차적으로 정보를 제공하고, 방향성을 제시하게 되면서 경추 질환 환자의 치료는 매우 매력적인 임상 분야가 되었다. 미래에는 임상의가 각 환자의 치료를 모두 포괄하게 되는, 평가와 치료 전략에서의 진전을 경험하게 될 것이다. 특히 보건 분야에 재정적인 압박이 존재하는 이러한 시기에는 질적인 면에 대한 추적관찰이 중요하다. 근거(evidence)는 임상의가 여러 가지 임상 환경에서 적절하면서도 양질의 치료 방법을 제공하는데 도움이 될 것이다.

참고문헌

1. *Childs J, Fritz J, Piva S, et al*. Proposal of a classification system for patients with neck pain. J Orthop Sports Phys Ther 2004;34:686-696.

2. *Clair D, Edmondston S, Allison G*. Physical therapy treatment dose for nontraumatic neck pain: a comparison between 2 patient groups. J Orthop Sports Phys Ther 2006;36:867-875.

3. *Clare H, Adams R, Maher C*. Reliability of McKenzie classification of patients with cervical or lumbar pain. J Manipul Physiol Ther 2005;28:122-127.

4. *Jull G, Stanton W*. Predictors of responsiveness to physiotherapy treatment of cervicogenic headache. Cephalalgia 2005;25:101-108.

5. *Sterling M, Jull G, Kenardy J*. Physical and psychological factors maintain long term predictive capacity following whiplash injury. Pain 2006;122:102-108.

6. *Sterling M, Jull G, Vicenzino B, et al*. Physical and psychological predictors of outcome following whiplash injury. Pain 2005;114:141-148.

7. *Jull G, Sterling M, Kenardy J, et al*. Does the presence of sensory hypersensitivity influence outcomes of physical rehabilitation for chronic whiplash? A preliminary RCT. Pain 2007;129:28-34.

8. *Hoving J, de Vet H, Twisk J, et al*. Prognostic factors for neck pain in general practice. Pain 2004;110:639-645.

9. *Jull G*. Cervical flexor muscle retraining: physiological mechanisms of efficacy. 2nd International Conference on Movement Dysfunction. Edinburgh, Scotland: 2005.

10. *Dishman J, Cunningham B, Burke J*. Comparison of tibial nerve H-reflex excitability after cervical and lumbar spine manipulation. J Manipul Physiol Ther 2002;25:318-325.

11. *Dishman J, Burke J*. Spinal reflex excitability changes after cervical and lumbar spinal manipulation: a comparative study. Spine J 2003;3:204-212.

12. *Sterling M, Jull G, Wright A*. Cervical mobilisation: concurrent effects on pain, motor function and sympathetic nervous system activity. Man Ther 2001;6:72-81.

13. *Haavik-Taylor H, Murphy B*. Cervical spine manipulation alters sensorimotor integration: a somatosensory evoked potential study. Clin Neurophysiol 2007;118:391-402.

14. *Skyba D, Radhakrishnan R, Rohlwing J, et al*. Joint manipulation reduces hyperalgesia by activation of monoamine receptors but not opioid or GABA receptors in the spinal cord. Pain 2003;106:159-168.

15. *Sluka K, Wright A*. Knee joint mobilization reduces secondary mechanical hyperalgesia induced by capsaicin injection into the ankle joint. Eur J Pain 2001;5:81-87.

16. *Vicenzino B, Collins D, Benson H, et al*. An investigation of the interrelationship between manipulative therapy-induced hypoalgesia and sympathoexcitation. J Manipul Physiol Ther 1998;21:448-453.

17. *Vicenzino B, Paungmali A, Buratowski S, et al*. Specific manipulative therapy treatment for chronic lateral epicondylalgia produces uniquely characteristic hypoalgesia. Man Ther 2001;6:205-212.

18. *Souvlis T, Wright A*. The tolerance effect: its relevance to analgesia produced by physiotherapy interventions. Phys Ther Rev 1997;2:227-237.

19. *Heikkila H, Johansson M, Wenngren B-I*. Effect of acupuncture, cervical manipulation and NSAID therapy on dizziness and impaired head repositioning of suspected cervical origin: a pilot study. Man Ther 2000;5:151-157.

20. *Palmgren P, Sandstrom P, Lundqvist F, et al*. Improvement after chiropractic care in cervicocephalic kinesthetic sensibility and subjective pain intensity in patients with nontraumatic chronic neck pain. J Manipul Physiol Ther 2006;29:100-106.

21. *Reid S, Rivett D, Katekar M, et al*. Sustained natural apophyseal glides (SNAGs) are an effective treatment for cervicogenic dizziness. Man Ther 2008;in press.

22. *Jull G, Falla D, Treleaven J, et al*. Retraining cervical joint position sense: the effect of two exercise regimes. J Orthop Res 2007;25:404-412.

23. *Revel M, Minguet M, Gregoy P, et al*. Changes in cervicocephalic kinesthesia after a proprioceptive rehabilitation program in patients with neck pain: a randomized controlled study. Arch Phys Med Rehabil 1994;75:895-899.

24. *Buchner M, Zahlten-Hinguranage A, Schiltenwolf M, et al*. Therapy outcome after multidisciplinary treatment for chronic neck and chronic low back pain: a prospective clinical study in 365 patients. Scand J Rheumatol 2006;35:363-367.

25. *Karjalainen K, Malmivaara A, van Tulder M et al*. Multidisciplinary biopsychosocial rehabilitation for neck and shoulder pain among working age adults. Cochrane Database Syst Rev 2003;2:CD002194.

26. *Bryant R, Harvey A, Dang S, et al*. Treatment of acute stress disorder. J Consult Clin Psychol 1998;66:862-866.

27. *Sterling M, Kenardy J, Jull G, et al*. The development of psychological changes following whiplash injury. Pain 2003;106:481-489.

28. *Govind J, King W, Bailey B, et al*. Radiofrequency neurotomy for the treatment of third occipital headache. J Neurol Neurosurg Psychiatry 2003;74:88-93.

29. *Haspeslagh S, van Suijlekom H, Lame I, et al*. Randomised controlled trial of cervical radiofrequency lesions as a treatment for cervicogenic headache. BMC Anesthesiol 2006;16:1.

30. *Manchikanti L, Damron K, Cash K, et al*. Therapeutic cervical medial branch blocks in managing chronic neck pain: a preliminary report of a randomized, double-blind, controlled trial: clinical trial NCT0033272. Pain Phys 2006;9:279-281.

31. *McDonald GJ, Lord SM, Bogduk N*. Long-term follow-up of patients treated with cervical radiofequency neurotomy for chronic neck pain. Neurosurgery 1999;45:61-67.

32. *Prushansky T, Pevzner E, Gordon C, et al*. Cervical radiofrequency neurotomy in patients with chronic whiplash: a study of multiple outcome measures. J Neurosurg Spine 2006;4:365-373.

33. *Korthals-de-Bos I, Hoving J, van-Tulder M, et al*. Cost effectiveness of physiotherapy, manual therapy, and general practitioner care for neck pain: economic evaluation alongside a randomised controlled trial. Br Med J 2003;326: 911.

34. *Rainville J, Jouve C, Hartigan C, et al*. Comparison of short- and long-term outcomes for aggressive spine rehabilitation delivered two versus three times per week. Spine J 2002;2:402-407.

35. *Scholten-Peeters G, Neeleman-van der Steen CW, van der Windt DA, et al*. Education by general practitioners or education and exercises by physiotherapists for patients with whiplash- associated disorders? A randomized clinical trial. Spine 2006;31:723-731.

Index